Verstehen Sie Ihre Seele?

T0413174

Klaus-Eckart Rogge

Verstehen Sie Ihre Seele?

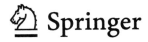 Springer

Klaus-Eckart Rogge
Bammental
Deutschland

ISBN 978-3-662-56622-0   ISBN 978-3-662-56623-7 (eBook)
https://doi.org/10.1007/978-3-662-56623-7

Die Deutsche Nationalbibliothek verzeichnet diese Publikation in der Deutschen Nationalbibliografie; detaillierte bibliografische Daten sind im Internet über http://dnb.d-nb.de abrufbar.

Verantwortlich im Verlag: Marion Krämer

Gedruckt auf säurefreiem und chlorfrei gebleichtem Papier

Springer ist ein Imprint der eingetragenen Gesellschaft Springer-Verlag GmbH, DE und ist ein Teil von Springer Nature.
Die Anschrift der Gesellschaft ist: Heidelberger Platz 3, 14197 Berlin, Germany

Für Karin,
die meine Seele versteht

Vorwort

„Was hülfe es dem Menschen, wenn er die ganze Welt gewänne, und nähme doch Schaden an seiner Seele!" In diesem bekannten Satz wird betont, dass aller Reichtum, jeder Erfolg und auch günstige Umstände letztendlich bedeutungslos sind, wenn die Seele geschädigt würde. Das wäre dann nämlich eine Verletzung des wichtigsten Teils des Menschseins. Eine Schädigung der Seele könnte eine Entstellung der Persönlichkeit bedeuten, wodurch Gewinn, Erfolg und Glück abgekoppelt und nichtig wären. Wenn beispielweise die Gier nach immer mehr unersättlich wird, ändert sich der Mensch oft so sehr, dass andere ihn nicht mehr erkennen – und er selbst sich auch nicht – wie er zuvor einmal war.

Um Gefahren und einen möglichen Schaden von der Seele abwenden zu können, ist es erforderlich, erst einmal zu verstehen, was in ihr vorgeht. „Die Auseinandersetzung mit sich selbst und der Sinnhaftigkeit des eigenen Handelns ist förderlich und manchmal notwendig für ein gelingendes Leben" (Schnell, T: Psychologie des Lebenssinns; Springer-Verlag, Berlin 2016, S. 3). Dabei gilt es zu entdecken, wie die Sinneswahrnehmung funktioniert und welchen Täuschungen wir dabei unterliegen, wie Gedanken sich entwickeln, ineinandergreifen und Erinnerungen miteinbeziehen, warum wir Ereignisse im Voraus einschätzen, planen oder vorhersagen können, welchen Einfluss unsere Gefühle auf unsere Verhaltensweisen ausüben, auf welche Art und Weise die Seele erkranken kann etc. Das sind sehr wichtige Informationen, die wir zum Verständnis der eigenen Seele benötigen und die wir zur Abwehr psychischer Schädigungen nutzen können. Wir bekommen sie in diesem Buch durch verschiedene Quellen und über mehrere Zugänge vermittelt.

Aber wie gelangen wir verlässlich zu einem Verständnis darüber, was unsere eigene Seele ausmacht und wie sie funktioniert? Gibt es überhaupt so etwas

wie eine Seele und was können wir von ihr begreifen? Wir sind in der Lage
über unser eigenes Denken nachzudenken, wir können Erwartungen an uns
selbst richten und diese übertreffen oder enttäuschen, wir sind fähig, unsere
Empfindungen zu kontrollieren oder uns ihnen auszuliefern, wir spüren den
Drang, etwas zu tun, von dem wir nicht wissen, wie es für uns ausgehen
wird. Manchmal sind wir mit unserer Seele einig (zum Beispiel, wenn sich
aufgestaute Spannung in Freude auflöst), ein anderes Mal können wir uns
nicht erklären, warum wir so plötzlich „aus der Haut gefahren" sind. Die
Vorgänge der Seele sind komplex, variantenreich, kompliziert und zeitbe-
zogen, sodass sie oft verwoben, umfangreich und schwer aufzudecken sind.
Für Untersuchungen, die sowohl die Einzelheiten als auch die Gesamtheit
der Psyche erkunden wollen, sind genaues Fachwissen und praktische
Erfahrungen notwendig, um zu einem angemessenen Verständnis gelangen zu
können. Dazu ist allerdings ein Fachstudium der akademischen Psychologie
mit ausgewählten Nebenfächern erforderlich.

Das vorliegende Buch hingegen hat eine sehr viel bescheidenere Zielsetzung,
die darin besteht, jede Leserin und jeden Leser mit einigen fundamentalen
Prozessen der Psyche vertraut zu machen, um damit eine erste tragfähige
Grundlage für das Verständnis der eigenen Seele zu schaffen. Dafür werden
zwei Wege beschritten: Zum einen wird erkundet, mit welchen Einsichten,
Erkenntnissen, praktischen Erfahrungen und (Forschungs-)Methoden die
akademische Psychologie die Seele bisher begreifbar zu machen versucht.
Zum anderen wird die sehr große und ergiebige Ressource der belletristischen
(„schöngeistigen") Literatur genutzt, um die enorme Vielfalt möglicher psychologischer Prozesse und ihrer Verbindungen wenigstens durch Beispiele
und Vergleiche dem Verständnis der eigenen Seele näher zu bringen. Daraus
sollte sich ein individuelles Gesamtbild ergeben, das wissenschaftliche Aspekte
ebenso beinhaltet wie die Beschreibungen, Verwicklungen und Perspektiven
in den hier vorgestellten Erzählungen, Romanen, Novellen, Gedichten,
Balladen, Theaterstücken, Berichten und Briefen, die Einsichten in die seelischen Vorgänge sehr unterschiedlicher Personen ermöglichen. In diesen belletristischen Genres wird berichtet von Überzeugungen, Entscheidungen,
Urteilsschwankungen, Glauben, Zweifeln, Täuschungen, Gefühlsausbrüchen,
Bedürfnissen, dramatischen Entwicklungen, Liebesbeziehungen, seelischen Qualen, Versuchen der Sinnfindung, Erfolgen und Niedergängen,
Naturerlebnissen, Trennungen etc., also von seelischen Vorgängen, die
alle auch in unserem Leben einmal eine Rolle spielen. Somit sind sie als
Modellvorlagen für die Einordnung des eigenen seelischen Geschehens zu
begreifen, und wir können verstehen, dass sie uns auch etwas über unsere
eigene Seele lehren.

Durch die Auskünfte zur akademischen Psychologie sollen grundlegende Informationen zu immer wieder gestellten Fragen gegeben werden: Gibt es überhaupt eine Seele? Was bedeutet „Verstehen"? Wie geht Forschung? Wozu braucht man Theorien? Was passiert in Psychotherapien? Damit sollen erste Einblicke in psychologische Vorgänge und in die Denk- und Handlungsweisen professioneller Psychologen ermöglicht werden. Darüber hinaus soll angeraten werden, eine kritische Haltung gegenüber publizierten Studien zu entwickeln, die als Belege für bestimmte Ansichten und Vermutungen oft herangezogen werden. Vielen von ihnen fehlt der Nachweis wissenschaftlicher Prüfung, die Erfüllung von Gütekriterien oder die Angaben darüber, ob die erzielten Ergebnisse über die untersuchten Bedingungen, Merkmale und Personengruppen (Geltungsbereich) hinaus zu verallgemeinern sind. Der für eine Akzeptanz als wissenschaftliche Arbeit grundsätzlich notwendige Nachweis eingehaltener Kriterien wird leicht verständlich skizziert, sodass sich die Tauglichkeit einer Studie von jedermann begründet einschätzen lässt.

Gibt die akademische Psychologie allgemeine fachspezifische Strukturen vor und wendet sich vor allem im Zuge von Prüfungen (z. B. psychologische Tests), Beratungen und Psychotherapien individuellen Belangen zu, so beziehen sich belletristische Werke meistens direkt auf die Besonderheiten einzelner Lebensumstände. Dabei werden die vielfältigen Verstrickungen und die sie begleitenden Gefühle beschrieben, die sehr berührend sein können, sodass sie die Wege zur eigenen Seele ebnen. Die apollinische Aufforderung zur Selbsterkenntnis (*gnothi seauton*) lässt sich somit über geistige (mentale) wie auch gefühlsmäßige (emotionale) Zugänge bewerkstelligen, wobei die belletristische Literatur die emotionale Ebene fast für sich allein reklamieren kann, denn von akademischen Texten geht kaum jemals ein berührendes Mitempfinden aus.

Beide Zugangswege zur eigenen Seele dokumentieren die Komplexität psychischer Prozesse. Die sehr weitreichenden Verflechtungen und zeitlichen Variationen der seelischen Vorgänge resultieren aus ihren Wechselwirkungen, Rückkopplungen, Regelungs- und Steuerungsfunktionen sowie simultanen, verzögerten und indirekten Wirkungen. Daraus ergeben sich enorme Vernetzungen und komplizierte Dynamiken der seelischen Prozesse, sodass ihre tatsächlichen Abläufe sehr schwer, in extremen Einzelfällen auch gar nicht nachgewiesen werden können. Um diesen Tatbeständen in den Analysen des Seelenlebens gerecht werden zu können, müssen dazu passende Denkformen eingesetzt werden. Das systemische Denken ist dafür wie geschaffen und wird daher hier kurz skizziert, sodass eine weiterführende Anwendung bei Versuchen, die eigene Seele zu verstehen, ermöglicht wird. Zudem sollen letztlich auch anhand von sechs Themenbereichen (Identität, Selbstkonzept und

Autonomie; Entscheidungen; Konflikte; Angst und Depression; Partnerschaft und Liebe sowie Glück und Wohlbefinden) exemplarisch die Vorteile einer Doppelperspektive (akademische und belletristische Aspekte) beim Bemühen um das Verständnis eigener seelischer Vorgänge aufgezeigt werden.

Die Leserinnen und Leser erwartet ein Sachbuch, das ungewöhnlich viele Literaturangaben enthält. Da auf mehreren Ebenen Zugang zum eigenen Seelenleben erlangt werden soll, sind verschiedenartige und weiterführende Betrachtungsweisen in der Literatur sicher von Vorteil. Schwer zu beschaffende Werke bleiben, soweit vermeidbar, ausgeschlossen, sodass meistens leicht zu erreichende Publikationen angegeben sind, auf die je nach Themengebiet selektiv zugegriffen werden kann.

Die Hoffnung, mit diesem Buch einen verständlichen Text vorgelegt zu haben, wird dadurch gestärkt, dass Fachworte zwar verwendet werden (um sie dem Leser auch für andere Veröffentlichungen verfügbar zu machen), sie aber durchgängig eine erläuternde Kennzeichnung erfahren.

Der Hinweis, dass die Verwendung männlicher Personenbezeichnung (z. B. Leser) auch die weibliche Form (Leserin) miteinschließt, ist mir ein grundsätzliches Anliegen.

Für die außerordentlich hilfreiche, sehr kompetente und stets freundliche Kooperation und Betreuung danke ich Frau Marion Krämer und Frau Stefanie Adam vom Springer-Verlag.

Von meiner Frau Karin Romer-Raschidi habe ich stets motivierende Anregungen, fachkompetente Informationen und Kommentare sowie eine sehr liebenswürdige Unterstützung während der Abfassung des Buches erhalten.

Bammental, im März 2018   Klaus-Eckart Rogge

Inhaltsverzeichnis

1

Verstehen Sie Ihre Seele? Was hinter der Frage steckt

Manchmal werden uns Fragen gestellt, die uns überraschen oder die wir noch gar nicht genauer bedacht haben. Wann und wo sie auftauchen, ist nicht vorhersehbar –es kann auch während einer Zugreise sein.

1.1 Wenn einer eine Reise tut …

Der Zug fuhr schnell. Das Wechselspiel der Sonnenflecken und der Wolkenschatten ließ die vorüberziehende Landschaft sehr lebhaft erscheinen. Das Geräusch des fahrenden Zuges klang vertraut. Ich konzentrierte mich wieder auf meine Arbeit am Laptop. „Nutze die Zeit, denn sie vergeht!", sagte der Fahrgast, der mir gegenüber saß. „Ja, ja!", antwortete ich etwas abweisend. Freundlich lächelnd meinte mein neuer Gesprächspartner: „Die Zeit ist schon etwas seltsam. Sie bestimmt, ohne ein Wort zu sagen!" Von mir kam ein Kopfnicken. „Es ist doch so", erläuterte er und nahm seine Brille ab, die er in einem Etui ablegte, „mal drängt und treibt uns die Zeit zur Eile, mal lockt sie mit Versprechungen, dann wieder lässt sie uns so lange warten, bis wir unruhig werden – aber eigentlich ist sie doch nichts, und wir haben sie uns selbst erfunden." Ich wollte meiner Abneigung gegen solche

© Springer-Verlag GmbH Deutschland, ein Teil von Springer Nature 2018
K.-E. Rogge, *Verstehen Sie Ihre Seele?*,
https://doi.org/10.1007/978-3-662-56623-7_1

Gesprächsinhalte schon deutlich Ausdruck verleihen, als er bereits fortsetzte: „Sie hat uns im Griff, dann lässt sie wieder los und spielt mit unserer Seele!" Ich hörte auf zu tippen. Er schaute mich an, neigte sich etwas vor und … „Verstehen Sie Ihre Seele?" fragte er.

Der Zug fuhr durch einen Tunnel. Ein flackernder Lichtrhythmus begleitete die Fahrt. Die Geschwindigkeit blieb gleich. Die Frage hatte wohl die gewünschte Wirkung erzielt. In meinem Kopf entstand statt einer Antwort ein gehöriges Durcheinander – lauter Gedankenfetzen, die nicht zusammenpassten. Ich versuchte, eine Lösung zu finden, indem ich in meiner Vorstellung den anderen Mitreisenden diese Frage vorlegte und ihnen verschiedene Antworten zuwies, die ich für jeden einzelnen von ihnen für angemessen hielt.

So antwortete der Herr im modischen Blazer: „Mal ja, mal nein!" Der Zeitungsleser wusste sich rauszureden: „Das kommt auf die Umstände an." Und die Dame mit der blauen Reisetasche stellte fest: „Natürlich! Sonst würde ich mich ja nicht selbst verstehen." Ich ließ in meinem Kopf noch andere Fahrgäste zu Wort kommen:

„Warum fragen Sie mich das?"

„Wollen Sie ein Interview mit mir?"

„Meine Seele hat zu viele Krümmungen und Falten, da blick ich nicht durch."

„Wie? Verstehen?"

„Nö!"

„Meine Seele spricht oft zu mir – und das verstehe ich gut."

„Was meinen Sie mit Seele?"

Mein Reisebegleiter, der die Frage gestellt hatte, schwieg und schaute ausdauernd aus dem Fenster. Wahrscheinlich wollte er mich in meinen Überlegungen nicht stören, wartete aber offenbar auf eine Antwort von mir. Ich hatte nur ein kaum vernehmliches „Ach ja!" zu bieten. Er bemerkte meine leichte Verlegenheit und lud mich zu einem Kaffee im Speisewagen ein. Auf dem Weg dorthin wollte mir der Gedanke nicht aus dem Kopf gehen, ob man denn seine Seele wirklich verstehen kann oder sie eher empfindet. Jetzt aber erst einmal den Kaffee!

Im Gespräch stellte sich heraus, dass mein neuer Begleiter dasselbe Reiseziel hatte wie ich. Wir hatten also noch viel Zeit, um uns zu unterhalten. Er bestätigte dann auch meine Vermutung, dass er promovierter Psychologe sei. Es dauerte nicht lange, und er kam wieder auf die eingangs gestellte Frage zurück.

„Sie haben meine Frage, ob Sie Ihre Seele verstehen, noch nicht beantwortet. Das habe ich schon so erwartet. Dies ist eine essenzielle Frage, und wenn man sich ihr nähert, bemerkt man, wie viel dahintersteckt. Ich werde Ihnen mal ein paar Bespiele geben: Warum bin ich, wie ich bin? Diese Frage hat sich fast jeder Mensch irgendwann einmal gestellt. Oder noch bedeutender: Wer bin ich? Die Beschäftigung mit sich selbst endet nicht bei der morgendlichen Betrachtung des eigenen Spiegelbildes. Es entwickeln sich Überlegungen zur Identität, zum Selbst, zur Eigenbeurteilung, zu Selbstzweifeln, zu vergangenen Erlebnissen, zu Gefühlsveränderungen, zu selbst gestellten Anforderungen, zu wiederkehrenden Gedanken, zu Wünschen, zur Selbstbestimmung – und so weiter. Das alles hat etwas mit unserer Seele zu tun und damit, wie wir leben wollen und könnten. Auf der Titelseite seines Buches *Wie wollen wir leben?* bekennt Peter Bieri (2011): ,Ich möchte in einer Kultur der Stille leben, in der es vor allem darum ginge, die eigene Stimme zu finden.' Sehr bedenkenswert, denn die Einflüsse von außen, die auf jeden von uns eindringen, werden immer umfangreicher, drängender und lauter und machen es uns zunehmend schwerer, unsere Eigenständigkeit zu entdecken, zu bewahren und auszuleben."

In der Tat – dazu hätte ich auch einen Beitrag liefern können, doch mein Gesprächspartner setzte seine Erläuterungen bereits fort:

„Natürlich müssen wir lernen, mit Einschränkungen und Begrenzungen umzugehen, das heißt aber nicht, die Freiheit aufzugeben, und vielleicht folgen wir – um noch einmal Bieri zu zitieren – der ,Entdeckung des eigenen Willens' (2006). Entscheidend wird sein, ob wir zur Selbsterkenntnis fähig sind und einen Zugang zu unserer Seele finden können. Was versteht ein Mensch, der unter Depressionen leidet, von sich? Wie bestimmt ein Mensch Erwartungen an sich selbst? Entwickelt er sich zum Beispiel zu einem Optimierer, der sich selbst und seiner Zielerreichung im Weg steht, weil er nicht aufhören kann, nach etwas noch Attraktiverem, noch Passenderem, noch Besserem zu suchen? Was nehmen wir beim Liebesakt wirklich wahr? Oder: Verstehen wir die eigene Endlichkeit unseres Lebens und die kontrastierende Bedeutung von Ewigkeit, die ja mit der Seele in Verbindung gebracht wird?"

Ich wollte ihn unterbrechen, weil mir bei der Erwähnung von Depression wieder auffiel, dass es sich dabei wohl nicht vordringlich um das Verstehen der seelischen Vorgänge, sondern eher um ihr (Noch-)Empfinden handelt. Aber er war schon beim nächsten Punkt:

„Die eigene Seele zu verstehen heißt auch, sich mit den selbstgesteckten Zielen ebenso auseinanderzusetzen wie mit Erwartungen, die von anderen Personen an uns gestellt werden. Das berührt Leistungsdruck, Selbstzweifel und – ich will es mal drastisch sagen – die Sucht nach Anerkennung. Du wirst getrieben und versuchst, die Geschwindigkeit und die Anforderungen nicht nur zu halten, sondern noch zu steigern. Was nimmst du von deiner Seele auf, wenn sie dir die Sinnfragen stellt? Was dem Leben Sinn verleihen kann, wird aktuell wieder diskutiert und könnte mit einem Auszug aus dem ,LeBe – der Fragebogen zu Lebensbedeutung und Lebenssinn' (Schnell und Becker 2007) zur Selbsteinschätzung individuell überprüfbar gemacht werden (GEO Wissen Nr. 53, 2014). Solche Vorlagen müssen jedoch vornehmlich mithilfe wissenschaftlicher Kriterien kritisch auf ihren Aussagegehalt, ihren Geltungsanspruch und ihre individuelle Verwendbarkeit geprüft werden.

Und weil wir gerade bei kritischen Einlassungen sind, so wäre es an der Zeit, uns gegen die unverschämten Verzerrungen und den dreisten Diebstahl von Wortbedeutungen zur Wehr zu setzen. Oder möchten Sie, dass das Wort Liebe, das für eines der tiefsten menschlichen Gefühle steht, weiterhin von einer Supermarktkette mit der Behauptung missbraucht wird, dass Sie damit Ihre Beziehung zu Lebensmitteln ausdrücken können? Es gilt, extremen Tendenzen der Verschlechterung, der Sinnentleerung, der Bedeutungsverzerrung, des Gigantismus und der elektronischen Verkürzung von Sprache entgegenzuwirken, um wenigstens die Möglichkeiten des sprachlichen Ausdrucksvermögens für eine Kommunikation über seelische Lebensvorgänge zu erhalten."

Mein Gegenüber war in Fahrt gekommen und hatte seinen Kaffee völlig vergessen.

„Die Sprache und körperbezogene Ausdrucksformen sind die entscheidenden Mittel, uns bei anderen Menschen verständlich zu machen, und letztlich uns selbst zu verstehen. Wir lernen aus den Geschichten, den Erzählungen, den Berichten, den kreativen Sprachkompositionen die unterschiedlichen Lebensperspektiven der anderen Menschen kennen und verstehen – und damit auch uns selbst. In Filmen oder Videos können wir uns mit anderen freuen oder Mitleid empfinden, sie bewundern oder verabscheuen, ihr Glück ebenso nachempfinden wie ihre Verzweiflung. Und immer spüren wir die Nähe zu uns selbst, die uns gelegentlich zu Tränen rührt. Wenn wir verstehen, was andere fühlen, warum sollte uns das nicht auch mit uns selbst gelingen?! Es dürfte klar sein: Dafür brauchen wir Sicherheit bei den Informationen, dem Wissen, der Geschichte und den Erkenntnissen der Lebensvorgänge der anderen."

Der Zug fuhr langsamer. Im Gang des Speisewagens entstand eine gewisse Unruhe, weil einige Leute zum Ausgang strebten, um rechtzeitig aussteigen zu können. Der Zug hielt. Auf dem Bahnsteig standen viele Menschen, die alle in die gleiche Richtung blickten. Eine Gruppe junger Männer teilte durch dröhnend laute rhythmische Wiederholungen mit, wer Deutscher Fußballmeister werden würde.
    Sicher.
    Ein Liebespaar hatte diese Botschaft wahrscheinlich gar nicht aufgenommen, weil es in inniger Umarmung den bevorstehenden Abschied als eine leidige Unterbrechung, eine kleine Episode, eine bloß kurze Phase der Trennung hinnehmen wollte, die ihre Zusammengehörigkeit nur noch stärken konnte.
    Gewiss.
    Ein kleines Mädchen rannte derweil auf eine junge Frau zu, flog in deren ausgebreitete Arme, drückte ihr Gesicht an deren Wange, fühlte sich geborgen und war glücklich.
    Bestimmt.

Als der Zug wieder anfuhr, wollte der Psychologe den Gesprächsfaden wieder aufneh-
men. Ich wagte die Anmerkung, Hinweise oder Ratschläge wie „Erkenne dich selbst!",
„Du musst dich deinen Problemen stellen und daran arbeiten!", „Du kannst mehr, als du
denkst!" oder das von Psychologen so gern gebrauchte „Be your own chairman! (Sei dein
eigener Chef)" seien doch nur Allgemeinplätze und könnten die eigenen Schwierigkeiten
nicht beheben und die wirklichen Probleme nicht lösen. Mein Gesprächspartner lächelte,
nahm einen Schluck aus der Kaffeetasse und sagte:

„Das ist ja auch nicht die Absicht. Solche Ratschläge sind wohl eher so
etwas wie eine Aufforderung zum Start. Zu beachten ist aber, dass eine
‚Eigenschau' wirkliche Einsichten nicht garantiert, sondern dass eher ein
‚Kettenkaruselleffekt' eintritt, weil man einsteigt, die Bodenhaftung verliert,
alleine dasitzt und dann anfängt, sich im Kreise zu drehen – zum Beispiel bei
der Frage, ob man seine eigene Seele verstehen könne. Denn hinter dieser
Frage steckt viel mehr, als man zunächst meint. Das beginnt schon bei eindeutigen Begriffsbestimmungen, die für das Verständnis der Frage selbst erforderlich sind, also was unter dem Begriff ‚Seele' zu verstehen und mit dem Wort
‚verstehen' eigentlich gemeint ist."

Bevor er noch weiter ausholen konnte, musste ich ihn unterbrechen und ihn bitten, noch
einmal auf den „Kettenkaruselleffekt" zurückzukommen, den ich auch schon erlebt
hätte. Mich würde sehr interessieren, so versicherte ich ihm, was dagegen zu tun sei, sich
gedanklich im Kreise zu bewegen, wenn man etwas über sich selbst erfahren wollte. – Im
Nachhinein betrachtet war das der Auslöser für einen umfangreichen wissenschaftlichen
und literarischen Rapport und eine ungewöhnliche, noch andauernde Freundschaft ...
Mein auskunftsfreudiger Begleiter meinte:

„Ein großes Thema, das mehrere Betrachtungsebenen verlangt! Was wir über
uns wissen, stammt nur zu einem ganz geringen Teil von uns selbst. Es sind
meistens Modifikationen erfahrener oder übernommener Informationen von
anderen Personen, Institutionen, Medien und so weiter, die wir dann als
eigene Kreationen empfinden. Das beginnt schon mit dem Spracherwerb. Wir
können nicht selbst bestimmen, welche Sprache wir sprechen wollen. In dieser
Hinsicht werden wir von den Eltern ‚versklavt' – wie die Systemtheoretiker
sagen. Wir lernen die Unterscheidung von ‚ich' gegenüber den ‚anderen',
die Bedeutung von verschiedenen Begriffen, Ansichten, Werthaltungen,
Sinngefügen, Regeln und Gesetzen, wir bekommen beigebracht, was Scham,
Rache, Lüge oder Wahrheit sein kann, wir erfahren aus den Medien, was in
der Welt geschieht und wie es zu beurteilen sei, wir haben zu begreifen, was

Durchsetzungsfähigkeit bedeutet oder Melancholie. In unserer Eigenreflexion sind wir eher Ausdeuter und Konstrukteure als wirklich Erkennende. Ich will mich jetzt aber nicht in Einzelheiten verlieren, sondern lieber auf die Kernpunkte der verschiedenen Betrachtungsebenen hinweisen. Für die Beantwortung Ihrer Ausgangsfrage nach dem Verständnis der eigenen Seele und möglichen Orientierungslinien für einen Ausweg aus dem ‚Kettenkarusselleffekt' sind meiner Meinung nach folgende Punkte vordringlich zu klären:

1. Genaue Begriffs- und Konzeptbestimmungen,
2. Zusammenstellung und Einschätzung von Informationsquellen über seelische Lebensvorgänge,
3. Betrachtungen über gewohnte und neue Denkformen
4. Vergleiche über psychologische Prozesse in wissenschaftlichen Abhandlungen mit Darstellungen in der belletristischen Literatur
5. Mögliche und erreichbare Hilfen bei seelischen Problemen und Notlagen.

Erlauben Sie mir, diese Punkte noch mit kurzen Kommentaren zu versehen?!"

Der Psychologe hatte es tatsächlich geschafft, mich in ein längeres Gespräch zu verwickeln und mein Interesse zu wecken. Also war ich einverstanden, dass er fortfahren könne. Er bestellte uns ein Stück Kuchen, spielte ein wenig mit einem kleinen Werbeständer und sagte dann:

„Wenn wir nicht wissen, wie eine Frage oder ein Satz gemeint ist, wird die Antwort oder Replik vage, falsch oder beliebig ausfallen. Manchmal kommt es sogar vor, dass ein Wort mehrere Bedeutungen haben kann. Zum Beispiel ist Schloss so ein Wort oder Rad. Einmal handelt es sich um den Verschlussmechanismus an einer Tür, ein anderes Mal ist damit ein besonders gestaltetes Bauwerk gemeint. Mit Rad kann sowohl ein Autorad als auch eine Turnübung bezeichnet werden. Die jeweilige Bedeutungszuweisung, das ist sehr einfach, erschließt sich aus dem Zusammenhang.

Sehr viel schwieriger wird es, wenn für ein bestimmtes Phänomen, nehmen wir mal an für ‚Freiheit', eine Bedeutung gefunden werden soll, die das mit dem Phänomen Gemeinte überzeugend kennzeichnet. Besonders in der Wissenschaft wird um solche Begriffsbestimmungen (Definitionen) in heftigen Diskussionen gerungen. Dabei ist zu beachten, um welche Form der Definition es sich handelt oder handeln muss. So gibt es Definitionen, die einen Begriff durch einen oder mehrere andere Begriffe festlegen (Nominaldefinition). Zudem gibt es Versuche, Phänomene zum Zweck ihrer Erfassung sprachlich festzulegen (operationale Definition), da ein im Alltag verwendeter

Erfahrungsbegriff für eine wissenschaftliche Aussage nicht ausreicht, da ja jede Person einen anderen Erfahrungsbegriff anwendet. Solche Probleme hatte zum Beispiel die psychologische Forschung zur Intelligenz. Doch als man versuchte, über konstruierte Tests die Intelligenz zu erfassen und derartig zu definieren, rief dies Kritiker auf den Plan, die mit spöttischem Unterton meinten, nun sei die Intelligenz folgendermaßen definiert: ‚Intelligenz ist, was der Intelligenztest misst.' Manchmal muss auch eine nur vorläufige Begriffsbestimmung (heuristische Definition) genügen, wenn noch keine verbindliche Einigung über das mit dem Phänomen Gemeinte erzielt werden kann.

Das uns interessierende Wort ‚Seele' ist außerordentlich schwierig in seinem Bedeutungsgehalt zu fassen. Das liegt zunächst einmal ganz einfach daran, dass jeder Mensch eine nur ungefähre Vorstellung oder Auffassung davon hat, was mit diesem Begriff gemeint ist. Problematisch ist die Wortverwendung ferner durch die vielfältigen Bedeutungszuweisungen geworden, die der sogenannten ‚Küchenpsychologie' entstammen, d. h. dem Kontext von losen Sprüchen, Allgemeinplätzen und oberflächlichen Ratschlägen. Darüber hinaus wird dem Seelenbegriff auch in verschiedenen Religionen eine sehr unterschiedliche Bedeutung zugeschrieben.

Sehen Sie sich in der Fachliteratur der akademischen Psychologie um, so werden Sie erstaunt und vielleicht auch irritiert feststellen, dass der Begriff Seele dort fast nur noch im Zusammenhang mit historischen Erörterungen bzw. dem alten, noch immer ungelösten Leib-Seele-Problem erwähnt wird. Die Wissenschaftler haben den Begriff ersetzt, indem sie von Phänomenen und Prozessen wie Bewusstsein, Verhaltensweisen, Empfindungen, Kognitionen (geistige Prozesse) und so weiter reden. Dies hängt mit der Vorstellung zusammen, wie Wissenschaft zu betreiben sei (Wissenschaftstheorie; einführend: Schülein und Reitze 2002; Tetens 2013), welche Inhalte mit welchen Methoden zu erforschen und welche praktischen Konsequenzen daraus zu ziehen seien. So diskutieren die Psychologen zum Beispiel, ob bestimmte Beratungskonzepte, psychologische Therapien oder Organisationsformen durch neue Ansätze abgelöst werden müssten oder nur modifiziert werden sollen. Die Psychologie ist eine noch sehr junge Wissenschaft, die sich im Kontext der anderen Wissenschaften zu etablieren und zu bewähren hat. Sie muss sich für neue Entwicklungen (z. B. neurowissenschaftliche Erkenntnisse, systemtheoretische Erklärungsansätze) öffnen und sie integrieren." –

Es entstand eine Pause. „Ich spaziere hier mit Ihnen durch mein Fachgebiet und weiß gar nicht, ob Sie sich für solche Belange überhaupt interessieren", sagte der Psychologe, um herauszufinden, wie ich seine Ausführungen aufgenommen hatte. Ich erwiderte, dass ich durchaus noch mehr von ihm erfahren wollte.

„Verlassen wir mal den Seelenbegriff und schauen wir, was es zu dem Wort ‚Verstehen' anzumerken gibt. Den Satz ‚Wenn morgen heute ist, dann ist heute gestern' werden Sie verstehen, weil Sie die Fähigkeit besitzen, logische Zusammenhänge auf ihre Richtigkeit hin zu überprüfen. Etwas anders liegen die Verhältnisse bei der Michotte-Täuschung: Es gibt einen Knall, und die Wohnzimmertür fliegt zu, gleichzeitig geht das Licht aus. Eine nach dem Ursache-Wirkungs-Prinzip herzustellende Zusammenführung der Ereignisse ist naheliegend: Das Licht ging aus, *weil* die Tür zuflog. Tatsächlich hatte das eine aber mit dem anderen nichts zu tun. Der Zusammenhang wurde von uns nur konstruiert. Die naheliegend erscheinenden Beziehungen waren jedoch falsch. Es hatte einen Kurzschluss mit einem lauten Knall gegeben, die Tür spielte überhaupt keine Rolle. Das Zusammenfallen der Ereignisse war nicht ursächlich, die vermeintliche Begründung entspricht nicht den Tatsachen.

Die kausale Interpretation war aber zu erwarten, da wir dazu neigen, am liebsten ursächlich zu argumentieren. In vielen Fällen wird vorschnell zu einem plausiblen Grund als Ursachenangabe gegriffen, damit für ein Ereignis eine einfache, eindeutige und festgelegte Erklärung gegeben werden kann. Ähnlich geht man häufig im zwischenmenschlichen Bereich vor, zum Beispiel, wenn Schuldzuweisungen ‚begründet' werden, um keine Zweifel aufkommen zu lassen. Das Ursache-Wirkungs-Denken ist aufgrund seiner Einfachheit, Genauigkeit, Stringenz und gesetzmäßigen (nomothetischen) Eindeutigkeit sehr attraktiv und wird gelegentlich sogar als natürliche Denkform aufgefasst. Das verführt allerdings oft zu ungeprüfter Verwendung.

Verstehen wir uns selbst und können wir uns selbst vertrauen? Das ist nämlich gar nicht so sicher! Dazu folgendes Beispiel: Sie sollen in Kürze einen sehr wichtigen Vortrag halten, wissen aber nicht einmal, in welchem Fazit er eigentlich gipfeln soll. Sie müssten sich noch heute daran setzen und das Manuskript fertigstellen. Sie zögern aber den Beginn wieder hinaus und kümmern sich erst noch um eine Autoreparatur, die eigentlich noch Zeit hat. Sie sind dabei, sich selbst zu betrügen, wenn Sie einen ‚guten' Grund (Autoreparatur) anstelle des wahren Grundes (Verschiebung der Fertigstellung des Vortrags aus Angst, keine wesentliche Aussage treffen zu können) setzen. Sie begreifen schon, welche Konsequenzen auf Sie zukämen, würden Sie den Vortrag nicht zu Ende schreiben; trotzdem verstehen Sie nicht, warum Sie sich wieder einmal durch Verschieben einer wichtigen Aufgabe eigene Bürden auferlegen.

Ein anderes Problem beim Verstehen eigener seelischer Prozesse tritt im Zusammenhang mit wichtigen Entscheidungen auf. Wir verstehen dann häufig nicht, welche Entscheidung für uns die richtige ist und warum wir sie durch Zögern oder Unentschiedenheit zusätzlich erheblich erschweren. Oft suchen wir dann bei Freunden Hilfe, um Sicherheit zu gewinnen und den Druck zu vermindern. Das ist verbunden mit der Hoffnung, die Freunde würden uns schon auf die richtige Spur bringen und unsere prekäre Seelenlage verstehen, mit der wir selbst nicht so recht fertig werden, weil wir doppelt gefordert sind. Zum einen müssen wir die Komplexität des Entscheidungsprozesses verstehen, zum anderen sind wir der Schwierigkeit ausgesetzt, unsere dabei auftretenden Empfindungen wie Ängstlichkeit, Unmut, Hilflosigkeit oder auch Ärger uns selbst begreifbar zu machen, sie einzuordnen und einer effektiven Bewältigungsstrategie zuzuführen. Beide Aspekte des Verstehens sollten hinreichend geklärt werden.

Das Verständnis unserer eigenen seelischen Prozesse ist an die Mitwirkung anderer Personen gebunden. Insofern ist es notwendig, sich zu überlegen, welche Informationsquellen uns zur Verfügung stehen oder von welchen unausweichlichen Bedingungen und daran gekoppelten Auswirkungen unser Verstehen abhängig sein könnte. Verwandte, Freunde, Bekannte, Kollegen spielen dabei sicher eine Rolle. Es kann allerdings auch sein, dass daraus Abhängigkeiten werden. Jean-Paul Sartre (1986) hat in seinem Schauspiel *Geschlossene Gesellschaft* gezeigt, wie sich eine Abhängigkeit in einer Extremsituation zu einem Ausgeliefertsein steigert: In einem Raum, in dem keine Möglichkeit besteht, sich zu spiegeln, bietet sich Ines an, sich für Estelle als Spiegel zur Verfügung zu stellen. Estelle ist damit in der Hand von Ines, die – diese Sentenz habe ich mir gemerkt – höhnisch dazu bemerkt: ‚Ich bin dein Fangspiegel, mein Täubchen, ich habe dich! Wenn ich mich weigerte, dich anzusehen, was machst du dann mit der ganzen Schönheit?'

Aus diesem Beispiel resultieren wohl zwei Konsequenzen: Zum einen sollten wir uns fragen, was wir in unserem eigenen ‚Spiegel' sehen können und was sich aus einem Vergleich mit dem Spiegel ergibt, den uns andere vorhalten. Zum anderen ist Sartres Schauspiel ein deutlicher Hinweis darauf, dass belletristische Literatur eine hervorragende Informationsquelle für das Verstehen der eigenen Seele darstellen kann. Lassen Sie mich eine Anmerkung von Dostojewski (1992) zitieren: ‚Man nennt mich einen Psychologen. Das ist nicht richtig, ich bin nur ein Realist im höheren Sinne, das heißt: ich zeige alle Tiefen der Menschenseele' (S. 619). Muss ich noch mehr sagen? Diese Literaturgattung mit ihren Romanen, Erzählungen, Dramen, Märchen und Gedichten ist ein riesiger Schatz, der so viele wichtige, treffende und variantenreiche Beispiele, Muster und Modelle für unterschiedliche seelische Prozesse in sich birgt, dass darauf zum Verständnis der eigenen Lebensvorgänge überhaupt nicht verzichtet werden kann."

Beeindruckend! Die Begeisterung meines Gesprächspartners steckte mich richtig an. Aber warum fielen mir plötzlich ganz ausgeprägte Bilder aus von Bassewitz' (2014) Kindermärchen Peterchens Mondfahrt *ein, das ich als Sechsjähriger in einer Aufführung gesehen hatte? Wie hatte ich mit Peter und Anneliese darum gebangt, dass durch ihre Mission zum Mond der Zauber gebrochen werden konnte und der Käfer Sumsemann sein sechstes Bein wiederbekam! Kinderseelen – auch in der Literatur zu finden. Mein Begleiter unterbrach meine Erinnerungen:*

„Eine weitere Informationsquelle für das Verstehen der eigenen Seele ergibt sich fast von selbst: die wissenschaftliche Psychologie. Gleich vorweg ist zu betonen, dass unter „Psychologie" die verschiedenartigsten Darstellungen und Äußerungen vorkommen. Es ist – leider – kritisch zu betrachten, was sich bisher alles unter dem Deckmantel „Psychologie" versammelt hat. Deshalb ist es zu empfehlen und vielleicht auch notwendig als seriöse Informationsquelle des Fachgebietes zum Verständnis der eigenen seelischen Prozesse besonders die Ausführungen der akademischen Psychologie heranzuziehen. Sie werden dabei auf einige Überraschungen stoßen, zum Beispiel bei den Ergebnissen der Neurowissenschaften und deren bedenkenswerten Kritiken oder den Konzeptionen der Systemtheorie, die der allgegenwärtig empfundenen Komplexität nicht ausweichen sondern sich ihr stellen. Sie werden dabei feststellen, dass Wissenschaft gar nicht so schwer zu verstehen ist und die Einsichten in das eigene Leben erheblich erweitern und bereichern kann. Sie werden erleben, wie anregend es ist, die eigenen Denkformen noch einmal auf ihre Tauglichkeit und Angemessenheit zu überprüfen und gelegentlich sogar durch neue Ansätze zu ersetzen.

Sie wären dann bestens vorbereitet, Beschreibungen psychologischer Prozesse in wissenschaftlichen Abhandlungen mit Darstellungen in der belletristischen Literatur vergleichen zu können, um dadurch sozusagen durch das Haupttor zum Verständnis eigener seelischer Prozesse zu gelangen. Durch einen solchen Perspektivwechsel würden sich für Sie völlig neue Sichtweisen, Entdeckungen und sogar tragfähige sowie nachhaltige Erkenntnisse ergeben.

Und sollten Sie einmal in eine Lebenslage kommen, in der Sie professionelle Hilfe benötigen, so sind Sie durch die gewonnenen Einsichten mit Sicherheit in der Lage einzuschätzen, welche Unterstützungen für Sie angemessen wären und welche Erwartungen im Hinblick auf die Ergebnisse Sie haben könnten. Viele Menschen haben noch eine Scheu, sich beraten zu lassen oder sich in therapeutische Behandlung zu begeben – meistens, weil sie nicht wissen oder einschätzen können, was auf sie zukommt, was passiert und was sich verändern könnte. Diese vorab gewonnenen Kenntnisse sind schon einmal eine vernünftige Grundlage für das Vertrauen in die professionelle Hilfe.

Jetzt werde ich aber erst einmal den Ober rufen und unsere Rechnung bezahlen. Bitte keine Einwände! Es hat mir Spaß gemacht, Ihnen etwas mehr über mein Fach erzählen zu können."

Der spendable Psychologe schlug dann vor, in das Abteil zurückzukehren. Kaum hatten wir dort unsere Plätze wieder eingenommen, machte er einen erstaunlichen Vorschlag: „Zu den Begriffen ‚Seele' und ‚verstehen' werde ich Ihnen mal etwas zum Lesen schicken. Damit lässt sich unser Gespräch von vorhin wenigstens ein bisschen verankern, und Sie können mir dann Rückmeldungen geben und noch offene oder ergänzungswürdige Textstellen markieren, sodass ich darauf antworten könnte." Na ja, nettes Angebot, dachte ich, aber es wird wohl so enden wie bei den meisten Urlaubsbekanntschaften: „Da luer ma up!" (im Sinne von: „da kannst du lange darauf lauern"), würden die Norddeutschen sagen. Wir tauschten Adressen und E-Mail-Anschriften aus und unterhielten uns noch angeregt über Politikverdrossenheit, Kulturwandel, die Unmäßigkeit von Transfergeldern im Profifußball, die unbedingt notwendige Verbesserung der Infrastruktur und den ungerechten Milchpreis.

Eine knappe Woche später lag in meiner Post ein dicker Umschlag, in dem sich zwei Manuskripte befanden. Deren Deckblätter waren handschriftlich gekennzeichnet. Auf dem einen stand „Seele?", auf dem anderen „Verstehen". Ich war wirklich überrascht und am liebsten hätte ich gleich angefangen zu lesen, verschob es jedoch auf den Abend, weil ich dann mehr Ruhe dazu hatte.

1.2   Seele?

Es mag wohl einiges Erstaunen hervorrufen, wenn hinter dem Wort „Seele" in einer Kapitelüberschrift ein Fragezeichen gesetzt ist. Jeder Mensch, so ist anzunehmen, hat doch eine Vorstellung davon, was eine Seele ist. Allerdings: Die Unterschiede in den Auffassungen sind so erheblich, dass es fraglich ist, ob die Vielfalt der Vorstellungen von der Seele noch durch ein einziges Wort repräsentiert werden können. Der Psychologe Jaynes (1993, S. 9) beschreibt sehr eindrücklich, worum es geht:

Was für eine Welt des augenlosen Sehens und des hörbaren Schweigens, dieses immaterielle Land der Seele! Welche mit Worten nicht zu fassenden Wesenheiten, diese körperlosen Erinnerungen, diese niemandem vorzeigbaren Träumereien! Und wie intim das Ganze! Eine heimliche Bühne des sprachlosen Selbstgesprächs und Mit-sich-zu-Rate-Gehens, die unsichtbare Arena allen Fühlens, Phantasierens und Fragens, ein grenzloser Sammelplatz von Enttäuschungen und Entdeckungen. Ein ganzes Königreich, wo jeder von uns als einsamer Alleinherrscher regiert, Zweifel übt, wenn er will, Macht übt, wenn er kann. Eine versteckte Klause, wo wir die bewegte Chronik unserer vergangenen und noch möglichen zukünftigen Taten ausarbeiten können. Ein inneres Universum, das mehr mein Selbst ist als alles, was mir der Spiegel zeigen kann. Dieses Bewußtsein, das mein eigenstes, innerstes Selbst ist, das alles ist und doch ein reines Nichts – was ist es?

Und wie entstand es?

Und warum?

Nur wenige Fragen haben eine längere und verwirrendere Geschichte als diese: das Problem des Bewußtseins und seiner Stellung in der Natur.

Um sich einer Antwort wenigstens anzunähern, wäre es vorteilhaft zu wissen, wie sich der Begriff „Seele" mit der Zeit entwickelt hat und welche Bedeutungen ihm gegeben wurden und noch werden.

Es lässt sich nicht umgehen: Beim Thema „Seele" können die griechischen Philosophen der vorchristlichen Zeit nicht ausgespart bleiben – zumal sie auf der Grundlage ihres damaligen Wissens sehr gründlich nachgedacht haben. Die Überlegungen konzentrierten sich damals auf zwei Kernfragen:

1. Wenn die Seele als Ausdruck des Lebendigen anzusehen ist, sind dann Körper und Seele eine Einheit oder sind sie unabhängig voneinander?
2. Wo ist der Sitz der Seele?

Beide Fragen berühren ein Problem, das vor allem Philosophen und Psychologen bis in die jüngste Vergangenheit beschäftigt hat: das Leib-Seele-Problem.

Die Vorstellung, dass eine Seele wie ein Gespenst oder Trugbild (Eidolon) den Leib des sterbenden Soldaten verlässt, findet sich bereits bei Homer (8. Jh. v. Chr.; Ilias XVI). Für Platon (428–348 v. Chr.) ist die Seele immateriell, unsterblich und nicht wahrnehmbar, sondern nur denkbar. Wird das freie Leben einer Seele unabhängig vom Körper gedacht, dann haben beide ein Eigenleben, wobei der Körper als eine Art Gefängnis der Seele zu verstehen sei, und die Befreiung daraus Glück zu bedeuten hätte. Aristoteles (384–322 v. Chr.) ging mit seiner Lehre des Hylemorphismus davon aus, dass das Bestehende (Substanz) aus Materie und Form zu einer vollständigen Einheit (*synholon*) ausgebildet sei; Körper und Seele hingegen seien jedoch als jeweils inkomplette Substanzen anzusehen. Jeder Organismus sei eine Ganzheit, so auch der Mensch. Seine Seele sei Form, die zugehörige Materie der Leib. Erlebbare Regungen während des Denkens und Fühlens seien Ausdruck des gesamten Organismus, nicht der Seele selbst. Die Seele stelle als Form die Lebendigkeit dar; sie sei das die Lebenserhaltung steuernde Prinzip (Psyche) und als etwas anzusehen, das seinen Zweck oder sein Ziel in sich selbst trägt (Entelechie). Weitgehende Übereinstimmung herrscht unter den Philosophen in der Beschreibung der Seele, die als empfundene Bewegung einem sanften Hauch (*pneuma*) oder einem Atem gleiche.

Im 17. Jahrhundert betont Leibniz (1646–1716) das göttlich gefügte Zusammenspiel von körperlichen und seelischen Vorgängen (prästabilierte

Harmonie). Ganz ähnlich äußert sich Spinoza (1632–1677), der in der Identitätslehre herausstellt, Körper und Seele seien nur eine Substanz, die sich aber auf unterschiedliche Art und Weise ausdrücke. Völlig anders die Auffassung von Hume (1711–1776): Die Wissenschaft habe für ihre Aussagen Beweise zu liefern, die auf der Basis von Erfahrungen (extern wie auch intern) geführt werden müssten. Was von der Außenwelt und unseren inneren Empfindungen auf uns einwirke (Perzeption) werde durch vielfältige wechselseitige Beziehungen (Assoziationen) zu einem „Ich" zusammengeführt.

Das Leib-Seele-Problem, besonders die Diskussion um Dualismus (die Auffassung, dass Leib und Seele zwei Entitäten sind) versus Monismus (die Auffassung, dass Leib und Seele eine Ganzheit darstellen), hat kaum noch Aktualität. Hingegen wirken sich die unterschiedlichen Vorstellungen von empirisch-erklärenden Konzepten gegenüber Ansätzen, die bei Dilthey ihren Ausgangspunkt haben, in Teilen noch immer aus. Die bewusste Einschränkung der Wissenschaft auf beobachtbare Erfahrungen (Empirie) rief die Kritik von Dilthey (1894) hervor, die in dem bekannten Satz „Die Natur erklären wir, das Seelenleben verstehen wir" ihren Ausdruck fand. Verstehen sei ein unmittelbarer Vorgang, der ohne Denkbezüge Zugang zu den menschlichen seelischen Abläufen gewähren würde. In die Argumentation werden Bewusstseinsinhalte einbezogen, die in ihren Zusammenhängen das Leben bilden, das über das Verstehen von Erlebnissen konfiguriert ist. Diese Darlegungen haben Auswirkungen bis in die heutige Zeit. Der an naturwissenschaftlicher Methodik (Beobachtung, Experiment) orientierten Sichtweise auf seelische Prozesse wurde nun mit dem Verstehen ein geistiges Verfahren entgegengesetzt, sodass die Psychologie als Geisteswissenschaft betrachtet und eingeordnet werden konnte. Die Replik ließ nicht lange auf sich warten. Schon 1896 erfolgte eine kritische Auseinandersetzung mit Diltheys Thesen durch Ebbinghaus, der mit seiner experimentell orientierten Gedächtnisforschung Bekanntheit erlangte.

Die unterschiedlichen Meinungen prallen heute nicht mehr so heftig aufeinander, weil zwei andere Leitorientierungen sehr viel mehr in den Fokus genommen werden: zum einen die interdisziplinär übergreifende Systemtheorie, zum anderen die biologische Sichtweise, die vor allem den Gehirnfunktionen (Neurowissenschaften) Beachtung schenkt. Dabei hat die Lokalisationsfrage der Seele nur noch historische Bedeutung und soll deshalb hier auch nur kurz Erwähnung finden.

Aristoteles glaubte der „Sitz" der Seele sei das Herz. Der Arzt Hippokrates (460–370 v. Chr.) hingegen sah wie andere Philosophen der Antike das Gehirn als Ort der Seele, weil sich dort seiner Ansicht nach Emotionen, Denkvorgänge und auch Krankheiten abspielten, die dort aufgrund misslicher Zusammenführung von Körpersäften entstünden, die durchaus als Folge ungünstiger Lebensweisen und falscher Ernährung zu interpretieren seien.

Sehr viel später argumentierte Descartes (1596–1650), es gäbe zwischen den körperlichen (*res extensa*) und den mentalen (*res cogitans*) Vorgängen Wechselwirkungen, die in der Zirbeldrüse abliefen. Hofstätter (1970) machte allerdings darauf aufmerksam, dass damit keine Lokalisation der Seele gemeint sei, da Descartes die Seele „als unteilbare Substanz mit allen Organen des Körpers verbunden" (S. 188) sähe. Die „Lebensgeister" (spiritus animales) würden durch ein Röhrensystem im Körper verteilt.

In der neueren Zeit wurden Hirnfunktionen strikt bestimmte Areale des Gehirns zugeordnet. Doch dieser Ansatz hat erhebliche Konkurrenz durch andere Konzepte erhalten. Schon Pribram (1976, 1979) hat darauf aufmerksam gemacht, dass die Informationsaufnahme und -speicherung durch ein holografisches Prinzip erfolgen könnte. Das lässt sich mit einer bildlichen Übertragung veranschaulichen: Wird in einen völlig ruhigen See ein Stein geworfen, so entstehen an der Aufschlagstelle größere Wellen, die sich dann zum Ufer hin immer weiter verflachen. Die Information des Steinschlags ist an der Aufschlagstelle am prägnantesten, breitet sich aber über den gesamten See hinweg aus. Übertragen auf die Abläufe im Gehirn gäbe es ein Areal, das die Information am differenziertesten aufnimmt, alle anderen Gebiete des Gehirns nähmen sie ebenfalls auf – aber weniger präzise. Entsprechend sollen nach der Hologrammhypothese die Informationsspeicherungen im Gehirn fixiert werden und wieder abrufbar sein. Damit könnte auch bei bestimmten Gedächtnislücken, die infolge eines Schockerlebnisses eintreten (retrograde Amnesie), vermutet werden, dass sich die betroffene Person doch noch an einige, wenn auch verschwommene Teilstücke der Ereignisse, die den Schock ausgelöst haben, erinnern kann. Ähnliches gilt für Effekte wie bruchstückhaftes Erinnern, die als Folge toxischer (giftiger) Einwirkungen (z. B. Alkohol) auftreten. Diese Hypothese würde auch erklären, warum beim Erinnern nicht nur die Gedächtnisinhalte wieder auftauchen, sondern auch die damit verbundenen Emotionen und andere Empfindungen (z. B. Gerüche) – warum also Verbindungen verschiedener Hirnareale untereinander bestehen.

Stimmt! Ich erinnere mich noch sehr genau daran, als ich 18 Jahre alt war und mit Wibke weltvergessen, verliebt und sonnengebräunt im Dünensand lag – und wie ihre Schulter, in die ich vernarrt war, gerochen hatte. Unter Hunderten von Geruchsproben würde ich das herausfinden. Eben erinnere ich mich an das Erlebnis in den Dünen und verspüre den Geruch ganz intensiv.

Die Hologramm-Hypothese beinhaltet eine klare Abkehr von Lokalisations-Konzepten, die bestimmten Hirngebieten feste und ausschließliche „Zuständigkeiten" zuweisen. Allerdings ist ihre Vorstellung einer ganzheit-lichen (holistischen) Funktionsweise des Gehirns auch nicht mehr überzeu-gend und als allgemeingültig zu akzeptieren. Netzartige Geflechte von teil-weise interdependent (gegenseitig abhängig) verbundenen Hirngebieten würden dem heutigen, auf hoch entwickelten Technologien basierenden Forschungsstand, für die Funktionsweise bei verschiedenen psychischen Prozessen am besten entsprechen. Die Netzkonfigurationen sind so gestaltet, dass es Areale gibt, deren Neurone zueinander in sehr enger Nachbarschaft liegen (z. B. in der Großhirnrinde) und einen regen Austausch miteinan-der haben. Diese Netzstrukturen sind dann durch eine sehr viel geringere Anzahl von Leitungsverbindungen mit anderen, übergeordnet regulieren-den Hirnzentren verbunden. Somit besteht eine weitreichende und kom-plexe Wechselwirkung der „Netze" untereinander. Seelischen Vorgängen wäre damit eine hirnphysiologische Grundlage (Substrat) zuzuschreiben.

Gegenwärtig sind mit EEG-Aufnahmen (Elektroenzephalografie) inklusive der durch Reizreplikation ermittelbaren evozierten Potenziale (auch erlebnis-korrelierte Potenziale genannt) und bildgebenden Verfahren wie beispiels-weise MRT (Magnetresonanztomografie) oder PET (Positronen-Emissions-Tomografie) sehr viel genauere Analysen der Hirnfunktionen möglich (Einführung in: Wetzke et al. 2015). Allerdings sind viele Behauptungen in den Medien (z. B. „Das Gehirn beim Denken belauschen", „Gefühle werden sichtbar gemacht") übertrieben und deplatziert.

Ich hörte erst einmal auf zu lesen und trank einen Tee. Überdachte noch einmal die bishe-rigen Ausführungen meines neuen Bekannten und schrieb ihm dann eine E-Mail. Darin bat ich ihn um eine kurze Stellungnahme zu zwei Punkten, die mir nun auf der Seele brannten:

1. ob denn die Existenz einer Seele überhaupt schon erwiesen sei und
2. was man denn nun unter dem Bewusstsein verstehe; Sigmund Freud hätte doch auch von einem Unbewussten geredet.

Keine zwei Tage später kamen die Antworten:

Es ist schön, dass wir auf diese Weise in Kontakt bleiben. Sie stellen zwei schwierige Fragen, weil es keine eindeutigen, verlässlichen und allgemeingültigen Antworten darauf gibt. Aber ich will wenigstens versuchen, mich ihnen zu nähern.

Ob es eine Seele gibt oder nicht ist für eine Person zuallererst eine Frage des Glaubens, der Zuschreibungen oder Eigenschaften und vielleicht noch der Selbstbeobachtung. Im alltäglichen Sprachgebrauch sind Worte wie „Seele", „seelisch" oder „beseelt" ganz normal. Sie basieren auf vielen ähnlichen Überzeugungen von der Existenz einer Seele, die etwas mit Empfindungen, Stimmungslage, Wille, Bedürfnissen, Gedanken etc. zu tun haben. Außerdem wird die Seele meistens als Ganzheit (Entität) betrachtet (was das „Ganze" dann aber ist, bleibt unklar). Allerdings gibt es auch erhebliche Unterschiede in den Auffassungen und individuellen Nuancierungen der mehr oder weniger konkreten Vorstellungen von der Seele. Fast jede Religion hat ein eigenes Konzept. Die Seele kann in menschlicher oder tierischer Gestalt gedacht sein. Sie kann der Luft, dem Wasser, dem Hauch oder dem Licht, also Elementen, zugeordnet sein. Selbst die Annahme, dass die Seele an einen bestimmten Körper gebunden ist, wird nicht immer geteilt. Bei der Vorstellung einer Seelenwanderung wird von einer Eigenständigkeit der Seele ausgegangen, und weder der Anfang noch die Fortdauer der Seele ist bestimmbar.

Die meisten Menschen suchen bei sich und anderen nach Hinweisen für eine lebendige Seele. Sie tun das, um ihr eigenes Leben und dessen Ereigniszusammenhänge besser zu verstehen. Beispielsweise versuchen sie bei sich selbst herauszufinden, warum sie Mitleid empfinden können oder Sehnsucht, ob es bestimmte Umstände sind, die sie unzufrieden werden lassen, weshalb sie zu Hass fähig sind, wie es zu erklären ist, dass sie bei Stress Angst bekommen, oder warum sie nach einer Trennung nicht aufhören können, an den Partner zu denken, der die Auflösung der Beziehung doch initiiert hatte. Sie merken, dass sie sich überwinden und motivieren können, auch schwierige Aufgaben zu übernehmen. Solche Ereignisse werden oft einer inneren Kraft zugeschrieben, die mit dem Wort „Seele" eine integrative Bezeichnung gefunden hat. Dies führt zu der Vorstellung eines „Ich" oder „Selbst" und mündet dann häufig in der Frage: Wer bin ich? Der Körper, den ich sehen und anfassen kann, eine Einheit von Körper und Seele, wie sie mir beim Aushalten von Schmerzen nachdrücklich vorgeführt wird, oder eigentlich und in der Hauptsache nur Seele, weil ich über mich selbst nachdenken kann (Descartes: „ego cogito, ergo sum"; Ich denke, also bin ich)? Und nach meinem Tod? Bin ich dann überhaupt noch „Etwas" oder existiere ich dann nur noch in den Gedanken und Herzen von Menschen, die mich kannten, wie man es in Todesanzeigen immer wieder liest? Oder ist es tatsächlich möglich, dass eine Seele vom Diesseits ins Jenseits wechseln kann, wie es in *Lucy im Licht* (Niemz 2007) so überaus eindringlich aus naturwissenschaftlicher Perspektive geschildert wird? Es lässt sich nicht feststellen.

Bei der Betrachtung und Einschätzung anderer Personen richtet sich die Aufmerksamkeit bei der Mehrzahl der Beobachter auf Hinweise, die etwas über die Charakteristik der Seele der Person „verraten" könnten. Deren Augen oder deren Haut werden als Spiegel der Seele aufgefasst, ein Lächeln soll – nach einem chinesischen Spruch – das Licht der Seele sein, und der Gesichtsausdruck vermittelt offenbar deutlich, wie die Stimmungslage der Person gerade ist. „Krause Haare, krauser Sinn, steckt der Teufel mehrfach drin!" Solche alten Vorstellungen sind inzwischen doch wohl überwunden.

Auch Psychologen bleiben von vermeintlich typischen Kennzeichnungen ihrer Arbeit und Seelenauffassung nicht verschont. Ihre Tätigkeit wird stets als interessant charakterisiert. Fragt man genauer nach, was denn daran so interessant sei, so bekommt man meist die nicht auszurottende Ansicht zu hören, der Psychologe könne doch die Menschen durchschauen, außerdem hätte er immer eine Couch. Stimmt nicht. Macht aber nichts, denn das ist dem Einschätzenden nicht so wichtig, weil die meisten anderen auch so reden und urteilen, so denkt er, da müsse ja wohl etwas dran sein …

Bei der Beurteilung anderer Menschen ist größte Vorsicht geboten. Das liegt hauptsächlich an zwei durchschlagenden Faktoren. Wir tendieren dazu – und werden darin in vielfältiger Weise durch die Medien unterstützt – Sachverhalte und Prozesse als einfach und allgemeingültig zu betrachten und gelegentlich so auch zu verkünden. Das fällt uns leicht; jedenfalls leichter, als uns genauer zu informieren, uns auch mit schwierigen Dingen auseinanderzusetzen und unsere Eindrücke zu überdenken und zu überprüfen. Wir differenzieren nicht hinreichend zwischen Möglichkeiten und Tatsachen. Das gilt dann sowohl für Selbsteinschätzungen als auch für die Meinungsbildung über andere. Es geht dabei in aller Regel um feststehende Ansichten, deren Grundlage aber Deutungen sind, die ein enormes Spektrum an Möglichkeiten haben und von denen man fast durchgängig sagen kann: Mag sein – muss aber nicht. Den vorschnellen, der Beliebigkeit ausgesetzten Deutungen wird Vorschub geleistet, weil die Inhalte des Begriffs der Seele vage, uneinheitlich und ohne überzeugenden Geltungsanspruch geblieben sind.

Die Wissenschaft hat divergente Positionen bezogen. Das liegt vor allem daran, dass recht unterschiedliche Vorstellungen über die Art und Weise, wie Wissenschaft zu betreiben sei (Wissenschaftstheorie), entwickelt wurden. Zwei Hauptrichtungen sind im Hinblick auf die Auffassungen darüber, was die Seele sei, welche kennzeichnenden Merkmale sie hätte, hervorzuheben: die philosophischen Auseinandersetzungen über Themen wie beispielsweise Bewusstsein und Geist (detaillierte Darstellungen bei Crone et al. 2010) auf der einen Seite und dazu kontrastierend die naturwissenschaftlich-empirische

Position mit dem Kredo, durch systematisch überprüfte Beobachtungen und Erfahrungen zu gesicherten Erkenntnissen zu gelangen.

Die Existenz einer nicht physikalischen, geistigen, unsterblichen, eigenständigen Seele lässt sich zumindest auf empirischer Grundlage nicht beweisen. Dazu äußert sich schon Rohracher (1960, S. 2 f.) folgendermaßen:

> Niemand hat jemals eine Seele gesehen oder angegriffen oder auf irgendeine andere Art wahrgenommen; niemand hat ihre Existenz durch Beobachtungen oder Experimente oder andere Methoden, mit denen man unsichtbare Naturkräfte nachweisen kann, zweifelsfrei festgestellt. Damit ist aber keineswegs gesagt, daß es eine unkörperliche und unsterbliche Seele im Sinne der Religionen nicht geben könnte; was sich mit den Methoden der Wissenschaft nicht beweisen läßt, kann trotzdem existieren […] Für die Wissenschaft ist die Existenz einer unsterblichen, immateriellen Seele weder beweisbar noch widerlegbar.

So viel zu Ihrer ersten Frage. Bewusstsein und Deutungen spielen auch eine wesentliche Rolle bei meinen Ausführungen, die nun zu Sigmund Freud folgen, um Ihre zweite Frage zu beantworten.

Noch eine Vorbemerkung: Uns geht es ja zunächst einmal darum, herauszufinden, was die Seele kennzeichnet oder was wir uns darunter vorstellen können. Dabei lohnt es sich, auf das Begriffsduo „Bewusstsein" und „Seele" zu schauen. Bewusstsein kann als ein Teil der Seele aufgefasst werden – nur ein Teil? Ja! Bewusstsein beinhaltet Wachheit, Wahrnehmung des eigenen Körpers, Bestimmbarkeit von Raum und Zeit, Fähigkeit zur Konzentration und zum Sprechen, Identitätsklarheit, Kopplung an bestimmte Hirnaktivität, Denkvorgänge etc. Das sind Komponenten, die bei einem anderen Teil der Seele, nämlich dem Schlaf, so nicht auftreten oder sehr verändert sind. Dafür lassen sich im Schlaf andere Gegebenheiten finden, wie Träume oder die steuerbaren Bildabläufe am Morgen kurz vor dem Aufwachen sowie das Auftreten typischer Phasen der Augenbewegungen (Rapid Eye Movement, REM-Phasen). Ob das dann bloß andere Stufen des Bewusstseins sind, ist diskussionswürdig, zumal der Gefahr begegnet werden muss, das Substrat (z. B. physiologische Prozesse) nicht mit dem Phänomen selbst (der seelische Vorgang Bewusstsein) zu verwechseln. Im Koma …, aber das würde jetzt zu weit führen. Es kam nur darauf an zu zeigen, dass Bewusstsein als ein Teilaspekt der Seele verstanden werden kann, nicht aber mit ihr identisch sein muss, zumal die Möglichkeiten der ausschließlich geistigen Existenz und der Unsterblichkeit noch gar nicht in die Argumentation aufgenommen wurden.

Es wäre noch zu erwähnen, dass auf die Frage, ob das Bewusstsein das Werk eines schöpferischen Gottes, ein Resultat der Evolution oder ein selbstorganisierter psychophysischer Prozess ist, noch keine abschließende Antwort gegeben werden kann. In der Philosophie gibt es allerdings Argumente (z. B. bei Popper und Eccles 1996) dafür, Bewusstsein als emergent zu betrachten. Unter Emergenz ist etwas bisher noch nicht Vorhandenes zu verstehen, das einfach auftaucht, sich erst herausbildet und aus den bisherigen körperlichen Komponenten nicht herleitbar ist.

Nun aber zu Freud und seinen wichtigsten theoretischen Konzeptionen: Freud (1856–1939) gilt als der Begründer der Psychoanalyse. Er entwickelte eine umfassende Theorie vom unbewussten Seelenleben, d. h. von psychischen Prozessen, die unserem Bewusstsein entzogen sind. Freud (Ausgabe: Gesammelte Werke 1940–1987, 2014) postulierte ein Modell des psychischen Apparats, bestehend aus drei Instanzen: Bewusstsein, Vorbewusstes und Unbewusstes. Das Vorbewusste beinhaltet psychische Vorgänge, die nicht im Bewusstsein sind, diesem aber leicht zugänglich gemacht werden können. Die Strukturierung erfolgt anhand eines triadischen Systems: Ich (Bewusstsein), Es (Unbewusstes) und Über-Ich (Normen, Werte, Gewissen). Das Ich ist realitätsbezogen und versucht zwischen Trieben aus dem Es und den begrenzenden Regularien des Über-Ichs zu vermitteln. Gegen die vorwiegend sexuellen Triebregungen (Libido) setzt das Ich Abwehrmechanismen (z. B. Leugnung, Projektion unannehmbarer Gefühle auf andere Menschen, Verdrängung) ein, sofern ein durch das Über-Ich ausgelöster Konflikt gegeben ist. Sexuelle Wünsche, die zum Beispiel moralischen Richtlinien zuwiderlaufen oder deren Befriedigung Angst auslösen würden, werden verdrängt (in das Es) und sind damit dem Bewusstsein, auch für längere Zeit, nicht zugänglich. Durch die Zielblockierung werden die Triebe jedoch nicht aufgelöst, sondern auf Umwege geleitet, die sich als Symptome (z. B. neurotische Störungen: Angst, Reizbarkeit, Zwänge) manifestieren können.

Übergeordnetes Ziel der Psychoanalyse ist es, dem Patienten die unbewussten Zusammenhänge und Bedeutungen solcher Faktoren offenzulegen und zu erläutern, die seinen Leidensdruck ausmachen und aufrechterhalten. Freie Assoziationen, bei denen der Patient berichtet, was ihm gerade einfällt (z. B. zu Personen, Erlebnissen, Situationen, Symbolen), sowie Deutungen und Analysen von Träumen sollen Zugänge zu unbewussten Prozessen eröffnen und therapeutische Klärungen ermöglichen. Die Psychoanalyse stellt unbewältigte, konflikthafte Erlebnisse der Kindheit in einen Wirkungszusammenhang mit der Lebensgestaltung im Erwachsenenalter. Folgt man der Darstellung von Hampe (2010), so lässt sich die Psychoanalyse als Aufdeckung eines komplexen Systems von Bedeutungszusammenhängen (z. B. Verlangen, Träume, Wahn, Neurosen) beschreiben. Die Seele ist nicht substanziell und auch nicht vom Körper unabhängig (Hampe 2010, S. 331 f.):

Aus der Unfassbarkeit des Todes und der Vorstellung der Unsterblichkeit bei gleichzeitiger Erfahrung der Zerstörbarkeit des Leibes ergibt sich die „Theorie" der Beseelung, die nach Freud auch durch die Phänomene des Schlafs und des Traums nahegelegt wird, in denen der Leib auf merkwürdige Weise vom subjektiven Erleben einer Person abgetrennt scheint. […] Sofern die Lehre von einer unsterblichen Seele eine Illusion ist, die der Bewältigung der Todeserfahrung dient, besteht die Hauptintention der Psychoanalyse als Wissenschaft darin, die Menschen von dieser Täuschung zu heilen.

Das *Freud-Handbuch* von Lohmann und Pfeiffer (2013) gibt Auskunft über Leben, Werk und Wirkung des bedeutenden Psychoanalytikers, der sich darüber hinaus als hervorragender Denker zu Kunst und Literatur geäußert hat. Über bisherige Entwicklungen und gegenwärtig vertretene Positionen in der Psychoanalyse informieren Mertens (2013) und Leuzinger-Bohleber und Weiß (2014).

Freuds Ansichten wurden des Öfteren kritisiert. Seine monothematische Berufung auf die Sexualität als Basis der Theorie wurde schon von C. G. Jung (1875–1961) moniert. Für andere Wissenschaftler war vor allem das Konzept des Unbewussten strittig, weil es – wie auch andere theoretische Komponenten der Freud'schen Darlegungen – nicht nachweisbar ist und sich nur als Denkmöglichkeit einschätzen lässt. So stellt Rohracher (1960, S. 415) bezüglich der Auffassung über unbewusste psychische Prozesse Folgendes fest:

Das „unbewußte Seelenleben" ist somit keine aus der Erfahrung gewonnene Tatsache, sondern eine Annahme; und zwar eine Annahme, deren Richtigkeit niemals festgestellt werden kann, weil es sich um etwas handelt, dessen entscheidendes Merkmal gerade darin besteht, dass man nichts von ihm weiß. […] Die Grundlagen des bewußten Erlebens bestehen, wie wir sicher wissen, in organischen Prozessen im Nervensystem. Es besteht keine Notwendigkeit, zwischen das bewußte Erleben und seine organischen Grundlagen noch ein unbewußtes „Seelenleben" als Zwischenstadium einzuschieben; denn dieses unbewußte psychische Geschehen müßte dann selbst wieder organische Grundlagen haben. Anders formuliert: die Annahme unbewußter seelischer Prozesse ist eine überflüssige Annahme; sie bringt keinen wissenschaftlichen Gewinn, weil sie nicht mehr erklären kann als durch die organischen Grundlagen des bewußten Erlebens bereits erklärbar ist.

Auch über diese Auffassung ließe sich trefflich streiten. Zur Wissenschaft gehört nun einmal die Auseinandersetzung mit konträren Ansichten zur eigenen Auffassung. Als gesicherte Tatsache gilt, dass die meisten Prozesse im Gehirn nicht bewusst erlebt werden. Beispiele dafür sind: die unbemerkt ablaufenden Vorgänge in Zentren, die unterhalb der Großhirnrinde (Cortex) positioniert sind, oder Reize, die von so geringer Intensität sind, dass sie nicht ins Bewusstsein dringen können, oder die Konsolidierung von gelernten Inhalten. Würden unbewusste Abläufe stets als elektrophysiologische oder chemische Vorgänge angesehen, dann würde sehr schnell der Verdacht einer reduktionistischen Betrachtungsweise des Unbewussten aufkommen und mit dem Hinweis verbunden werden, Freud hätte ja mit seinen Vorstellungen vom Unbewussten (z. B. verdrängte Inhalte; Freud 1989) auf einer ganz anderen Phänomenebene argumentiert. Strittig ist darüber hinaus noch immer, ob das Unbewusste überhaupt bewusst gemacht werden kann, denn was einmal kurz bewusst war, aber nicht gespeichert wurde, ist dem Unbewussten zuzurechnen und unwiederbringlich verloren.

Von Bedeutung ist auch, ob die im Traum auftauchenden Gedanken etwas mit dem Unbewussten zu tun haben, denn eine Technik der sich auf Freud berufenden Psychoanalyse ist die Traumdeutung. Dazu bezieht Bandelow (2006, S. 262) eindeutig Stellung:

> Heute weiß man, dass man Träume nicht deuten kann. Die verworrenen Geschichten, die sich in Träumen abspielen, sind, wie ich glaube, nur ein Ausdruck dafür, dass das Gehirn seine Gedanken sortiert. Dabei werden Bruchstücke von Dateien, die quer über die Festplatte des Computers verteilt sind, nachts wieder zusammengeführt („defragmentiert"), um das Gehirn für den nächsten Tag wieder fit zu machen. Aus diesem Gedankensalat unbewusste Inhalte herausfiltern zu wollen ist Kaffeesatzleserei.

Die Tiefenpsychologie, als vereinende Bezeichnung für unterschiedliche Richtungen, in denen das Unbewusste Kernthema war, betrachtete Verhaltensweisen, Emotionen und Denkvorgänge als unter einem erheblichen Einfluss von unbewussten Prozessen stehend. Die topologische Kennzeichnung der Tiefe ließ Vermutungen aufkommen, hier wären Dunkelheit, Ahnungen, Plausibilität, Möglichkeiten und Deutungen eher zu Hause als rationale Durchdringung und Beweisführung. Objektive Nachprüfungen der impliziten wie expliziten Annahmen, die in tiefenpsychologischen Theorien steckten, sollten vorgenommen werden. Das wäre durchaus auch im Sinne anderer Kritiker gewesen wie Eschenröder in *Hier irrte Freud: zur Kritik der psychoanalytischen Theorie und Praxis* (1986) und Onfray (2011) in *Anti Freud. Die Psychoanalyse wird entzaubert.* Manche Psychoanalytiker haben in der Vergangenheit versucht, solche Kritiken mit einer systemimmanenten Immunisierungsstrategie (z. B. „Sie haben eine

Analyse dringend nötig!" – weitere Beispiele bei Zimmer 1990) und einer Abschottungstaktik zu erledigen. Das ist inzwischen durch eine sehr viel moderater geführte Diskussion abgelöst worden.

Letztendlich mündet der Streit in der Frage nach der Akzeptanz von Regeln, Methoden und Modalitäten der Beweisführung für Erkenntnisse, die als wissenschaftlich ausgewiesen gelten sollen. Das zeigt sich beispielsweise in der Argumentation von Zimmer (1990) in seinem Buch *Tiefenschwindel. Die endlose und die beendbare Psychoanalyse*, in dem er einen Einwand aufnimmt und ihm widerspricht: „Wo es um die Erkenntnisse über das bekanntlich irrationale Unbewußte geht, hat wissenschaftliche Rationalität nichts verloren. Doch! Gerade hier ist sie vonnöten" (S. 14). Um die Klärung solcher Differenzen bemüht sich die Wissenschaftstheorie, die für das fundierte Verständnis und kritischer Einschätzung von wissenschaftlicher Arbeit und ihren Ergebnissen unerlässlich ist.

Insofern erlauben Sie mir bitte noch den Hinweis, dass Einschätzungen solcher Dispute dann erkenntnisfördernd sein können, wenn sie auf der Grundlage mehrerer Perspektiven geführt werden, zu denen vornehmlich wissenschaftstheoretische Aspekte, Methodendiskurs und Theoriebewährung gehören.

Sicher, aber dazu müsste man wohl ein Wissenschaftler sein, der sich damit auskennt. Mich wunderte es aber nicht, dass auch der von vielen Menschen gepriesene Sigmund Freud kritisiert wurde. Schließlich gehört Kritik zur Wissenschaft. Mich beschäftigte aber noch sehr stark das mit Deutungen verbundene Argument von „Kann sein – muss aber nicht". Das mag in theoretischen Erörterungen vielleicht akzeptiert werden. Wenn jedoch eine bei Menschen vielfach und seit langer Zeit praktizierte Therapie (Psychoanalyse) sich darauf in wesentlichen Teilen gründet, dann reichen Plausibilität und Möglichkeit doch wohl nicht aus. Zumindest sollte ein lückenloser (!) Nachweis darüber geführt werden, warum die Therapie im Kontext der Freud'schen Theorie erfolgreich war und genau entsprechend, warum sie bei anderen Personen nicht erfolgreich war bzw. ein eindeutiges Ergebnis sich nicht eingestellt hatte. Es müsste doch möglich sein, das sehr genau mithilfe von festgelegten und als gültig akzeptierten Erfolgskriterien zu überprüfen und mit hinreichend großen Datensätzen zu belegen, um dies dann als Grundlage für den Austausch von dezidierten Argumenten und Gegenargumenten verwenden zu können. Noch ein Gedanke beschäftigte mich. Nach mehr als einem Jahrhundert müsste es möglich sein, alternative Theorien in systematischen Vergleichen zum gleichen Sachverhalt mit der Theorie von Freud zu konfrontieren, um herauszufinden, welches Erklärungsprinzip die größere Valenz, die ausgedehntere Geltungsbreite und die beste argumentative Überzeugungskraft hat. Über alle diese Einfälle wollte ich noch einmal gründlich nachdenken und mich in der Fachliteratur dazu kundig machen. Aber nun hatte ich das dringende Bedürfnis nach ein wenig Musik. Ach ja, Mozart: Klavierkonzert Nr. 20 d-Moll – lange nicht mehr gehört!

Danach gingen mir einige Fragen durch den Kopf. Welche Auffassungen über die Seele sind heute im Fokus? Was könnte denn an die Stelle von „Seele" gesetzt werden, wenn damit bisher so viele Probleme und Unklarheiten verbunden sind? Und wie steht es um meine eigenen Auffassungen und Glaubensinhalte über meine Seele?
Ich griff wieder zum Manuskript „Seele?" und las:

Die Neurowissenschaften haben heutzutage Konjunktur und sie werden auch noch manche überraschende Einsicht hervorbringen. Die hohe Aufmerksamkeit und das außergewöhnliche Interesse, die ihnen entgegengebracht werden, richten sich auf die Erwartungen, die mit der Beantwortung von vier kardinalen Fragen zusammenhängen:

1. Wie können Reize von außen oder von innen bewusste Empfindungen erzeugen, kreieren oder entstehen lassen?
   Pessimisten sagen: Das werden wir nie herausfinden. Optimisten meinen: Wir sind auf dem besten Wege dazu.
2. Was ereignet sich im Gehirn, wenn wir denken, planen, trauern, wünschen, träumen?
   Die Neurowissenschaften sind gerade dabei, die korrespondierenden Hirnprozesse zu registrieren, bildhaft darzustellen, zu analysieren und theoriegestützt zu interpretieren.
3. Werden unsere seelischen Vorgänge vollständig und einseitig durch das Gehirn bestimmt?
   Wir hätten dann doch keine Selbstbestimmung, keine Willens- oder Entscheidungsfreiheit!
4. Können krankhafte psychische Prozesse durch Neuropsychotherapie Besserung erfahren?Damit würde wahrscheinlich zu klären sein, ob das Gehirn die Seele beeinflussen kann und umgekehrt, ob die Seele Vorgänge im Gehirn entscheidend und zielgerichtet verändern kann.

Wer Antworten auf diese vier doch recht umfassenden Fragen bekommen möchte, der muss schon über umfängliche und präzise anatomische, physiologische und psychologische Kenntnisse verfügen. Verständnis und Würdigung der vorliegenden Forschungsergebnisse und Theoriekonzepte der Neurowissenschaften verlangen eine gründliche Beschäftigung mit detailreichen Strukturen (meistens Netzkonfigurationen) und komplexen, darüber hinaus auch komplizierten Funktionszusammenhängen. Für die ersten drei Fragen ist das sehr verständlich geschrieben und didaktisch bestens aufbereitete Buch von Roth und Strüber (2015) mit dem bezeichnenden Titel *Wie das Gehirn die Seele macht* sicher besonders hilfreich. Für Antworten auf die vierte

Frage sind *Neuropsychotherapie* von Grawe (2004), das *Lehrbuch der Klinischen Neuropsychologie* von Sturm et al. (2009) und *Neurobiologie der Psychotherapie* von Schiepek (2010) sehr zu empfehlen. Dabei zeichnet sich das Buch von Grave durch eine Eingliederung der geschilderten Fakten in eine umfängliche und präzise entwickelte Theorie (Konsistenztheorie) aus. Besonders ist darauf hinzuweisen, dass es auch ein sehr verständlich abgefasstes Kapitel zur Neuroanatomie und -physiologie (Kap. 2: „Was Psychotherapeuten über das Gehirn wissen sollten") enthält, das diejenigen am Themenbereich Interessierten lesen sollten, die glauben von sich selbst überzeugt sind, noch nicht hinreichend über das menschliche Gehirn informiert zu sein.

An dieser Stelle kann es nur darum gehen, exemplarisch aufzuzeigen, in welchen Rahmen die detaillierten Antworten gestellt werden. Den Argumentationen von Roth und Strüber (2015) folgend, ist zunächst darauf hinzuweisen, dass wir strikt zu differenzieren haben zwischen dem, was wir mit unseren Sinnesorganen und Gehirn wahrnehmen, verarbeiten und speichern, und dem, was davon unabhängig existieren könnte (vgl. die Unterscheidung von Kant zwischen „Dingen für uns" und „Dingen an sich"). Wir erlangen Erkenntnisse über uns selbst und über die Welt um uns herum nur gemäß den Möglichkeiten, die uns durch unsere Anatomie und Physiologie gegeben sind. Wenn wir Hirnfunktionen beschreiben und erklären, dann sind die Feststellungen Produkte eben dieses Gehirns und unterliegen seiner Beschränktheit, eben nicht zu erkennen, welche Gegebenheiten noch existent sein könnten. Es kann als gesichert gelten, dass das Gehirn unsere Seele gestaltet. Fraglich bleibt dann jedoch immer noch, ob das Seelisch-Mentale nicht auch eigenständige Wirkungen auf das Gehirn ausüben kann. In diesem Zusammenhang ist noch einmal zu betonen, dass das Substrat (neuronale Prozesse) nicht mit dem Phänomen (bewusste Empfindung) gleichgesetzt werden darf. Bestenfalls kann von simultan ausgewiesenen Korrelationen (Zusammenhangsmaße) die Rede sein. Die radikale Position des fundamentalen Behaviorismus (z. B. Watson, Skinner) vertreten Wissenschaftler, die behaupten, menschliches und tierisches Verhalten sei durch Beobachtung und Messung ohne Rekurs auf Bewusstseinsvorgänge zu untersuchen und zu erklären, weil diese für die Auslösung von Verhaltensvariationen oder für die Verhaltenssteuerung völlig entbehrlich seien.

Als sehr bedeutsam sind die neurowissenschaftlichen Ergebnisse zu werten, denen zu entnehmen ist, dass vor dem Eintritt des Bewusstseins typische unbewusste oder vorbewusste hirnphysiologische Vorgänge ablaufen. Solche Ausgangsbedingungen oder Startzustände sind nämlich für die Gestaltung und Entwicklung der nachfolgenden Prozesse (mit) ausschlaggebend. Alltägliche

Beobachtungen geben Aufschluss über die Bandbreite der verschiedenen Bewusstseinsformen. Vom „Vorsichhindösen" bis zur länger aufrechterhaltenen konzentrierten Aufmerksamkeit reicht das auch durch Selbstbeobachtung feststellbare Spektrum von Bewusstseinsvorgängen, die bei Abläufen wie beispielsweise Wahrnehmungen, Denkprozessen, Emotionen oder Handlungsplanungen erlebbar sind. Roth und Strüber (2015, S. 215) resümieren:

> Zusammengefasst stellt sich Bewusstsein aus psychologischer Sicht als ein Format zur Verarbeitung neuer, wichtiger *und* bedeutungshafter Informationen dar, gleichgültig ob es sich um perzeptive, kognitive oder emotionale Geschehnisse handelt.

Das dazugehörige Substrat sind neuronale Prozesse synchronisierter Art über parallel organisierte Teilsysteme mit teilweise hierarchischer Ordnung, die in netzartigen Konstellationen und verschiedenen Abläufen (z. B. Regelkreise, Rück- und Mitkopplungen; vgl. Kap. 5) stattfinden (Gehirn als hyperkomplexes System).

Da es durch die immer komplexer werdenden Themen- und Problemkonstellationen in den verschiedenen Wissenschaftsgebieten und den enormen technischen Entwicklungen immer mehr geboten ist, fachübergreifende Kooperationen anzustreben, kommt einer interdisziplinären Theorie wie der Systemtheorie eine herausragende Bedeutung zu. Roth und Strüber (2015) artikulieren sich in einigen Teilen ihrer Darstellungen in Begriffen und Konzepten dieser vielbeachteten Theorie: Zentrale Bedeutung kommt bei Themengebieten wie Bewusstsein, kognitiver Verarbeitung und Reproduktion der Großhirnrinde zu. Dazu passt die Vorstellung eines Systems mit außerordentlich vielen netzartigen Verschaltungen, mit denen sehr schnell enorme Datenmengen sowohl gleichzeitig als auch nacheinander verarbeitet werden können. Dabei sind dem Cortex die Merkmale selbstreferenziell und selbstorganisierend zuzuordnen, die in der Systemtheorie Konfigurationen kennzeichnen, die Bezüge zu sich selbst aufrechterhalten und organisieren. Die Art und Weise, wie ein System seine Operationen selbst ausführt und ordnet, bestimmt dann Art, Intensität, Zeitdauer und Wirkungsgrad seiner Kontakte mit (Rogge 2016). Dazu bemerkt Singer (2002): „Koordiniertes Verhalten und kohärente Wahrnehmung müssen als emergente Qualitäten oder Leistungen eines Selbstorganisationsprozesses verstanden werden" (S. 66 f.), der dafür die beteiligten Teilsysteme miteinbezieht (Bindungsoperationen von Nervenzellenensembles). Wahrnehmungen sind dann nicht passive Aufnahmen von Reizen, sondern hirnaktive Prozesse mit hohen konstruktivistischen Anteilen.

Die Mehrzahl der Informationsverarbeitungen des Cortexes sind selbst initiierte, aufrechterhaltene, organisierte und reproduzierte Prozesse. Das in der Systemtheorie verwendete Konzept der Emergenz lässt sich in der Relation Hirngeschehen–bewusstes Erleben sachangemessen positionieren. Aus neuronalen Gegebenheiten lassen sich nämlich die Eigenschaften geistiger Prozesse (noch?) nicht vollständig herleiten oder vorhersagen. Das ist bei komplexen dynamischen Systemen (wie dem Gehirn) nichts Ungewöhnliches, vor allem dann nicht, wenn die komplexen Prozesse nicht linear ablaufen und in ihrer Entwicklung nur sehr ungenau oder gar nicht prognostiziert werden können. Das liegt oft an minimalen Veränderungen im Ausgangsniveau oder im Verlauf, die maximale, überraschende Effekte hervorbringen können (vgl. „Schmetterlingseffekt"). Mit dieser Unerklärbarkeit oder Ungewissheit, die der Transformation von Hirnfunktionen in bewusstes Erleben eigen ist, wird man sich wohl auch weiterhin abfinden müssen.

In diesem Zusammenhang gehört auch das aus der Synergetik (Haken und Schiepek 2010) stammende und in der Systemtheorie ebenfalls platzierte „Versklavungsprinzip", zu dem Roth und Strüber (2015, S. 240) ausführen, es sei zu verstehen als der

> Vorgang, dass komplexe dynamische Systeme weitere Zustände hervorbringen, die ordnungs- und strukturbildend auf die Systeme selbst zurückwirken (und sie so „versklaven"). Dies führt im Falle von Geist und Bewusstsein dazu, dass mehrfache Beschreibungsebenen des kognitiv-emotionalen Geschehens einschließlich einer reflexiven Ich-Instanz entwickelt werden. Somit schafft sich die Großhirnrinde mit Geist und Bewusstsein eine höhere Organisationsebene, mit deren Hilfe sie ihre eigenen Aktivitäten ordnet. Entsprechend kann man von einer *partiellen Autonomie des Geistes* gegenüber den Prozessen des Gehirns sprechen, indem Geist und Bewusstsein auf die dynamischen Prozesse im Cortex ordnungsbildend einwirken, z. B. im Zusammenhang mit Aufmerksamkeit

– oder auch beim Denken, Vorstellen, Lernen, Erinnern; kurzum: bei kognitiven Prozessen.

Für das Verständnis der eigenen Seele sind natürlich noch eine Reihe weiterer Einflussgrößen in Betracht zu ziehen. Insbesondere einige Botenstoffe (Neurotransmitter, Hormone) haben ganz erhebliche Einwirkungen auf viele unserer psychologischen Prozesse – ebenso wie umgekehrt. Hervorzuheben sind u. a. die Neurotransmitter Noradrenalin und Gamma-Aminobuttersäure (GABA). Neurotransmitter haben deshalb eine so große Bedeutung, weil sie zur synaptischen Transmission erforderlich sind, d. h. zur Erregungsübertragung an den Kontaktstellen der Neurone (Synapsen). Die Beeinflussung psychologischer Zustände und Prozesse erfolgt durch sehr viele Hormone. Bekannt sind zum

Beispiel die im alltäglichen Sprachgebrauch als „Glückshormone" bezeichneten Substanzen Serotonin oder Dopamin. Wohlbefinden und Liebesgefühle werden durch Oxytocin geregelt. Stresshormone wie Adrenalin, Acetylcholin, Cortisol oder das adrenokortikotrope Hormon (ACTH) sind bei Anpassungsreaktionen auf Belastungen beteiligt. Endorphine sind vom Körper selbst produzierte Opioide, die schmerzstillende Effekte haben und denen darüber hinaus auch nachgesagt wird, bei extremen körperlichen Anstrengungen, wie einem Marathonlauf, euphorisierend zu wirken. Der Schlaf-Wach-Rhythmus ist von Melatonin abhängig, da dessen Produktion durch Licht gehemmt wird. In die wechselseitigen somatopsychischen Wirkungsbezüge greifen also nicht nur elektrophysiologische Vorgänge ein, sondern in erheblichem Ausmaß auch chemische. Das heißt aber noch lange nicht, dass wir unter dem Diktat von Hormonen leben, denn unsere Denk- und Verhaltensweisen (z. B. Bewältigung von Belastungen) haben Leitungsfunktionen im seelischen Geschehen. Außerdem ist auch die Genetik von Bedeutung bei der Ausbildung seelischer Merkmale und Prozessverläufe. Dass Ernährung, Sport und Umwelteinflüsse wesentliche Wirkfaktoren beim seelischen Geschehen sind, gehört inzwischen zum Allgemeinwissen.

Die Vielzahl der denkbaren und wohl auch tatsächlich gegebenen Verbindungen der hier genannten Bereiche lässt erkennen, warum das Verständnis der eigenen Seele die Beschäftigung mit außerordentlich komplexen und auch komplizierten Prozessinteraktionen erforderlich macht. Die in wissenschaftlichen Studien gelegentlich anzutreffenden Bezugssetzungen einzelner (oligovariater) Einflussgrößen auf psychologische Ereignisse werden den tatsächlich ablaufenden Dynamiken in keiner Weise gerecht, denn sie simplifizieren und verfälschen damit ein Geschehen, das so weit gefächerte Vernetzungen und so viele ineinandergreifende Steuerungs- und Regelungsvorgänge aufzuweisen hat, dass ein grundlegendes Umdenken erforderlich wird, um die Beziehungsgeflechte zu entwirren oder auch nur zu überschauen (vgl. Kap. 5). Oft versuchen Menschen, die mit irgendeinem Merkmal oder Prozess der eigenen Seele unzufrieden sind, an dieser „Stellschraube" zu drehen. Das ist nicht unbedenklich, denn die Veränderung – und sei sie auch noch so klein – an einer Stelle der komplexen Netzkonfiguration kann zu erheblichen, oft unerwünschten Effekten führen, und das gesamte seelische Gefüge nicht nur empfindlich stören, sondern manchmal auch gänzlich aus dem Takt bringen. Daher ist es erforderlich, so viele Informationen über die Struktur und die Funktionsverbindungen der eigenen Seele in Erfahrung zu bringen, dass eventuell erwünschte oder notwendige Veränderungen wahrscheinlich ohne negative Auswirkungen vorgenommen werden können. Dabei gilt: die Erforschung der psychischen Komplexität verlangt Wissen, Übersicht, Geduld und Besonnenheit – und bleibt dennoch oft unvollständig.

In einer Ausstellung 2016 im Stift Dürnstein in Österreich ist auf einem Exponat zu lesen: „Fasse ich mich selbst ins Auge, stehen da zwei: Leib und Seele. Er draußen, sie innen." Das Ich ist das kritische Thema, das bei einer Diskussion um den Seelenbegriff nicht fehlen darf. Wenn ich über mich selbst nachdenke, dann ist das eine sehr hohe Stufe des Bewusstseins. Selbstreflexion ist die entscheidende Bewusstseinsstufe des Menschseins. Denke ich an mich selbst, dann entwickelt sich oft eine Wechselfolge von verschwommenem Körperbild, wie bei einer Silhouette in einem beschlagenen Spiegel, und Gedanken, die in Vorstellungen von Empfindungen münden. Manchmal mischen sich auch Bilder aus der Vergangenheit mit hinein, die mich bei der Arbeit, mit der Freundin, in einer Prüfung oder beim Sport zeigen. Bediene ich mich der Introspektion (Selbstbeobachtung), bin ich mir zwar sicher, dass nur ich bestimmte Abläufe beobachte und niemand ohne Weiteres herausfinden kann, was ich gerade denke, dies hat aber den Nachteil, dass sich erhebliche Fehler einschleichen, weil die Beobachtung der externen Abläufe sich mit der Selbstbeobachtung vermischt und somit die Ergebnisse verzerrt oder erheblich verfälscht werden können. Auf jeden Fall lässt sich feststellen, dass das Erlebnis „Ich bin ich" stets an Bewusstsein und damit an ein funktionierendes Gehirn gebunden ist.

Singer (2002) informiert darüber, wie das „Sichgewahrwerden" abläuft. Ausgangspunkt seiner Überlegungen sind wiederholt reflektierte Repräsentationen der von extern über die Sinnesorgane hereinkommenden Informationen (Primärrepräsentationen). Durch immer gleiche Wiederholung von selbstreferenziellen Repräsentationen werden Metarepräsentationen („Repräsentationen von Repräsentationen") aufgebaut, die hirninterne Vorgänge (z. B. Konsolidierung, Integration) wiedergeben und nicht einfache Abbildungen externer Gegebenheiten. Solche Metarepräsentationen ermöglichen Planungen, Abwägungen, kreative Umwandlungen, Gefahrenerkennung sowie -vermeidung und Einschätzungen von Erfolgsaussichten. Die Ich-Erfahrung lässt sich jedoch nicht ausschließlich neurobiologisch beschreiben oder ableiten, sondern sie ist als Entwicklung im Laufe der kulturellen Evolution zu begreifen. Dazu muss die Möglichkeit bestehen, hirninterne Prozesse via Metarepräsentationen zu etablieren und die Inhalte über Ausdrucksexpressionen (z. B. Sprache, Gestik, Signalsetzungen) anderen Gehirnen mitzuteilen. Ferner muss es möglich sein, sich Vorstellungen und Modelle über Zustände und Abläufe bei anderen Gehirnen zu machen – was nur Menschen können. Das verläuft dann wie über Prozessebenen der interpersonellen Wahrnehmung (Laing et al. 1983), bei der die Selbstwahrnehmung in die Interdependenz der Betrachtungsweisen einer anderen Person hineinspielt. Dabei ist oft eine aus der Selbstbestätigungstheorie bekannte Neigung festzustellen, ein positives, stimmiges Bild von sich selbst zu entwerfen. Hier kommt es nicht selten zu Missverständnissen, wenn auf der direkten Dialogebene etwas überheblich formuliert wird „Ich weiß, was du denkst!" und dann auf der Metaebene „Ich weiß, dass du weißt, wie ich denke!" oder der Meta-Metaebene „Ich weiß, dass du weißt, dass ich weiß, wie du denkst!" ähnliche Verzerrungen auftreten.

Ich brauche eine Pause – erst einen Kaffee, dann frische Luft, dann noch schnell Mails checken –, bevor ich weiterlese:

Singer (2002) argumentiert zur Selbst- und Welterfahrung: In den ersten zwei bis drei Lebensjahren sind die Hirnstrukturen noch nicht vollständig entwickelt, und ein Gedächtnis für raumzeitliche Bezüge ist noch nicht ausgebildet. So kommt es, dass für uns später die subjektiven Bewusstseinsformen in ihrem Entstehungsprozess nicht nachvollziehbar (weil nicht erinnerbar) sind und uns als schon immer gegeben erscheinen. In diesen Kontext gehören noch zwei andere empirisch bestätigte Sachverhalte: zum einen die aktivitätsabhängigen Selektionsprozesse im Gehirn, wobei Neurone, die häufiger als andere zusammenwirken, stärker miteinander verbunden werden als solche, die kein Aktivitätsensemble bilden. Insofern spielt Reizarmut oder Reizüberflutung in der Umwelt, in der ein Kind aufwächst, eine bedeutende Rolle für die Hirnentwicklung. Zum anderen entscheidet sich über auftretende Aktivierungsmuster, welche Nervenzellenverbindungen erhalten bleiben und welche nicht. Daraus lässt sich der Schluss ziehen, dass nicht nur die eigenen Erfahrungen mit sich selbst, sondern auch diejenigen, die mit Bezugspersonen gemacht werden, entscheidenden Einfluss auf die gesamte sich ausbildende Gehirnstruktur haben.

Zusammenfassend stellt Singer (2002, S. 75) fest:

Aus neurobiologischer Sicht liegt somit der Schluss nahe, daß auch die höheren Konnotationen von Bewußtsein, die wir mit unseren Konzepten von Freiheit, Identität und Verantwortlichkeit verbinden, Produkt eines evolutionären Prozesses sind, der zunächst Gehirne hervorgebracht hat, die in der Lage waren, eine Theorie des Geistes zu erstellen und mentale Modelle der Befindlichkeit des je anderen zu entwerfen. Dies und die Herausbildung differenzierter Sprachen ermöglichte die Entwicklung von Kommunikationsprozessen, die schließlich zur Evolution menschlicher Kulturen führte und zur Emergenz der nur dem Menschen eigenen subjektiven Aspekte von Bewußtsein.

Zur vierten Frage, ob krankhafte psychische Prozesse durch Psychotherapie und speziell der Neuropsychotherapie eine Besserung erfahren können, sei betont: Ja! Wenn die Seele krank ist, dann liegen gravierende Störungen vor, bei denen sich Veränderungen im Gehirn manifestieren. Wird die Seele behandelt, dann werden andere und bessere Erfahrungen gemacht als diejenigen, die zu den Störungen geführt haben. Neue Erlebnisse und veränderte Erfahrungen führen im Gehirn zu Modifikationen der Netzkonfigurationen und Funktionen. Dafür gibt es inzwischen sehr viele empirisch fundierte Belege und akzeptable Interpretationen (z. B. in: Sturm et al. 2009; Strunk und Schiepek 2014). Bleiben die therapeutischen Bemühungen wirkungslos, so fehlen auch die Struktur- und Prozessveränderungen im Gehirn.

Wie Grawe (2004) hervorhebt, kommt es darauf an, zu wissen, wie das neuronale System mit seiner Umwelt und den sozialen Bedingungen interagiert, denn der genetische Anteil ist bei psychischen Störungen geringer als bisher vermutet. Je genauer wir im Einzelfall Kenntnis über diese hirnphysiologischen Prozesse und Konfigurationsveränderungen erlangen, desto besser können die therapeutischen Maßnahmen individuell ausgerichtet werden. Das gilt sowohl für pharmakologische als auch für psychotherapeutische Behandlungsverfahren. Es wäre auch zu erwarten, dass sich Pharmako- und Psychotherapie in ihrer positiven, aufeinander bezogenen Wirkung verstärken. Entscheidend ist dann, welchen Lebensbedingungen der Patient leidend ausgesetzt war und welche er selbst herbeigeführt hat. Erlebt er im Verlauf der Therapie wiederholt positive Lebenserfahrungen mit angenehmen Empfindungen, verändert sich auch das Geschehen im Gehirn (z. B. Neurotransmittermodulation). Erhebliche Erfolgsfortschritte könnten dann erwartet werden, wenn sehr viel genauer erforscht und überprüft wäre, welche erfahrenen Veränderungen und neuartigen Gefühle zu welchen Umwandlungen im Gehirn führen. Noch verstehen wir zu wenig, welche spezifischen Einflüsse durch welche Pharmaka und durch welche psychotherapeutischen Maßnahmen zielgenau (Regionen und Prozessabläufe im Gehirn) initiiert werden können, um damit Indikatoren für verbesserte Behandlungsmethoden in der Hand zu haben. Dafür ist − neben anderen praktischen Erfordernissen − eine Leitorientierung in Form einer referenziellen Theorie erforderlich. Grawe (2004) hat mit der „Konsistenzregulation als Grundprinzip des psychischen Funktionierens" die Basis für eine Konsistenztheorie geschaffen. Damit ist „die Übereinstimmung bzw. Vereinbarkeit der gleichzeitig ablaufenden neuronalen/psychischen Prozesse" (S. 186) gemeint, d. h. die Zusammenführung der beiden hier erörterten Betrachtungsebenen Gehirn und Psyche.

Auf anderen Wissenschaftsgebieten sind ebenfalls sich wechselseitig befruchtende Kooperationen begonnen worden. Fachbücher, wie beispielsweise von

Kandel (2006) oder Leuzinger-Bohleber et al. (2015), belegen heute eine Annäherung über dezidert geführte Diskussionen von Psychoanalyse und Neurowissenschaften – sicherlich erst ein Anfang, aber ein zukunftsweisender. Auch interdisziplinäre Kongresse und die aktuellen, meistens sehr niveauvollen Sendungen von Scobel mit ausgewählten Fachvertretern (3sat; delta-Archiv) zeigen, dass philosophische Reflexionen über die Seele mit Themen wie Bewusstsein, Geist, Wille, individuelle Freiheit (vgl. dazu Crone et al. 2010) und Menschenbilder (Groeben und Erb 1997; Fahrenberg 2004) wieder größere Beachtung finden und in die wissenschaftliche Diskussion vermehrt aufgenommen und integriert werden. Wichtige Lehrbücher (Sturm et al. 2009; Schiepek 2010; Schubert 2015) und Kombinationen von Neurowissenschaft und Psychologie oder Psychotherapie (Grawe 2004; Straub 2005; Singer und Ricard 2008; Keysers 2013) belegen das Zusammenwachsen verschiedener Fächer, die sich mit Fragestellungen der Verbindung von Seele und Gehirn beschäftigen und damit sicherlich einen erweiterten Erkenntnisstand zum Verständnis der Seele in Aussicht stellen.

Natürlich hat eine solche Entwicklung auch ihre Schattenseiten. So wehrt sich Hasler (2013) gegen die „Deutungsmacht der Hirnforschung". Gabriel (2015) reklamiert in seinem Buch *Ich ist nicht Gehirn* die Notwendigkeit, philosophische Begriffsklärungen, Erläuterungen und Interpretationen zum Verständnis des Ich einzubeziehen. Allerdings können die Schriften und Bücher von Bieri (2006, 2011), Geyer (2004) oder Keil (2012) sehr viel mehr überzeugen, weil sie sachlich und fundiert in der Argumentation sowie fachkompetent abgefasst sind.

Auch in der akademischen Psychologie – darunter sind die Inhalte der Lehre und die Forschungsergebnisse der Universitäten und Hochschulen zu verstehen – wachsen die Sorgen (Galliker 2016), dass durch die mehr naturwissenschaftliche Ausrichtung des Faches gegenwärtig die Gefahr wächst, in weiten Teilen ihre Lehr- und Forschungsansprüche an die Neurowissenschaften zu verlieren. So sieht sich die Psychologie vor „potentiell bedrohliche Herausforderungen" gestellt (Hommel 2010), weil die Neurowissenschaften auch in der Öffentlichkeit den Takt vorgeben und die Psychologie an den Rand gedrängt werden könnte. Große Verantwortung hat und übernimmt auch das noch sehr junge Fach Neuroethik, das die Fachgebiete der Neurowissenschaften mit der Philosophie und der Psychologie zusammenbringt. Es geht dabei um die Entwicklung, Kontrolle und Verantwortung für ethisch vertretbare Regeln, Methoden und Normsetzungen für Lehre und Forschung in den genannten Einzeldisziplinen und bei ihren Zusammenschlüssen. Ferner sei angemerkt, dass in neuerer Zeit in interdisziplinären Forschungsprojekten die

Psyche vermehrt in ein biopsychosoziales Modell (Integrative Medizin: bio-psychosozial bei Miketta 1994; BAR 2004) eingebettet wird, wobei sowohl inhaltlich als auch datenbezogen jeweils größere Geltungsbereiche hergestellt und bessere Prädiktionen möglich werden (Beispiel aus der medizinischen Rehabilitation: Romer-Raschidi et al. 2013).

Fazit: In der akademischen Psychologie ist der Terminus „Seele" nur noch selten zu finden, und so entsteht der Eindruck, dass Inhalte des Faches ein-geschränkt, verändert, umdefiniert oder einer Bedeutungsänderung unter-worfen wurden. Wenn überhaupt, dann wird von „Seele" oder „Psyche" im Kontext historischer Abhandlungen gesprochen. Das hat seine Gründe. Zuschreibungen der Seele wie „geistiges Produkt", „immateriell", „unbe-wusst" oder „unsterblich" verbunden mit Begriffen wie „Freiheit", „Wille" oder „Ursprung des Lebens" in ihrer Vagheit und Deutungsbreite passen nicht mehr so recht zu einer durch den amerikanischen Behaviorismus gepräg-ten und überwiegend naturwissenschaftlich ausgerichteten Wissenschaft, die Fächern wie Physik, Chemie oder Biologie nacheifert. Gegenwärtig definiert sich die akademische Psychologie als Wissenschaft vom Verhalten und Erleben. Dabei geht es hauptsächlich um Prozesse wie Informationsaufnahme und -verarbeitung, Entwicklung der Persönlichkeit, Motivation, Emotion, Aufbau und Erhalt sozialer Bezüge, Organisationsfunktion, Krisenmanagement und Durchführung von Psychotherapien. Hinzu kommt der Aufbau und die Etablierung von bereichsspezifischen Methoden und solchen, die für die Forschung übergreifend erforderlich sind (z. B. Planung der Versuchsanordnung, Datenregistrierung, statistische Beschreibungs- und Prüfverfahren, mathe-matische Modellkonstruktionen). Auch angesichts dieser Aufteilungen und Bestrebungen zur Spezialisierung ist es nicht weiter verwunderlich, dass umfassende, vieldeutige und nicht prägnant zu kennzeichnende Begriffe oder Inhalte wie „Seele" kaum noch Beachtung im Wissenschaftsbetrieb finden. Die Vereinzelung in separierte Bereiche, die Spezialisierungstendenz und der Mangel an simultaner Perspektivübernahme für analytische und ganzheitli-che Gegebenheiten hat auch dazu geführt, dass es keine Gesamtkonzeption der Psychologie – wie beispielsweise im vorherigen Jahrhundert noch von Sigmund Freud oder William Stern vorgelegt – mehr gibt. Möglicherweise spielen hier auch die überhöhten, teilweise sogar irrealen Erwartungen, die von der Gesellschaft an die Psychologie gestellt wurden und werden, aber so nicht zu erfüllen sind und deshalb oft zu Enttäuschungen führten, eine Rolle bei der Abkehr vom alltäglichen Gebrauch des Seelenbegriffs.

Ganz unten auf dem Schlussblatt des Reports zur „Seele?" hatte mein Reisebegleiter noch handschriftlich hinzugefügt:

Lassen Sie uns bitte bei unserer hoffentlich noch länger andauernden Korrespondenz bei dem Wort „Seele" bleiben, denn zum einen wollen wir ja etwas von unserer eigenen Seele verstehen lernen, und zum anderen wollen wir nicht den Bezug zum alltäglichen Gebrauch des Begriffs „Seele" verlieren.

Na klar, damit war ich einverstanden. Ein Spaziergang tat jetzt sicher gut, um die gelesenen Informationen noch ein wenig zu konservieren. Also wählte ich den in unserer Familie beliebtesten Weg, die „Bauernhofrunde". Sie beginnt nach einem Verkehrskreisel mit einer Fußgängerbrücke, die über einen kleinen Fluss führt, vorbei an einladend gestalteten Häusern für ältere Menschen und biegt dann ab zu einem kleinen Turm, folgt einem Graben, der manchmal ganz geheimnisvoll aussieht, wenn er verbirgt, was sich unter seinem wuchernden Gebüsch befindet. Er verläuft anschließend zwischen Wiesen auf der einen und bepflanzten Feldern auf der anderen Seite zum großen Gebäudetrakt des Bauernhofes. In dessen Garten verbergen die kleinen Plastikhütten die Kälbchen, die erstaunt in ihre neue Welt starren, nur wenig. Der Weg wendet sich schließlich zu den Streuobstwiesen und gibt dabei den Blick frei auf den Waldrand und die Häuser des Dorfes, das dann schnell wieder erreicht wird. Auf diesem Spaziergang war ich sehr in die Gedanken um die Seele vertieft, und dabei fiel mir ein, wie großartig sich die Seele in Romanen, Gedichten, der Musik, Gemälden und Skulpturen doch zu erkennen gibt und wie sinnlich greifbar sie dabei wird. Deshalb beschloss ich, etwas an meiner Freizeitgestaltung zu ändern und mich in nächster Zeit mehr mit Neurowissenschaft und Philosophie, belletristischer Literatur sowie Theater zu beschäftigen und mich abends dann mit Musik zu verwöhnen.

1.3   Verstehen

Über das Verstehen habe ich länger nachgedacht. Dabei fiel mir eine berufliche Situation ein, bei der ich sehr viel gelernt habe: Einer in unserem Team musste die neue und schwierige Aufgabe ja lösen, einer musste die vielen Teile zusammenbringen und deren Funktionsweisen so miteinander verbinden, dass die Zielvorgabe wirklich erreicht werden konnte. Niemand wollte so richtig ran. Ich glaubte allerdings zu wissen, wie die Aufgabe zu bewältigen und das Problem aus der Welt zu schaffen sei. Ich übernahm also den Fall. Es vergingen erfolglose Tage mit steigender Frustration. Immer wieder musste ich meine Lösungsversuche über Bord werfen. Die damit verbundenen Tröstungen meiner Kollegen „Irren ist menschlich!" machten die Sache nicht besser, sondern riefen bei mir Ängste gepaart mit größer werdenden Enttäuschungen hervor. Ich kann mich noch gut an den Tag erinnern, an dem ich beim Aufräumen meines Zimmers einen Artikel fand, der mit „Denken Sie doch mal rückwärts!" auf die Darstellung von Vester (1993) über „kybernetisches Denken" aufmerksam machte. Zunächst verblüffte mich die Einfachheit der

Idee, später wurde mir klar, dass das für die Lösung meiner Aufgabe hilfreich sein konnte. Meine sich ausbreitende Verzweiflung, der Anforderung der Zielvorgabe nicht gerecht werden zu können, nahm ab. Hoffnung stellte sich ein.

Kybernetisches Denken geht nicht den sonst üblichen Pfad vom Start zum Ziel, sondern verläuft in umgekehrter Richtung vom Ziel zum Start. Wird oft das Ziel vom Start aus nicht oder nicht hinreichend klar sichtbar, dann wirken sich kleine Abweichungen vom Weg insgesamt so aus, dass das Ziel verfehlt wird. Beim kybernetischen Denken kann das Ziel nicht verfehlt werden, weil davon ausgehend gefragt und überlegt wird, unter welchen Voraussetzungen und Bedingungen der vorletzte Schritt zum letzten führt, mit dem das Ziel erreicht wird. Entsprechend werden die notwendigen Bedingungen für den vorvorletzten Schritt zusammengetragen, der dann zum zielführenden Vorankommen über den vorletzten Schritt führt. Das geht immer so weiter bis zum Ausgangspunkt. Ratsam wäre es, das Richtungsdenken doppelt anzulegen, d. h. vom Ziel zum Start und dann überprüfend noch einmal in die andere Richtung vom Start zum Ziel. Ich habe es ausprobiert. Es funktioniert!

Mein Reisebegleiter und Psychologe versicherte mir später, ich hätte das Verstehen durch das kybernetische Denken sicher mit einem „Aha-Erlebnis" abgeschlossen. Aha! Meine Neugier auf seine Ausführungen zum „Verstehen" war jedenfalls geweckt.

Der Begriff „Verstehen" hat mehrere Bedeutungen, die sich meistens, jedoch nicht immer, aus dem jeweiligen Kontext sicher herleiten lassen. Die wichtigsten Bezüge sind:

- Informationen durch die Sinnesorgane aufnehmen (Phase der Perzeption),
- gleiche Zeichen bzw. Sprache nach genauen Regeln verwenden,
- Unbekanntes durch Bekanntes ersetzen (z. B. bei Definitionen),
- Sinnzusammenhänge erkennen (z. B. Sachverstand erwerben),
- sich in eine andere Person hineinversetzen können (z. B. bei Paaren: „Wir verstehen uns prima!"),
- auf der wissenschaftlichen Ebene bei Textanalysen, Deutungszuschreibungen und Erläuterungen (z. B. in der Hermeneutik) etwas erfassen.

Im alltäglichen Gebrauch bedeutet das Wort „Verstehen" meist, dass eine Informationsaufnahme stattgefunden hat. Das heißt zunächst einmal nichts anderes, als dass eine gesendete Nachricht zu Kenntnis genommen wurde. Ob die vermittelte Information dann für den Adressaten auch einen Sinn ergibt, hängt davon ab, ob Sender und Empfänger über ein gleiches oder zumindest sehr ähnliches Zeichensystem verfügen. In den meisten Fällen ist dies eine Sprache. Allerdings muss das nicht immer die gesprochene oder geschriebene Sprache sein, denn Nachrichten lassen sich auch anders übertragen, wie es am Beispiel der Flaggensignale auf Schiffen (Zeichensprache) oder bei wortlosen Bildgeschichten zu sehen ist. Außerdem können Sprachen durch Codierung in andere Zeichensysteme (z. B. Zahlen statt Buchstaben) übertragen werden. Für das Verständnis entscheidend ist die Verfügbarkeit gleicher Informationssysteme mit klar ausgewiesenen Bedeutungen. Bei nonverbaler Kommunikation (Gestik, Mimik, Berührungen, Bildvorlagen) kann es schnell zu Missverständnissen kommen. Das Zwinkern mit den Augen kann einmal ein verabredetes Zeichen sein, die Party zu verlassen, ein anderes Mal wird es als unverschämte „Anmache" interpretiert und sanktioniert.

Im beruflichen Alltag sind Personen begehrt, die über Sachverstand verfügen. Ihnen werden genaue Kenntnisse und Wissen über Zusammenhänge von Sachverhalten zugeschrieben. Solche Menschen verstehen dann beispielsweise etwas von elektrischen Eisenbahnen, von Statistik oder von Kunstwerken. Sinn- und Bedeutungszusammenhänge sicher zu erkennen und differenzieren zu können, verlangt Wissen und Erfahrung.

Menschenkenntnis zu erwerben, erfordert zunächst ein hohes Maß an Selbstreflexion. Erst dann wird es möglich, die Gefühle, Beweggründe, Gedankengänge, Unsicherheiten oder eventuell sogar Lügen anderer Personen nachzuvollziehen. Dabei heißt verstehen auch (mit)empfinden. So ist in Paarbeziehungen Vertrauen, Sensitivität, Erfahrung, Selbstreflexion, Perspektivwechsel und Entwickeln gemeinsamer Sinnkriterien die Voraussetzung und Brücke für das Verstehen des Partners (Rogge 2016).

Schwierig wird das Verstehen immer dann, wenn es darum geht, die psychologischen Faktoren miteinzubeziehen. Das hat niemand so plastisch ausgedrückt wie William James, der über die Psychologie schrieb: „nasty little subject – all one cares to know lies outside" (zit. n. Rogge 1977). Das liegt in der Hauptsache daran, dass die Seele (und ihre begrifflichen Festlegungen) so oft variantenreich, vage, mehrdeutig, nicht recht ergründbar ist und sie sich daher schwer erfassen, erklären, deuten oder beschreiben lässt. Deshalb ist es sehr berechtigt zu fragen, ob die eigene Seele verstanden wird bzw. überhaupt verstanden werden kann. Dabei ist zu beachten: Zum Verstehen gehört das Empfinden, und es ist wichtig, uns darum zu bemühen, dass wir das, was wir empfinden, auch verstehen (manchmal ist dies auch erst nachträglich möglich!).

Damit ist meine Frage, die ich meinem Reisebegleiter schon im Zug stellen wollte, ob die Seele verstanden oder empfunden wird, nun schon mal beantwortet: Beides ist der Fall.

Missverständnisse werden sich dabei nicht vermeiden lassen, weil oft nicht zu erkennen ist, was genau mit einem Argument gemeint sein könnte, warum sich ein Gefühl plötzlich verändert und wohin es sich entwickeln wird, denn die Deutungen können völlig falsch sein. Daraus ergeben sich dann nicht näher zu begründende Ahnungen, Vermutungen, Unsicherheiten und im Extremfall sogar Verschwörungstheorien. Also alles nicht hinreichend zu prüfende Annahmen über die Konsequenzen aus seelischen Zuständen und Abläufen.

Glauben ist nicht Wissen – jedoch ist ohne Glauben ein zufriedenstellendes Leben wohl kaum zu erreichen, weil ständiger Zweifel keine Sicherheit zulässt, und er nicht zu erkennen gibt, ob er zu destruktiven oder konstruktiven Ergebnissen neigt. Zudem garantiert Wissen keine Wahrheit oder Sicherheit. Das hat mehrere Gründe: Beispielsweise können sich Sachverhalte verändern, sodass das gegenwärtige Wissen und die daraus folgenden Handlungen zukünftig modifiziert oder ersetzt werden müssen. Bei nicht linearen Verläufen wissen wir zwar, dass wahrscheinlich Grenzwertüberschreitungen auftreten werden, nur nicht genau wann, wie, wo, mit welcher Intensität und welchen Konsequenzen. Dass das Rauchen gefährlich ist, wissen wir – einige von uns können es trotzdem nicht lassen, weil sie glauben, den Schädigungen irgendwie entgehen zu können, oder dass sie bald mit dem Rauchen aufhören werden. Wir meinen zu wissen, dass die Welt so gestaltet ist, wie wir sie vorfinden. Sicher ist das aber nicht, weil wir durch die Anatomie unserer Sinnesorgane auch Beschränkungen in der Wahrnehmung der Welt und ihrer Funktionsweisen unterworfen sind. Und immer wieder wäre zu bedenken, dass unser Wissen zeitabhängig sein kann – also Revisionen zukünftig nicht auszuschließen sind.

Verstehen beinhaltet auch, Veränderungen zuzulassen und die Nichterklärbarkeit von einigen Dingen oder Ereignissen zu akzeptieren. Häufig hat Wissen deshalb etwas mit Wahrscheinlichkeiten zu tun, wobei es zu beachten gilt, dass zu jeder Wahrscheinlichkeit auch eine Gegenwahrscheinlichkeit gehört, und sei sie noch so klein. Viele wissenschaftliche Theorien, die zu ihrer Zeit als gültig angesehen wurden, mussten später ganz oder teilweise verworfen werden. Was gestern noch als sichere Erkenntnis galt, muss heute anderen Ansichten weichen. Nicht immer sind diese Paradigmenwechsel überzeugend. Manche scheinen eher Modeerscheinungen zu sein und nicht durch eine Änderung der Faktenlage begründet. Beispiele aus vielen Lebensbereichen lassen sich für das Verhältnis von Glauben und Wissen anführen. Zwei sollen hier genügen:

Beispiel

Viele Prüfungskandidaten im Fach Mathematik haben Probleme, die gestellte Aufgabe zu verstehen. Bekanntlich fällt es vielen besonders schwer, den richtigen Einstieg zu finden. Das liegt wahrscheinlich daran, dass sie sich bei der Suche nach dem Anfang oder Startpunkt verzetteln und sich nicht genug mit der Ganzheit der Problemstellung beschäftigen, die Gegebenheiten zu Beginn, Varianten von Lösungsschritten und die Zieldefinition umfasst. Meistens werden verschiedene Ansätze durchprobiert, die eher eine Versuch-und-Irrtum-Methode (*trial and error*) darstellen als ein konstruktiv-zielführendes Bemühen, die Vorgaben zu ordnen und die Zusammenhänge von Ausgangsbedingungen, Lösungsschritten und Zielsetzung zu verstehen. Der Glaube, irgendwie schon einen Weg zu finden, ersetzt in der Mathematik nur äußerst selten Wissen, Kenntnis und Verstehen der erforderlichen Verfahrensweisen.

In Paarbeziehungen versichern die Partner besonders im Stadium der Verliebtheit einander, sich bestens zu verstehen. Sie betonen, die gleichen Ansichten und Vorlieben zu teilen. Das Wohlgefühl der Zusammengehörigkeit verdeckt aber häufig die durchaus vorhandenen unterschiedlichen Auffassungen, die in einer gelungenen und stabilen Partnerschaft keine störenden, sondern fördernde Faktoren sind, weil sie das gegenseitige Verstehen unterstützen. Kritisch einzuschätzen sind in diesem Zusammenhang allerdings Meinungen, den Partner genau zu kennen, seine Motive und Handlungsweisen sicher vorhersagen zu können und über seine Eigenschaften („den Charakter") auch im Detail Bescheid zu wissen. Die Realität einer gelebten Partnerschaft verlangt jedoch für das wechselseitige Verstehen sehr viel höhere Fähigkeiten zur Differenzierung und eine abgestimmte Sensitivität für die Aufnahme und Verarbeitung der auftretenden Lebensereignisse (vgl. Rogge 2016). Wer zum Beispiel meint, zu wissen, dass der Partner stets verlässlich, tolerant, risikobereit und anhänglich sei, versteht nicht die Einflüsse und Konsequenzen von Wechselwirkungen konkreter Lebenssituationen, bestimmter Personen und Zeiten auf sein Verhalten. Irritationen und Missverständnisse sind die Folgen. „Das hätte ich ihm (ihr) nicht zugetraut!" ist das typische Eingeständnis, sich in der Einschätzung der Unveränderlichkeit der Persönlichkeitsmerkmale des Partners geirrt zu haben. In kritischen Phasen der Beziehung – wie etwa beim Entstehen von Eifersucht – wird das Verstehen des Partners und der eigenen seelischen Prozesse sehr viel schwieriger. Warum werde ich unruhig, ängstlich und misstrauisch, nur weil der Partner zurzeit wiederholt später heimkommt als gewöhnlich? Nachforschen, was der Grund dafür ist, herausfinden, warum er nicht mehr so leidenschaftlich ist wie sonst, vielleicht einmal in seine E-Mail-Kontakte schauen, überprüfen, wie sich der Kilometerstand im Auto verändert … Es fühlt sich an, als würde die Seele dazu drängen, die Ahnung, die Vermutung, den Glauben durch bestätigendes Wissen zu ersetzen. Was ist geschehen und was wird werden? Die Zweifel treten häufiger und nachhaltiger auf. Die Deutungen mischen sich mit Fantasien, manchmal auch mit der tröstenden Idee, alles sei nur ein Hirngespinst. – Was macht meine Seele nur mit mir?

Das Nachsinnen fällt schwer, weil die seelischen Prozesse nicht einfach zu verstehen sind. Das liegt an der Komplexität. Sie bedeutet in unserem letzten Beispiel, dass sich das Paar auf sehr unterschiedliche Ereignisse und ihre Folgen vorbereiten muss. Die beiden sollten darauf vorbereitet sein, Handlungsabsichten und -alternativen von Zeit zu Zeit zu überdenken, und gelegentlich auch wagen, sie auszuprobieren. Sie müssen es verstehen, Prozessverläufe zu antizipieren, Perspektivwechsel vorzunehmen, d. h. Objekte, Personen sowie Ereignisse unter verschiedenen Gesichtspunkten differenziert zu betrachten und sich entscheiden zu können.

In der Wissenschaft wird Komplexität in Bezug auf Systeme als abgegrenzte, vielschichtige Konfiguration von Prozessen verstanden, die auf vielfältige Art und Weise miteinander interagieren. Das gilt auch für körperlich-seelische Prozesse. Da der Begriff Komplexität manchmal missbräuchlich verstanden und verwendet wird, legen Strunk und Schiepek (2014, S. 13) Wert auf die Feststellung:

> Die Annahme, dass Komplexität eine Eigenschaft sehr großer Systeme ist, ist unzutreffend. Es kommt nicht auf die Größe an! Die Annahme, dass zumindest alles irgendwann einmal verstanden werden kann, ist irreführend und vielleicht sogar gefährlich. Es gibt Grenzen der Erkenntnis! Kompliziert und komplex sind zwei verschiedene Phänomene. Es hat Sinn, beides auseinanderzuhalten.

Die angesprochenen Interaktionen der Prozesse in komplexen Systemen realisieren sich auf sehr unterschiedliche Art und Weise. So können sich körperlich-seelische Vorgänge (z. B. bei Angst oder Trauer) gegenseitig verstärken oder abschwächen, sich maskieren oder unterbrechen, parallel verlaufen, sich kreuzen, gleichzeitig oder nur in bestimmten Zeitintervallen auftreten, sie können sich blockieren oder beschleunigen, linear ansteigen oder abfallen oder nicht linear verlaufen. Hinzu kommt noch die Art und Weise ihrer Kopplung, ob es sich im konkreten Ablauf zum Beispiel um die Bestimmung des Inputs durch den vorangegangenen Output handelt. Das ist typisch für eine Rückkopplung beim Regelkreis eines Ist-Soll-Wert-Vergleiches. Existiert im gegenwärtigen Zustand des Prozesses (Ist-Wert) eine Differenz zum angestrebten Soll-Wert, dann wird über eine Rückkopplung (*negative feedback*) das bisherige Regelungsergebnis zum Input für die Fortsetzung des Prozesses, bis durch eventuell weitere Wiederholungen der Regelung der Soll-Wert erreicht und stabil gehalten werden kann (vgl. Temperaturregelung bei der Heizung). Der Begriff Mitkopplung (*positive feedback*) bezieht sich auf selbstbezogene Verstärkungs- und Bekräftigungsfunktionen. Das ist für das Entwickeln von Süchten kennzeichnend. Die Zuführung höherer Dosierungen des Stoffes zum bestehenden Ausgangsniveau erzeugt erst wieder die gewohnte Wirkungsintensität.

Ein aus dem Alltagsleben sehr bekanntes Kopplungsprinzip ist der „Teufelskreis". Das ist die kreisförmige Dynamik des Wechselspiels von Ursache und Wirkung. Ein einfaches Beispiel:

Beispiel

Der Mitarbeiter eines Arbeitsteams in einer Firma ist unzufrieden mit der ausbleibenden Anerkennung von seinem Vorgesetzten. Deshalb steigert er sein Arbeitspensum, macht dabei aber mehr Fehler als sonst. Sein Chef wertet die Fehlerhäufung als nachlassende Arbeitsleistung und verweigert ihm weiterhin die Anerkennung. Das stachelt den Mitarbeiter an, noch mehr Arbeit zu übernehmen. Leider resultieren daraus vermehrte und schwerere Fehler, und er erfährt erst recht keine Anerkennung, die der Vorgesetzte aber seinen Arbeitskollegen ausspricht.

Für Betroffene ist die Komplexität der Kausalität im Teufelskreis schwer zu überblicken, zu erkennen und gegebenenfalls zu durchbrechen – besonders dann, wenn sich die Verhaltensweisen auf mehrere Ebenen beziehen (z. B. Alkoholprobleme beim Mitarbeiter; Abhängigkeit des Chefs bei der Sicherung seines Arbeitsplatzes von der Leistung des Mitarbeiters). Dann haben sich die beteiligten Seelen oftmals so ineinander verstrickt, dass professionelle Hilfe erforderlich wird.

Wie schwer seelische Prozesse zu verstehen sind, wird schnell einsichtig, wenn man sich vor Augen führt, dass auf verschiedenen Ebenen, wie Denken, Fühlen, Verhalten, soziale Bezüge und begleitende physiologische Vorgänge miteinander vernetzt sind, wobei alle zuvor genannten Verlaufsmodalitäten und Kopplungsprinzipien realisiert werden könnten. Hinzu kommt noch die Wahrscheinlichkeit für zeitlich bedingte Wechsel in der Interaktionstypik. Das ergibt ein undurchschaubares Gewirr von Möglichkeiten der Abläufe, die im nicht linearen Fall noch überraschende Sprünge, Biegungen, Schlaufen, Senkungen, Drifts, Schwingungen etc. mit sich bringen können. Genaue Vorhersagen sind verständlicherweise unter solchen Gegebenheiten nicht möglich, denn erstens kommt es anders, zweitens als man denkt.

In solchen und vergleichbaren Situationen gibt es Menschen, die dann resignieren („Das verstehe ich alles sowieso nicht!"). Lässt sich ein Ereignis nicht durchschauen, nicht erklären, nicht in seiner Weiterentwicklung vorhersagen und auch nicht durch Teilkomponentenzerlegung übersichtlicher und verständlicher gestalten, dann entsteht Angst vor dem Unerklärlichen, Unkontrollierbaren, Ungewissen, Unbeherrschbaren (*Horror Vacui*). Nach vergeblicher Lösungssuche und gescheiterten Versuchen des Verstehens werden oft Pseudoerklärungen entwickelt oder aufgenommen, die so tun, als ließe sich das Komplexe und Komplizierte auf einfachste Darstellungsweisen herunterbrechen und so erklären (z. B. Schicksal, Zufall, göttliche Fügung). Das gilt leider auch für manche Medien, die durch unzulässige, unangemessene Vereinfachungen die Komplexität und Kompliziertheit der Prozesse verzerren, verfälschen oder verschleiern, um ihre simplen Bruchstücke als sensationelle Durchblicke darstellen zu können.

Tröstlich ist die lesenswerte Einführung von Mitchell (2008) mit dem Titel *Komplexitäten. Warum wir erst anfangen, die Welt zu verstehen.* Mitchell (2008, S. 22) erläutert ihre These wie folgt:

> Komplexität, ob in der Biologie oder anderswo, liegt nicht außerhalb unserer Verständnisfähigkeit, sondern sie erfordert eine neue Art von Verständnis […] Das Leben ist nicht einfach, und deshalb können auch unsere Abbildungen des Lebens, unsere Erklärungen und Theorien über seine Funktionsweise nicht einfach sein […]. Pluralismus: die Integration zahlreicher Erklärungen und Modelle auf vielen Erklärungsebenen anstelle der Erwartung, es müsse stets eine einzige, einfache, grundsätzliche Erklärung geben […]. Die Standards, die eine bestimmte Abbildung rechtfertigen, setzen sich aus Maßstäben für Voraussagekraft, Widerspruchsfreiheit, Stichhaltigkeit und Relevanz zusammen.

Das sollte auch als Leitorientierung gelten, wenn es um das Verständnis von seelischen Prozessen geht. Dazu wäre es ratsam, sich mit den Grundlagen der psychologischen Forschungsmethodik (Stelzl 2005; Döring und Bortz 2015; Eid et al. 2015) und Theorienbildung (Opp 2013) zu beschäftigen. Mit derartigem Basiswissen lassen sich schon Überprüfungen und Vergleiche mit veröffentlichten Forschungsstudien anstellen. Deren Ergebnisse kann man dann im Hinblick darauf einschätzen, welche Bedeutung sie für die Theorieentwicklung oder die Revision von Erklärungsansätzen haben.

Ich kann mir schon vorstellen, dass der Erwerb solchen Wissens vorteilhaft und erstrebenswert wäre, um nicht den Darstellungen anderer einfach ausgeliefert zu sein, nur − das Interesse einmal vorausgesetzt, wer hat dafür die notwendige Zeit und die eventuell erforderlichen Vorkenntnisse?! Ich notiere: den Psychologen fragen.

Die wichtigsten wissenschaftlichen Perspektiven, die sich auf das Verstehen im Kontext seelischer Prozesse richten, stammen aus folgenden Fachgebieten:

- Hermeneutik (Sinnentschlüsselung und Interpretation von Texten über das Verstehen),
- Verstehende Psychologie (Beschreiben, Ordnen und Verstehen von Bedeutungs- und Sinnzusammenhängen menschlicher Handlungsweisen

und Erlebensabläufen, Gefühlen, Stimmungen, Absichten, Motiven etc.; Selbstbeobachtung) und

- Kognitive Psychologie (Beschäftigung u. a. mit Sprachverstehen, Wahrnehmung, Informationsverarbeitung, Behalten, Aufmerksamkeit, Wissen, Problemlösung).

Die philosophische Hermeneutik (s. dazu: Gadamer 1986a, b) kann als Grundlage der Verstehenden Psychologie angesehen werden. Es geht darum, die geschichtlich-gesellschaftliche Lebenswirklichkeit des Menschen und seine Äußerungsformen (Texte, Kunstwerke, Weltanschauung etc.) über eine Verwendung geisteswissenschaftlicher Methodik (Sinnerforschung, Bedeutungsfindung, Erlebensbeschreibung, Textauslegung) verstehen zu können. Das Verstehen erfolgt nicht durch Rückführung auf Bedingungen oder Ursachen, sondern aus dem betrachteten Phänomen selbst heraus (z. B. Neid hat etwas mit dem zu tun, was andere haben, ich aber nicht, obwohl ich es auch haben möchte). Damit befindet sich die Hermeneutik in einer konträren Position zu den Naturwissenschaften, die über Hypothesen und Variationen von Bedingungen die studierten Prozesse, die zuvor zum Zweck ihrer Erfassung erst operational definiert worden sind, begründet erklären und kontrollieren wollen.

Die Nähe zur Phänomenologie (Wissenschaft von der Beschreibung der Gegebenheiten oder Erscheinungsformen) macht verständlich, warum die Verstehende Psychologie (mit Wissenschaftlern wie Dilthey, Klages, Lersch) dem Gebot der Objektivierung, Operationalisierung und Kontrolle empirisch-experimenteller Forschungsausrichtung die Fokussierung auf das Phänomen selbst, seine Beschaffenheit, seinen Sinn und seine Bedeutung, entgegenstellte. Es ist ein Hineinversetzen, das das Verstehen eines psychischen Vorgangs und seines Erlebens sinnerfüllt ermöglicht. Für das Phänomen Seele wäre das Verstehen angezeigt und nicht das Erklären aus Bedingungskonstellationen (zur Diskussion um Verstehen und Erklärung: Bischof 1977; Schurz 2015). Damit rückt die Verstehende Psychologie näher an seelische Vorgänge heran, die sich in unserem Alltagsleben abspielen wie beispielsweise Sehnsucht, Leidenschaft, Verzweiflung, Selbstmitleid, Gier, Entschlussfähigkeit, alles Prozesse und Begriffe, die man heute in der 16. Auflage des sehr umfangreichen *Lexikon der Psychologie* (Wirtz 2013) vergeblich als Stichworte sucht. Leider sind solche Bezugssetzungen zum Alltagsleben in der gegenwärtigen wissenschaftlichen Psychologie eine seltene Ausnahme und werden eher in teilweise dubiosen Ratgebern und in Texten des Unterhaltungsteils von Zeitschriften abgehandelt. Als Relikt sind daher die Forderungen der Verstehenden Psychologie nach einer ganzheitlichen (holistischen) Betrachtungsweise ein-zuordnen, die später in der Gestaltpsychologie wieder auftauchen und in dem (richtig gestellten) Satz „Das Ganze ist etwas anderes als die Summe seiner Teile!" ihren Ausdruck finden (vgl. dazu auch: Konzept und Begriff der Emergenz; Stephan 2016). Seelisches Erleben lässt sich danach nicht aus seinen Teilstücken (Phasen) und deren Zusammensetzung herleiten, sondern was in dem einzelnen Abschnitt des Prozesses geschieht, wird aus der Struktur der Ganzheit des Ereignisses bestimmt.

> **Beispiel**
>
> In den Stierkampflithografien von Picasso werden die schwarzen Flecken zu einem vertrauten Bild (Menschen und Tier), das Sinn ergibt, gruppiert. Das liegt an der „Tendenz zur guten Gestalt", mit der wir unsere Wahrnehmung strukturieren und ihr Sinn verleihen können.

Die Kognitive Psychologie (Anderson und Funke 2013) ist ein Sammelbegriff für verschiedene psychologische Bereiche, die sich hauptsächlich mit mentalen Prozessen der Informationsaufnahme und -verarbeitung, der Erinnerung, der Problemlösung, der Imagination, dem Denken sowie der Entscheidungsfindung beschäftigen. Für das Verständnis seelischer Vorgänge ist darüber hinaus das Themengebiet Sprache und die Einbindung von Gefühlen von besonderer Bedeutung. Drei Aspekte seien hier hervorgehoben: zum einen die Frage, inwieweit das Denken das Empfinden und Fühlen beeinflusst, zum anderen, wie wir Entscheidungen treffen, und schließlich, welche Bedeutung sprachliche Werke der Belletristik für unser Verständnis psychischer Prozesse haben.

Es ist wohl nachweisbar, dass kognitive Vorgänge (Einschätzungen, Bewertungen) unsere Emotionen beeinflussen können, jedoch nicht alle. Galliker (2016, S. 174 f.) führt dazu aus:

Für den Organismus ist es in bestimmten Situationen angemessen, sofort zu reagieren, in anderen Situationen ist dies jedoch nicht der Fall. Der erste Vorgang ist Ausdruck der spontan auftretenden und unverfälschten Grundemotionen (primäre Emotionen), während die über die Tatsachen- und Wertüberzeugungen konstituierten Emotionen einen mittelbaren Charakter haben (sekundäre Emotionen). Dementsprechend sind neuropsychologisch zwei emotionale Prozesse vorgesehen: eine automatische und eine, die über Tatsachen- und Wertüberzeugungen verläuft und auch Rückmeldungen einschließen kann. Dieser letzte Schritt folgt nicht bei jeder Emotion, doch bei […] spezifisch menschlichen Emotionen (u. a. Dankbarkeit, Mitleid und Stolz) scheint er in der Regel vorzukommen.

Unsere Stimmungen, Empfindungen und einige Gefühle können durch Gedanken hervorgerufen, modifiziert und differenziert werden; andere Emotionen erfolgen sehr spontan und unterliegen solchen gedanklichen Einflüssen nicht (können aber später einem Nachsinnen unterzogen werden).

Mit der Notwendigkeit einer Entscheidungsfindung sind oft außerordentlich schwierige kognitive Prozesse verbunden: Welche Alternativen, Wege, Ziele sind für mich unter den jetzt gegebenen Bedingungen überhaupt sinnvoll in Betracht zu ziehen? Welche Risiken und Konsequenzen sind zu beachten? Welche Ressourcen stehen zur Verfügung? Wie viel Unsicherheit muss toleriert oder kann durch geeignete Maßnahmen reduziert werden? Wer kann Unterstützung geben und noch mehr Informationen liefern?

Bei der Suche nach Antworten auf diese Fragen mischen sich in die Denkprozesse häufig sehr intensive Gefühle mit ein, vor allem dann, wenn keine überzeugenden oder eindeutigen Präferenzen gefunden werden können. Wir bemerken und empfinden dann sehr stark, wie wir immer tiefer in einen Strudel von schwirrenden Gedanken und Gefühlen hineingezogen werden. Wir sind dann kaum noch in der Lage klare, weitgehend durchdachte Entscheidungen vorzubereiten und zu treffen, weil sich bei einem durchgängig rationalen Vorgehen allmählich unüberwindbare Hindernisse, Grenzen und Zweifel auftun. Was rät mir meine Seele? Meistens ist das der Punkt, an dem die Entscheidung „aus dem Bauch heraus" getroffen wird, begleitet von Unsicherheit und unklaren Gefühlswechseln aus Ängstlichkeit und Zuversicht. Kurz danach glauben wir, dass es vielleicht doch besser gewesen wäre, eine der anderen Alternativen zu wählen oder noch länger nach anderen Wahlmöglichkeiten Ausschau zu halten. Die Spirale der Optimierungsversuche fängt an, sich zu drehen, und die Seele treibt sie an.

Ich hörte erst einmal auf zu lesen, denn mir fiel ein, dass ich mir ein Gedicht aufgehoben hatte, dass genau dieses Hin und Her bei Entscheidungen beschreibt. Also sah ich in meinem Ordner „Aufheben" nach – gefunden (aber leider ohne Angabe des Autors):

Chance
Du bekommst eine Chance,
ja, Du bekommst sie –
als Wegweiser getarnt.
Du darfst wählen. Ohne zu wissen, nur ahnen.
Die Wahl wird falsch sein –
weil die andere Möglichkeit nicht sterben will,
nicht untertaucht im Lebensstrom.
Sie, die Du nicht gewählt hast,

ist die Idee, die Dich umstellt,
Schnittgrenze zwischen Zwang und Trauer,
Trennlinie von Leidenschaft und Qual.

Dann lese ich weiter:

Möglicherweise hat die Seele eine ganz eigene Art, sich zu behaupten und darauf zu drängen, verstanden zu werden. Eine Mischung aus Gedanken, Vorstellungen, Ahnungen, Bedrängung, Gefühlen und Erinnerungen können wir in unserem Alltag durchleben, sehr viel besser und vielfältiger aber beim Lesen von Erzählungen, Romanen, Novellen, Gedichten, Dramen oder Märchen, ohne die wir den Weg zum Verständnis unserer Seele wohl nicht immer finden würden. Die „Sprachformen der Seele" offenbaren sich in wunderbar ausgestalteten literarischen Darstellungen. Wir werden von Krimis in Spannung versetzt, lassen uns von den Gefühlen der Liebenden berühren, folgen den Pfaden verzauberter Märchenwesen, lauschen gebannt den Repliken der streitenden Akteure im Drama, versetzen uns in das konflikthafte Gewirr sozialer Kontroversen in packenden Erzählungen, leiden mit manchen Protagonisten in historischen Geschichten und lassen sich unsere durch ein Gedicht geweckte Sehnsucht zwischen den Zeilen der Verse ausbreiten. – Das Verständnis der Seele, das wird deutlich, erfolgt über kognitive Prozessebenen, die mit Emotionen in Verbindung stehen.

Das wäre schon ein vertretbarer Schlusspunkt am Ende des Textbeitrags „Verstehen", hätte ich mir nicht noch die Frage „Wie wissen wir, was wir zu wissen glauben?", die Titelunterschrift des von Watzlawick (2015) herausgegebenen Buches *Die erfundene Wirklichkeit,* notiert. Die Frage betrifft eine erkenntnistheoretische Position: den Konstruktivismus. Deren Vertreter oder Befürworter (von Foerster und von Glasersfeld 1992; Piaget 1998; Watzlawick 2005, 2015; von Glasersfeld 2015) machen uns klar, dass unsere Wahrnehmung und unser Verständnis von der Welt nicht ein passives Aufnehmen von Gegebenheiten ist, sondern vom Beobachter aus selbst gestalteten Formen und Abläufen konstruiert wird.

Das lässt sich schon bei ganz einfachen Wahrnehmungen feststellen. Beim Spaziergang durch den Wald bei einsetzender Dämmerung sieht der Beobachter in einiger Entfernung einen Gegenstand liegen, den er meint als Banane zu erkennen. Er hegt keinen Zweifel an seiner Auffassung. Beim Näherkommen jedoch muss er seine Begriffszuordnung zur Wahrnehmung revidieren. Er wird unsicher, denn was er sieht, könnte auch ein Stück Holz, zum Beispiel ein Bumerang, sein. In jedem Fall unterliegt seine Wahrnehmung der Deutung. Im Konstruktivismus spielt es eine entscheidende Rolle, ob eine Wahrnehmung, ein Gedanke, eine Empfindung etc. passt. Manchmal stellen wir erstaunt fest, zum Beispiel wenn wir spüren, einen Menschen zu hassen: „So etwas passt überhaupt nicht zu mir!" Wir vergleichen unsere Erwartung an uns selbst mit dem auftauchenden Gefühl und den sich dazu aufdrängenden Gedanken, die sich nicht unterdrücken lassen. Ganz ähnlich verhält es sich, wenn wir jemanden bitten, für uns eine wichtige, sehr schwierige Aufgabe zu lösen, weil wir sicher sind, er wird es schaffen – so, wie er schon oft erfolgreich behilflich war. Wir machen uns ein Bild von ihm, wie er sei, und vertrauen dabei auf eine dauerhafte Gültigkeit.

Sind wir sicher, einen Text oder den Inhalt eines Gespräches verstanden zu haben? Ob wir den Text oder den Redeinhalt wiedergeben können, ob unsere Gedanken deren Sinn erfassen oder zu ihnen passen können, wird uns klarer, wenn wir versuchen, das, was wir meinen verstanden zu haben, zu reproduzieren. Wir unterziehen uns selbst einer Prüfung für unsere Realität des Verstehens.

Erweitert man diese Sichtweise noch etwas und wendet sie auch auf höher strukturierte Gegenstände, komplexe Ereignisabläufe und letztendlich auf die ganze Welt an, dann kann man der Idee folgen, die Realität sei nicht, wie wir glauben (wollen), eine objektiv gegebene, zu entdeckende Wirklichkeit, sondern sie werde von uns Menschen subjektiv erfunden. Wir sind die Konstrukteure unserer Realität. Jeder von uns konstruiert sich ein Modell, wie die Welt beschaffen sei, und fügt dabei Sinneseindrücke und Erinnerungen zu einer einzigartigen Komposition zusammen. Wir interpretieren und verteilen aktiv Bedeutungszuweisungen an unsere Wahrnehmungen. Wir erfahren keine Kopie der Welt, unsere Wirklichkeit ist kein Abbild, sondern das Ergebnis kognitiver Anpassungsprozesse, zu denen das Verstehen ebenso gehört wie das Wissen – soweit die konstruktivistische Einlassung, die aber nicht durchgängig auf Akzeptanz stößt.

Piaget (1998) argumentiert, dass die Auseinandersetzung mit der Welt aktiv erfolgt, d. h. durch erkennen und verändern. Maßgeblich sind die Prinzipien Assimilation und Akkommodation, die er in seiner Schematakonzeption entwickelt hat. Durch Umgestaltungen, Modifikationen, Interpretationskorrekturen, Ersetzungen oder Bedeutungsänderungen werden Diskrepanzen zum Gewohnten so verändert, dass eine Einordnung oder „Passigkeit" in die bisher ausgebildeten Schemata (z. B. Normorientierung, Planungskonzepte, Strukturierungen, Akzentuierungen) ermöglicht wird (Assimilation). Ist die Abweichung von der gewohnten Schemastruktur jedoch zu groß und eine Assimilation nicht zielführend, dann wird ein neues Schema aufgebaut (Akkommodation), um Differenzierungen bei Wahrnehmungen, Empfindungen, Werteeinstellungen, Bedeutungsanalysen etc. auch zukünftig vornehmen zu können. Bei Kindern ist der Aufbau ihrer eigenen Wirklichkeit ein prägnanter Vorgang in ihrer Entwicklung und gut beobachtbar.

Unter der Perspektive des Konstruktivismus ist Verstehen also keine passive Übernahme von Informationen, sondern eine aktive Sinnbestimmung und Einordnung. Damit ergibt sich eine Weichenstellung zum Selbstorganisationskonzept der interdisziplinären und heute vielbeachteten Systemtheorie (s. Kap. 5).

Und was ist mit dem, was uns unmittelbar eingängig ist, und dem, was uns selbstverständlich erscheint? Beides ist nicht so eindeutig, wie es zunächst aussehen mag. Wenn wir in einem Restaurant eine Toilette aufsuchen, dann ist uns anhand der an den Türen befindlichen figürlichen Darstellungen sofort klar, durch welche Tür wir zu gehen haben. Aber: Pfeift ein Schiedsrichter in einer bestimmten Spielsituation eine Aktion ab, dann verstehen wir oft nicht, warum er das tut, obwohl wir die Regeln doch genau kennen. Unmittelbar einsichtig ist uns nur die Folge: Spielunterbrechung. Merkwürdigerweise ist noch viel mehr Unsicherheit mit dem verbunden, was für uns selbstverständlich ist (oder sein sollte). In den meisten Fällen wissen wir sehr wohl was selbstverständlich geboten ist, richten uns aber nicht immer danach, weil wir etwas anderes ausprobieren wollen, weil wir beabsichtigen, gegen den „Mainstream" zu agieren, oder weil wir bemerken, dass das Selbstverständliche nun keine Gültigkeit mehr besitzt (z. B. galt früher: „Heiratsanträge machen selbstverständlich die Männer!"). Selbstverständlichkeiten unterliegen zeitlichen Einflüssen – und außerdem gelten sie gelegentlich nur für bestimmte Personen. Den manchmal geäußerten kritischen Bemerkungen, Psychologen würden oft „nur" Selbstverständlichkeiten zutage fördern, wäre erst einmal mit der Frage zu begegnen: Was sind eigentlich Selbstverständlichkeiten?

Nun sind schon Wochen ins Land gegangen. Natürlich habe ich meinem Reisebegleiter Rückmeldungen über meine Eindrücke zu seinen Texten gegeben. Er antwortete darauf mit einigen Kommentaren. Ich erwiderte seine Anmerkungen. So ging das hin und her. Und – das hatte ja so kommen müssen! – wir duzen uns jetzt. Er heißt Eckart und will mir partout nicht verraten, wie alt er ist. Aber er will mir etwas über die drei wichtigsten Informationsquellen schreiben, die man zurate ziehen soll, wenn man die eigene Seele verstehen will: über mich selbst und Personen aus meiner Umgebung, über „Seelendoktoren" sowie über schöngeistige Literatur (Belletristik).

Fachliteratur und Sachbücher

Anderson, J. R. (Autor). J. Funke (Hrsg.). (2013). *Kognitive Psychologie* (7. Aufl.). Berlin: Springer.

Bandelow, B. (2006). *Das Angstbuch. Woher Ängste kommen und wie man sie bekämpfen kann* (4. Aufl.). Reinbek bei Hamburg: Rowohlt Taschenbuch.

BAR (Bundesarbeitsgemeinschaft für Rehabilitation). (2004). Gemeinsame Empfehlung nach § 13 Abs. 1 i. V. m. § 12 Abs. 1 Nr. 4 SGB IX für die Durchführung von Begutachtungen möglichst nach einheitlichen Grundsätzen. Anhang: Der bio-psycho-soziale Ansatz in der Begutachtung. Das Konzept der funktionalen Gesundheit der ICF.

Bieri, P. (2006). *Das Handwerk der Freiheit. Über die Entdeckung des eigenen Willens* (6. Aufl.). Frankfurt a.M.: Fischer Taschenbuch Verlag.

Bieri, P. (2011). *Wie wollen wir leben?* (3. Aufl.). Salzburg-Gnigl: Residenzverlag.

Bischof, N. (1977). Verstehen und Erklären in der Wissenschaft vom Menschen. In M. Lohmann *Wohin führt die Biologie? Ein interdisziplinäres Kolloquium.* München: Deutscher Taschenbuch Verlag.

Crone, K., Schnepf, R., & Stolzenberg, J. (Hrsg.). (2010). *Über die Seele.* Berlin: Suhrkamp Taschenbuch Wissenschaft.

Dilthey, W. (1894). Ideen über eine beschreibende und zergliedernde Psychologie. In: Sitzungsberichte der Königlich-Preußischen-Akademie der Wissenschaften zu Berlin. 2. Halb Band.

Döring, N., & Bortz, J. (2015). *Forschungsmethoden und Evaluation für Human- und Sozialwissenschaftler* (5. Aufl.). Berlin: Springer.

Ebbinghaus, H. (1896). Über erklärende und beschreibende Psychologie. *Zeitschrift für Psychologie, 9*, 161–205.

Eid, M., Gollwitzer, M., & Schmitt, M. (2015). *Statistik und Forschungsmethoden.* Weinheim: Beltz.

Eschenröder, C. (1986). *Hier irrte Freud: zur Kritik der psychoanalytischen Theorie* (2. Aufl.). München: Urban & Schwarzenberg.

Fahrenberg, J. (2004). *Annahmen über den Menschen: Menschenbilder aus psychologischer, biologischer, religiöser und interkultureller Sicht. Texte und Kommentare zur Psychologischen Anthropologie.* Heidelberg: Asanger.

Freud, S. (1940–1987). *Gesammelte Werke. Bände 1–18 und Nachtragsband.* Frankfurt a.M.: S. Fischer.

Freud, S. (1989). *Psychologie des Unbewussten. Bd. III (Studienausgabe).* Frankfurt a.M.: Fischer.

Freud, S. (2014). *Gesammelte Werke.* Köln: Anaconda Verlag.

Gabriel, M. (2015). *Ich ist nicht Gehirn.* Berlin: Ullstein.

Gadamer, H.-G. (1986a). *Hermeneutik I: Wahrheit und Methode. Grundzüge einer philosophischen Hermeneutik (Gesammelte Werke Band I)* (5. Aufl.). Tübingen: Mohr.

Gadamer, H.-G. (1986b). *Hermeneutik II: Wahrheit und Methode. Ergänzungen, Register. Grundzüge einer philosophischen Hermeneutik (Gesammelte Werke Band II)* (2. Aufl.). Tübingen: Mohr.

Galliker, M. (2016). *Ist die Psychologie eine Wissenschaft? Ihre Krisen und Kontroversen von den Anfängen bis zur Gegenwart.* Berlin: Springer.

GEO Wissen. (Nr. 53, 2014). Leitthema: Was gibt dem Leben Sinn?

Geyer, C. (2004). *Hirnforschung und Willensfreiheit. Zur Deutung der neusten Experimente.* Frankfurt a.M.: Edition Suhrkamp.

Grawe, K. (2004). *Neuropsychotherapie.* Göttingen: Hogrefe.

Groeben, N., & Erb, E. (1997). Menschenbilder. In J. Straub, W. Kempf, & H. Werblik (Hrsg.), *Psychologie. Eine Einführung. Grundlagen, Methoden, Perspektiven.* München: Deutscher Taschenbuch Verlag dtv.

Haken, H., & Schiepek, G. (2010). *Synergetik in der Psychologie: Selbstorganisation verstehen und gestalten.* Göttingen: Hogrefe.

Hampe, M. (2010). Innere und äußere Fremdheit. Freuds Theorie seelischer Komplexität. In: K. Crone, R. Schnepf, & J. Stolzenberg (Hrsg.), *Über die Seele.* Berlin: Suhrkamp Taschenbuch Wissenschaft.

Hasler, F. (2013). *Neuromythologie. Eine Streitschrift gegen die Deutungsmacht der Hirnforschung.* Bielefeld: Transcript.

Hofstätter, P. R. (1970). *Das Fischer Lexikon. Psychologie* (16. Aufl.). Frankfurt a.M.: Fischer.

Hommel, B. (2010). Die Neurowissenschaften als Herausforderung und Chance der Psychologie. *Psychologische Rundschau, 61,* 199–202.

Jaynes, J. (1993). *Der Ursprung des Bewußtseins.* Reinbek bei Hamburg: Rowohlt Taschenbuch Verlag.

Kandel, E. (2006). *Psychiatrie, Psychoanalyse und die neue Biologie des Geistes.* Frankfurt a.M.: Suhrkamp.

Keil, G. (2012). *Willensfreiheit* (2. Aufl.). Berlin: De Gruyter.

Keysers, C. (2013). *Unser empathisches Gehirn. Warum wir verstehen, was andere fühlen.* München: Bertelsmann.

Laing, R. D., Phillipson, H., & Lee, A. P. (1983). *Interpersonelle Wahrnehmung* (5. Aufl.). Frankfurt a.M.: Edition Suhrkamp.

Leuzinger-Bohleber, M., & Weiß, H. (2014). *Psychoanalyse. Die Lehre vom Unbewussten. Geschichte, Klinik und Praxis* (Reihe: Psychoanalyse im 21. Jahrhundert). Stuttgart: Kohlhammer.

Leuzinger-Bohleber, M., Böker, H., Fischmann, T., Northoff, G., & Solms, M. (2015). *Psychoanalyse und Neurowissenschaften. Chancen, Grenzen, Kontroversen* (Reihe: Psychoanalyse im 21. Jahrhundert). Stuttgart: Kohlhammer.

Lohmann, H., & Pfeiffer, J. (Hrsg.). (2013). *Freud-Handbuch: Leben – Werk – Wirkung.* Stuttgart: Metzler.

Mertens, W. (2013). *Psychoanalyse im 21. Jahrhundert. Eine Standortbestimmung.* Stuttgart: Kohlhammer.

Miketta, G. (1994). *Netzwerk Mensch. Den Verbindungen von Körper und Seele auf der Spur*. Reinbek bei Hamburg: Rowohlt Taschenbuch Verlag.

Mitchell, S. (2008). *Komplexitäten. Warum wir erst anfangen, die Welt zu verstehen* (Edition Unseld). Frankfurt a.M.: Suhrkamp.

Niemz, M. H. (2007). *Lucy im Licht*. München: Droemer.

Onfray, M. (2011). *Anti Freud. Die Psychoanalyse wird entzaubert*. München: Knaus.

Opp, K.-D. (2013). *Methodologie der Sozialwissenschaften: Einführung in Probleme ihrer Theorienbildung und praktischen Anwendung* (7. Aufl.). Wiesbaden: Springer Fachmedien.

Piaget, J. (1998). *Der Aufbau der Wirklichkeit beim Kinde. Gesammelte Werke 2 Studienausgabe* (2. Aufl.). Stuttgart: Klett-Cotta.

Popper, K. R., & Eccles, J. C. (1996). *Das Ich und sein Gehirn* (5. Aufl.). München: Piper.

Pribram, K. H. (1976). Die amnestischen Syndrome: Kodierungsstörungen. *Zeitschrift für Psychologie, 184*, 404–431.

Pribram, K. H. (1979). Hologramme im Gehirn. *Psychologie heute, 6*(10), 32–42.

Rogge, K.-E. (Hrsg.). (1977). *Steckbrief der Psychologie* (3 Aufl.). Heidelberg: Quelle & Meyer.

Rogge, K.-E. (2016). *Systemkompetenz und Dynamiken in Partnerschaften. Fähigkeiten zum Aufbau und Erhalt von Paarbeziehungen*. Berlin: Springer.

Rohracher, H. (1960). *Einführung in die Psychologie* (7. Aufl.). Wien: Urban & Schwarzenberg.

Romer-Raschidi, K., Rupp, K., Rogge, K.-E., Wind, G., & Grützner, P. A. (2013). Prognosen zum Erfolg berufsgenossenschaftlicher Heilverfahren bei unfallverletzten Patienten. *Praxis Klinische Verhaltensmedizin & Rehabilitation, 26*, 58–70.

Roth, G., & Strüber, N. (2015). *Wie das Gehirn die Seele macht* (5. Aufl.). Stuttgart: Klett-Cotta.

Schiepek, G. (2010). *Neurobiologie der Psychotherapie* (2. Aufl.). Stuttgart: Schattauer.

Schnell, T., & Becker, P. (2007). *LeBe-Fragebogen zu Lebensbedeutungen und Lebenssinn*. Göttingen: Hogrefe.

Schubert, G. (2015). *Psychoneuroimmunologie und Psychotherapie*. Stuttgart: Schattauer.

Schülein, J. A., & Reitze, S. (2002). *Wissenschaftstheorie für Einsteiger*. Wien: WUV Facultas.

Schurz, G. (Hrsg.). (2015). *Erklären und Verstehen in der Wissenschaft* (Reprint). Berlin: De Gruyter.

Singer, W. (2002). *Der Beobachter im Gehirn. Essays zur Hirnforschung*. Frankfurt a.M.: Suhrkamp.

Singer, W., & Ricard, M. (2008). *Hirnforschung und Meditation: ein Dialog*. Berlin: Suhrkamp (Unseld).

Stelzl, I. (2005). *Fehler und Fallen der Statistik für Psychologen, Pädagogen und Sozialwissenschaftler* (Reprint). Münster: Waxmann.

Stephan, A. (2016). *Emergenz: Von der Unvorhersagbarkeit zur Selbstorganisation* (4. Aufl.). Münster: mentis Verlag.

Straub, R. H. (2005). *Vernetztes Denken in der biomedizinischen Forschung. Psycho-Neuro-Endokrino-Immunologie.* Göttingen: Vandenhoeck & Ruprecht.

Strunk, G., & Schiepek, G. (2014). *Therapeutisches Chaos. Eine Einführung in die Welt der Chaostheorie und der Komplexitätswissenschaften.* Göttingen: Hogrefe.

Sturm, W., Herrmann, M., & Münte, T. F. (2009). *Lehrbuch der Klinischen Neuropsychologie. Grundlagen, Methoden, Diagnostik, Therapie* (2. Aufl.). Heidelberg: Spektrum Akademischer Verlag.

Tetens, H. (2013). *Wissenschaftstheorie. Eine Einführung.* München: C.H. Beck.

Vester, F. (1993). *Neuland des Denkens.* München: dtv.

von Foerster, H., & von Glasersfeld, E. (1992). *Einführung in den Konstruktivismus.* München: Piper.

von Glasersfeld, E. (2015). Einführung in den radikalen Konstruktivismus. In P. Watzlawick (Hrsg.), *Die erfundene Wirklichkeit. Wie wissen wir, was wir zu wissen glauben?* München: Piper.

Watzlawick, P. (2005). *Wie wirklich ist die Wirklichkeit?* München: Piper.

Watzlawick, P. (Hrsg.). (2015). *Die erfundene Wirklichkeit. Wie wissen wir, was wir zu wissen glauben?* (9 Aufl.). München: Piper.

Wetzke, M., Happle, C., Giesel, F. L., & Zechmann, C. M. (2015). *BASICS Bildgebende Verfahren* (4. Aufl.). München: Urban& Fischer.

Wirtz, M. A. (2013). *Lexikon der Psychologie* (Dorsch – 16. Aufl.). Bern: Huber.

Zimmer, D. E. (1990). *Tiefenschwindel. Die endlose und die beendbare Psychoanalyse.* Reinbek bei Hamburg: Rowohlt Taschenbuch Verlag.

Belletristische Literatur

Dostojewski, F. (1992). *Tagebuch eines Schriftstellers. Notierte Gedanken.* München: Piper.

Sartre, J.-P. (1986). *Geschlossene Gesellschaft.* Reinbek: Rowohlt Taschenbuch Verlag.

von Bassewitz, G. (2014). *Peterchens Mondfahrt* (Reprint). Köln: Schwager & Steinlein.

2

Informationsquellen für das Verständnis der eigenen Seele

Wer beginnen möchte, sich intensiv mit der eigenen Seele zu beschäftigen und ihre Prozesszusammenhänge zu verstehen, der sucht zunächst nach geeigneten Informationsquellen. Die nachfolgenden Abschnitte sollen dafür Orientierung und Hilfestellung geben.

2.1 Das eigene Ich und Personen aus der Umgebung

Natürlich ist es eine Selbstverständlichkeit, beim Erforschen der eigenen Seele sich selbst als Informationsquelle zu nutzen. Wenn jemand – so sollte man denken – hinreichend und genau Auskunft über seine psychischen Prozesse geben kann, dann doch derjenige, der sie durchlebt. Ich kann spüren, wenn meine Stimmung beginnt, sich zu verändern, wenn Vorfreude alle anderen Ereignisse überlagert, wenn Gedanken mir nicht mehr aus dem Kopf gehen wollen, wenn Trauer mich umklammert hält oder mich eine Anforderung so reizt und fesselt,

© Springer-Verlag GmbH Deutschland, ein Teil von Springer Nature 2018
K.-E. Rogge, *Verstehen Sie Ihre Seele?*,
https://doi.org/10.1007/978-3-662-56623-7_2

dass ich meinen anderen Aufgaben nicht mehr nachkomme. Es gibt Momente, in denen ich tatsächlich meine Seele baumeln lassen kann. Ich kann meditieren und manchmal gelingt es mir sogar, meinen Ärger herunterzuschlucken, meine Wut zu zähmen oder mich zur Ordnung zu rufen. Ich meine auch zu verstehen, warum ich Tränen nicht unterdrücken kann (kommt mit zunehmendem Alter öfter vor!), wenn sich in einem Film doch noch alles zum Guten wendet. Ich ahne, warum ich ungeduldig bin oder es nicht lassen kann, mich über Politiker aufzuregen. Außerdem traue ich mir zu, von mir ein Persönlichkeitsprofil zu erstellen. Sage da noch einer, ich verstünde meine Seele nicht!

Jedoch: Ich selbst hege da meine Zweifel. Schließlich ist es nicht ausgeschlossen, dass die Seele Täuschungen unterliegt, sie zur Übertreibung neigt, sie Dinge und Ereignisse miteinander vermischt und sie manchmal nicht zu erkennen gibt, warum sie sich so aufführt, wie sie es tut. Bereits bei simplen Wahrnehmungsvorgängen ist Wachsamkeit geboten, denn Täuschungen treten häufiger auf als gemeinhin angenommen wird. Es gibt einige Konfigurationen, bei denen etwas anderes wahrgenommen wird, als es dem aufzunehmenden Reiz entspricht (Löwenberg 2010).

Bei einer Baustelle auf der Autobahn scheint es so zu sein, als ob der Einfahrtsweg durch ein laufendes Licht ausgewiesen würde. Dieser Eindruck bleibt auch dann bestehen, wenn wir uns darüber klar werden konnten, dass es keine fließende Bewegung einer Leuchtscheibe ist, sondern das Nacheinanderaufleuchten von gleichartigen Glasscheiben. Die Mondillusion gehört ebenfalls zu den Täuschungen. Wenn der Mond knapp über dem Horizont steht, erscheint er größer, als wenn er hoch am Himmel ist. Fotografien beweisen jedoch, dass es keine Größendifferenz gibt, d. h., es handelt sich bei dem Wahrnehmungseindruck um einen psychischen Vorgang, eine Illusion, die übrigens nicht mehr auftritt, sofern sich der Beobachter an eine schräg gestellte Leiter lehnt (Krech und Crutchfield 1961). Weitere markante und oft zitierte Beispiele solcher Täuschungen sind Halluzinationen oder eine Fata Morgana. Bekanntheit haben darüber hinaus Reizvorlagen erlangt, die so gestaltet sind, dass sie auf mindestens zwei unterschiedliche Weisen wahrgenommen werden können (z. B. eine weiße Vase oder zwei schwarze Gesichtsprofile; nach rechts geneigter Kopf einer jungen Frau oder der einer alten Frau, die nach vorn sieht). Als Nachbilder werden Phantombilder bezeichnet, die auch nach Beendigung eines Lichtreizes bestehen bleiben, zum Beispiel erscheint nach langer Betrachtung einer roten Fläche dann auf einer weißen Projektionsvorlage ein grünes Bild.

Dies wäre alles leicht hinnehmbar, blieben die Täuschungen auf einige Besonderheiten in der visuellen Wahrnehmung beschränkt. Das ist aber durchaus nicht so, und daraus entwickeln sich mitunter erhebliche Verwirrungen. Ein sehr markantes Beispiel für Selbsttäuschungen ist die Truthahnillusion

(Gigerenzer 2013): Ein Truthahn wird von einem amerikanischen Bauern täglich zur etwa gleichen Zeit gefüttert, sodass für ihn der Eindruck entsteht, der Bauer meine es gut mit ihm. Das geht auch bis einen Tag vor Thanksgiving so in Ordnung, dann jedoch … Der Truthahn hat die falsche Erwartung entwickelt, die Fütterung würde sich gleichartig, ununterbrochen und immer wiederholen. Diese Fehlannahme täuscht eine Sicherheit und Ereigniskontinuität vor, die nicht gegeben ist.

Dafür gibt es auch im menschlichen Miteinander bedenkenswerte Beispiele. Viel zu oft meinen oder hoffen wir, alles solle oder könne so bleiben, wie es gegenwärtig ist. Veränderungen, so denken oder argumentieren wir, machen nur unsicher, bringen Unwägbarkeiten oder – im Extrem – führen ins Chaos. Wir schaffen uns Pseudostabilität, indem wir uns in falscher Sicherheit wiegen, weil wir annehmen, unser Verhalten und unsere Überzeugungen seien den Gegebenheiten entsprechend angemessen und richtig. Die Selbsttäuschung wird offenbar, sobald bisher gelungene und erfolgreiche Handlungen nicht mehr zielführend oder gar falsch sind, vertretene Überzeugungen als deplatziert entlarvt werden, gewohnte Denkprozesse nicht weiterführen und selbstverordnete Kaltblütigkeit den emotionalen Druck nicht mehr abwehren kann. Zweifel an der Zuverlässigkeit der Organisation und Prozessführung der eigenen Seele beunruhigt, verwirrt und mündet nur im günstigen Fall in ein Überdenken.

In diesem Zusammenhang wäre auch der gut gemeinte Ratschlag „Bleib so, wie du bist!" der Großeltern und Eltern an den Jugendlichen in der Glückwunschanzeige zum 18. Geburtstag nicht unbedingt empfehlenswert, denn das weitere Leben verlangt Veränderungen und Entwicklungen. Damit werden Risiken und Unsicherheiten verbunden sein. Es wird Phasen der Wandlung geben, die auch die eigene Seele betreffen. Anschauungen, Werturteile, Hoffnungen, Denkrichtungen, Bevorzugungen, Sinnsuche, Gefühlsabläufe, Meinungen, Sehnsüchte, Verhaltensweisen, Empfindlichkeiten etc. werden mehr oder weniger starken und differenzierten Veränderungen unterliegen. Solche Wechselfälle sind bei der Selbstbetrachtung der Psyche zu beachten und nicht gering zu schätzen. Im Gegenteil: Veränderung ist der Kern der Vitalität und wird bei vielen Menschen besondere Bedeutung erlangen, wenn sie sich auf eine Paarbeziehung oder Partnerschaft einlassen. Denn Perspektivwechsel, kreative Sinnbestimmungen, aktiv regulierte Feinabstufungen der Sensitivität, Flexibilität in der Lebensgestaltung, Erkennen und Bewältigung von Störungen und Krisen im Zusammenleben, Reaktionen auf direkte, simultane und indirekte Wirkungen, die von sach-, personen- und zeitbezogenen Umgebungseinflüssen ausgehen, sind erforderlich, um den Aufbau und Erhalt der Beziehung zu ermöglichen bzw. zu sichern (Rogge 2016).

Eine Steigerungsform der Selbsttäuschung ist der Selbstbetrug. Entsprechen die dem Tagebuch anvertrauten Eintragungen über den Zustand oder die

Empfindungen der eigenen Seele den Tatsachen? Der Autor wird manchmal feststellen, dass er wohl eine Neigung zu Übertreibungen, Schönfärberei, Auslassungen oder wahrheitswidrigen Erfindungen hat, die schon im Bereich des Selbstbetrugs anzusiedeln sind. Man macht sich auch etwas vor, wenn man vorgibt, krank zu sein, damit eine Prüfung verschoben wird und man so noch eine Woche oder ein paar Tage Zeit „gewinnt", um die Vorbereitungen noch zu schaffen, und man die aufsteigende Angst erst einmal meint, zähmen zu können. Der Selbstbetrug zeigt sich später in heftiger Form, weil dann das Lernpensum immer noch nicht erledigt und die Angst nun erheblich größer geworden ist, denn nun gibt es kaum noch Ausflüchte, und die Verzweiflung steigt.

Hält man im Berufsleben die erfundenen Inhalte und Perspektiven (z. B. des eigenen Leistungsniveaus) schließlich selbst für wahr, dann drohen Misserfolg und Versagen, weil man die selbst zugeschriebenen Fähigkeiten oder Fertigkeiten gar nicht besitzt und die gegebenen Anforderungen deshalb nicht bewältigen kann. Falsche Kontrollüberzeugungen, übersteigertes Selbstvertrauen oder mangelhafte Fehlerkorrekturen sind weitere Beispiele unausgewogener Einschätzungen und Darstellungen der eigenen psychischen Prozesse. Bei Stellenbewerbungen kommen sowohl bei der Selbstbeurteilung als auch beim Eindrucksmanagement (*impression management*) viel zu positiv ausgestaltete Selbstdarstellungen oder Anbiederungen ebenso vor wie Selbstwertherabsetzungen oder Abschwächungen eigener Kompetenzen. Solche Fehleinschätzungen müssen nicht mit Absicht erfolgen, sondern können auch von Schwierigkeiten rühren, die man mit dem Verständnis der eigenen Seele hat.

Die Auflösung, was die eigene Seele zu verstehen gibt, will nicht so recht gelingen, wenn man sich beispielsweise in Tagträumereien verliert. Aus dem Geflecht vager Vorstellungen und fantastisch ausgestalteter Wünsche lässt sich nur schwer ein Realitätsbezug herstellen – Luftgespinste, wofür? Noch weniger Einsicht bringen Versuche, die Spirale aus Drängen, Angstgefühlen, die wie Attacken einschlagen, Ohnmachtserleben gegenüber dem mächtigen Verlangen oder fremdartigen, bisweilen irrationalen eigenen Verhaltensweisen zu durchbrechen, wenn eine Sucht vorliegt. Das gilt auch für die Gier, die sich so steigern kann, dass die vollzogenen Handlungen der agierenden Person selbst nicht mehr verständlich werden, weil ihre Machtgelüste, das rauschhafte Besitzstreben und die maßlose Geltungssucht sich über sie geworfen haben wie ein dicht gewirktes Netz aus Emotionen, unkontrolliertem Antrieb und irrationaler Zielfixierung. Warum gibt die Seele kein Stoppsignal – auch dann nicht, wenn der Prozess sich immer schneller auf den Abgrund hin bewegt? Ausbrechende Wut hat wenigstens einen Bezug zu den auslösenden Bedingungen, aber es fehlt häufig wieder ein Haltzeichen.

Warum werden drohende Gefahren nicht erkannt und die umgebende Realität nicht wahrgenommen oder verstanden? Sam Shepard (1980) gibt in seinem Theaterstück *Fluch der verhungernden Klasse* ein markantes Beispiel: Der Vater stürzt seine Familie in den Ruin, weil er die Mechanismen der Kreditkartenverwendung noch nicht begriffen hat und sich freut, teure Anschaffungen machen zu können, ohne dafür Geldscheine hingeben zu müssen.

Sich zurechtzufinden fällt oft gerade jungen Menschen schwer. Sie versuchen eine Position für sich auszumachen und zu festigen. Daraus ergeben sich meistens Verwirrungen, weil sie die Attraktivität der Selbstbestimmung als sehr stark empfinden, jedoch dem Beispiel der Eltern nicht folgen wollen, deren Normen und Regelsetzungen sie ablehnen und dagegen opponieren. Den Jugendlichen fehlt die Überzeugung der Bedeutung und Wertigkeit von vorgegebenen Schemata (im Sinne von Piaget; vgl. Abschn. 1.3), mit der Folge, dass sie für sich selbst und in ihren Bezugsgruppen eigene Lebensformen entwickeln. Mitunter entstehen dadurch Eigenwelten, in denen Verantwortungsübernahme nicht selbstverständlich ist und eher virtuelle Lebensweisen im Internet zu Orientierungsmarkern werden. Rückzug und Abschottung überdecken dann die Versuche, mit den gestellten sozialen Anforderungen der realen Umgebung klarzukommen. Gelingen weder Assimilation noch Akkommodation (s. Abschn. 1.3), dann wächst die Wahrscheinlichkeit, sich in einer inneren Resignation zu verlieren, oder in eine Fantasiewelt, bei entsprechender Gelegenheit in eine Sucht, zu flüchten oder sich einer anderen Gemeinschaft zuzuwenden. Die Seele macht deutlich, sie hat Not mit sich selbst.

Wenn das Gefühl aufkommt, sich selbst nicht mehr zu verstehen, sind die Irritationen sehr stark. Dann meint man, sich nicht zurechtzufinden, wähnt sich wie in einem Labyrinth, dreht sich im Kreis, bemerkt das Absinken des Selbstvertrauens und fühlt sich nicht mehr als Herr im eigenen Haus. Das betrifft in erster Linie Konfliktsituationen (s. dazu Kap. 6, Abschn. 6.2 und 6.3). Die seelischen Vorgänge sind dabei meistens nicht, wie sonst gewohnt, strukturiert, sie sind kaum noch zu kontrollieren, wechseln zwischen Hoffnungen, Möglichkeiten und Zweifeln, lassen sich nicht in ihrer Entwicklung vorhersagen und offenbaren die Konsequenzen von Entscheidungen nur andeutungsweise oder gar nicht.

Beispiel

Georg W. wohnt mit seiner Frau und seinen beiden Kindern im Zentrum einer Großstadt. Seine Eltern, die in sehr bescheidenen Verhältnissen in Norddeutschland leben, sind beide sehr krank und bedürfen dringend finanzieller Unterstützung für ihre aufwendige medizinische Versorgung. Georg W. würde ihnen sehr gerne helfen, und die Chancen dafür stehen nicht schlecht, denn er hat ein attraktives und hoch dotiertes Stellenangebot bekommen. Seine mögliche neue Arbeitsstätte liegt allerdings in einer Kleinstadt, weit entfernt von seinem gegenwärtigen Standort. Seine Frau hat ihm schon signalisiert, dass sie nur äußerst ungern wegziehen würde, zumal sie sich dann eine neue Arbeitsstelle suchen müsste. Seinen Kindern hat Georg W. noch gar nichts von einem möglichen Ortswechsel erzählt. Er scheut sich davor, ihnen die Notwendigkeit klarzumachen, dass sie ihre bisherigen sozialen Kontakte aufgeben und sich mit dem Gedanken eines Schulwechsels auseinandersetzen müssen. Seine Entscheidung, das Stellenangebot anzunehmen oder nicht, muss in allernächster Zeit fallen. Die Schwankungsbreite seiner Überlegungen und Empfindungen ist außerordentlich groß. Beim Aufstehen am Morgen ist er sich noch sicher, das Angebot annehmen zu wollen, ja, sogar zu müssen, denn er könnte seine Eltern langfristig unterstützen und seine Familie könnte sich weitaus mehr leisten als bisher. Am Abend kommen wieder die Zweifel. Die Zumutungen, die mit einem Arbeitsplatzwechsel verbunden wären, sind doch zu erheblich. Das drängende Hin und Her geht nun schon über einige Tage. Sein „innerer Ratgeber" hat keine entscheidungsfördernden Informationen parat. Im Gegenteil, er bringt ihn durch immer häufigere Wechsel in entgegengesetzte Positionen zur Verzweiflung.

Das Schlimmste in einem solchen Konfliktfall ist das Nichtverstehen der eigenen Seele, das Scheitern bei der Aufdeckung ihrer Absichten für alternierende Zielrichtungen, die Unwissenheit über die Entstehung ihrer Wegverzweigungen, die Unbegründbarkeit der Wechselfolgen von Emotionen und die Erkenntnis, die Gründe für das Hin und Her, mitsamt der verlorenen Übersicht über die psychischen Prozesse und ihre Verbindungen untereinander, nicht herausfinden zu können. Die Informationen der Seele sind in diesem Fall unklar, mehrdeutig, vage, wechselhaft, unkontrollierbar, nicht zu durchschauen. Es gibt nur Ahnungen, kein Wissen.

Das ist dann der Zeitpunkt, an dem sich drei Fragen in den Vordergrund drängen: Wer bin ich? Wie bin ich? Was bin ich? Alle drei richten sich auf die Persönlichkeit, allerdings mit unterschiedlicher Schwerpunktsetzung.

Wer ich bin, soll sich in erster Linie über die Rollendefinitionen bei der Identitätsfindung erschließen. Ich bin Vater, Autofahrer, Berufstätiger, Fußballfan, Freund, Sohn, Moderator, Kunde, Urlauber, Theaterbesucher, Rivale … und dies immer in Begleitung spezifischer psychischer Prozesse. Meine Geduld ist beispielsweise im Kreise der Familie weniger ausgeprägt als gegenüber meinen Kollegen am Arbeitsplatz. Jedoch begreife ich mich nicht als ein lebendes Sammelsurium verschiedener Rollen, sondern als Person, als

Identitäts-Ich, als integraler Bestandteil einer Gemeinschaft, als jemand, der durch seine Erinnerungen in seiner Vergangenheit verankert ist. Vermutlich wird dieser Zusammenhang durch die Vorstellung davon, *wie* ich bin, gestiftet. Ich verstehe mich als einen nachdenklichen, robusten, nachtragenden, durchsetzungsfähigen, hilfsbereiten, empfindlich reagierenden, zielfixierten und zur Sentimentalität neigenden Menschen. Nein, das stimmt so nicht. Es gibt Konstellationen, da bin ich überhaupt nicht durchsetzungsfähig, sondern agiere eher verhalten, zurückgezogen. Bei bestimmten Personen bin ich zu meiner eigenen Verwunderung überhaupt nicht nachtragend, eher verzeihend, auf Harmonie bedacht. Die übermäßige Zielfixierung wird mir gerade durch kritische Bemerkungen meiner Kollegen abgewöhnt. Wie ich bin, wie meine Seele sich ausdrückt, ist wesentlich durch die Interaktion von situativen Bedingungen, Personen und gegebenen Zeitpunkten abhängig. Trotzdem bin ich für mich selbst und andere Menschen wiedererkennbar. Es gibt also auch zeitinvariante Merkmale, über die ich zu identifizieren bin.

Was ich bin, ist eher eine Frage der Einordnung, der Differenzierung und der Relativierung. Für mich käme unter anderem in Betracht: ein älterer Mann, ein Kenner und Liebhaber italienischer Weine und ein nur mittelmäßig begabter Zeichner. Für den Zugang zu meiner Seele ist es außerdem immens wichtig, mir wieder vor Augen zu führen, was ich *nicht* bin. Weil ich beispielsweise nie gelernt habe, ein Instrument zu spielen, bin ich kein Musiker. Das ist eine Tatsache, die ich außerordentlich bedauere, denn Musik selbst gestalten zu können, hat für mich eine sehr hohe Attraktivität. Folglich betrübt mich das Auslassen der Chance (die ich hatte) sehr, mit einem Musikinstrument so umgehen zu können, dass sich Vorstellungen und Gefühle in einer ganz eigenen Art und Weise ausdrücken lassen. Ähnlich geht es mir mit anderen Möglichkeiten, die ich bisher (noch) nicht genutzt habe, die mich aber immer wieder daran erinnern, etwas versäumt zu haben, und die meine Seele nicht in Ruhe lassen, weil die Empfindung des Mankos sich wieder und wieder in den Vordergrund drängt.

Freunde und Bekannte meinen, ich wäre ein schlechter Verlierer, manchmal ein Sturkopf und ein besserer Reiseberater als jeder Mitarbeiter in irgendeinem Reisebüro. Wieso nehmen sie sich heraus, mich zu beurteilen und mir zu sagen, was ich in ihren Augen bin? Die Beantwortung dieser Frage beschäftigt mich sehr. Ich würde gerne verstehen, wie sie zu solchen Einschätzungen kommen und wie stark ihre Auffassungen mich in meiner Ansicht von mir selbst beeinflussen.

In einem Vortrag über Selbsterkenntnis (2008, Universität Heidelberg) hat Bieri vor permanenten Versuchen der Eigenbetrachtung gewarnt, weil sie zu eher vagen „Offenbarungen" oder selbstkreisenden Vorstellungen über das

Ich führen können. Hingegen sei der Erkenntnisgewinn durch Beachtung der Fremdansichten und Fremdurteile erheblich größer als gemeinhin angenommen wird. Wie andere mich sehen, mich erleben, was sie über mich denken, ist ein wesentlicher Baustein zu meiner Selbsteinschätzung oder Selbsterkenntnis und mitunter von ausschlaggebender Bedeutung – auch für mein Verhalten. Die Selbstthematisierung schließt sowohl Eigenbetrachtungen als auch die Aufnahme von Informationen anderer Personen ein. Dabei kommt es gelegentlich zu Differenzen beim Vergleich des Eigenurteils mit den Ansichten von Bezugspersonen.

Dafür lassen sich verschiedene Gründe angeben. Zunächst ist zu bedenken, dass die Selbstbeobachtung mehrere Fehlerquellen besitzt. Sich selbst beim Denken zu beobachten, stört den Gedankenfluss, und umgekehrt überlagert (interferiert) das Denken die Beobachtung. Das Ergebnis ist folglich unzuverlässig. Eigene Einschätzungen unterliegen nahezu ausnahmslos bestimmten Umgestaltungen. Die Neigungen zur Übertreibung, zur Ausschmückung, zum Weglassen von unliebsamen Details, zur Selbstbeschönigung, zur Dramatisierung eines erlittenen Leids etc. sind bekannte Formen nicht ganz wirklichkeitsnaher Spiegelungen der eigenen Person. Hinzu kommt die Schwierigkeit, einen erforderlichen Perspektivwechsel zu erkennen und zu wagen. Nach alten, gewohnten Mustern sich selbst einzuschätzen, verhindert häufig genug die Effektivität, Akzeptanz und Übernahme einsetzender Veränderungen bei eigenen Ansichten, Haltungen, Meinungen, Denkinhalten, Empfindungen und Handlungsausführungen.

Schon deshalb ist es nicht weiter verwunderlich, wenn Personen aus meiner Umgebung zu anderen Urteilen über meine Person kommen als ich selbst. Da sie von verschiedenen subjektiven Standpunkten aus argumentieren und urteilen, ergeben sich sehr variantenreiche Bezüge zu mir. Die Sichtweisen meiner Familienmitglieder auf meine Person haben andere Akzentuierungen als diejenigen meiner Kollegen. Die Unterschiede variieren von beträchtlich bis nuanciert. Eine Kernkonfiguration von mir zugeschriebenen, mich kennzeichnenden Merkmalen schält sich aber heraus. So darf ich mit einiger Gewissheit davon ausgehen, dass Zuverlässigkeit und Hilfsbereitschaft ebenso dazugehören wie Übertreibungen und Hartnäckigkeit. Das ist insofern erstaunlich, als die Familienmitglieder doch ganz andere Verhaltensstichproben von mir gewinnen als meine Kollegen. Außerdem weise ich zeitvariante Handlungsfacetten auf, die sich nach den Gegebenheiten der Situation und der einbezogenen Personen ausrichten. Ferner muss immer in Rechnung gestellt werden, dass die Personen in meiner Umgebung unterschiedliche Absichten in ihren Äußerungen über mich offen oder verdeckt verfolgen. „Du bist aber sehr risikofreudig, wenn du dich mit unserer Kollegin Miriam einlässt!" – Wie ist dieser Satz genau zu verstehen, welche Nebenbedeutung oder verdeckte Zusatzinformation enthält er?

Es ist also durchaus möglich, dass die mir gegenüber geäußerten Einschätzungen, Hinweise und Erklärungen einmal wirklich so gemeint und beabsichtigt sind, einmal in einer bestimmten Absicht mitgeteilt werden oder verfälscht bzw. schlicht gelogen sind. Auf jeden Fall bin ich mit der Realität der anderen konfrontiert und muss damit zurechtkommen. Das gestaltet sich mitunter schwierig. Der eine Freund bescheinigt mir, mit Zuversicht auf die Zukunft zu blicken, die andere Freundin mäkelt an mir herum, weil ich alles schwarz sehen würde, die Eltern halten mich für sprunghaft und meine Frau schüttelt oft nur noch den Kopf über mich. Ich stehe dann etwas verloren im Gewitter der Meinungen, Ansichten, Überzeugungen, Urteile und Vermutungen der anderen über mich und muss alle Zuschreibungen bündeln, sortieren und mit meinen eigenen Anschauungen irgendwie in Einklang bringen. Kaum ist das einigermaßen gelungen, dann verkündet der Freund mit der Zuversichtseinschätzung, ich sei aber durch und durch ein Skeptiker in der Beurteilung meiner Lebensgestaltung für das kommende Jahr … Wie soll oder kann ich aus derartigen Ambivalenzen Einsichten in das Verständnis meiner Seele gewinnen? Ignorieren? – Das geht eigentlich nicht.

Natürlich transportieren Kommunikationen von mir mit meinen Bezugspersonen in den wechselseitig übermittelten Gedanken, Gefühlen, Intentionen und Appellen auch Werthaltungen, Normen und Regelorientierungen, bei denen der jeweilige Adressat nicht genau unterscheiden kann, ob die Äußerungen von anderen übernommen wurden oder ob sie Ausdruck individueller Ansichten und Überzeugungen sind. Solche Abwägungen, die besonders in Partnerschaften Brisanz in sich tragen, resultieren oft in sich ausbreitendem Zweifel darüber, ob ich bei den Aussagen des Gesprächspartners tatsächlich gemeint war oder es sich um Floskeln, Allgemeinplätze, vorgetäuschte Überzeugungen oder Schmeicheleien im Sinne meiner Erwartung gehandelt hat. Deshalb ist es schwer und fehleranfällig, die Äußerungen der Personen aus meiner Umgebung über mich als fundierte, zuverlässige und gültige Beiträge in meine Bemühungen um ein differenziertes Verständnis meiner Seele zu integrieren. Ich werde jedoch nicht darum herum kommen, mich mit solchen Vermutungen darüber, was tatsächlich gemeint war, auseinanderzusetzen.

Für die Einschätzung und das Verständnis meiner psychischen Prozesse wird es entscheidend sein, welche Bedeutung ich den einzelnen Informationen, die ich über mich aus meiner Umgebung erhalten habe, zumesse. Was entnehme ich Lob, Wertschätzung, Kritik, Missachtung oder Täuschung, denen ich ausgesetzt bin? Natürlich ist dabei zu relativieren, wer, was, wann und bei welcher Gelegenheit über mich gesagt oder geschrieben hat. Kollisionen mit meinem

Selbstverständnis oder den für mich geltenden subjektiven Leitvorstellungen (*subjective standards*) sind nicht ausgeschlossen. Über positive Bemerkungen zu meiner Person kann ich mich nur freuen, wenn ich keine Zweifel an der Aufrichtigkeit der Botschaft habe. Das gilt auch im Fall mir entgegengebrachter Kritik, bei der es jedoch zusätzlich zu beachten gilt, ob bestimmte Intentionen des Kritikers dabei maßgeblich waren oder nicht. Werden verdeckte Absichten offenbar, dann verstehe ich meine Seele in dem von mir niedergehaltenen Ärger und in meiner abwehrenden Gleichgültigkeit gegenüber der Kritik sofort. Hingegen lösen ehrlich ausgedrückte Bewertungen meiner Gedanken, Handlungen oder Gefühle durch mir vertraute oder bekannte Personen intensive Überlegungen aus. Das Vertrauen in dabei gewonnene Einsichten wird sich aber nur dann in effektiven Veränderungen meiner miteinander vernetzten psychischen Prozessabläufe niederschlagen, wenn keine konträren Einflüsse dagegenstehen.

Die Informationen, die ich über mich durch andere Personen erhalte, durchlaufen also eine Reihe von Filtern, bis sie meine Überlegungen zu meiner Seele überhaupt erreichen. Dann werden sie eventuell ausgegliedert und vergessen oder als verständnisfördernde Faktoren eine Einspeicherung erfahren, die eine Profildifferenzierung bewirkt. Weder ich in der Selbstbetrachtung noch meine Bezugspersonen können unbedingt als vertrauenswürdige Informationsquellen für das Verständnis meiner seelischen Prozesse gelten, da sie ihre Gültigkeit erst bei den jeweils gegebenen, interagierenden Situationen, Personen und Zeitpunkten unter Beweis stellen müssten.

Eckart hörte sich meine kritischen Tiraden am Telefon ganz ruhig an.

Ich beklagte die Aussichtslosigkeit für einen normalen Menschen, mit all den Unwägbarkeiten, einschränkenden Bedingungen, ineinander verwobenen Prozessen, den „Ja … Aber"-Folgen, den Deutungsirrtümern, den Überlagerungen und Ausgrenzungen von Einsicht und Zweifeln wirklich fertig zu werden, um die verfügbaren Informationen für einen Erkenntnisgewinn tatsächlich nutzen zu können. Ich war etwas verwundert, dass er auf keine einzige meiner Klagen, Beschuldigungen, Beschwerden und hektisch vorgetragenen Argumente im Detail einging.

Stattdessen erzählte er mir von psychologischen Untersuchungen, die herausgefunden hätten, dass die ausgesprochene Formulierung von bewussten Lügen den Probanden dann besonders schwerfiel, wenn sie sich dabei im Spiegel betrachten mussten. Er meinte, das gelte sicher auch für sprachlich ausgedrückte, realitätswidrige, positiv überhöhte Selbstdarstellungen.

Na fabelhaft – und weiter? Er empfahl mir erst noch den Essayteil „Seelendoktoren" zu lesen, dann könnten wir besser fortfahren zu diskutieren. Von mir kam die Frage: „Wieso denn dieser etwas ironisch anmutende Titel?" Es gehe hauptsächlich darum, aufzuzeigen, was die professionellen Informationsquellen so hergeben, die seien nämlich verschiedenartig im Inhalt und leider auch in der Vertrauenswürdigkeit, meinte er lakonisch. „Aber vertief dich doch erst mal in die Lektüre! Ciao!", war sein abschließender Gruß.

2.2 „Seelendoktoren"

Sind die aktuellen oder zukünftigen Lebensereignisse, anstehende Entscheidungen oder schwierige Aufgabenstellungen nicht ohne Hilfe zu bewältigen, hat sich die Seele möglicherweise „verlaufen" oder ist krank, dann kommen Helfer und Ratgeber verschiedenster Art ins Spiel. Dabei kann es sich um Personen, Zeitschriftenartikel, Bücher oder Rundfunk- und Fernsehsendungen handeln. Die Eingangsschwierigkeit besteht dann für den Ratsuchenden meistens darin, für seine jeweilige Problemstellung die passende Beratungsquelle ausfindig zu machen. Differenzierungsvermögen und Sorgfalt bei der Auswahl sind besonders dann angezeigt, wenn spezielle professionelle Hilfe erforderlich geworden ist. Gegenwärtig kommt noch die Schwierigkeit hinzu, einen zeitnahen Termin für eine Problembehandlung zu bekommen.

Die Ratgeberangebote unterscheiden sich in mehreren Qualitätsmerkmalen außerordentlich. Das Spektrum erstreckt sich von nichtssagenden Allgemeinplätzen bis hin zu sorgfältig ausgearbeiteten Plänen zur Problembewältigung, Aufgabenlösung oder therapeutischer Versorgung. Zudem müssen die finanziellen Aufwendungen, die ebenfalls eine große Variationsweite aufweisen, ins Selektionskalkül einbezogen werden. Das hängt natürlich auch mit der zeitlichen Erstreckung für die Beratung oder Behandlung zusammen, die wiederum mit dem Umfang und Schwierigkeitsgrad der Problemstellung verbunden ist. Die Kernfrage bleibt aber immer: Welcher Ratgeber kann mit größter Wahrscheinlichkeit die effektivste Hilfe bieten?

Es gibt viele Personen, die sich für kompetent halten oder sich anmaßen, etwas von Seelenzuständen oder psychischen Prozessen zu verstehen. Andererseits stehen auch sehr gut ausgebildete Fachleute zur Verfügung, die wirklich fundierte professionelle Hilfe anbieten können. Allerdings ist dabei zu berücksichtigen, dass die fachkompetenten Berater oder Therapeuten unterschiedliche Behandlungsformen (z. B. Gespräche, Mediation, Beratung, psychoanalytische Verfahren, lerntheoretisch basiertes, störungs- und problemorientiertes Verhaltenstraining) vertreten und durchführen und dabei jeweils andere Schwerpunkte setzen. Die potenziellen Ratgeber unterscheiden sich in ihren Angeboten, Kompetenzen, Ausbildungen, Erfolgsnachweisen, Qualitätsmerkmalen, ihrer Erreichbarkeit, Glaubwürdigkeit, Tätigkeitsform, ihrem Vergütungsniveau etc. so erheblich, dass eine akzeptable begriffliche Zusammenfassung wohl nur durch eine weitläufige, ungefähre und etwas ironisch anmutende sprachliche Kennzeichnung als „Seelendoktoren" möglich ist.

Die Zuordnung, wer in welchem konkreten Fall für eine effektive Hilfe infrage kommt, wird nicht nur durch die Merkmals- und Niveauunterschiede der tätigen Ratgeber, Berater und Therapeuten erschwert, sondern auch durch die in so vielfältiger Form auftretenden psychischen Probleme und Störungen mit ihren allgemeinen oder individuell höchst spezifischen Beschwerdeprofilen (vgl. Wittchen et al. 1998; Wittchen und Hoyer 2011). Da schon die von Fachleuten gegebenen Problembeurteilungen oder gestellten Diagnosen gelegentlich kritischen Einwänden gegenüberstehen, lässt sich ermessen, wie schwierig es werden kann, subjektive Ansichten über die eigenen psychischen Probleme einigermaßen angemessen einzuschätzen. Sind die häufiger auftretende Ängste schon bedenklich, führt die nicht endende Trauer in eine Depression, ist die Eifersucht berechtigt, hat der merkliche Leistungsabfall eine besondere Bedeutung, sind die Tagträume noch normal, müssen die sich ausweitenden Erinnerungslücken schon als Vorboten von Demenz gewertet werden, kann man starke Minderwertigkeitsgefühle auch noch selbst reduzieren … ? Das sind alles drängende Fragen. Aber bei den Versuchen, darauf eigene Antworten zu finden, entstehen oft erhebliche Zweifel an deren Gültigkeit.

Die selbsternannten, die medialen und die professionellen Helfer stehen bereit, Tipps, Lösungen und Hilfeprogramme anzubieten und durchzuführen. Menschen, die für sich keine Problemlösung finden, die keine Entscheidung treffen können, die sich selbst nicht mehr verstehen, die sich in seelischer Not befinden, sind für solche Angebote sehr empfänglich. Sie glauben und vertrauen dann den Ratschlägen und Behandlungsvorschlägen mitunter voreilig, ohne genauer zu sondieren und zu differenzieren, welches Hilfsangebot für ihre konkrete Problematik und Notlage angemessen und bewährt ist. Häufig wird alles als erfolgversprechend angesehen, was nur irgendwie Besserung in Aussicht stellt oder doch wenigstens einmal einem Probedurchgang unterzogen werden kann. Nicht beachtet wird meist die Möglichkeit, dass bei einem Ausbleiben der erhofften Resultate nicht nur eine heftige Enttäuschung eintritt, sondern oft auch ein generalisiertes Misstrauen gegenüber allem „Psychokram". Es ist daher großer Wert auf die Überprüfung der verfügbaren Informationen zu legen. Bei der Zuwendung und Aufnahme von Hilfsangeboten für die Lösung psychischer Probleme ist kritische Sorgfalt eine erforderliche Bedingung – so schwierig es im Einzelfall gelegentlich sein mag –, um sich selbst vor negativen Erfahrungen zu schützen und um effektive Hilfen nicht zu übersehen oder zu vernachlässigen.

Als erste Orientierungshilfe sollen die gebräuchlichsten Formen von Hilfsangeboten bei psychischen Problemen und Notlagen kurz skizziert werden.

Nahezu jede Zeitschrift der Boulevardpresse bringt von Zeit zu Zeit einen Ratgeberbeitrag zu Themen wie: „Wie ich ein guter Liebhaber werde", „Was sollte ich tun, um mein Herz gesund zu erhalten?", „Das beste Training für Ihr Gehirn", „Wie Sie dem Stress im Alltag entgehen können" oder „Wie Sie es schaffen, Ihre Trauer zu bewältigen". Die dazu verfassten Artikel stehen bezeichnenderweise im Unterhaltungteil und enthalten in aller Regel plakativ dargebotene Allgemeinplätze, in denen jeder eine auf sich selbst zutreffende, aber meistens weitgehend bedeutungslose Aussage finden kann. Der Erkenntnisgewinn für die eigene Problemlösung ist fast immer minimal. Ein Grund dafür kann im Auftrag an die Autoren gesehen werden, viele Menschen für den Beitrag zu interessieren, indem deren Vorannahmen aufgegriffen werden.

Ganz besonders kritisch sind die häufig beigefügen Fragebogen zu bewerten, bei denen stets so viele methodische Fehler gemacht werden, dass die Ergebnisse nichtssagend und unbrauchbar sind. Die üblicherweise auftretenden Mängel sind hier nur beispielhaft und in ihrer gröbsten Form zu skizzieren: Die Fragen sind meistens so konzipiert, dass jeder Leser sofort erkennen kann, welches Ziel mit jeder einzelnen Frage verfolgt wird. Oder anders formuliert, der Fragebogen ist unmittelbar zu durchschauen, sodass der Leser die von ihm favorisierte Punktzahl leicht erreichen kann. Ferner wird oft weder ersichtlich noch als Überprüfungsergebnis mitgeteilt, ob die Fragen inhaltlich entlang einer definierten Dimension angeordnet sind, damit die zu den einzelnen Fragen „erworbenen" Punktzahlen auch addiert werden können.

Wissenschaftlich fundierte und empirisch geprüfte Fragebogen sind hingegen sehr aufwendig zu erstellen und verlangen den Nachweis von strengen Kriterien (in der klassischen Fragebogen- und Testkonstruktion zum Beispiel(!): Objektivität in der Auswertung, Zuverlässigkeit bei wiederholter Durchführung, Gültigkeit in der Erfassung des Inhalts, Trennschärfe als Beleg für eine bestimmte Frage, im Einklang mit dem Gesamtresultat zu stehen). Die Lektüre der einschlägigen Fachbücher wie Lienert und Raatz (1998) oder Mossbrugger und Kevela (2012) zeigt, wie viel diffizile, umfängliche, detailgetreue, an Kriterien orientierte Arbeit und methodische Fachkenntnis notwendig sind, um einen aussagekräftigen, empirisch überprüften und inhaltlich konsistenten Fragebogen zu psychischen Merkmalen oder Vorgängen herzustellen, der in der alltäglichen Praxis Verwendung finden kann. Das kann zwar Jahre der Entwicklung dauern, hat aber den Vorteil, brauchbare Ergebnisse zu liefern – auch für die Einschätzung der eigenen Seele.

Auf Fachrecherchen gestützt, aber nur in Teilen aussagefähig sind Publikationen, die in seriösen Zeitschriften erscheinen und meistens von Fachvertretern oder von speziell ausgebildeten Journalisten geschrieben werden. Informationen wie

- *Der Spiegel* (2015, 2): Nachts im Gehirn. Warum wir träumen,
- *Emotion* (2016, 2): Empathie. Die geheime Kraft, die uns stärker macht,
- *Geo Wissen* (2011, 48): Was die Seele stark macht. Hilfe bei Burnout, Ängsten, Depressionen,
- *Geo Wissen* (2013, 51): Vom guten Umgang mit dem Tod,
- *Geo Wissen* (2015, 55): Zuversicht. Die Kraft des positiven Denkens,
- *Psychologie Heute* (2014, 38): Ich bin okay! Wie Sie Selbstzweifel besiegen und lernen, an sich zu glauben,
- *Psychologie Heute* (2015, 5): Nichtstun – Die unverzichtbare Strategie für Vielbeschäftigte,
- *Psychologie Heute* (2016, 3): Eigensinn. Die Strategie für ein selbstbestimmtes Leben.

geben für die behandelten Themen erste, allgemeine Anhaltspunkte, die für ein breites Publikum bestimmt sind. Die Beiträge ermöglichen lediglich eine Groborientierung über seelische Vorgänge, Merkmalsbeschreibungen oder Verhaltensalternativen. Sie sind meistens einseitig positiv formuliert, um den vermeintlichen Erwartungen der Mehrzahl der Leser zu entsprechen. Um den Sachverhalt leicht verständlich darzustellen, vereinfachen die Autoren ihn mitunter unzulässig. Dem Leser wird dann vorenthalten, wie komplex und kompliziert die thematisierten Prozesse tatsächlich sind, da die meisten psychischen Abläufe über miteinander vernetzte Regelkreise interagieren, die sich über mehrere Ebenen erstrecken. Außerdem beschränkt die Herauslösung eines seelischen Zustandes oder Vorganges aus der Lebensgeschichte die Möglichkeit, diesen strukturell und zeitlich in das Gesamtgeschehen einzuordnen. Ein Versagen, eine Kränkung, eine besondere Leistung, eine Freundschaft, ein Berufswechsel, ein Gefühl der Verzweiflung, eine Rache, eine Missachtung, ein Erfolgserlebnis, ein wiederkehrendes Zutrauen etc. haben alle einen Vergangenheitsbezug und eine Entwicklung. Durch die Einbettung in die Vielfalt von anderen Lebensereignissen erreichen sie einen ganz besonderen individuellen Stellenwert, gewinnen eine spezielle Bedeutung und lösen variantenreiche Folgewirkungen aus. Solche Relationen bleiben bei thematischen Einzeldarstellungen unberücksichtigt oder werden nur am Rande erwähnt. Dadurch ergibt sich eine nur ungefähre Ausschnittbetrachtung, die wesentliche Bezugspunkte außer Acht lässt, sodass nur bruchstückhafte

Informationen vorliegen, die keine oder nur grobe Interpretationen und verständnisfördernde Zusammenhangsanalysen ermöglichen. Individuelle Bezugssetzungen zu den allgemein abgefassten Texten, die die Leser meistens versuchen, ergeben nur sehr selten gültige und überzeugende Einblicke in die Struktur- und Funktionsmodalitäten der eigenen Seele. Fundierte, wissenschaftlich abgesicherte, nachhaltige Problemlösungen sind daher nicht zu erwarten, schon deshalb nicht, weil ja nur allgemeine Informationen gegeben werden. Individuell zugeschnittene Beratung, Problembewältigung oder psychotherapeutische Hilfestellung kann bei diesen allgemein abgefassten Artikeln weder Anliegen noch Aufgabe sein, da sie die Krisenkonstellationen der einzelnen Leser nicht hinreichend kennen und nicht aktiv angehen können.

Eine durchaus vergleichbare Position ist psychologischen Beiträgen zuzuordnen, die im Rundfunk oder Fernsehen gesendet werden. Neben allgemein abgefassten Themen und Reportagen wird hierbei aber gelegentlich der – sehr bedenkliche! – Versuch unternommen, sozusagen im „mentalen Sprint" auch komplexere individuelle Probleme mit den Betroffenen abzuhandeln. Das ist ein sehr riskantes Vorgehen, weil in der kurzen Zeit der Sendung kaum die notwendigen Informationen, Erläuterungen und emotionalen Begleitumstände des Einzelschicksals mit hinreichender Sorgfalt und differenzierender Präzision dargestellt, erklärt und sensitiv aufgearbeitet werden können. Daher ist der Verdacht nicht auszuschließen, dass das individuelle Hilfeersuchen weniger im Fokus steht als sein sensationeller Gehalt, der auf die Neugier vieler Hörer oder Zuschauer zielt und entsprechend aufbereitet wird. Immerhin gibt es einige Sendungen, die ihren Gästen mit Hinweisen auf Fachinstitutionen, bei denen sie sich Rat, Unterstützung und Therapieangebote holen können, behilflich sind.

Das gilt auch für die sehr viel allgemeiner konzipierten Rundfunk- und Fernsehbeiträge, die auf wissenschaftlich hohem Niveau psychologische Themen mit ausgewählten Fachvertretern erörtern. Ein ausgezeichnetes Beispiel dieser Kategorie ist die bereits erwähnte Sendung „Scobel" bei 3sat. Darin bekommt der Zuschauer zu wichtigen Themen aus verschiedenen Lebensbereichen in einem Filmbeitrag eine als Einführung zu verstehende Übersicht über den gängigen (leider nicht immer ganz aktuellen) Forschungsstand, der danach in intensiv geführten Gesprächen mit kompetenten Wissenschaftlern diskutiert wird. Daraus ergeben sich Anregungen (die in Buchempfehlungen zur Sendung gegeben werden) für diejenigen Zuschauer, die sich mit dem behandelten Thema noch intensiver und umfänglicher auseinandersetzen wollen. Selbstverständlich kann auch das Internet als Informationsquelle herangezogen werden. Allerdings wären fachliche

Grundkenntnisse vorteilhaft, um in der gigantischen Informationsmenge im Netz relevante sowie korrekte Darstellungen zum Verständnis der Seele zu finden.

Vorträge und Kurse zu psychologischen Themenbereichen in Volkshochschulen oder vergleichbaren Institutionen werden in aller Regel von fachlich geschulten Mitarbeitern durchgeführt. Die Teilnehmer können profunde Kenntnisse und sachgerechte Darstellungen von den Vortragenden erwarten. Meistens stammen die behandelten Themen zum Verständnis der Seele aus den Grundlagenfächern der Psychologie, Psychiatrie oder Psychosomatik. Seltener werden spezielle Beiträge zu Teildisziplinen beispielsweise aus der Biowissenschaft, der Arbeitsorganisation, der kindlichen Entwicklung, der Beratungspraxis oder der Umweltproblematik angeboten. Das Anspruchsniveau ist in diesen Veranstaltungen schon recht hoch. Dezidierte Erläuterungen zu fachlichen Fragen sind keine Ausnahme, sondern eher die Norm. Hinweise zu Institutionen, die professionelle Hilfen anbieten, werden von den Veranstaltern gegeben und durch Einschätzungen der zugehörigen Indikationsbereiche erweitert. Derartige Tipps, Erläuterungen und Anregungen sind als nützliche Einstiege in die doch oft recht unübersichtlichen Angebote für Hilfestellungen bei psychischen Problemen zu werten. Häufig genug wird nämlich von Anbietern bei ihren Versuchen, Kontakt zu den potenziellen Nutzern aufzunehmen, mit nicht ganz vertrauensbildenden und teilweise dubiosen Methoden vorgegangen. Insofern verhindert die Ermittlung der Seriosität einer Informationsquelle vermeidbare Enttäuschungen, und unter Umständen auch finanzielle Nachteile.

Vertrauen ist das entscheidende Kriterium für jede Form der Beratung, Hilfestellung oder psychotherapeutischen Intervention. Vertrauen muss von allen Beteiligten im Klärungs- oder Behandlungsprozess wechselseitig erworben werden. Andernfalls ergeben sich aus möglichen Dominanzasymmetrien und aufkommenden Vermutungen über Absichten und Zielsetzungen des jeweiligen Gegenübers in den Gesprächen und Behandlungen erhebliche Schwierigkeiten, Missverständnisse, Unterstellungen und sogar Verdächtigungen mit der Tendenz zum Abbruch. Die Bildung von Vertrauen und Umgangssicherheit braucht Zeit. Wenn den Erklärungen zum Verständnis der eigenen Seele, in welchen Zuständen sie sich auch gerade befinden mag, mit Zweifeln, mangelndem Zutrauen, Unverständnis oder Ablehnung begegnet wird, dann wäre es ratsam, einen Abbruch in Erwägung zu ziehen und den Gesprächspartner, Berater oder Therapeuten zu wechseln.

Solche Bedenken und Vertrauensmängel sind bei den Berufsgruppen der Seelsorger und Mediatoren kaum angezeigt. Seelsorger sind den Kirchen eng verbunden, haben oft eine abgeschlossene theologische Ausbildung und sind in sehr unterschiedlichen Lebensbereichen (z. B. bei Notfällen, Eheschließungen, im Gefängnis, zur Sterbebegleitung) tätig. Sie helfen Menschen bei der Bewältigung von Lebenskrisen wie schwerer Krankheit, Unfallfolgen, Trennung oder Scheidung, Arbeitslosigkeit und unterstützen Personen, die nach Katastrophen um das Leben ihrer Angehörigen bangen oder deren Tod betrauern müssen. Sie versuchen den Betroffenen Trost zu spenden, an deren Glauben zu appellieren und ihnen Hinweise auf neue Lebensperspektiven zu geben. Meistens schaffen sie es durch Empathie, Sensitivität und Verständnis für die Seelenlage, eine Verbindung zu den Fürsorgebedürftigen herzustellen. Wichtig für einen nachhaltigen Erfolg bei der Unterstützung sind die „Follow-up-Maßnahmen", die den noch immer Leidtragenden mit hinreichender Dauer gewährt werden sollten.

Nach Dulabaum (2009) ist Mediation „die Kunst, in Konflikten erfolgreich zu vermitteln" (Untertitel). Einen sehr guten Überblick über Mediation und Konfliktmanagement bieten Falk et al. (2005) mit ihrem Handbuch in verschiedenen Beiträgen zu theoretischen Grundlagen, Anwendungsfeldern, Lernen über soziale Beziehungen und Praxisbewährung. Freitag und Richter (2015) informieren hauptsächlich über die Mediationspraxis, gewähren aber auch Einblicke in Denkmodelle und Methoden. Eine ausführliche Beschreibung vom Ablauf des Mediationsprozesses in sechs Phasen (Vorbereitung, Probleme erfassen und analysieren, Konfliktanalyse, Konflikte und Probleme bearbeiten, Mediationsvereinbarung sowie Evaluation und Follow-up) geben Montada und Kals (2001). Ihr Lehrbuch ist für Psychologen und Juristen verfasst. Damit sind auch die beiden Berufsgruppen genannt, aus denen hauptsächlich Mediatoren durch Zusatzausbildung hervorgehen.

Als Anwendungsparadigma kann die Trennungs- und Scheidungsmediation dienen, über die nun schon einige Forschungsergebnisse und Erfahrungsberichte vorliegen (Haynes et al. 2002; Bastine 2004, 2006; Ripke und Bastine 2013). Bastine und Ripke (2005) betonen, dass die Trennungs- und Scheidungsmediation eine vorrangige Position in der Mediation besitzt, da durch sie Bedenken und Unsicherheiten gegenüber psychologischen Hilfen oft überwunden werden können, in einem Bereich, in dem Probleme in aller Regel professionell (psychosozial, juristisch) gelöst werden. Außerdem besitzt diese Sparte der Mediation einen beachtlichen Vorsprung in der einschlägigen Forschung. Zu dem beruflichen Auftrag des Mediators und den damit verbundenen Anforderungen an ihn stellen Bastine und Ripke (2005, S. 134) fest:

Mediatoren als Dritte im Konflikt, die unabhängig sind und einen Vermittlungsauftrag haben (Bastine 2004), stehen in der FamilienMediation vor besonderen Anforderungen, um ihrem professionellen Auftrag gerecht zu werden. Als Dritte im Konflikt haben sie die Aufgabe, das Lösungspotenzial der streitenden Paare oder Eltern zu aktivieren und zu erweitern. [...] Wenn sich die Mediatoren durch eine der beiden Parteien vereinnahmen ließen („Triangulation"), wären allerdings die Möglichkeiten der Mediation schnell erschöpft. Mediatoren können ihre Aufgabe deshalb nur erfüllen, wenn sie für eine *wertschätzende und zugleich äquidistante Beziehung zu beiden Konfliktparteien* sorgen – wir sprechen deshalb auch von „balancierter Wertschätzung" (Hervorhebungen von den Autoren).

Die Beziehungskonflikte sind deshalb so hartnäckig, von wechselnder Dynamik und schwer eigenmächtig zu bewältigen, weil das Trennungsverlangen den ebenfalls oft noch starken mentalen und emotionalen Bindungen aneinander entgegensteht und damit ein spannungsreiches Hin und Her die Konfliktstruktur aufrechterhält und stärkt. Zudem sind die zu bearbeitenden Problemfelder (z. B. zukünftige Wohnverhältnisse, Regelung der Finanzen, Verantwortungsübernahmen – besonders im Hinblick auf die Lebensverhältnisse der Kinder) stark miteinander vernetzt, wechselseitig bedingt und in ihren zukünftigen Folgen von den Paaren oft nicht vorhersehbar. Die Hauptzielsetzung der Mediation besteht darin, faire und gerechte Übereinstimmungen für Konfliktlösungen mit den beiden Partnern zu erreichen und als Vereinbarung zu dokumentieren.

Bisher war mir nur die Einrichtung von Streitschlichtern in der Schule und jene Geschichte bekannt, in der ein Paar sich ein Stofftier zugelegt hatte (es war ein Äffchen, glaube ich), dem sie den Namen „Salomon" gaben. Sie litten darunter, dass Streitigkeiten bei ihnen sehr oft dazu führten, dass sie nicht mehr miteinander redeten. Um solche Schweigephasen abzuwenden, trafen sie die Vereinbarung, derjenige von ihnen, der den Zustand sinnlos und unerträglich fand, sollte „Salomon" holen und ihn auf die Tischmitte in der Küche stellen. Eine wortlose Bitte um Versöhnung. Das hatte bei den beiden offenbar prima funktioniert. Gut, es stand ja auch keine Trennung oder Scheidung an, sondern die Klärung aktueller Meinungsverschiedenheiten. Aber ich fand die Geschichte erfreulich und bedenkenswert.

Für Eckart war sie nichts Neues, und er fing an, mir weitere Anwendungsbereiche der Mediation (z. B. bei Konflikten zwischen Unternehmen, Institutionen, Interessengemeinschaften, Zwist unter Personen) zu erläutern. Er erwähnte sogar Schlichtungsbemühungen bei einem Bauvorhaben einer neuen Startbahn für einen zentral gelegenen Flughafen. Ich bemühte mich um einen Rekurs zu unserer Ausgangsfrage. Auf meine Bemerkung, was denn die Versuche, meine Seele zu verstehen, mit Startbahnen zu tun hätten, lächelte er und meinte: „Es geht ums

Grundsätzliche, um das Problem, wie Konflikte – und das sind ja seelische Spannungen – zu managen, zu bewältigen und zu lösen sind. Der kleine Salomon ist … " … kein Mediator, ich weiß, aber er hat Wirkungen bei dem zerstrittenen Paar hinterlassen. Ich notierte mir: Konfliktbewältigung ↔ Mediation.

Unsicherheiten aufgrund mangelnder Informationen über Beratungs-, Überprüfungs- und Therapieangebote von Berufsfeldern die ein „Psych" im Namen haben, bestehen bei recht vielen Menschen. Das mag an unzulänglicher oder falscher Aufklärung liegen, an Befürchtungen „durchschaut" zu werden oder an fehlenden Möglichkeiten, sich genauer mit den bestehenden Unterschieden der einzelnen Angebote zu befassen (s. dazu: Wittchen et al. 1998). Als Einstiegshinweis, worauf professionelle medizinisch-psychologische oder psychologische Arbeit beispielsweise ausgerichtet ist, werden nachfolgend die drei wichtigsten Berufsfelder in einer Grobskizze vorgestellt:

* Psychiatrie,
* Psychosomatik,
* Psychologie.

Psychiatrie
Die Psychiatrie (Lexikon der Fachbegriffe: Margraf und Müller-Spahn 2009; Basiswissen: Arolt et al. 2011) ist ein Teilgebiet der Medizin (vgl. Überschneidungen mit der Klinischen Psychologie), deren Anwendungen (Diagnosen Erstellung, Therapie, Interventionen, Präventionen) zur Behandlung von psychischen Störungen sowohl in Praxen als auch in Kliniken und Krankenhäusern durchgeführt werden. Die psychischen Störungen werden uneinheitlich klassifiziert. Die Internationale Klassifikation psychischer Störungen ICD-10 Kapitel V (F) der WHO (Dilling et al. 2013; Dilling und Freyberger 2015) kann als Leitorientierung dienen und gilt als Nachschlagewerk. Hier können nur Beispiele gegeben werden, die aber das Spektrum psychischer Störungen (s. dazu ausführlich: Wittchen et al. 1998; Wittchen und Hoyer 2011) wenigstens andeuten sollen: Störungen durch psychotrope Substanzen wie Amphetamine oder Hypnotika; Hirnschädigungen wie Demenz oder Schädel-Hirn-Traumen; Verhaltensstörungen wie Reaktionen auf schwere Belastungen oder Zwanghaftigkeit, affektive Störungen wie Manie oder Depression, phobische Störungen wie Platzangst oder Examensangst, Essstörungen wie Anorexie oder Bulimie. Für Menschen, die unter solchen Krankheiten leiden, sind medikamentöse und psychotherapeutische Behandlungen vorgesehen. Die Hauptzielsetzung psychiatrischer Bemühungen liegt in der Stärkung oder Wiedergewinnung der Selbstbestimmung (*empowerment*) der Patienten. Die

zur Anwendung kommenden Psychotherapien sind recht unterschiedlich, und zwar sowohl hinsichtlich der theoretischen Grundlagen, den daraus abgeleiteten Behandlungsmethoden, der Zeitdauer und nicht zuletzt auch der – meistens von den Krankenkassen übernommenen – Kosten.

Psychosomatik

Die Psychosomatik (Theorie und Praxis: Adler et al. 2013; einführende Lehrbücher: Rudolf und Henningsen 2013; Ermann et al. 2014) ist ein medizinischer Bereich, der somatische und psychische Prozesse erforscht, untersucht und behandelt. Überschneidungen mit psychiatrischen Versorgungsmethoden kommen häufig vor (Beispiel: Essstörungen). Somatopsychosoziale Ansätze (Beachtung von körperlichen, seelischen und sozialen Gegebenheiten und Einflussfaktoren des Patienten) sind gegenwärtig eher die Regel als die Ausnahme. Das Beispiel Herzphobie zeigt, dass auch für Beschwerden, denen keine feststellbaren organischen Befunde zugrunde liegen, gesonderte Behandlungsformen zur Verfügung gestellt werden können. Typische, beispielhaft zu nennende Krankheitsbilder der psychosomatischen Klassifikation sind: Konversionsstörungen (neurotische oder dissoziative Störungen), Angststörungen mit körperlichen Beschwerden, markante Schlafstörungen, körperlich-seelische Folgen von Konflikten wie Alkoholabusus.

Psychologie

„Psychologie" oder „psychologisch" sind Worte, die im Alltagsgebrauch nahezu inflationär gebraucht werden (z. B. Psychologie der Frau, die psychologische Verhandlungsführung, das psychologisch wichtige Tor kurz vor dem Halbzeitpfiff). Neben anderen Faktoren sind für die vielfältigen Verwendungen, die meistens unreflektiert und ohne inhaltliche Kenntnis in die Gespräche oder Texte eingebaut werden, wahrscheinlich drei Gründe ausschlaggebend. Zum einen finden manche Personen die so unterschiedlich zu deutenden Worte einfach schick, zum anderen herrscht die Überzeugung vor, jeder Mensch verstünde etwas von der Seele, weil er sich Menschenkenntnis erwerben kann, und so könne er deshalb auch darüber reden oder schreiben, zumal der Hauch von Undurchschaubarkeit, Mystik und wie auch immer geartetem Unbewussten Neugier weckt. Letztlich suggerieren die in großen Mengen vertriebenen populärwissenschaftlichen Bücher und Zeitschriftenartikel sowie die sich als Lebenshilfe ausgebenden Ratgeber häufig eine erschreckend vereinfachende (weil völlig unangemessene), verzerrte und zur Sensation aufgebauschte Sichtweise von psychologischen Merkmalen und Ereignissen. Doch der oft populär-fadenscheinige Gebrauch der Worte Psychologie oder psychologisch wird seit kurzer Zeit mit dem bereits erwähnten herablassend-kritischen Wort „Küchenpsychologie" teilweise entlarvt. Ein verständnisvoller und angemessener Zugang zur eigenen Seele dürfte damit nicht zu erreichen sein. Das ist mit einiger Sicherheit eher von der nachfolgend skizzierten akademischen Psychologie zu erwarten. Deren Realität ist sehr viel nüchterner, unspektakulärer und erfordert von den Psychologen hohe Kompetenz auf Gebieten wie: Biologie, Philosophie, Aufbau von Organisationsstrukturen, Pädagogik, sozialen Zusammenhangsanalysen, Statistik und Mathematik, Physiologie und in Teilen auch Medizin sowie Literatur, Musik und darstellende Kunst.

Warum das so ist? Die akademische Psychologie (Einstieg und Historie: Pritzel 2016; Lehrbücher: Meyers 2014; Gerrig und Zimbardo 2014) ist eine Wissenschaft, die sich zum Ziel gesetzt hat, Lebensformen, Lebensstrukturen und Lebensprozesse, die sich in der körperlichen und seelischen Entwicklung, im Verhalten, im Erleben und in mentalen Abläufen ausdrücken, zu beschreiben, zu analysieren, zu prüfen und zu erklären. Das ist nicht nur ein sehr breites Spektrum, sondern auch ein sehr anspruchsvolles Vorhaben, das aber auch einsichtig macht, warum eine vielfältige Kompetenz im Wissen und bei den Anwendungen notwendig ist. Aus dieser Perspektive wird dann verständlich, dass die Psychologie gegenwärtig kein einheitliches wissenschaftliches Fach darstellt, sondern mehrere differente Bereiche, unterschiedliche Theoriekonzeptionen und verschiedenartige Methoden aufzuweisen hat. Daraus ergeben sich für die berufliche Praxis sehr viele, variantenreiche und gesellschaftlich relevante Tätigkeitsfelder beispielsweise als Schul-, Betriebs-, Verkehrs-, Medien-, Sport-, forensischer, klinischer oder lehrender und forschender Psychologe, Personalleiter, Berufsberater, Mediator, die sich oft durch erweiternde Schulungen zu Spezialisten u. a. in Traumatologie, Psychotherapie, Neuropsychologie, Bildungswissenschaften, Methodik und Statistik ausbilden lassen (vgl. Informationen bei: Berufsverband Deutscher Psychologen, BDP; Deutsche Gesellschaft für Psychologie, DGPs). Psychologen haben es also in hoher Zahl mit gesunden Personen zu tun und nach meistens zusätzlicher mehrjähriger Ausbildung auch mit Menschen, die unter Leidensdruck stehen und seelische Beschwerden bzw. Verhaltensstörungen haben. Furnham (2010) bemerkt in der Einleitung zu seinem originell verfassten Buch *50 Schlüsselideen Psychologie* zutreffend:

> Psychologie-Neulinge sind häufig überrascht von der Vielfalt der Themen, die Psychologen erforschen – von Träumen über Größenwahn, Computerphobie, Ursachen von Krebs, Gedächtnisfunktion und Entstehung von Überzeugungen bis hin zu Alkoholismus. In wichtiger und nützlicher Weise lehrt die Psychologie den interessierten Menschen ein reichhaltiges Vokabular, das er nutzen kann, um Verhalten zu beschreiben und zu erklären (S. 3).

Die Vielfalt der Perspektiven, der Themen, der Theorien, der Methoden, der Anwendungsgebiete ist zwar eine Bereicherung für die Wissenschaft und insbesondere für das Verständnis seelischer Zustände und Lebensprozesse, birgt aber auch die Gefahr, sich zu verzetteln oder in sehr spezielle Teilbereiche zu versenken und zu verlieren. Ein möglicher Zerfall der Psychologie, ihre bisherigen Krisen und Kontroversen bringen Galliker (2016) zu der berechtigten Frage: „Ist die Psychologie eine Wissenschaft?" Damit wäre nicht nur die wissenschaftstheoretische Positionierung der Psychologie, nach geistes-, naturwissenschaftlicher oder sozialer Ausrichtung neu zu diskutieren, sondern auch die nicht zu übersehende Möglichkeit, wie einer zukünftigen Teilübernahme oder Substitution durch andere Wissenschaften wie Neurologie, Informatik, Philosophie, Bildungswissenschaft, Ethnologie und Anthropologie, Biologie, Immunologie, Mediengestaltung, Soziologie zu begegnen sei.

Die Probleme, denen sich die Psychologie oder einzelne Teilbereiche von ihr heute zu stellen haben, betreffen nicht nur Zuordnungen, Methoden, Erklärungsansätze, analytische und/oder holistische Betrachtungsweisen, Schwerpunktsetzungen, Erwartungshaltungen der Gesellschaft, sondern auch Probleme des Wegdrängens und der Zulässigkeitsbeschränkung (z. B. Subjektivität vs. Objektivität), der Relevanz und vor allem der praktischen Bedeutung. Damit in engster Beziehung steht die Notwendigkeit einer Rückbesinnung und erneuerten Reflexion über zu beschreibende, zu erforschende, zu erklärende und/oder zu behandelnde Lebensinhalte. Es wäre für das Verständnis der menschlichen Seele sicher ein erheblicher Schritt zu besserer Erkenntnis, Prognostik, Hilfestellung und therapeutischen Möglichkeiten, wenn neben einer Theorierevision nicht nur ein Überdenken der Methodik, sondern eine exakt zu begründende Abstimmung zwischen ihr und dem zu untersuchenden Phänomen, d. h. dem zentralen Inhalt, um den es geht, erfolgt. Sehr hoch kontrollierte Untersuchungsplanungen mit exkludierten Störfaktoren, restriktiven Instruktionen und Anordnungen, die den teilnehmenden Probanden kaum mehr Verhaltens- oder Erlebnisalternativen anbieten, prüfen oft Hypothesen, die entweder wie sich selbst erfüllende Prophezeiungen daherkommen oder sich auf Inhalte beziehen, die nur noch eine schwach ausgeprägte und vage Nähe zur alltäglichen Lebensrealität aufweisen.

Einem jungen Fach wie der akademischen Psychologie steht es durchaus an, sich selbstkritisch zu hinterfragen, mit welchen Inhalten, wissenschaftlichen Positionierungen und praktischen Verwendungspräferenzen sie den zukünftigen Anforderungen und Erwartungen der Gesellschaft an psychologisches Handeln gerecht werden könnte. Das betrifft vordringlich Veränderungen in Struktur und Inhalt der Ausbildungssysteme an den Universitäten und

(Fach-)Hochschulen nach den neuen internationalen Studienordnungen und Studienabschlüssen (Bachelor of Science, BSc; Master of Science, MSc).

Wenn man wissen möchte, wie es um die eigene Seele bestellt ist, und wenn man darüber von einem Fachmann informiert werden will, dann ist man bei einem an einer Universität oder einer vergleichbaren Institution examinierten Psychologen an der richtigen Adresse.

Allerdings wäre es von Vorteil, zu wissen, welche Kenntnisse über welche Inhaltsgebiete diese Person im Laufe ihres Studiums oder in der Zusatz- bzw. Weiterbildung erworben hat. Dann könnte man auch in etwa abschätzen, über welche Fragen, persönlich interessierende Themen und Probleme, eventuell anstehende Prüfungen (Tests), therapeutische Interventionen, Ergebnisse aus verschiedenen Forschungsbereichen etc. ein Gespräch zu führen oder gegebenenfalls eine Behandlung anzufangen wäre.

Um den gegenwärtigen Stand der Studieninhalte wenigstens exemplarisch zu skizzieren und damit aufzuzeigen, welche Themengebiete abgehandelt und dabei vorrangig in den Fokus genommen werden, folgt eine Aufstellung der einzelnen Studienfächer mit exemplarischen Angaben zu deren hauptsächlichen Inhalten.

Aufstellung der (gängigen) Fächer im Bachelorstudium Psychologie (nach Reuter 2014, S. 210; modifiziert und mit Beispielen ergänzt):

- Allgemeine Psychologie
  - Sinneswahrnehmung (z. B. visuelle Wahrnehmung: Raum, Zeit, Bewegung)
  - Emotion und Motivation
  - Gedächtnis und Lernen
  - Kognition (Denken, Problemlösen, Entscheiden, Sprache)
- Methoden
  - Wissenschaftstheorie (Festlegung von Kriterien für die Wissenschaftlichkeit eines Faches, u. a. logische Konsistenz, Präzision, Prüfbarkeit; Theoriekonstruktion; Modalitäten zur Erlangung wissenschaftlicher Erkenntnisse)
  - Empirie (operationale Definitionen, Untersuchungsplanung, Messtheorie, Statistik, Bildung formaler Modelle)
  - Inhaltsanalyse (z. B. Textanalysen von Berichten, Aufsätzen, Erfahrungsprotokollen)
  - Evaluation (bewertende Beschreibungen, Verfahrensweisen und Analysen zur Einschätzung beispielsweise von Zuständen, Planungen, Lehrinhalten mit zugehöriger Didaktik, von zu erwartenden Veränderungen und deren Effekten – in der Forschung meistens nach definierten Kriterien)

- Persönlichkeitspsychologie und Differenzielle Psychologie
  - Methodik zur Erfassung, Klassifizierung und Analyse von Persönlichkeitsmerkmalen (z. B. Eigenschaften, Gewohnheiten)
  - Informationen über interindividuelle Differenzen (z. B. Verhaltensmerkmale, Leistungsvermögen, Psychodynamik, Genetik)
  - Persönlichkeitsentwicklung
- Sozialpsychologie
  - Sozialisation
  - Entwicklung sozialer Beziehungen, Attraktion und interpersonale Kommunikation
  - Individuum und Gruppe
  - Beziehungen zwischen Gruppen
  - Kognitive Anpassung in sozialer Umwelt
  - Zuschreibungstheorien (Attribution)
  - Einstellungen und (Wert-)Haltungen
- Entwicklungspsychologie
  - Entwicklungsphasen, -stufen
  - Vererbung – Umwelt
  - Eltern-Kind-Beziehung und familiäre Interaktionen
  - Lernpotenziale
  - Pubertät
  - Leben im Alter
- Psychologische Diagnostik
  - Beobachtungsverfahren
  - Interview
  - Testtheorie und Konstruktionsprinzipien psychometrischer Tests und Fragebogen (nach Gütekriterien)
  - Übersicht über bewährte wissenschaftliche Tests und Fragebogen (z. B. Persönlichkeitstests, Leistungstests, Fragebogen zur Arbeit im Team)
  - Diagnostik und Intervention in verschiedenen psychologischen Teilbereichen (z. B. Schule, Beruf)
- Klinische Psychologie und Psychotherapie
  - Grundlagen der Klinischen Psychologie (z. B. bio- und neuropsychologische, soziopsychologische, lernpsychologische)
  - Diagnosen und Prognosen
  - Beschreibung, Klassifikation und Behandlungsmöglichkeiten psychischer Störungen (z. B. Angst-, posttraumatische Belastungs-, Zwangs-, depressive Störungen)
  - Verfahrensweisen (z. B. Gespräche, Entspannungsverfahren, kognitive Therapie, Stressbewältigungstraining, Reizkonfrontationsmethode)

- Pädagogische Psychologie
  - Erziehung und Erziehungsberatung
  - Formen des Lehrens und Lernens
  - Lernsituationen und Lernumwelten
  - Lernstörungen und Schulversagen
  - Begabungsforschung
  - Bildungsforschung
  - Unterrichtsevaluation
- Neuropsychologie/Biologische Psychologie
  - Grundlagen von Anatomie und Physiologie (vornehmlich des zentralen Nervensystems)
  - Sinnesanatomie und -physiologie
  - Hormone (Endokrinologie)
  - Bewusstsein
  - Schlaf-Wach-Rhythmen
  - Biopsychologische Grundlagen (z. B. Wahrnehmung, Lernprozesse, Emotionalität, Sexualität, Stress, Schmerz, Motorik)
  - Plastizität von Gehirnfunktionen
  - Einführung in Forschungsmethoden, z. B. mit Geräten zur grafischen, bildlichen oder digitalen Registrierung physiologischer Prozesse (z. B. Elektroenzephalografie (EEG) zur Dokumentation hirnelektrischer Aktivität) oder z. B. zur computergebundenen Erfassung von Strukturen und Funktionen von Organen und Gewebe mit dem bildgebenden Verfahren z. B. Magnetresonanztomografie (MRT)
- Arbeits- und Organisationspsychologie
  - Grundlagen, Methoden und Ziele
  - Arbeit (Bedeutung, Gestaltung, Effekte, Sicherheit, Entlohnung, Zufriedenheit, Belastung, im Team, Zeitbudget)
  - Organisation (Begriff, Konzepte, Theorien)
  - Personal (Einstellung, Beurteilung, Auswahl, Fluktuation)
  - Mitarbeiterführung
  - Konfliktanalysen und Lösungsstrategien
  - Betriebsklima
  - Management

Reuter (2014) erwähnt noch Rechtspsychologie und Kulturvergleichende Psychologie, die im Bachelorstudiengang jedoch keine obligatorische oder herausgehobene Position einnehmen, sondern eher als zusätzliches Lehrangebot zu verstehen sind.

Die Weiterbildung zum Master of Science (MSc) dient vor allem der Vertiefung und kritischen Würdigung von Lehrinhalten übergeordneter

Fachgebiete (z. B. Entwicklungs- und Klinische Psychologie, Arbeits- und Organisationspsychologie) und der anwendungsorientierten bzw. forschungsorientierten Schwerpunktausbildung über Pflicht- und Wahlmodule. Da die einzelnen Universitäten und Institutionen in Deutschland unterschiedliche Fächerangebote vorlegen, empfiehlt sich eine entsprechende Recherche im Internet (z. B. www.psychologie-studieren.de).

Mein Erstaunen war sehr groß. So eine breitgefächerte Ausbildung hatte ich nicht erwartet. Allerdings vermisste ich einen Hinweis, wie diese Vielfalt für ein Verständnis der eigenen Seele zusammenzufügen wäre. Eckart druckste herum und meinte, das wäre tatsächlich ein Problem und ein Manko. Dann wurde er aber sehr viel gesprächiger. Der bekannte Psychologe Dietrich Dörner (2001) hätte in einem Buch den Versuch unternommen, einen Bauplan für eine Seele zu entwickeln und er hätte das folgendermaßen kommentiert und begründet: „Die Seele ist ein informationsverarbeitendes System. Um zu verstehen, was das bedeutet, bauen wir uns am besten eine." Das sei ein sehr origineller Ansatz, den er mir demnächst einmal etwas näher erläutern wollte (dazu ist es aber leider nicht gekommen; muss ich also mal selbst lesen).

In meine Achtung vor dem Umfang und der kompakten Fülle der Inhalte in den Teilbereichen drängte sich der Zweifel, wie so ein Pensum regelgerecht in sechs Semestern zu schaffen sein sollte. Ich konnte mir nicht vorstellen, dass die einzelnen Fächer in dieser Zeit gedanklich wirklich durchdrungen werden konnten, dass verschiedene Positionen miteinander hinreichend zu vergleichen waren, dass eigenen Überlegungen genügend Raum gegeben werden konnte. Wie sehr können die Studenten verunsichert sein – wie ich es war, als ich das las –, wenn sie bei Sir Karl R. Popper (Ausgabe: 2003) erfahren „Alles Leben ist Problemlösung" und dass es statt einer ständigen Suche nach Bestätigung einer Theorie vernünftiger sei, nach Belegen zu suchen, die deren Falsifikation (Widerlegung durch gegenteilige Fakten) nahelegen würden. Wie sehr sind sie möglicherweise irritiert oder herausgefordert, wenn sie, die doch in der Wissenschaft nach Wahrheit in der Lebensrealität suchen, bei Watzlawick (2005, 2015) mit der Frage konfrontiert werden Wie wirklich ist die Wirklichkeit? oder erfahren, dass die Wirklichkeit möglicherweise vom Menschen erfunden sei. Reichen die drei Jahre bis zum Bachelor tatsächlich aus, um sich ernsthaft und mit genügender Sachkenntnis solchen Problemen zu stellen? Vielleicht sind die auf sie zukommenden sprachlichen Schwierigkeiten (z. B. Fachsprache, Ausdrucksgenauigkeit) zunächst eher sekundär, letztlich aber doch von Bedeutung, denn die Sprache ist das entscheidende Medium der Psychologen im Umgang mit den sich ihnen anvertrauenden Personen.

Mir ging noch durch den Kopf, dass im Herstellen von Vertrauen die wohl wichtigste Voraussetzung für eine effektive psychologische Berufsausübung zu sehen ist. Wie lernen junge Menschen in so kurzer Zeit Empathie, wie können sie eigene Fehler und Mängel erkennen und abstellen, wenn sie beispielsweise andere Menschen beraten, sie mit Tests prüfen, mit ihnen Lernprogramme realisieren oder wenn sie Therapien durchführen? Wie können sie das Vertrauen derjenigen Menschen erwerben, mit denen sie beruflich zu tun haben? Wer kontrolliert so etwas? (Und dann auch: Wer kontrolliert die Kontrolleure?) Eckart verwies auf Supervision (die er mir später noch erklären will) und musste eingestehen: zumindest manchmal, vielleicht zu kurz, mit möglicherweise auch zu wenig differenten Fallbeispielen …

Angenommen, das mit dem Vertrauen könnte irgendwie klappen, dann würde mich aber noch sehr interessieren, wie Psychologen zu ihren Erkenntnissen und daraus abgeleiteten Anwendungen kommen. Wie funktioniert bei ihnen die Forschung, wie prüfen und interpretieren sie Ergebnisse? Warum sind Theorien überhaupt erforderlich, welche Rolle kommt ihnen zu? Und Therapien: Was passiert da eigentlich? Eckart zeigte sich erfreut: „Du bist ja richtig neugierig! Mir fällt dazu etwas ein, wie wir deine Fragen sinnfördernd (er mochte dieses Wort!) beantworten können. Aber das verrate ich dir noch nicht, denn ich muss erst noch überlegen, wie es praktisch gehen könnte! Dir empfehle ich inzwischen, dich der Literatur in Form der Belletristik zuzuwenden, denn – ich meine das wirklich so – es ist ein Segen, dass es sie auch für das Verständnis der eigenen Seele gibt.“

2.3 Belletristische Literatur

Ob er sich denn überhaupt ein Leben ohne Musik vorstellen könne, wurde ein Gitarrist von einem Rundfunkmoderator gefragt. Die Antwort war: „Nein!" Frage und Antwort ließen sich wahrscheinlich auch auf Literatur wie Romane, Gedichte, Märchen, Erzählungen, auf Gemälde und Skulpturen, Filme, Theaterspiel und Tanz ausweiten. Ein menschliches Leben ohne Kultur ist wohl nicht vorstellbar. Dafür lassen sich verschiedene Gründe angeben. Zum Beispiel hat bisher jedes menschliche Zusammenleben Kulturproduktionen hervorgebracht. Das liegt wahrscheinlich hauptsächlich daran, dass sie die Psyche (den „Hauch") spürbar werden lassen, dass sie uns dadurch vermitteln, empfinden und begreifen lassen, was eine lebendige Seele ist. Die Vitalität im Erleben ergibt sich auch aus Kombinationen von kulturellen Anreizen, wie sich bei Musik und Tanz zeigt. Musik löst bei uns unmittelbare und meistens sehr intensive Gefühle aus, sei es Freude, Sehnsucht, Trauer, oder eben auch Bewegungsdrang – wir fühlen unsere Seele atmen, fühlen dadurch eigenes Leben. Wenn wir in einem Buch vom Schicksalsweg eines Menschen lesen, spüren wir in uns eine Spannung aufsteigen, die anhält, bis wir das Ende kennen. Erfahren wir von der träumerischen Sehnsucht eines Mädchens, auf das Meer hinaus zu segeln, dann haben wir für Momente den Wunsch, an Bord zu kommen und das Mädchen zu begleiten. Wir sind so sehr von der Sorge einer Mutter um das Leben ihres kranken Kindes in einem Film berührt, dass wir unsere Tränen kaum unterdrücken können. In solchen Augenblicken empfinden und verstehen wir unsere Seele unmittelbar, unsere Identität ist dann Seelenleben.

„Wenn die Musik der Liebe Nahrung ist, spielt weiter." Das ist der Beginn in Shakespeares Theaterstück *Was ihr wollt* (*Twelfth Night*; Ausgabe: 1967). Die Musik nährt eines der stärksten und bedeutendsten Gefühle, die der Mensch erleben kann. Literatur führt uns in eine Sphäre, in die wir uns hineinbegeben können und die uns vertraut vorkommt. Wir erhalten Anregungen, lassen Empfindungen sich ausbreiten, verstehen die Zusammenhänge, bilden Sinnstrukturen und stellen Vergleiche mit unserem eigenen Lebensablauf an.

Das hatte und hat Folgen, wie wir aus unserer Entwicklung von der Kindheit ins Jugendalter bis zum Erwachsenen erfahren haben und wissen. Die Märchenfiguren halfen beim Einschlafen, bereicherten die Kinderträume des Nachts und am Tage und weckten Gefühle wie Bangen, Stolz oder Mitleid. Wer *Billy Jenkins* oder *Tom Prox* gelesen hatte, der wusste, was einen Draufgänger ausmacht, der im Wilden Westen stets für „das Gute" kämpfte und „das Böse" besiegte. Wer Else Urys *Nesthäkchens Backfischzeit* oder *Nesthäkchen fliegt aus dem Nest* (Ausgabe: 2015a, b) gelesen hatte, wusste, welche Wirrungen mit der Pubertät verbunden sind und welches Gefühlsfeuerwerk sich dabei abspielen kann. Tom Prox oder Prinz Eisenherz hatten auch mal Gefühle, aber nur kurz – sie mussten ja kämpfen. Die Neugier, mehr von Abenteuern, Freundschaften, Lebensverstrickungen, von Männlichkeit oder Weiblichkeit, von Enttäuschung, Glück und Liebe oder vom Tod zu erfahren, war bei Jungen wie Mädchen geweckt und verlangte nach immer neuer „Nahrung". Die Bücher und Hefte halfen zunächst einmal dabei, mit sich selbst ein wenig besser klarzukommen, denn die Akteure in den Geschichten dienten als verklärte Idole, von denen man sich etwas abgucken konnte – aber eigentlich repräsentierten sie die Vorstellungen der Autoren, nach denen sich die Jugendlichen richten sollten.

Das änderte sich mit zunehmendem Alter und vielseitigen, attraktiven Leseangeboten. Jetzt war man selbst derjenige, den es zu verstehen galt, der einen Lebenssinn für sich suchte. Nun wurde nach Romanen, Erzählungen, Gedichten und Biografien Ausschau gehalten, über die sich Zugänge zum eigenen Erleben und Verstehen über Vergleiche auftaten. Philosophie wurde wichtig, Kunst und der Zauber von Möglichkeiten der Sprache waren attraktiv und beeindruckend – besonders nach der Lektüre von Gustav René Hocke (1987): *Die Welt als Labyrinth. Manierismus in der europäischen Kunst und Literatur*. Die durch die Schule eingebrachten Anregungen hingegen entfalteten meistens keine nachhaltigen Wirkungen, weil sie entweder zu weit vom eigenen Leben entfernt schienen oder auch waren, weil sie sprachlich oft muffig wirkten oder weil sie so lange „durchgekaut" wurden, bis sie jeden Reiz verloren hatten. Literarische Entdeckungen, die eigenes Denken förderten, waren gefragt: Was hatte die Welt zu bieten, wo war sie verletzlich, wie ließ sich Falschheit und Lüge erkennen, wann und wie konnte Freundschaft zu Liebe werden, mischt sich Gott in unser Leben ein oder lässt er uns bis zum Tod gewähren, ist Altruismus doch mit Eigennutz verbunden, überwindet die Liebe wirklich den Zweifel, versteckt sich der Sinn des Lebens nicht doch bloß im ipsativen (selbstbezogenen) Leben?

Informationen zum Verständnis der eigenen Seele sind sicher in einem Literaturbereich zu finden, der Werke mit „besonderer psychologischer Bedeutung" umfasst. Damit soll keine neue Literaturkategorie ins Leben gerufen werden, sondern lediglich eine Fokussierung auf Texte, die von der Thematik und Darstellungsform her psychologische Merkmale und Prozesse derart in den Vordergrund rücken, dass sie für den verständigen Zugang zur eigenen Psyche hilfreich sein können. Das gilt sicher für zwei Romane, die als Paradigmen für eine solche Literatur gelten können: *Anton Reiser* von Karl Philipp Moritz (Ausgabe: 1998, 2007) und *Der Mann ohne Eigenschaften* von Robert Musil (Ausgabe: 1978). Beide Werke kennzeichnet ein außerordentlicher Detailreichtum in den Schilderungen der Protagonisten und ihrer Lebensumstände.

Selten sind die erduldeten Herabsetzungen, die ständigen Demütigungen durch starrgläubige, miteinander zerstrittene Eltern, fordernde, nie anerkennende Lehrer und die Effekte durch ärmliche Verhältnisse im Hinblick auf einen jungen Menschen eindringlicher geschildert worden. Die daraus resultierenden psychologischen Fluchtversuche in ein Theologiestudium (er entwickelte eine Sucht, sich Predigten auszudenken) oder in die Schauspielerei und die vergeblichen Bemühungen um Sinnfindung in der Literatur oder dem Theater, der unablässige Antrieb durch Ehrgeiz, der völlige Mangel an Unterstützung oder Ermunterung durch Personen seiner Umwelt münden bei Anton Reiser in einem Selbstmordversuch. Die detaillierten Beschreibungen und Skizzen der sich abspielenden psychologischen Vorgänge, eingebettet in markante Darstellungen seiner Lebensumstände, rufen beim Leser nicht nur intensive Bilder hervor, sondern regen durch die ausdrucksvolle, treffsichere, ausführliche Sprache im Stil der damaligen Zeit auch sein Empfinden und Denken an. Es ist ein Roman über die innere Lebensgeschichte eines Menschen, über das Scheitern eines melancholischen Träumers, eines aus der Wirklichkeit gestoßenen Fantasten, dem leidvoll aufgezeigt wird, dass eingebildete Welten keine tragfähige Grundlage für die Bewältigung realer Anforderungen sind. Das ist ein Hinweis, der auch als Warnung in die Gegenwart passt, wenn Jugendliche sich allzu sehr in virtuelle Lebensformen versenken und einen Realitätsbezug kaum noch herstellen können. Denn dadurch verlieren sie sich viel zu häufig in sich selbst.

Geht das, „Urlaub vom Leben" machen, um dann über das rechte Leben nachdenken zu können, wie es Robert Musil in seinem fragmentarischen Roman *Der Mann ohne Eigenschaften* dem Protagonisten Ulrich als dessen Wunsch unterstellt? Ohne Eigenschaften zu sein, so wird Ulrich von seinem auf ihn eifersüchtigen Freund Walter charakterisiert: „Er ist ein Mann ohne Eigenschaften. So ein Mensch ist doch kein Mensch!" Die Distanz zu einem Leben, das nichts Neues mehr enthält, das im gewohnten politischen Kontext abstirbt und in schöngeistiger Konversation erstickt, ermöglicht Ulrich, eine Position ironisch-kritischer Kommentierung einzunehmen. Das Vorhaben einer „Parallelaktion" (aus Anlass zweier Jubiläen: Thronbesteigung von Kaiser Franz-Joseph und 30-jähriges Jubiläum von Kaiser Wilhelm II) ist der Grund für viele geistreiche, aber unergiebige Gespräche der Planer, die ins Leere laufen. Ulrich führt als Ehrensekretär im Zuge der gedanklichen Vorbereitungen für die patriotisch gemeinte Parallelaktion viele Unterredungen mit Personen aus dem Kreis der Monarchie. Seine Reflexionen über diese Konversationen und über philosophische Essays – in manchmal sperriger Sprache – werden mit gehöriger Ironie geschildert, die sozusagen die Begleitmusik des Niederganges der Monarchie, der Krise der bürgerlichen Gesellschaft und des Zerfalls ihrer Kultur ist. Ulrich fungiert als ein Berichterstatter, als ein Beobachter, der vage ist, ziellos, ambivalent, nicht einzuordnen und der Selbstdistanz hat – Merkmale, die dazu verleiten könnten, ihn deshalb ohne Eigenschaften zu sehen. Der Grund für seine Eigenschaftslosigkeit besteht jedoch darin, dass er mit so vielen Attributen versehen wird, dass aus der Beliebigkeit der Menge keine trennscharf kennzeichnenden Eigenschaften mehr zu erkennen sind. Gezeichnet wird die Psychologie des in sich selbst Abgekapselten, der zunächst ohne emotionalen Selbstbezug bleibt, der reflektiert, logisch strukturiert und der lediglich die sarkastische Kommentierung der auseinanderfallenden, öden Gesellschaft, die ihre ordnende Orientierung verloren hat, übernimmt. Ulrich ist einer, der die Erfüllung der Lebensansprüche in die Referenz der Mathematik verlagert, in der Strukturierung vorherrscht und Gleichungssysteme durch Kombinationen zur Gesamtlösung führen; einer, der darauf angesprochen, was es bedeute, von jemandem zu sagen, er sei „eine Seele von Mensch", darauf verweist, Seele werde etwas genannt, das in der Gesellschaft verloren und nicht mehr zu finden sei. Den Kontrapunkt konzipiert Musil in der Geschwisterliebe von Ulrich und Agathe als das neue, unerhörte, selbstgewählte „Leben in der Liebe", dessen Ausgang aber unbestimmt bleibt, weil Musil nur noch bruchstückhafte Sentenzen hinterlassen konnte.

Es handelt sich um zwei Romane mit ganz unterschiedlichen psychologischen Perspektiven: zum einen der an sich und seinen Lebensbedingungen und Lebenserfahrungen Leidende, zum anderen der kontrolliert Reflektierende in der Beobachterrolle, der in einer Geschwisterliebe eine neue Sinnfindung zu entdecken meint, die intensive Gefühle nicht ausschließt. Die durchlebten Widrigkeiten des Anton Reiser sind paradigmatisch für eine an sich selbst leidende Seele. Hingegen sind die bei Musil mit ironischer Kritik bedachten Konversationen und die Aufdeckung widersprüchlicher Lebensarten beispielhafter Grund und Anlass für eine neue Sinnsuche und einer der Norm entgegengesetzten Lebensgestaltung, die sich – wohl exemplarisch gemeint – in Form der Geschwisterliebe artikulieren soll. Ein wissenschaftlicher Text hätte die Genauigkeit, die Vielfalt und die Nuancierung in der Beschreibung der psychologischen Zustände und Abläufe nicht in so bestechender Form und nachhaltiger Eindringlichkeit darstellen können. Die literarische Komposition verdeutlicht, betont und intensiviert die Nähe der erlebten Ereignisse sowie der damit verbundenen seelischen Vorgänge und Lebensumstände der Protagonisten in einer Art und Weise, wie es andere Informationsquellen nicht vermögen.

Diese Einschätzung gilt auch für das Buch *Tanz im Dunkeln* von der Kanadierin Joan Barfoot (1985). Edna, die auf richterlichen Beschluss in die Psychiatrie eingeliefert wurde, grübelt darüber nach, was in ihrer 20-jährigen Ehe so in die falsche Richtung gelaufen ist, dass sie ihren Mann Harry umgebracht hat, der sie betrogen hatte. Schon am Anfang der Geschichte wird deren Spannweite zwischen Ordnungsliebe, Perfektion und der Katastrophe angedeutet (S. 5):

> Innen ist das Notizbuch mit dünnen grauen Strichen liniiert, ein rosa Streifen markiert den Rand jeder Seite, und in jeden Rand sind drei Löcher gestanzt, rund und präzis, überhaupt nicht wie die Löcher, so unregelmäßig und ohne Zwischenräume, die ein Messer in einen Körper sticht. Etwas beruhigend Ordentliches geht von diesem Buch aus, so dass man sich gezwungen fühlt, die Seiten entweder leer zu lassen oder sorgfältig zu beschreiben, makellos, spürbar sich mühen mit der Makellosigkeit. Ich weiß Dinge zu schätzen, die sorgfältig, vollendet und makellos sind.

Das Bemühen um die Erfüllung von Erwartungen, die Edna an ihre Ehe gehabt hat, ist zu ahnen. Und immer wieder quält sie die Frage nach dem Warum. Hat sie, die alles in Notizbücher schreibt, von Rosen und auch von angeschlagenen Stellen an den Flurwänden, die einen Stift auseinandergenommen hat, um zu sehen, wie er funktioniert, die ihre grauen Haare vergeblich zählt, um festzustellen, ob es mehr geworden sind, die Mängel an sich und anderen bemerkt – hat sie etwas Wichtiges übersehen?

Ich bin ein anderer Mensch. Wie in einer späten Julinacht geboren. Eine häßliche Geburt ist das, mein Leben durch seins, etwas Schreckliches. Ich sollte Schuld und Gram empfinden. Ich fühle mich ein bißchen schlecht dabei, daß ich nichts dergleichen empfinden kann. Die neugeborene Edna ist offenbar irgendwie deformiert. Es ist schwierig, die andere ins Gedächtnis zu rufen. Die Jahrzehnte gedankenlos und wahllos verbracht hat, trotz all der Ordnung […] Gab es wirklich einen übersehenen Fleck, ein unbemerkt gebliebenes Detail? Oder etwas ganz anderes: Harry und mich. Oder nur mich (S. 180 f.).

Das ist der Tanz im Dunkeln, der in Ednas Gehirn stattfindet. Was für eine kurz gefasste Einsicht, sich möglicherweise selbst übersehen zu haben! – oder der eigenen Seele keinen Raum, keine Entfaltung, keine Aufmerksamkeit gegeben zu haben, ausgerechnet sie, die doch sonst den geschärften Blick für Details hatte, für die ungetrübte Sicht durch saubere Fenster, die nach Vollkommenheit Ausschau hielt. „Vielleicht hätte ich ein paar Teile von mir unbedeckt lassen sollen. Denn ich habe Stimmen nicht gehört und Zeichen nicht gesehen. Ich hab so viel verpasst" (S. 189). Sie hätte sich mehr um ihre Seele kümmern müssen, deren kleinste Veränderungen beachten, sich darum bemühen sollen, herauszufinden, was Gewohnheiten bedeuten und anrichten können. Barfoot gelingt es mit ihrer subtilen Erzählweise, Einblicke in die Gedanken und Empfindungen von Edna zu gewähren, sodass der Leser ihre Seele verstehen kann.

Shakespeare (Ausgabe: 2002) zu lesen oder seine Stücke im Theater zu erleben, wird mit der immer gleichen Einsicht verbunden sein, menschliches Leben könne nicht umfänglicher, genauer, eindrücklicher, überdauernder und durchdachter geschildert werden als bei ihm. Es ist, als ob wir vor einen besonderen Spiegel gestellt würden, der uns nicht den Körper zeigt, sondern die Seele mit ihren Windungen, dunklen Tiefen, strahlenden Flächen, glänzenden Erhebungen, komischen Verrenkungen, Narben und Wunden. Nichts kann versteckt werden, nichts ausgelassen, nichts überdeckt, was den Menschen in seinen Lebensarten letztlich ausmacht. Komödien, Dramen und Tragödien beleuchten psychologische Vorgänge in ihrer farbigen Vielfalt, ihren närrischen Verwicklungen, ihrer spielerischen Leichtigkeit, ihrer Hinterlist und Lüge, ihrer ungeheuren Wucht, ihrem unaufhaltsamen Lauf ins Unglück oder Verderben, ihrer mörderischen Brutalität. Das alles ist zwar Spiel, jedoch nach Struktur und Regeln wie im realen Leben gestaltet, mit Hintergrund, Gedanken, präziser Beobachtung, unabweisbarer Schlussfolgerung und einprägsamen Beschreibungen und Abbildungen der Psyche. Dies ist der leicht erreichbare und zielführende Zugang zur Seele – auch der eigenen.

Elke Heidenreich (2002; Text) und Tom Krausz (Fotos) haben mit *Macbeth Schlafes Mörder* ein literarisches und optisches Kleinod geschaffen, das viele psychologische Facetten der Tragödie *Macbeth* von Shakespeare kommentierend aufdeckt und Beziehungen zur gegenwärtigen Politik, Wirtschaft und sozialer Kultur herstellt. In Wort und Bild werden aus der Sicht der beiden große Themen der Tragödie – wie Machtgier, Mordlust, Brutalität, notwendige Ergebenheit oder Machbarkeit und Lenkung des Schicksals, Zerrbilder der Fantasie, das Dunkel, die Naturgewalt, „das Böse", der Übergang von aufwühlenden Gefühlen in krankhafte Affekte, die Suggestion der mörderischen Notwendigkeit – mit sprachlicher Prägnanz und starker bildlicher Eindrücklichkeit analysiert und dargestellt. Die Betrachtung der ambivalenten Seele von Macbeth (Schlächter und Liebender, furchtloser Kämpfer und zaudernder, ängstlicher Getriebener) durch Shakespeare und aus der Distanz durch Heidenreich/Krausz erneut reflektiert, ist nicht nur ungewöhnlich und präzisierend, sondern durch die Dopplung der Perspektive enorm bereichernd. Dadurch gelingen nicht nur differenzierte Einblicke in die Seele des Mörders, sondern es lassen sich verschiedene Bezüge zu Historie und Gegenwart aufdecken (z. B. Kreuzigung auf Golgatha, Zerstörung der Zwillingstürme in New York mit vielen Toten). Wahnvorstellungen, Machtfantasien, Ehrgeiz und Gier sind die Produkte der treibenden, fordernden und anstiftenden Seele, die keine Ruhe gibt, auch wenn der Blick ins eigene Innere Zweifel, Furcht und Ängste schürt. Die innere Unruhe muss erschlagen werden durch die Tat. Jedoch das Ermorden eines Schlafenden bringt keine Ruhe, keinen Stillstand der losbrechenden Gewalt, keine Umkehr. Was möglich ist, muss getan werden – das erinnert an eine Politik, in der es nur darum gehen soll, das Mögliche durchzusetzen, oder an eine Wissenschaft, die sich darin gefällt, alles, was sie aufgrund ihrer vermeintlichen Erkenntnisse machen kann, auch tatsächlich umzusetzen.

Macbeth plagen Träume, Machtfantasien (bei Hitler wird daraus die „Vorsehung"), Prognosen der Hexen, die er nur in Teilen zu deuten weiß, und die Reden und höhnischen Demütigungen seiner Frau (Lady Macbeth), wenn er sich zu zögerlich gibt.

Die Lady bagatellisiert den herbeigesehnten Mord am schlafenden König Duncan durch eine Affinitätsbehauptung von Schlaf und Tod: „Schlafende und Tote sind Bilder nur" (2. Akt., 1. Szene). Macbeth hingegen meint in der gleichen Szene, Stimmen gehört zu haben, die rufen: „Macbeth mordet den Schlaf!" Schuldgefühle und ängstliches Zaudern müssen aber ausgeschaltet werden, um das hohe Ziel der Machtergreifung zu erreichen – also ermordet der Krieger feige den schlafenden König und danach noch Mitwisser und Menschen, die seine Macht gefährden könnten, denn Gewalt erzeugt noch mehr Gewalt (wie jeder Krieg belegt). Macbeth ist Täter (Mörder) und Opfer (der Machtgier, der Einflüsterungen und des unnachgiebigen Drängens seiner Frau).

Jetzt kommt die Frage nach den treibenden Faktoren dieser Tragödie in den Fokus: Gibt es eine überzeugende Schuldzuweisung, muss eine Schicksalsfügung bemüht werden oder ist der Zwang zum „Bösen" genuin? Ein Kernpunkt der Klärung ist für Heidenreich die Ergründung dieses „Bösen". Sie versucht, die Ansicht damit in Verbindung zu bringen, dass Menschen „so sind, wie sie sind", also letztlich nicht erklärbar. Es wird impliziert, dass „das Böse" als Entität, im Sinn einer für sich stehenden Ganzheit, existiert. Darüber kann man sich streiten. Lässt sich die sprachliche Dichotomie von „das Gute" und „das Böse", als ganzheitliche Grundzüge des Seelenverständnisses, rechtfertigen? Es lassen sich Zweifel anführen, die auf markante Probleme hinweisen.

Es dürfte Schwierigkeiten bereiten, bestimmte Handlungen in ihrer wertenden Bedeutung unter den gleichen Terminus „Ausdruck des Bösen" zu subsummieren. Die Untat der Mutter, mit der sie das Leben ihrer Kinder schützen will und muss, wäre ebenso wie die Vergewaltigung eines wehrlosen Menschen als „das Böse" zu verstehen – oder welche Grenzsetzungen und Verweise auf besondere Wechselwirkungen von situativer Kondition, beteiligten Personen und Ereigniszeitpunkt, d. h. Differenzierungen, wären notwendig und angezeigt? Die begriffliche Vereinheitlichung würde es vor allem erschweren, den Beginn von Ereignissen zu kennzeichnen, die wider Gesetz, Norm, Vereinbarung, Regel, Schutzgewähr, Moral und Ethik stehen. Es ist nicht sicher, wann „das Böse" beginnt:

Schon beim Gedanken an einen Betrug, bei dessen Planung, bei der einsetzenden Respektlosigkeit, beim Wegräumen von beeinträchtigenden Hindernissen, bei der Selbsteinredung der Notwendigkeit betrügerisch zu handeln, oder „erst" bei der Tatausführung?

Die Mehrzahl der menschlichen Handlungen besitzt eine hohe Komplexität, die es sehr schwer macht und mitunter unmöglich werden lässt, Beginn, Verlauf und Endprognose der Verhaltensweisen zu definieren oder unter einem Begriff zusammenzufassen. Die Aktionen sind meistens in netzartig miteinander verbundene Prozesse und Ebenen eingefügt, die unregelmäßige Abläufe, Sprünge und verschiedene Regelkreise aufweisen und sich deshalb nicht unbedenklich einer gemeinsamen Typik oder Funktion zuordnen lassen. Außerdem wäre dann noch zu klären, ob beim Menschen ein angeborener Zwang zum „Bösen" gegeben ist. Das berührt dann im Zuge des systemischen Denkens (s. Abschn. 5.2) Überlegungen, welche Freiheitsgrade die nachgewiesene Selbstorganisation des Organismus bei den eigenen Handlungen für deren tatsächliche Ausübung und Gestaltung nutzt bzw. welche Umweltfaktoren darauf direkt oder indirekt Einfluss nehmen können. Im systemischen Denken geht es um äußerst bedeutsame Klärungsversuche wie Grad der Selbstbestimmung, Art, Intensität und Häufung von Veränderungen durch externe Einflüsse, Stabilität oder Variabilität durch die Prozessdynamik, Effektverzögerungen, nicht lineare Verlaufsformen. Das sind alles gedankliche Konzepte, die einer vorschnellen, unangemessenen, unbegründeten und leichtfertigen begrifflichen Zusammenfassung und damit einhergehenden Verallgemeinerung entgegenwirken und auch beim Bemühen um ein Verständnis der eigenen Seele eine kardinale Rolle spielen.

Da war er wieder, der Begriff „systemisches Denken" auf den ich in letzter Zeit oft aufmerksam geworden bin. Ich werde Eckart bitten, mir ein wenig mehr darüber zu berichten, oder mir zu sagen, wo ich mich darüber schlau machen kann. Unter Selbstorganisation könnte ich mir vieles vorstellen und unter Prozessdynamik auch. Aber was davon ist richtig und hat etwas mit meinem Seelenverständnis zu tun? Ich weiß, erst mal abwarten – wie immer.

In vielen Werken der Weltliteratur finden sich psychologische Abhandlungen. Es geht dabei – und hier können nur einige Beispiele zur Illustration und Erinnerung herangezogen werden – um leidvolle Erfahrungen, um Konflikte zwischen Normbeachtung und Freiheitsdrang, um eigenwillige Lebensgestaltung, um Reifungsprozesse, um Rollendivergenzen, um Selbstmord, um Handlungsfolgen aus politischem Kalkül und auch um Liebe, Verrat, glückliche Fügung oder heitere Kritik. Dominiert in den Inhalten griechischer Tragödien oft die Verbindung von Schicksal und Schuld (wie bei Sophokles in *König Ödipus*, Ausgabe: 2015) oder die Verkettung von Hass und Rache (wie in seinem Schauspiel *Elektra*, Ausgabe: 2013), so sind die Komödien eher eine hintergründige Vorführung kritischer Denkpositionen oder politisch motivierter Anklagen in die psychologische Komponenten wie List, Durchsetzungsfähigkeit, Überzeugungskraft, Spott oder rhetorische Finessen (in *Die Frösche* und *Lysistrate* von Aristophanes, Ausgabe: 1972) eingewoben sind.

Klassische Werke aus Zeiten von Goethe, Dostojewski, Gorki oder Hesse behandeln sehr bedeutsame, psychologisch fundierte Themen wie Liebe, Hoffnung, Sehnsucht, Glaube, Zweifel, Angst, Tod, Gier, Macht oder Versuche der Selbstfindung. Als markante Beispiele lassen sich auswählen: Johann Wolfgang von Goethes *Die Leiden des jungen Werther* (Ausgabe: 2013a), worin die seelische Pein des unglücklich Verliebten bis zu dessen Selbstmord minutiös vorgeführt wird, und *Torquato Tasso* (Ausgabe: 2013b), der sich am Konflikt zwischen gesellschaftlich auferlegten Grenzen und dichterischer Freiheit aufreibt; ferner Fjodor Dostojewskis (Ausgabe: 1983) Roman *Der Idiot* (damals wegen seiner Epilepsie so genannt), der von dem

Fürsten Myschkin handelt, einem feinsinnigen Geist, der mit psychologischer Sensitivität die Lebensumstände anderer Menschen analysiert, aber erfolglos gegen das menschliche Elend Verstoßener seine Hilfsbereitschaft einzusetzen versucht, letztlich aber scheitert und in der psychischen Krankheit verkümmert. Russischen Schriftstellern wird nachgesagt, sie könnten sich besonders gut in psychische Zustände und Prozesse hineinversetzen, sie beschreiben und analysieren. Das gilt sicher auch für Maxim Gorki und sein zeitkritisches Schauspiel *Sommergäste* (1975). Darin verbringen zerstrittene, gleichgültige, nörgelnde Ehepaare, deren männliche Partner sich dem Alkohol ergeben oder sich in aufgeblasenen Selbstdarstellungen gefallen, einige Tage auf dem Land. Selbstmitleid, Überdruss und Langeweile herrschen in dieser Gesellschaft vor. Nur die jüngeren Sommergäste sind zu Loslösungen und (geistigem) Aufbruch in neue, humanere Lebensformen bereit. Die Persönlichkeitsanalyse des jungen Harry Haller in Hermann Hesses *Steppenwolf* (1999) ist von außerordentlich psychologischer Tiefe. Die Figur des „Steppenwolfs", ein Doppelwesen halb Mensch, halb Tier, symbolisiert den seelischen Kampf von Harry zwischen Anpassung an eine ihn umgebende kleinbürgerliche Künstlerkultur und seiner Sehnsucht nach Durchsetzung anderer Lebensgestaltung (Selbstbefreiung). Er fühlt sich in dieser Ambiguität einsam, zweifelt, wird kritisch und gelegentlich so verwirrt, dass er an einen Selbstmord denkt. Er steht unter dem Einfluss seiner Freundin Hermine, die ihn mit Maria zusammenbringt. Daraus entstehen für Harry erste sexuelle Erlebnisse, die er aber bald abbricht. Für ihn wird unter Drogeneinfluss das herbeigesehnte „Magische Theater", ein Ort, an dem es nur Bilder anstelle von Realität gibt, zum Ereignishöhepunkt, in dem er in Hermine sein Alter Ego sieht (hermaphroditischer Zauber). Harry leidet unter der Zerrissenheit, den Verwirrungen und Veränderungen, die aus seiner Seele kommen. Humor als Galgenhumor wird zur Maxime.

Aus diesen wenigen Beispielen der Weltliteratur lässt sich bereits erkennen, welche möglichen Einsichten, Strukturierungen, Erläuterungen, Klärungen, Einblicke, Sinnfindungen, Parallelen, nützliche Hinweise und Anwendungen daraus für das Verständnis der eigenen Psyche gewonnen werden können. Zunächst geht es für den Leser erst einmal darum, herauszufinden, wie viel das jeweilige Werk mit ihm selbst zu tun hat, welche Nähe sich zu ihm ergibt, welche Bedeutung der Text für ihn gewinnt. Es kann sein, dass die Berührungsbereiche das gesamte Werk umspannen oder sich nur für Teile ergeben. Das ereignet sich auf ganz unterschiedliche Art und Weise. Einmal wird man durch die rationale Konstruktion in das Geschehen hineingezogen, ein anderes Mal sind es starke Gefühle, die man aufnimmt und auf sich wirken lässt. Die eigene Seele bekommt Nahrung in Form von Gedanken und Empfindungen. Es lässt sich erkennen, wie die Protagonisten der Werke mit den gegebenen Ereignisabläufen umgehen, wie sie Gefahren meistern, Belastungen und Leid ertragen, Liebe auskosten, Hoffnungen entwickeln, Spannungen ertragen oder kühne Pläne schmieden. Der Leser durchlebt die Schilderungen mit, versucht sich wohl auch in die beschriebenen Erlebnisse hineinzuversetzen, fragt sich, was er in den dargestellten Situationen überlegt und getan hätte, welche Empfindungen oder Gefühlsschwankungen bei ihm ausgelöst worden wären, welche Bedeutung und Konsequenzen die erwähnten Szenen, Beziehungen, Anforderungen oder Handlungsnotwendigkeiten für ihn gehabt hätten. Ein Vergleich mit den eigenen Lebensabläufen ist entstanden – oder ausgeblieben, weil die Distanz zum berichteten Inhalt viel zu groß war. Auch wenn die Beziehung von literarischem Werk und Leser nicht zu einem gedanklichen, gefühlsmäßigen oder intensiven, bedeutsamen Kontakt geführt hat, so bleibt doch gerade diese Quintessenz für das Verständnis der eigenen seelischen Vorgänge von entscheidender Wichtigkeit. Denn dass mich ein bestimmtes literarisches Thema nicht berührt, nicht anregt, nicht anspricht, ist für die Einschätzung meiner Seele von großer Bedeutung. Umgekehrt sind es beispielsweise die fesselnden, spannungsgeladenen Inhalte von Kriminalromanen oder Dramen im Theater, die Offenbarung von Schicksalsschlägen, Untaten, Konfliktbewältigungen, Normverletzungen, erlebter Hilflosigkeit oder Unglück, die bei ihrer Kenntnisnahme und Verarbeitung erhebliche Wirkungen auf die eigenen seelische Prozesse der Selbstorganisation, der Werteerhaltung, der Verhaltensänderung, der Vorstellungskraft, der Bedeutungszumessung von Ereignissen oder der Selbsteinschätzung ausüben können.

Die hochfliegenden, aber zum Scheitern verurteilten Pläne des Anton Reiser oder die künstlerischen Traumgebilde des Torquato Tasso oder die Konfliktstrukturen des Ulrich als Mann ohne Eigenschaften oder des Fürsten Myschkin sind keine Spiegelbilder meiner eigenen Lebensgestaltung. Sie haben aber Bezüge zu meinen Lebensabläufen, sie sind Denk- und Vorstellungsmuster für Verhaltens- und Empfindungsweisen, Beispiele möglicher Lebenserfahrungen und Bewältigungsversuche psychischer Notlagen. Daraus ergeben sich für das Verständnis der eigenen Seele mögliche Hinweise auf Entstehungsbedingungen, Abläufe, Einflussfaktoren, Beziehungsnähe, Dauer und Intensität von kritischen Situationen, Konflikten, Barrieren und Misserfolgen. Ebenso können aus anderen literarischen Vorlagen Indikatoren für freudige Ereignisse, heitere Lebensphasen, glückliche Partnerschaften, Erfolge, Erfüllung von Sehnsüchten, Tröstungen und Hoffnungen abgeleitet werden. In Gedichten sind Zwischentöne zu entdecken, die die Befindlichkeiten einer Seele besser kennzeichnen als jede noch so angestrengte Grübelei über eigene Empfindungen in vergleichbaren Lebenslagen.

Ednas Reflexionen über die von ihr ausgeführte Ermordung ihres Ehemannes zeigen gänzlich andere seelische Perspektiven als die durch Machtgier, Geltungsdrang und Brutalität gekennzeichnete feige Tötung des König Duncan durch Macbeth. Edna spürt in Gedanken nicht nur die Auslassungen und die Mängel in ihrer Sichtweise auf ihre Lebensumstände auf, sondern sie erforscht mehr noch die Unzulänglichkeiten ihrer Psyche. Sie versucht, das Unfassbare fassbar zu machen. In solche prekäre Situationen gelangen auch andere Menschen, wenn sie sich eingestehen müssen, dass sie nicht erklären können, warum sie in einer bestimmten Lebensphase so und nicht anders gedacht oder gehandelt haben. Dem literarischen Beispiel ist zu entnehmen, dass der verdeckte Beginn und die schleichende Fortentwicklung des letztlich schädigenden Prozesses weder unentdeckt noch ohne Korrektur bleiben dürfen. Aus kleinen Abweichungen, minimalen Lücken oder kaum beachteten Zuflüssen entstehen oft dramatische Wendungen im Ereignisfortgang.

Das ist bei Macbeth ganz anders. Da wird nichts übersehen, da wird geplant, da werden Weissagungen als Orientierungspunkte aufgenommen und eigene Zweifel und Befürchtungen zur Seite geschoben. Der Ermordung gehen starke Kräfte voraus: Machtgier und zur Tat drängende Beeinflussungen der Lady Macbeth. Die Brutalität in der nachfolgenden mörderischen Katastrophe bei der Auslöschung vieler Menschen, die nur indirekt als Mitwisser und Randfiguren beteiligt sind, folgt einem Grundsatz, nach dem Gewalt immer neue Gewalt heraufbeschwört und nach sich zieht. Die Kräftespiele der Seele sind oft nicht fair, nicht zu entwirren und nicht zu steuern. Nun sind die Ereignisfolgen nicht immer so dramatisch wie bei Macbeth, aber auch in kleineren Ausgaben von bedenklichen Taten wird der Entscheidung nicht auszuweichen sein, dem Drängen, den Forderungen oder den Suggestionen nachzugeben oder sie wie ungebetene Belästigungen abzuschütteln. Das steht zuallererst, so zeigt die Literatur, in der Eigenverantwortung des Akteurs, wird aber dann möglicherweise in einen sich selbst erfüllenden Prozess hineingezwungen, aus dem es kein Entrinnen mehr gibt. Es zeigt sich die Verdammnis zur freien Entscheidung (nach Jean Paul Sartre), die immer die Selbstverantwortung in sich trägt. Wie die Seele zur Entscheidung findet, bleibt oftmals ein Rätsel, weil der Wahl viele Prozesse, Bewertungen und Erfahrungen aus der Vergangenheit vorausgehen und sich mit Zweifeln, Befürchtungen und wechselnden Vornahmen in der Gegenwart verbinden, sodass sie sich in einer stark vernetzten Konfiguration gegenseitig beeinflussen und miteinander interagieren.

Die gegenwärtige Literatur hat zwar andere Sprachformen und Themenschwerpunkte als ältere Werke, eröffnet aber nichtsdestoweniger Perspektiven auf ähnliche psychologische Bereiche. Wieder gilt: Für das Verständnis eigener seelischer Prozesse ist es hilfreich, Vergleiche mit ähnlich gelagerten Fällen anzustellen. Es kommt dabei darauf an, den Beginn und die Entstehungsbedingungen zu ergründen, die Entwicklung genau zu beobachten, die Zielrichtung auszumachen und das Ergebnis zu prognostizieren, abzuschätzen, ob Stabilität gegeben sein wird oder Labilität, und den Versuch zu unternehmen, die Sinnbezüge aufzudecken. Insofern sind – wie erwähnt – literarische Vorlagen als Modelle anzusehen, denen eine bestimmte Nähe zu eigenen Erlebensweisen zugeschrieben werden kann. Das äußert sich dann in typischen Redewendungen wie: „Das war bei mir genauso!" oder „Das kenne ich, so ist es bei mir auch".

Der Roman von Pascal Mercier (Pseudonym für den Philosophen Peter Bieri; 1995) *Perlmanns Schweigen* beschreibt in einer selbstreflexiven Darstellung sehr genau ein psychologisches Geschehen, dem weite exemplarische Geltung zukommt und das leicht nachzuvollziehen ist, weil ähnliche – aber vielleicht nicht so quälend lange und intensive – Erlebnisse wie im Roman damit verbunden sind. Selten ist eine innere Auseinandersetzung mit sich selbst als Sinnkrise so eindringlich, anschaulich und beeindruckend klar vor Augen geführt worden, wie in diesem literarischen Werk. Es geht um ein Erlebnis, von dem schon viele Menschen heimgesucht worden sind. Plötzlich zweifelt man an seiner Fähigkeit, das fortzusetzen oder zu tun, was man schon seit langer Zeit ohne Zweifel, ohne Verängstigung und ohne Misserfolge ausgeführt hat – der Sinn darin ist nicht mehr erkennbar. Die Zuversicht ist weg, das Vertrauen in das Vermögen verloren, die Sicherheit der Performanz ist verflogen, die Unsicherheit wächst, die Verzögerungen und Ausreden breiten sich aus, die schadlose Zielerreichung entschwindet in bedrohliche Ferne. Ersatzhandlungen werden gesucht, als unbedingt notwendig deklariert und auch ausgeführt: das Referat jetzt nicht ausarbeiten, denn der Brief an die Freundin ist wichtiger; die Kontrolluntersuchung beim Zahnarzt kann warten, denn die Urlaubsplanung muss nun endlich in Angriff genommen werden; es ist doch gar nicht sinnvoll, den Fortbildungskurs zu belegen, denn die Kollegen würden natürlich denken, man hätte das nötig ... Bei eigenem Versagen bleiben die Reaktionen der anderen nicht aus und provozieren Ängste, Selbstzweifel, Antriebslosigkeit, Depressionen oder münden in absonderliche gedankliche Substitute, die man sich selbst nicht zugetraut hätte und deren Fremdartigkeit erschrecken.

Der Dozent Philipp Perlmann verstrickt sich in einem derartigen Geflecht von Versagungsängsten, Sinnkrise, Selbstzweifeln und abstrusen Mordgedanken. Er hat die Leitung für ein Symposium übernommen, für das sich hochrangige Wissenschaftler (wie er selbst) zu einer fünfwöchigen Klausur treffen, dabei diskutieren und einen Vortrag verfassen sollen.

Auch Perlmann soll, vor den fachkompetenten Kollegen einen wissenschaftlichen Vortrag halten. Je näher der Abgabetermin für seinen Beitrag und die Durchführung der Abschlusskonferenz kommt, desto mehr verfestigt sich Perlmanns Überzeugung, er hätte nichts mehr zu sagen, könne nichts Neues beitragen und sein von ihm geliebtes Fach Linguistik hätte für die Realität des menschlichen Zusammenlebens keine wirkliche Bedeutung mehr, da es zu einer Laborwissenschaft mit erstarrten Kontrollbedingungen geworden sei. Statt an seinem Beitrag zu arbeiten und die Diskussionen mit den anderen Klausurteilnehmern voranzubringen, meidet er immer öfter die Treffen, weicht den Kollegen aus und beginnt, den Text des jungen russischen Sprachwissenschaftlers Leskov zu übersetzen, dem die Teilnahme an der Klausur durch ein Ausreiseverbot verweigert worden war. Die Bedrängnis, seiner eigenen Arbeit endlich nachzukommen, wird immer stärker, seine innere Unruhe wächst, und er verliert sich auf Nebenschauplätzen wie Auffrischen seiner Musikkenntnisse, Ausflügen in die Umgebung des Tagungsortes und Lesen einer Chronik. Seine Situation wird ständig auswegloser. Seine Vorstellungen über die Meinungen und Haltungen der anderen Teilnehmer fokussieren sich auf sie als ihn belauernde und bedrohende Konkurrenten, denen Missgunst, Neid und Demütigungen zuzuschreiben sind. Um eine ihn vernichtende Katastrophe des totalen Versagens zu verhindern, übergibt Perlmann seinen Übersetzungstext der Leskov-Arbeit einer Sekretärin mit dem Auftrag, davon Kopien zu fertigen und als seinen Beitrag des Symposiums an die anderen Wissenschaftler zu verteilen. Als Perlmann davon erfährt, dass Leskov telegrafisch doch seine Teilnahme ankündigt, entwirft er einen Mordplan und verstreut die Blätter des Leskov-Manuskriptes auf einer Landstraße, um so der unausweichlich scheinenden Katastrophe entgehen zu können. Doch durch ein Missverständnis der Sekretärin wird der Plagiatversuch unterbunden. Perlmann hätte also Leskov sozusagen „irrtümlich" ermordet. Diese Einsicht und der für ihn erlebte Bankrott seines eigenen wissenschaftlichen Schaffens verschlechtern seinen körperlichen und seelischen Zustand erheblich. Um seine Gewissensplagen zu mindern und die Karriere des jungen Leskov nicht zu behindern, schickt er ihm die noch schnell wieder aufgesammelten Manuskriptseiten nach St. Petersburg.

Die psychologischen Analysen über Perlmanns Befindlichkeiten sind weit gefächert. Sie tangieren seine Fragen nach Sinnhaftigkeit wissenschaftlicher Arbeit, Meinungsbildung, Glauben und Quellen der Selbstsicherheit. Je stärker die Selbstzweifel, die vermeintlichen Belege seiner Inkompetenz, die offensichtlichen Antriebsmängel, der Selbstbetrug und die Ausweichmanöver in sein Bewusstsein dringen, desto mehr nehmen seine Ängste, Einbildungen, Selbstmordgedanken und Depressionen zu. Er spürt die Veränderungen seiner Persönlichkeit, resigniert vor seiner Unentschlossenheit zur Aufnahme der wissenschaftlichen Arbeit, fürchtet den Spott und die herablassende Kritik der Kollegen, versucht, dem psychischen Druck durch ablenkende Spaziergänge und Nebenbeschäftigungen zu entfliehen, und scheitert letztlich an einem körperlichen und seelischen Burnout. Das ist eine Lage der verzweifelten Hilflosigkeit, die teilweise dem Konflikt in der Ich-Erzählung *Brief an mein Leben* von Miriam Meckel (2011) ähnelt, der sich zwischen einem Noch-mehr- Auferlegen und Verminderung der Umsetzung gestellter Anforderungen abspielt. Solche Lebensszenarien lassen sich in wissenschaftlichen Abhandlungen kaum mit hinreichender Intensität, Eindringlichkeit, berührender Wirkung oder überzeugender Beziehungsstärke zur eigenen Lebenswirklichkeit darstellen. Das gilt auch für andere seelische Notlagen, wie sie Pascal Mercier (2006) in *Der Klavierstimmer* schildert, aus denen sich ein Vater durch eine mörderische Tat befreien möchte und die seine Zwillingskinder in minutiöser, doppelperspektivischer Aufarbeitung nachzuvollziehen und zu begreifen versuchen. Dazu sagt Bieri in einem dem *Spiegel* (Nr. 32, 1998) gegebenen Interview, Diskursmodelle oder theoretische Erörterungen würden nicht weit tragen: „Man muss es zeigen, was das ist."

Wird diese Feststellung verallgemeinert und in den Themenkontext des Verständnisses der eigenen Seele gestellt, dann wäre in einer Gegenüberstellung zu erörtern, welche Erkenntnisse die akademische Psychologie liefern kann und welche der belletristischen Literatur zu entnehmen sind. Dieser Frage soll im nächsten Abschnitt nachgegangen werden.

2.4 Akademische Psychologie und belletristische Literatur als einander ergänzende Sichtweisen

Erforderlich für das fundierte Verständnis der eigenen Psyche sind grundlegendes Faktenwissen und Kenntnisse über Merkmale, Zustände und Prozessverläufe der Seele, deren Zusammenhänge und Dynamiken sowie Bedeutungsanalysen, die die Sinnhaftigkeit und mögliche Handlungskonsequenzen erschließen lassen. Die akademische Psychologie liefert die dafür notwendigen wissenschaftlichen Erkenntnisse, die belletristische Literatur die Darstellung verschiedenster Lebensgestaltungen.

Die Wissenschaften haben für ihre Arbeit und Ergebnisherstellung strenge Regeln und Methoden entwickelt (vgl. zur Unterscheidung von Pseudowissenschaften: Popper 1963, 1994). Dazu gehören zum Beispiel die Widerspruchsfreiheit in den Aussagen, die Bestätigung von Ergebnissen durch Wiederholung, die auf Kriterien gestützte Hypothesen- und Theorieprüfung, die Bewährungskontrolle von Methoden, der Nachweis der Geltung von Begründungszusammenhängen und die Möglichkeit, Aussagen (oft als Hypothesen) aus der Theorie abzuleiten. Die Festlegungen und Verfahrensweisen sind zwar verbindlich, aber nicht unumstößlich, denn sie werden auf wissenschaftstheoretischer Ebene weiterhin diskutiert und überprüft. Die akademische Psychologie hat im Kanon der anderen wissenschaftlichen Disziplinen eine besondere Stellung. Das betrifft nicht nur die Zuordnungsfrage und das Begründungsproblem, ob sie eher den Geisteswissenschaften, den Naturwissenschaften oder den Sozialwissenschaften angehörig sei oder sein soll, sondern durchaus auch der selbstgestellten Problematik der konsensfähigen Bestimmung ihres Gegenstandes, der sich im Zuge der empirischen Ausrichtung bekanntermaßen von der Seele loslöste und nun eher zu Erleben und Verhalten tendiert (jedoch ohne verbindliche Einigung). Auf dieser Faktenlage wird verständlich, warum die akademische Psychologie Akzeptanzprobleme und Krisen (Galliker 2016; Pritzel 2016; vgl. Kap. 3, Abschn. 3.1) zu bewältigen hat.

Wie jede andere Wissenschaft auch, so hat die akademische Psychologie zunächst für ein akzeptiertes, verbindliches und präzises Fachvokabular und eine begründete Methodenauswahl zu sorgen. Erforderlich sind eindeutige Definitionen bezüglich der abzuhandelnden Inhalte und Festlegungen der einzusetzenden Methoden. Für beide Bereiche gibt es verschiedene Möglichkeiten der Begriffsbestimmung oder der Selektion der Verfahrensweise (einführend: Rogge 1995; vgl. Abschn. 3.2.1). Bei der begrifflichen Klärung sind hauptsächlich vier Formen gebräuchlich: nominale, reale, zuschreibende oder operationale Definition, wobei stets unterschieden wird zwischen dem, was neu oder unbekannt ist, also dem *zu* Definierenden (Definiendum) und dem Definierenden (Definiens), das bekannte und verständliche Ausdrücke verwenden soll (ausführlich bei: Groeben und Westmeyer 1981). Eine Nominaldefinition legt einen Begriff durch einen oder mehrere andere gebräuchliche Begriffe fest. Als Beispiel dafür mag anschaulich sein: Psychologie ist die Lehre von den seelischen Vorgängen im Menschen. Eine Realdefinition beschreibt ein Definiendum möglichst genau durch Eigenschaften, die für einen Gegenstand wesentlich sind: Ein Auto ist ein mehrrädriges Fahrzeug, das seine Kraftquelle mit sich führt und sich durch Lenken bewegen lässt. Bei einer zuschreibenden Definition wird beispielsweise einem Kriminalroman das Attribut „spannend" zuerkannt.

In der Psychologie erweist sich die operationale Definition häufig als problematisch, weil mit ihr ausgedrückt wird, wie ein bestimmter Sachverhalt unter welchen expliziten Bedingungen ermittelt werden soll (z. B. durch

Beobachtung, Befragung, Registrierung, Messung). Die Ausführung der operationalen Definition wird Operationalisierung genannt. Dabei

> werden die Entscheidungen getroffen, in welchem Gegenstandsbereich welche Merkmale (Begriffe von: Eigenschaften, Verhaltensweisen, Zuständen, Prozessen etc.) von welchen Merkmalsträgern (Personen, Gegenständen, Ereignissen etc.) mit welchen Erhebungsmethoden nach welchem Untersuchungsplan geg. in numerische Daten umgewandelt werden können (Meßtheorie) (Geider 1995, S. 71).

Die Problematik der Operationalisierung wird aus der Vielfalt der notwendigen und zu begründenden Festlegungen sehr deutlich. Ist beispielsweise der Angstwert, der sich aus der Beantwortung zahlreicher Fragen eines Angstfragebogens bestimmen lässt, tatsächlich ein verlässlicher und valider Indikator für erlebte Angst oder doch nur als Reaktionsbeleg auf Fragen eines Angstfragebogens zu werten? Das zielt auf eine kardinale Schwierigkeit der akademischen Psychologie: für ein inhaltlich genau bestimmtes Phänomen die adäquate Erfassungsmethode zu finden – denn davon ist der Erkenntnisgewinn, der diagnostische Wert in der Praxis, die Prognosegüte und gegebenenfalls die adäquate Therapieverordnung entscheidend abhängig.

Nun wird ersichtlich, dass die erfolgte begriffliche Festlegung erheblich in die Wahl der für geeignet gehaltenen Methode hineinspielt. Es gibt eine Reihe von Grundsatzentscheidungen, die dafür getroffen werden müssen. Zunächst und hauptsächlich wäre zu prüfen, welches Verfahren dem zu untersuchenden Phänomen angemessen wäre. Als Alternativen stehen für das Vorgehen quantitative oder qualitative Formen der Datenermittlung zur Verfügung (Döring und Bortz 2015), d. h., ob Zählungen oder Messungen der zu erforschenden Merkmale, Zustände oder Prozesse indiziert sind oder ob eine sprachliche oder bildhafte Erfassung den psychologischen Variablen eher entspricht.

Als sogenannte Erhebungsmethoden kommen in der akademischen Psychologie hauptsächlich Beobachtungen, Befragungen, Erfahrungsdokumentationen in Berichtsform, Registrierungen, Gespräche, strukturierte Interviews und (meistens standardisierte) Testverfahren und Screeningmethoden (z. B. „Aufspüren", Aufdeckung von Störungsmarkern) zur Anwendung. Für die Datenauswertung sind insbesondere Dokumentationsverfahren (z. B. physiologische Registrierungen, Videoaufnahmen) und statistische Datenanalysen sowie Auswertungstechniken sprachlicher und bildhafter Ausdrucksformen (z. B. Kategorienbildung, Inhaltsanalysen) im Gebrauch. Für die Untersuchungsplanung sind wieder mehrere Alternativen möglich, deren Einsatz sich im Wesentlichen danach richtet, wie stark die Untersuchungsbedingungen (z. B. Tageszeit, Alter der Probanden, Dosierung von Pharmaka, Einsatz von Lehrmethoden) kontrolliert werden müssen, welche zeitlichen Perspektiven eine Rolle spielen könnten (Querschnitt- oder Längsschnittuntersuchungen), welche Personen an der Untersuchung teilnehmen sollen (Probandenstichproben) und durch wie viele Variablen (psychologische Merkmale) die zu untersuchenden Phänomene zu repräsentieren sind. Aus solchen Festlegungen resultieren dann verschiedene Arten von Untersuchungsplänen. Gebräuchliche Unterscheidungen sind:

- Einzelfallstudie (ein Untersuchungsteilnehmer bzw. Proband),
- Forschungsprojekt an Probandenstichproben (zufällig, quotiert oder repräsentativ zusammengestellt),
- epidemiologische Untersuchung (große Probandengruppen),
- experimentelle Anordnung (unter stark kontrollierten Laborbedingungen),
- Feldforschung (unter realen Lebensbedingungen) und
- Evaluation (z. B. Bewertungen von geplanten Vorhaben).

In Forschungsstudien der akademischen Psychologie (s. auch Abschn. 3.2.1) sind die Anzahl und Weite der Bedingungsvariationen ebenso begrenzt wie die der einzubeziehenden psychologischen Merkmale. Darin liegen gleichermaßen Vorteile wie Nachteile. Die Beschränkungen in den Bedingungssetzungen einer Studie begünstigen die Kontrollierbarkeit der Einflüsse auf die zu studierenden psychologischen Zustände oder Vorgänge, und die Aufnahmebegrenzung der psychologischen Merkmale geschieht in der Regel im Hinblick auf die Überschaubarkeit der eintretenden Effekte und deren Interpretationsmöglichkeiten. Die Ausschaltung von „störenden" Einflussgrößen (z. B. Vorkenntnisse, mangelndes Sprachverständnis) ergibt einen hohen Grad der Kontrollierbarkeit der in die Studie aufgenommenen (meistens systematisch) variierten Bedingungen. Dadurch wird es möglich, vermutete Effekte isoliert, d. h. in ihrer singulären Wirkung, zu studieren, einzuschätzen und zu interpretieren. Nachteilig wirken sich aber diese absichtlichen Reduktionen auf vier wesentliche Faktoren der Ergebnisbedeutung aus: auf den Geltungs- und Gültigkeitsbereich der Ergebnisse, die Entdeckung von mehrfachen Wechselwirkungen, die Vielfalt der Aktions- und Reaktionsmöglichkeiten der Untersuchungsteilnehmer und die alltägliche Lebensnähe.

Die akademische Psychologie ist bei ihrem systematisch angelegten Streben nach Verständnis- und Erkenntnisgewinn psychologischer Fakten überwiegend an nomothetischen Aussagen und Festlegungen (Regeln, Gesetzmäßigkeiten) orientiert und interessiert. Das hängt damit zusammen, dass möglichst allgemeingültige Untersuchungsergebnisse und theoretische

Erklärungen erreicht werden sollen, denen weitreichende Bedeutung zukommen kann. Gelegentlich wird dabei aber übersehen, dass eine Übertragbarkeit auf individuelle Gegebenheiten nicht ohne weiteres möglich, wenn nicht gar ausgeschlossen ist, insbesondere dann, wenn Rückschlüsse auf die konkreten Lebensbedingungen der Person erfolgen sollen. Außerdem (ver-) führt die Bevorzugung einer nomothetischen Ausrichtung dazu, die Strukturierung von Untersuchungsplänen (Designs) durchgängig so zu arrangieren, dass linear-kausale Aussagen und Begründungen vom Typus Wenn-dann (z. B.: „Wenn die Motivation niedrig bleibt, dann kommt auch keine Leistungssteigerung zustande.") entstehen und Sowohl-als-auch-Möglichkeiten gar nicht erst in Betracht gezogen werden. Die linear-kausale Denkform ist wegen ihrer Einfachheit, Genauigkeit im Detail, Stringenz und nomothetischer Eindeutigkeit sehr attraktiv – und wird gelegentlich sogar als natürlich gegebene Denkform aufgefasst. Leider wird sie in vielen Fällen ungeprüft zu Unrecht verwendet und führt nach Vester (1984) zu einem fragwürdigen „Kurzzeitprofit". Die Stärken des linear-kausalen Denkens (Letztbegründbarkeit und Invarianz) sind zugleich ihre kardinalen Problempunkte. Sie führen zu einer Einschränkung und verhindern andere Erklärungsmöglichkeiten (Typus: sowohl … als auch), lassen Wechselwirkungen und Rückwirkungen außer Acht und sind durch ihren Reduktionismus bei komplexen Situationen und verkoppelten Prozessen nur für Detailanalysen brauchbar (vgl. Kap. 5).

Es lohnt sich also bei der akademischen Psychologie – als Informationsquelle für das Verständnis der eigenen Seele – sehr auf methodische, theoretische und aussagelogische Details zu achten, um keinen Fehlschlüssen aufzusitzen oder zu verzerrten, irrtümlichen oder unangemessen Handlungskonsequenzen verleitet zu werden. Solche Appelle erübrigen sich bei der Hinwendung zur belletristischen Literatur, die im Vergleich mit der auf Nachweis- und Begründungspflicht ausgelegten akademischen Psychologie sehr viel mehr Spielraum in ihrer Funktion als Adressat zur Klärung psychischer Gegebenheiten und Entwicklungen besitzt. Ihre Hauptausrichtung ist als idiografisch (Darstellung individuellen Lebens) zu kennzeichnen. Sie besitzt eine sehr viel größere Lebensnähe, Konkretheit und Anschaulichkeit als die wissenschaftlichen Dokumentationen und Darstellungen. Manchmal mangelt es aber an Fachkenntnissen und Faktenwissen, logischer Stringenz, Genauigkeit in der Begründung und Zurückhaltung in den Deutungsauslegungen. Es werden gelegentlich nicht tragbare oder unbelegte Behauptungen aufgestellt, Zusammenhänge erfunden und Fantasien entwickelt, die zwar beipflichtendes Erstaunen, aber auch Kopfschütteln oder Unmut hervorrufen können. Außerdem lassen sich Belege dafür finden, dass akademische Texte bei

Emotionen von eher unerfreulichen, niederschlagenden, negativen Episoden berichten (Ärger, Angst, Wut, Enttäuschung, Schmerz etc.), während in Romanen (Ausnahme: Krimis) und in lyrischen Werken etwas mehr positive, bejahende, glückliche Themen (Liebe, Sehnsucht, Freude, Hoffnung, Erfolg etc.) zu finden sind.

Ein wirklich ausschlaggebender Vorteil der belletristischen Literatur zum Verständnis der eigenen Seele liegt in der Darstellung miteinander verwobener Ereignisse und Lebensabläufe, also ihren Verwicklungen, Zusammenhängen, Auflösungen, ihren Ebenenwechseln, Rückwirkungen und dynamischen Entwicklungen, ihrer individuellen Dramatik und Auflösung sowie ihrer teilweise fantastischen Verlaufsformen – nicht zu vergessen ihre Möglichkeiten der Andeutung und Imaginationskraft, die besonders in Gedichten und Liedtexten zu finden sind. Solche Freiheiten sind bei wissenschaftlichen Ausführungen weder möglich noch angemessen. Sie treffen aber in ihrer Ausführlichkeit, Ereignisverbundenheit und Darstellungskunst die seelische Realität besser als es durch die systematisierten und kontrollierten Designs und abstrahierenden Texte der akademischen Psychologie gelingt.

„Worte sind der Seele Bild! Nicht ein Bild! sie sind ein Schatten!", sagt Goethe in einem Gedicht (Goethe 1960). Der nicht fachlich gebundenen Literatur sind sehr viel mehr Gestaltungsmöglichkeiten dieses Bildes von der Seele gegeben als der akademischen Psychologie. In der Belletristik können ganz andere Spielarten sprachlichen Einfallsreichtums realisiert werden, sodass das Verständnis der eigenen Psyche somit wesentlich leichter, wenn auch nicht unbedingt präziser, gefördert wird. Allerdings sind die vorhandenen Freiheiten und die Vielfalt der Gestaltungsformen nicht immer als Vorzüge zu bewerten, vor allem dann nicht, wenn gar zu übertriebene, nur beschönigende oder naiv idealisierende Darstellungen Erwartungen wecken, die in der Lebensrealität keinen Platz haben, nur scheitern können und eventuell zum Auslösen von Handlungen führen, die letztlich leidvoll und selbstzerstörerisch sind. Andererseits ermöglichen die bildreichen, fantastischen, lebendigen, deutungsreichen, spannenden, anregenden, nachwirkenden Schilderungen mit ihren dramatischen, tragischen, mitfühlenden, ergreifenden, ermunternden, liebevollen, komischen und überraschenden Wendungen viele und außergewöhnliche Zugänge zur eigenen Seele. Das ist ein Fundus, der in Zeiten von SMS (*short message service*), Emoticons (Piktogramme) und zunehmenden sprachlichen Ausdrucksschwächen bei Beschreibungen eigener psychischer Befindlichkeiten viel zu wenig beachtet, genutzt und ausgeschöpft wird.

Die Seele verstehen bedeutet: Empfindungen und Gedanken aufnehmen, sie ergründen, ihren weiteren Verlauf abschätzen bzw. durchdringen, eventuell auftretende Widersprüchlichkeiten oder überraschende Veränderungen akzeptieren und mögliche Folgen sowie Handlungskonsequenzen überlegen und Einflussmöglichkeiten sondieren. Die belletristische Literatur bietet dafür sehr vielfältige, ausgeschmückte Modelle und hilfreiche Anregungen, die Darstellungen der akademischen Psychologie liefern nachweisende Belege für ihre Beschreibungen, Datenanalysen und Erklärungen und überzeugen durch Detailgenauigkeit und wiederholbare Überprüfungsmöglichkeiten. Fazit: Akademische und literarische Informationsquellen sind beide für einen leichteren und breit gefächerten Zugang zur eigenen Seele nützlich und erforderlich, denn was bei der einen Quelle fehlt, besitzt die andere.

„Hallo Eckart! Was ich gelesen habe, war ja ganz informativ – aber durchgängig abstrakt. Mir wäre ein Beispiel sehr willkommen!" Eckart unterbrach meinen telefonisch übermittelten Hinweis. „Klar! Kein Problem!" Ich hatte auch gleich ein Anliegen: „Zurzeit bin ich auf meiner Arbeitsstelle gerade dabei, neue Programme zu lernen, zu prüfen, ob sie für uns nützlich sind und sie gegebenenfalls einzurichten. Damit habe ich Schwierigkeiten. Ich merke, dass mir das Lernen erhebliche Probleme macht. Ich kann mich kaum richtig konzentrieren, und wenn ich eine Idee habe, vergesse ich sie auch gleich schon wieder. Ich würde gerne wissen, wie Lernen überhaupt abläuft. Was hat die Psychologie denn bisher zum Thema Lernen herausgefunden? Du weißt das doch sicher! Außerdem könntest du mir doch mal dabei helfen, zu verstehen, warum ich bei Störungen während des Lernens, manchmal gereizt reagiere und dann auch wieder ganz relaxt bleiben kann. Das muss sich doch ergründen lassen! Neulich habe ich die Kollegin Pia angefahren, sie solle mich doch – bitte! – mit Nebensächlichkeiten zufriedenlassen, wenn ich gerade neue Programme teste!" „Mach ich!", meinte Eckart und legte auf.

Wenige Minuten später rief er wieder an und schlug vor: „Das wird ein etwas längeres Beispiel. Deshalb schlage ich vor, dass wir ein Telefonat machen und das aufzeichnen. Geht bei mir. Ich habe die dazu notwendige technische Ausrüstung. Später können wir daraus vielleicht ein Skript anfertigen und es eventuell sogar veröffentlichen." Der hat Ideen! Aber warum eigentlich nicht – wenn's dem Verständnis dient?! „Okay, aber mit Vorlaufprobe am Samstag", wagte ich vorzuschlagen. „Dann vormittags. Nachmittags ist Fußball!" Als gäbe es nichts Wichtigeres auf dieser Welt …, dachte ich, sagte aber nichts.

Gesprächsaufzeichnung

Eckart: Fangen wir mal mit der Störung an! Du verstehst deine Seele nicht, warum sie mal so ist und sich dann wieder ganz anders aufführt. Ob eine Störung als solche wirksam wird, hängt von mehreren Faktoren ab. Zunächst einmal muss eine Reizschwelle überschritten sein, damit die Störung überhaupt wahrgenommen wird. Ob sie dann auch bemerkt wird, ist von den gegebenen Umständen abhängig. Bei sehr konzentrierter Arbeit kann es sein, dass zum Beispiel ein Signalton des Handys einfach überhört wird. Zu einer anderen Zeit stört aber bereits ein kaum zu vernehmendes Summen der Heizung die Aufmerksamkeit auf das Lernen, sodass sofort nach Abhilfe gesucht werden muss. Jedenfalls muss der Störreiz nicht nur von ausreichender Intensität sein, um die sogenannte absolute Reizschwelle zu überschreiten, sondern er muss auch eine unangenehme Empfindung auslösen, um als Störung wirken zu können. In den meisten Fällen ist eine Reiz- oder Informationsüberflutung (*flooding*) der hinreichende Grund. Auch für so einen einfachen Sachverhalt lohnt sich ein Blick in die Publikationen der Allgemeinen Psychologie (Teilgebiet: Psychophysik; Hagendorf et al. 2011) und der Arbeits- und Organisationspsychologie (Nerdinger et al. 2014), um Details und vor allem Zusammenhänge von Reizkonditionen, Schwellengrenzwerten sowie Störungsgründen und -folgen kennenzulernen."

Ich: „Aber ich will doch nur wissen, warum ich mich manchmal, wenn ich gerade etwas Neues zu lernen habe, über Störungen aufrege und manchmal nicht."

Eckart: „Das ist mir schon klar, aber es sind die Verbindungen, die Regulierungsdynamiken und die direkten oder indirekten Einflussfaktoren, die die psychischen Vorgänge erst verständlich werden lassen. Die Schwierigkeit besteht ja genau darin, sich allmählich so viel Grundwissen anzueignen, dass deutlich wird, welche Konzepte von welchen psychologischen Inhalten notwendigerweise für die Klärung eines Sachverhaltes aufgenommen werden müssen oder unberücksichtigt bleiben können. Zudem muss klar sein, welche Zusammenhänge zu welcher Zeit zwischen den Konditionen und den von ihnen ausgelösten Effekten bestehen. In der akademischen Psychologie kommt das Bemühen um ein Verständnis der menschlichen Seele einem Puzzle gleich, dessen Teile (d. h. Wirkfaktoren) nicht nur im Hinblick auf ihre Bedeutung für die gesamte Konfiguration oder Prozessdynamik eingeschätzt, ausgewählt und richtig positioniert werden müssen, sondern – und jetzt wird es richtig schwierig! – die Teile können sich mit der Zeit verändern, und zwar sehr unterschiedlich, mal äußerst schnell, mal gemächlich, dann rasch wechselnd oder nur verborgen im Hintergrund, gelegentlich zusammenwirkend, manchmal auch nur verstärkend oder abschwächend operierend."

Ich: „Das kann doch uferlos werden! Wer übersieht denn so etwas noch? Nicht jede Frage wird ein Durchforsten von A bis Z verlangen! Es müssen doch Beschränkungen, Selektionen, Präferenzen, Aufteilungen erfolgen und Entscheidungen getroffen werden, um überhaupt noch durchzublicken und zielfördernd sein zu können."

Eckart: „Stimmt! Bevor wir aber wieder auf das Beispiel der Störungen bei Lernvorgängen zurückkehren, muss noch auf ein anderes Problem aufmerksam gemacht werden. Es geht dabei um die Beziehungen und die Transformationsmöglichkeiten von allgemeinen Erkenntnissen auf den Einzelfall. Akustische Störungen durch herumtobende Kinder können die Reizbarkeitsschwelle senken – aber nicht bei der Nachbarin Laura, die Kinder so gerne mag. Es kommt also darauf an, herauszufinden, welche allgemeinen Regeln, Gesetzmäßigkeiten, Prinzipien unter welchen Bedingungen auch für den jeweiligen Einzelfall Gültigkeit haben können.“

Ich: „Können wir jetzt bitte wieder zu meiner … “

Eckart: „Okay! Also versuchen wir mal den Bereich Störungen bei Lernprozessen zu entwirren und für die individuellen Besonderheiten wieder zusammenzufügen. Ich nehme mal an, wenn Pia mit ihrem Anliegen nicht gerade bei der schwierigen Aneignung von neuen Programmen gestört hätte, dann wären deine Reaktionen vielleicht etwas freundlicher und milder ausgefallen. Es kann also auch an der Art und dem verlangten Leistungsniveau der Lerntätigkeit liegen, dass eine Störung durch Pia dich aufregt. Und wäre Heike mit einer Bitte vorbeigekommen, dann wäre vielleicht sogar eine lächelnde Akzeptanz der Unterbrechung die Antwort gewesen. Zu beachten wären demnach die Schwierigkeitsstufe des Lernmaterials und die als mögliche Störungsquelle auftretende Person. Hätte sich die von dir als lästig empfundene Unterbrechung am Morgen abgespielt, als du noch positiv gestimmt warst und zuversichtlich begonnen hast, dich mit den Lerninhalten zu beschäftigen, dann wäre die brüske Zurückweisung von Pia wohl unterblieben. Ganz sicher wären auch die bisher von dir gemachten Erfahrungen mit der Art und Häufigkeit von Ablenkungen und Störungen im Betrieb ein Faktor gewesen, der deine Reaktion mitbestimmt hätte. Wir können also zunächst mal konstatieren, dass uns die akademische Psychologie für Störungen bei Lernvorgängen und die darauf erfolgenden Reaktionsvariationen mögliche Wechselwirkungen von Situation, Art und Schwierigkeitsniveau des Lernmaterials, interagierenden Personen und zeitlichen Komponenten als Erklärungsprinzip anbieten kann. Komplexität und Begrenzung sind die dafür ausschlaggebenden Leitorientierungen.“

Ich: „Die Wechselwirkungen scheinen ja der entscheidende Knackpunkt für das Verständnis der Variationen meiner Reaktionen auf Störungen zu sein. Kannst du mir bitte deren Funktionsweise noch einmal erläutern?“

Eckart: „Gerne – wenn du den Hinweis noch aufnimmst, dass die Wechselwirkungen in der Welt der Romane, Erzählungen, Novellen, Dramen etc. fast immer in den Verstrickungen der erlebten Lebensvorgänge, den eigentümlichen Wendungen, den unerwarteten Ereignissen, in fantastische Ausschmückungen, in skurrile Handlungsweisen oder in ungewöhnliche Gefühlsregungen eingelagert sind und darin zum Ausdruck kommen. Es sind die wunderbaren Möglichkeiten der Sprache, solche schmucklosen Funktionsprinzipien durch künstlerische Gestaltung in attraktive Vorstellungen und gedankliche Entwürfe umzuwandeln, die dadurch – lass es mich einfach mal so ausdrücken – Köstlichkeiten für die Seele sind.

In der wissenschaftlichen Betrachtung sind Wechselwirkungen non-additiv. Das bedeutet, dass das Störungspotenzial von der Person Pia als ein für sich betrachteter Faktor und das Schwierigkeitsniveau des zu lernenden Materials ebenfalls als separate Einflussgröße genommen *je eigene* Effekte auf die Reaktionsweise der Störung ausüben können. Treten nun *beide zusammen* in einer konkreten Situation auf, dann ergibt sich beim Vorliegen von Wechselwirkungen als Resultat nicht die Summe aus den Wirkungen der beiden Einflussfaktoren, sondern ein eigenständiger Effekt, der kleiner oder größer sein kann als die Summe der separaten Wirkungsanteile der Person Pia und dem Lernniveau der neu aufzunehmenden Programme. Interagieren zwei Faktoren, dann wird von einer Wechselwirkung erster Ordnung ausgegangen. Sind drei Einflussgrößen (A, B, C) vorhanden, dann können sich Wechselwirkungen von A mit B, A mit C sowie B mit C und eine zweiter Ordnung von A mit B mit C ergeben. Die Aufgaben der Wissenschaft sind nun darin zu sehen, herauszufinden, ob überhaupt und gegebenenfalls wie, d. h. mit welchem Verlauf, Wechselwirkungen in Erscheinung treten. Daraus lässt sich folgern und leicht einsehen, dass die Komplexität der möglichen Konfiguration der Einflussfaktoren so umfänglich wird, dass die Wechselwirkungsbestimmungen und deren Ablaufrekonstruktionen kaum mehr möglich werden oder gar als ausgeschlossen gelten müssen. Die der Wissenschaft damit gesetzten Grenzen sollten akzeptiert werden."

Ich: „Welch umfassender Appell! Aber nun mal zurück zu meiner Frage, warum ich manchmal bei Störungen von Aneignungsprozessen so barsch reagiere und dann wieder nicht. Ich merke doch selbst, dass ich Stimmungen unterworfen bin!"

Eckart: „Natürlich bemerkst du das. Fraglich ist nur, ob du einen Stimmungswandel hast, der außergewöhnlich ist."

Ich: „Was soll das denn heißen?! Ich kann mich doch im Zaum halten. Ich halte mich für einen Menschen, der sich gut kontrollieren kann, der nicht so schnell aus der Haut fährt. Aber was zu viel ist, ist zu viel!"

Eckart: „Aus deiner Sicht mögen deine Stimmungsschwankungen vielleicht noch normal erscheinen. Zu klären wäre aber, ob sie nicht doch auffällige Häufigkeiten und Intensitäten durchlaufen. Schließlich möchtest du wissen, warum du mal so und dann wieder entgegengesetzt reagierst und ob das Auf und Ab noch normal ist. Für die Beurteilung der Variationen deiner Stimmungslagen muss eine Referenzgröße herangezogen werden, die die akademische Psychologie in Form von Normwerten für bestimmte psychologische Merkmale zur Verfügung stellt (z. B. tabellarisch aufgelistete Normdaten in den Manualen von wissenschaftlichen Fragebogen oder Tests). Damit sind Prüfvergleiche möglich, ob die Häufigkeit und Intensität deiner Ausschläge in der Stimmung im Normbereich liegen oder nicht. Statistische Berechnungen informieren dann darüber, ob die einzelnen Stimmungsveränderungen wahrscheinlich mit immer wieder der gleichen oder sehr ähnlichen Bedingungen in Verbindung zu bringen sind oder ob sie durch Zufall entstehen."

Ich: „Ach so! Meine Ausraster sind Produkte des Zufalls."

Eckart: „Das ist noch gar nicht gesagt! Die akademische Psychologie ist grundsätzlich daran interessiert, herauszufinden, warum psychologische Merkmalsausprägungen überhaupt variieren. Das Erklärungsprinzip ist zunächst sehr einfach: Die Schwankungen der ermittelten Werte sind Auswirkungen von systematischen Veränderungen in den Bedingungen, unter denen sie erhoben wurden – oder sie variieren zufällig. Die systematische Abwandlung der Bedingungen kann man in Untersuchungsplänen festlegen und aufbauen (z. B. unterschiedlich schwierige Aufgaben beim Lernen, verschieden starke und qualitativ jeweils andere Lärmquellen), oder sie findet sich im Lebensumfeld schon vor (z. B. weiblich, männlich). Werden mehrere Bedingungen in die Untersuchung aufgenommen, dann sind die zuvor schon erwähnten Wechselwirkungen zu berücksichtigen.

Die Statistik (einführend: Bortz und Schuster 2010) kommt ins Spiel, wenn die über die Bedingungsänderungen ausgebildete zahlenmäßige Datenvariation gegenüber Zufallsschwankungen (*error terms*) ins Verhältnis gesetzt wird (Signifikanztest). Ist die durch systematische Veränderungen in den Bedingungen erzeugte Variabilität sehr viel größer als die des Zufalls, dann liegt – unter Berücksichtigung einer Irrtumswahrscheinlichkeit – ein signifikantes Ergebnis vor. Damit wird mit einer bestimmten Wahrscheinlichkeit angenommen, dass die durch die systematische Bedingungsvariation erzeugten Effekte erheblich durchschlagskräftiger sind als die des Zufalls. Letzterer entsteht dadurch, dass die Daten von Personen stammen, die sich in der Wirkung anderer Einflussgrößen (z. B. Alter, Erfahrung, Gehaltsstufe, Familienstand), die unkontrolliert (!) geblieben sind, ohne erkennbare Systematik (ergo regellos, zufällig) voneinander unterscheiden. Also: Systematik versus Zufall. In deinem Fall würden wir also auf die Suche gehen, welche Bedingungen dich dazu bringen können, regelmäßig auszurasten, und bei welchen das nicht oder nur zufällig der Fall ist."

Ich *(ermunternd)*: „Na, dann man los!"

Eckart: „Aus deinen Schilderungen deiner Arbeitssituation liegt es nahe, daran zu denken, mal zu untersuchen, ob deine Reaktionen auf Störungen mit den Personen, den Inhalten und Schwierigkeitsgraden deiner Lernaufgaben und der Anzahl vorangegangener Störungen an diesem Tag zusammenhängen. Aus diesen Bedingungen ergeben sich dann Kombinationen, die ebenfalls darauf hin zu untersuchen wären, ob sie bei dir deutlich unterschiedliche Reaktionen hervorrufen oder ob du gleichbleibend bzw. mit nur geringen Verhaltensänderungen darauf eingehst.

Nehmen wir mal eine fiktive Planung vor, welche personellen, situativen und ereignisbezogenen Bedingungen in welcher Abstufung in die Untersuchung aufzunehmen wären. Also zunächst mal bei deinen Mitarbeitern, wer dich mehr stören könnte: Pia, Heike, Bernd oder Kim. Dann, bei welcher Arbeit du wie auf eine Störung reagieren würdest, und letztlich, welchen Einfluss die Art und Anzahl der an diesem Tag bisher schon stattgefundenen Störungen auf deine Verhaltensweise haben könnten. Deine Reaktionsformen wären durch operationale Definitionen (z. B. Verwendung von Antwortskalen in entsprechenden Fragebögen) mit einer eindeutigen Beurteilung über zahlenmäßige Datenerzeugung (z. B. Beurteilungsabstufung von: „trifft für mich zu" 1 2 3 4 5 6 „trifft für mich nicht zu") zu erfassen. Natürlich musst du dich über einen längeren Zeitraum diesen Beobachtungen unterziehen, weil erst dann die Chance besteht, Regelmäßigkeiten und deutliche Verbindungen zu den jeweils gegebenen Bedingungen in deinem Verhalten aufzudecken.

Von Vorteil wäre zudem die Erfassung deiner mit dem jeweiligen Arbeitsvorgang gekoppelten Motivation, weil damit ein Zusammenhang mit deiner Reaktion auf Störungen vermutet werden kann. Solche als Kovariate bezeichneten zusätzlich erhobenen Merkmale, unterstützen den Erklärungsversuch für deine Reaktionen. Es könnte ja durchaus sein, dass bei dir unterschiedliche Motivationsstärken in den jeweiligen Arbeitsbereichen vorliegen, was dich dazu bringt, die stattfindenden Störungen als sehr unterschiedlich wirkende Unterbrechungen deiner Arbeit zu empfinden, sodass sie dementsprechend jeweils andere Reaktionen bei dir auslösen.

Das war jetzt ein relativ einfaches Beispiel, wie die akademische Psychologie versucht, deine Reaktionsweisen auf Störungen bei Lernvorgängen zu ergründen; oder anders formuliert, wie sich unter verschiedenen Bedingungen (und ihren Kombinationen) deine seelische Befindlichkeit verändern könnte. Es ist der Versuch einer Annäherung an deine psychische Realität bei bestimmten Arbeitsprozessen, die ja nach deinen Aussagen durch Intensitätsschwankungen und qualitative Variationen gekennzeichnet ist."

Ich: „Was mir noch nicht so ganz klar ist: Wie finde ich heraus, welche und vor allem auch wie viele Bedingungen und eventuell einzusetzende Kovariate in eine Untersuchung aufzunehmen sind und wie die psychologischen Prozesse, also in meinem Fall die Reaktionen, hinreichend genau zu erfassen wären?"

Eckart: „Das regelt sich entweder über die (Geltungs-)Konditionen der thematisch passenden Theorie(n) oder aber durch eine ganz andere Methodenwahl. Natürlich ist die Anzahl der möglicherweise einzubeziehenden Bedingungen und der Erfassungsmodalitäten der Reaktionen beschränkt. Deshalb ist es manchmal ratsam, sich über Pilotstudien (wegweisende, vorläufige Sammlung von themenrelevanten Informationen) einen Überblick darüber zu verschaffen, was in einer Studie unbedingt aufzunehmen und zu berücksichtigen ist und was nicht. Gibt der Forschungsstand dafür noch keine befriedigenden oder hinreichenden Auskünfte, dann wäre ein anderes methodisches Vorgehen möglicherweise besser geeignet als ein kontrolliert aufgebauter und an quantitativen Daten orientierter Untersuchungsplan. So würde zum Beispiel auch ein strukturiertes Interview mit dir (z. B. mit gezielten Fragen, der Aufforderung, aufgestellte Behauptungen zu bejahen oder zu verneinen, in freier Rede Begründungszusammenhänge zu geben) Informationen liefern, warum du mal so und dann wieder ganz anders auf Störungen bei deinen Aneignungsbemühungen neuer Programme oder bei anderen Arbeitsvorgängen reagierst. Daraus könnten dann Vermutungen (Hypothesen) darüber entwickelt werden, welche erklärenden Faktoren für deine unterschiedlichen Reaktionsformen bei Arbeitsstörungen für eine genauere und systematisch aufgebaute Untersuchung zu berücksichtigen wären."

Ich: „Könnte es nicht sein, dass ich eine (hormonelle?) Disposition habe, ungewöhnlich schnell reizbar zu sein? Ein Wechselspiel von Körper und Seele sozusagen! Und dann möchte ich noch zwei weitere Punkte gerne klären. Erstens: Wie lassen sich die Störungen in ihrer Wirkung abschwächen oder gar vermeiden? Zweitens: Was weiß die Psychologie über Lernvorgänge und wie hängen verschiedene Lernanforderungen mit meiner psychischen Verfassung zusammen?"

Eckart: „Hättest du eine durchschlagende Disposition für eine herabgesetzte Reizschwelle, dann würde sich das mit hoher Wahrscheinlichkeit unabhängig von der jeweiligen Störungssituation auswirken. Zu deinen beiden Fragen wäre anzumerken:

Zum ersten Punkt: Das berührt Themenbereiche in der akademischen Psychologie wie Aufmerksamkeitsselektion, Selbstdisziplin, Störungstoleranz, Wahrnehmungsfilter, Denkblockaden oder Stressreaktionen (Coping, z. B. Bewältigung von Störungen). Sie alle bilden ein Ensemble, aus dem erforscht werden kann, welche Faktoren für deine Reaktionen auf störende Unterbrechungen bei Lernprozessen ausschlaggebend sind und eventuell nachhaltig wirken. Änderungsmöglichkeiten stehen dir sicher zur Verfügung, wenn du daran denkst, du könntest in einem anderen Raum oder zu anderer Zeit lernen, du könntest deiner Umwelt klarmachen, nicht gestört werden zu wollen, oder du tolerierst nur bestimmte unabwendbare Unterbrechungen.

Zum zweiten Punkt: Die Antwort auf Lernvorgänge und die Verbindungen von Lernanforderungen mit zugehörigen psychischen Verfassungen führt direkt in den Bereich der psychologischen Theorien, wie gelernt wird (Bredenkamp und Wippich 1977a, b; Bredenkamp 1998, 2015; Edelmann 2000; Bodenmann und Perrez 2015). Wärest du denn an einer kurzen Skizzierung der wichtigsten Lernkonzepte interessiert?"

Ich: „Ja!"

Eckart: „Dann stelle ich sie dir mal vor – aber wirklich nur kurz und nur die wichtigsten. Ich beziehe mich dabei auf die sehr klaren, pointierten, anschaulichen und einfach zu verstehenden Darstellungen von Legewie und Ehlers (1994). Sie übernehmen Hilgards (zusammen mit Bower 1971) Definition von Lernen:

‚Lernen ist der Prozeß, durch den eine Aktivität *in Reaktion auf eine Umweltsituation* entweder neu entsteht oder verändert wird – vorausgesetzt, daß die Besonderheiten der Aktivitätsänderung *nicht als angeborene Reaktionstendenz, Reifungsvorgang oder Momentanzustand des Organismus* (wie Erschöpfung, Drogenwirkung u. ä.) erklärbar sind' (zit. n. Legewie und Ehlers 1994, S. 246; kursive Hervorhebung von den Autoren).

Legewie und Ehlers teilen Lernvorgänge zunächst einmal in vier übergeordnete Modalitäten ein: Lernen von Signalen, Lernen von Verhaltensweisen, kognitive Aspekte des Lernens und soziales Lernen.

Erstens: Lernen von Signalen:

Klassische Konditionierung: Reflexe, wie Saugen oder Atmung, sind angeboren und an einen natürlichen Auslöser gekoppelt. Wie der Physiologe Iwan Pawlow an zahlreichen Experimenten mit Hunden zeigen konnte, lässt sich der angeborene Speichelreflex, ausgelöst durch die Nahrung, die die Mundschleimhaut berührt, auch auf ein anderes Signal hin erzeugen. Dafür eignet sich zum Beispiel ein Glockenton, der stets der Darbietung von Futter vorausgeht. Nach einigen Durchgängen genügt schon der Glockenton allein zur Auslösung des Speichelreflexes (Konditionierung). Natürliche Auslöser von Reflexen lassen sich also an andere, unnatürliche Signale binden, die damit eine Stellvertreterfunktion (für den natürlichen Reiz) übernommen haben. Entscheidend für die Aufrechterhaltung der neu ausgebildeten Reiz-Reaktions-Kopplung ist die Wiederholung der immer gleichen Abfolge (im Beispiel: Glockenton → Futter → Speichelfluss), denn damit wird die Auslösefunktion des unnatürlichen Signals (Glockenton) bekräftigt (Verstärkung), andernfalls, wenn zum Beispiel das Futter weggelassen wird, erlischt dann die gelernte Reaktionskopplung auf das Signal hin (Extinktion).

Differenzierungslernen: Um sich in der Umwelt sicher zurechtfinden zu können, müssen (mindestens) zwei Funktionen sicher gelernt werden: Generalisation und Differenzierung. Sind kaum Unterschiede in den dargebotenen Reizen feststellbar, dann werden sie als gleich angesehen (Generalisation). So erscheinen uns Japaner als ziemlich gleich aussehend, und es fällt uns schwer, ihre Gesichter zu unterscheiden. Das gelingt erst dann, wenn sich die Reize deutlich voneinander unterscheiden (Differenzierung). Wann das der Fall ist, lässt sich in Experimenten feststellen, in denen man zunächst von minimalen Reizdifferenzen ausgehend die Unterschiede immer größer werden lässt, bis die auf den Ausgangsreiz gelernten Reaktionen ausbleiben. In Wahlanordnungen, in denen einem Tier sowohl der vertraute Reiz mit der Futterkopplung als auch seine Abwandlung dargeboten wird, und zwar von großen Reizunterschieden ausgehend minimierend, kommt es bei einem kritischen Annäherungspunkt (mangelnde Unterscheidbarkeit) zu einem Verhalten, das als experimentelle Neurose bezeichnet wird. Das Tier kennt sich nun gar nicht mehr aus.

Menschen in Partnerschaften zeigen sich beispielsweise erheblich irritiert, wenn der Partner sich ganz ähnlich wie sonst auch verhält – und sich hinterher aber herausstellt, dass eine Nuance in seinem Verhalten ein Hinweis auf eine für ihn grundlegend andere Zielsetzung gewesen ist. Er stimmt beispielsweise einem Urlaub an der See zu, wie auch schon mehrmals vorher, diesmal jedoch nicht, um die Atembeschwerden der Freundin zu mindern, sondern, wie sich mit der von ihm sehr betonten Präferenz von Kiel-Schilksee herausstellt, um ein besseres Segelrevier vorzufinden. Die Freundin ist irritiert, denn bisher ging es immer in erster Linie um die Besserung ihrer Atembeschwerden und daher um eine Bevorzugung der Nordseebäder. Bliebe für das Verständnis der eigenen Seele das Bemühen, zu klären, ob meine Vornahmen (will ich das verlässlich wirklich so?!) für mich selbst und nachfolgend für die von mir gemachten Äußerungen und Verhaltensweisen anderen gegenüber auch so eindeutig sind, dass sie nicht in Missverständnissen münden.

Semantische Konditionierung: Sprache ist für den Menschen das wichtigste Mittel, sich mit der Umwelt und auch mit sich selbst auseinanderzusetzen. Zwei Aspekte sind dabei hervorzuheben: Sprache kann die Realität in abstrahierter Form abbilden und sie transportiert die jeweilige Bedeutung der verbalen Signale. Als semantische Konditionierung wird beispielsweise die Kopplung des Wortes ‚schön‘ mit physiologischen Reaktionen der Freude bezeichnet, wenn auf neue Reize wie ‚anregend‘ oder sogar ‚bedeutsam‘ die gleichen Manifestationen der Freude ausgelöst werden können (semantische Generalisation). Für solche Lernvorgänge ist die Bildung von Verknüpfungen (Assoziationen) entscheidend, die nach dem Prinzip der Kontiguität (Zusammentreffen) aufgebaut sind, und zwar im Hinblick auf Ähnlichkeit, Kontrast und räumliche sowie zeitliche Nähe. Neurophysiologische Erklärungen sehen bei gleichzeitiger, wiederholter Aktivität bestimmter Hirnareale die Möglichkeit als gegeben an, dass die Gebiete sich wechselseitig aktivieren können. Für das Verständnis der eigenen Seele und der an sie gerichteten Rückmeldungen ist ein sprachliches Vermögen der Generalisation, Unterscheidbarkeit, Substitution und Erfassung der Kontextbedeutung entscheidend. Es ist schlichtweg ein erheblicher Mangel, wenn man die eigenen Regungen der Seele nicht sprachlich belegen oder mitteilen bzw. die sprachlichen Äußerungen der anderen weder aufnehmen noch einordnen kann. Missverständnisse und ihre Folgen sind dann vorprogrammiert.

Zweitens: Lernen von Verhaltensweisen:

Operante Konditionierung: Wesentlich für die Anpassung an die Anforderungen der Umwelt sind Lernzuwächse bei den Verhaltensweisen. Da das bekannte Versuch-und-Irrtum-Lernen (*trial and error learning*) oft nicht sicher oder gar nicht zum erwünschten Ergebnis führt, sind die Verfahrensweisen der operanten Konditionierung der amerikanischen Behavioristen (Verhaltenswissenschaftler) eine Zeitlang in den Vordergrund gerückt. Das leitende Prinzip ist die Verstärkung (*reinforcement*). Darunter ist zu verstehen, dass eine bestimmte Handlung dadurch häufiger hervorgerufen werden kann, wenn sie in irgendeiner Form belohnt wird (z. B. durch Nahrung oder durch Wegfall unangenehmer Ereignisse). So lehrt das Effektgesetz von Thorndike (1932), dass Akte, mit denen das Individuum Zustände zu erreichen sucht, die nicht vermieden sondern herbeigeführt und beibehalten werden sollen (befriedigende Konsequenzen als Handlungsfolge), bevorzugt und immer wieder vollzogen werden. Zum Effektgesetz merkt Hofstätter (1959) aber kritisch an: ,... an sich enthält es die Gefahr eines logischen Zirkels, da sich die befriedigende Natur des auf einen Akt folgenden Zustandes ja nicht unabhängig von der Tatsache seiner lernmäßigen Fixierung erfahren läßt' (S. 191). Das Lernen durch Erfolg zeigt sich im Alltagsleben dann, wenn einmal zielführende Handlungen oder Problemlösungsverfahren wiederholt eingesetzt werden. Bewähren sich bestimmte Verfahren, dann werden sie jedoch oft auch dann verwendet (Perseveration), wenn sie aufgrund auch nur geringfügig geänderter Situationen oder Aufgabenstellungen gar nicht angemessen wären.

Verhaltensformung: Die Wahlmöglichkeit, aus verschiedenen Handlungen diejenige durchzuführen, die Belohnungskonsequenzen nach sich zieht, bietet die Gelegenheit, sehr fein abgestimmte Verhaltensweisen zu erlernen. Dazu sind stufenweise Verhaltensänderungen notwendig, die im Zuge einer systematischen Verhaltensformung (*shaping of behavior*) erreicht werden können. Dabei wird jede Aktion, die der Zielerreichung dient, bekräftigt – alle anderen jedoch nicht. Mit ausgetüftelten Verstärkungsplänen konnte der amerikanische Psychologe B. F. Skinner Tauben dazu bringen, miteinander Tischtennis zu spielen. Sehr viel größere Beachtung fand dann einige Dekaden später der Einsatz von Biofeedbackmethoden, mit denen psychosomatische Störungen therapiert werden sollten. Diese Verfahren erlauben es den Probanden oder Patienten, bestimmte eigene Körperfunktionen (z. B. Herzschlag, Atmung, Muskelspannung) auf einem Display zu beobachten. Farbige Lichtsignale informierten darüber, ob minimale Änderungen dem Regelungsziel näherkamen (grün: Belohnung) oder nicht (rot). Die anfängliche Euphorie, in autonome Funktionen zielbezogen eingreifen zu können, erwies sich – wieder einmal wie auch bei einigen anderen wissenschaftlichen Novitäten – als übertrieben und inadäquat. Durchgängige Erfolgsaussichten mit dem Biofeedback waren letztlich nur bei der Behandlung von Schmerzzuständen infolge muskulärer Verspannungen oder leichterer Lähmungserscheinungen gerechtfertigt.

Drittens: kognitive Aspekte des Lernens:

Lernen durch Einsicht: Wer ein komplexeres Problem zu lösen hat oder ineinander verschachtelte Programmteile verstehen und zu einem praktikablen Einsatz bringen will, der wird durch Einsicht (z. B. Perspektivwechsel) oder Erkenntnisgewinn (z. B. bei Teilfunktionen) lernen, wie man zum Ziel gelangen kann. So kann die Lösung beispielsweise darin liegen, einen bislang noch nicht beachteten Faktor nun einzubeziehen und dadurch neue Strukturierungen und Funktionszusammenhänge plötzlich als effektive Komponenten auszumachen (Aha-Erlebnis)."

Ich: „Aha!"

Eckart: „Jetzt schon?! Oft mischen sich solche Versuche, Einsicht durch Umstrukturierungen zu erlangen, mit Probehandlungen, die nur dann erfolgreich sind, wenn die strukturellen und funktionalen Zusammenhänge erkannt werden können (Sinnerfassung).

Hilfreich ist allemal die Ausbildung von kognitiven Landkarten (*cognitive maps*), die Konfigurationen strukturieren und erkannte Zusammenhänge von Abläufen geistig dokumentieren. Sind noch keine solchen kognitiven Landkarten gebildet, dann werden Erwartungen, gelegentlich auch Spekulationen, aufgestellt, wie die Struktur des Problems beschaffen sein könnte und wie die Vernetzung der Abläufe gestaltet ist und sich entwickeln wird. Für den Lernprozess ist von ausschlaggebender Bedeutung, ob sich solche Erwartung dann bestätigt (Konfirmation) oder nicht (Falsifikation). Das Ausbilden und Erinnern von Reizmustern und Prozessverläufen in Form von kognitiven Karten sind auch aus dem Wintersport bekannt. Da lässt sich beobachten, wie beispielsweise Slalomläufer ihren zu bewältigenden Kurs des Rennens noch einmal im Gedächtnis abfahren und wie sie dabei genaue Verlaufsformen mit Kopf-, Körper- und Handbewegungen gestisch nachvollziehen.

Konzeptbildung: Was gehört wozu und warum? Um hierauf eine eindeutige Antwort zu finden, bedarf es Beziehungssetzungen und logischer Operationen. Um Konzepte, Klassen oder Gruppen bilden zu können, müssen über Generalisation und Differenzierung Zuordnungsregeln gefunden oder selbst entwickelt werden. Das ist mitunter schwierig, wie sich dem folgenden Beispiel entnehmen lässt: Stimmungsschwankungen sollen den Klassen ‚angenehm'/‚unangenehm' zugeordnet werden. Die Probleme beginnen schon bei der Entscheidung, ob Stimmungsschwankungen als gleichgeartete Elemente anzusehen sind, die einer Klasse zugehörig sein können. Darin enthalten ist die Schwierigkeit der zeitbedingten Variabilität, denn die einzelnen Schwankungen haben unter Umständen sehr unterschiedliche Verläufe und Bedeutungen. Letztlich können sich aus Generalisation (Elemente mit gleichen Merkmalen; z. B. Struktur, Funktion, Zweck) und Differenzierung (unterscheidende Merkmale) Überschneidungen ergeben, sodass die Einteilungen nicht mehr dem Kriterium der wechselseitige Unabhängigkeit (Disjunktion) folgen können. Derartige Unschärfen lassen sich bei vielen Gruppierungsproblemen in der Psychologie aufdecken, wenn mit zahlenmäßig (Skalen) erfassten Merkmalen (z. B. Spektren von Emotionen, Leistungsprofile, Persönlichkeitsmerkmale) statistische Verfahren der Klassifikation eingesetzt werden. Damit lässt sich herausfinden, welche Merkmalsträger (z. B. Personen) mit welcher Wahrscheinlichkeit als zu einer bestimmten Gruppe gehörig eingestuft werden können und ob sich ein Überschneidungsgebiet (unbestimmte Region) ausmachen lässt, dessen Größe über die Differenzierungsstärke der Merkmale informiert. So lässt sich zum Beispiel sehr trennscharf feststellen, mit welcher Zuordnungssicherheit Personen zu den Teamplayern oder zu irgendeiner anderen Gruppierung zu zählen sind oder welche Merkmale für eine eindeutige Klassifikation prädestiniert sind.

Bei hierarchisch strukturierten und mehrfach miteinander verbundenen Programmen (oder Teilen von ihnen), wie bei der Übernahme und Bewährungsprüfung von neuen Entwicklungen, kommt es gerade auf die Nuancierungen bei der Generalisation und der Differenzierung entscheidend an. Treten dabei Ablenkungen und Störungen auf, dann können schon minimale Fehler äußerst missliche Effekte nach sich ziehen. Hat man mit solchen Auswirkungen bereits Erfahrungen gemacht, wird die Seele von vornherein unruhig und wittert Fallen und Ungereimtheiten häufig im Übermaß.

Viertens: soziales Lernen:

Imitation, Unterweisung, praktische Übung: Wer früher beobachtete, wie die Menschen aus einem Kino kamen, das überwiegend Westernfilme zeigte, konnte erstaunt feststellen, wie viel (verhinderte) Cowboys zu Kinogängern mutiert waren – oder umgekehrt. Breitbeinig der Schritt, schaukelnd die Schultern, die Hände in Hüfthöhe geballt. Der Psychologe Bandura (1979) hat mit seiner ausgefeilten sozial-kognitiven Lerntheorie nachweisen und erklären können, dass viele Lernvorgänge durch Nachahmung ausgebildet sind. Das geschieht am häufigsten über sprachliche Vollzüge, wie die Formung von Worten und Sätzen im Kleinkindalter beispielhaft belegt. Sprachliche oder auf Formeln aufbauende Unterweisungen machen es möglich, auch komplizierte Sachverhalte, Relationen und serielle Konsequenzen zu lernen und zu behalten. Solche über soziale Kommunikation erfahrene Lernschritte werden dann auf einer sehr hohen kognitiven Ebene umgesetzt, wenn praktische Übungen die Fertigkeiten ausbauen und festigen. Das gilt für das Erlernen des Fahrradfahrens ebenso wie für die – oft bewunderte – Textbeherrschung der Rolle im Theater, wenn das Memorieren durch die Anweisungen der Regie und vor allem in den szenischen Proben mit den Mitspielern gestützt wird.

Sozialisation: Wir lernen Rollen, um uns in den wechselnden sozialen Bedingungen nicht nur zurechtzufinden, sondern uns auch durchzusetzen oder zu bewähren. Dabei gilt es, abzuwägen, welche Regeln, Normen, Anweisungen oder Verpflichtungen mit welcher Strenge und Nachhaltigkeit zu übernehmen sind oder mit geringerer Konformität zu beachten und nachzuvollziehen wären. Das ist oftmals mit durchaus ambivalenten Lernergebnissen verbunden oder von dem vagen Gefühl begleitet, nicht mehr recht zu wissen, was noch angeeignete Rolle ist oder man selbst (sozusagen als „rollenloser Kern"). Schwierigkeiten mit der Einordnung ergeben sich auch aus der Bestimmung der Klassenzugehörigkeit. Gelernt werden auch dabei markante Merkmalsprofile, die das Gefühl der Zugehörigkeit zu einer Gemeinschaft stärken und sichern, jedoch auch die Abstandsdefinitionen zu anderen Gruppen, Schichten oder Klassen schärfen und beibehalten. Das geht in der Erstarrung oft so weit, dass sich bereits entwickelnde Veränderungen gar nicht wahrgenommen, negiert oder bekämpft werden. Neuartigkeiten und Wandlungen zu akzeptieren, fällt vielen Menschen schwer und lässt sie ängstlich verharren, weil die gewohnten Richtpfeiler wegzubrechen drohen oder sich nun als untauglich erweisen."

Ich: „Und die Neurowissenschaften? Die haben doch sicher auch ihren Beitrag zum Lernen und die dafür günstigen bzw. hinderlichen Faktoren geleistet."

Eckart: „Stimmt! Gegenwärtig dominieren in den wissenschaftlichen Publikationen Einzelbeiträge zu speziellen Themen und Forschungsfragen, die aber meistens erhebliche Vorkenntnisse in der Neuroanatomie und -physiologie erfordern. Deshalb sind allgemein verständliche, zusammenfassende Abhandlungen – wie sie von Spitzer (2007) und auch von Hüther (2015) vorgelegt wurden – eher geeignet, sich dem Feld der neurobiologisch gefassten Themengebiete Lernen, Gedächtnis und kognitive Prozesse und den damit in Verbindung stehenden Schädigungen und Störungen (Überblick bei: Pinel 2001; Birbaumer und Schmidt 2003) zu nähern.

Nicht zu vergessen ist der von Herrmann (2009) herausgegebene Beitrag zur Neurodidaktik, d. h. zum gehirngerechten Lehren und Lernen. Es kann sich lohnen, einen Blick in die Auszüge aus seiner Zusammenstellung von pädagogischen und neurowissenschaftlichen Erkenntnissen zu diesem Themenbereich zu werfen:

- Es muss eine praktische Herausforderung bestehen, die *bewältigbar* ist und subjektiv *Sinn macht.*
- Lernen beruht auf *Selbsttätigkeit.* Gelernt wird, was *getan* wird, am besten mit hoher Selbstständigkeit und Selbstverantwortlichkeit.
- Anforderungen müssen individuell zugemessen werden: Unterforderung bewirkt Lernverdruss durch Langeweile, Überforderung mindert durch Druck Lernfähigkeit oder bewirkt durch fortgesetzte Misserfolge Lernunwilligkeit.
- Das Gehirn ist kein Datenspeicher, sondern ein Datengenerator durch die autonome Organisation der Speicherung und Verknüpfung von Informationen und der Konstruktion von deren Bedeutung.
- Am besten gelernt wird unter leichter Anspannung, leichtem Stress, aber das Arbeitsergebnis muss *etwas besser sein als erwartet.* Zu hoher Stress bzw. Versagungsangst blockiert oder mindert die erwünschten Gehirnleistungen.
- Neuronale Netze müssen durch häufigen Gebrauch (Üben, Wiederholen) stabilisiert werden, so entsteht Gedächtnis …
- Jedes Gehirn hat als Organ seine individuelle erfahrungsgeschichtliche Prägung. Jedes Gehirn schreibt daher neuen Informationen (Erfahrungen) zunächst einmal seine lebensgeschichtlich individuellen Bedeutungen zu.
- Wie dasjenige, was wir *Lernen* nennen, in den Hirnzellen und ihren Verknüpfungen funktioniert, wissen wir nicht – nur *dass* und *wann.*
- Wie Informationen abrufbar gespeichert werden, ist ebenso unbekannt wie der Prozess ihrer Verknüpfung zu ‚Sinnstrukturen‘ (‚neuronale Repräsentationen‘).
- Wie höhere kognitive Leistungen des Gehirns (beispielsweise Begriffe bilden) zustande kommen, ist unbekannt …
- Es ist in *Ansätzen* experimentell überprüft, *dass* und zum Teil auch *wodurch* Informationsaufnahme und -verarbeitung durch bestimmte Umstände unterbunden, erschwert oder begünstigt werden kann.
- Details ohne Bedeutungskontexte vergisst das Gehirn rasch, abgesehen z. B. von Einmalereignissen, die deshalb auch ‚unvergesslich‘ genannt werden‘ (Herrmann 2009, S. 10 ff.; kursive Hervorhebungen vom zitierten Autor).“

Ich: „So in etwa habe ich das wissen wollen. Was mir noch fehlt, sind aber Motivation zum Lernen, Stress und Dinge, die mich betreffen, zum Beispiel meine Impulsivität oder meine – mehr oder weniger vorhandene – Selbstdisziplin.“

Eckart: „Gut. Aber wir sollten nicht ins Uferlose abgleiten. Natürlich ist zum Lernen Motivation unerlässlich und negativer Stress ist kein ungewöhnlicher Begleiter.

Bei der Motivation spielt schon der Anfangszustand eine ganz wesentliche Rolle, zumal er mitbegründet, warum ein bestimmtes Ziel mit welcher Stärke anvisiert wird. Die Verbindung von Start und Ziel determiniert eine Phase, in der sich nach Kuhl (2001) eine Lageorientierung oder eine Handlungsorientierung ergeben kann. Lageorientierung meint das Verharren bei einem Entscheidungsprozess vor dem letzten Schritt, also das Zögern, die Entscheidung auch durchzuführen. Bei der Handlungsorientierung wird nicht nur die Gesamtsituation eingeschätzt, sondern auch die Suche nach möglichen Handlungsalternativen aufgenommen. Es kann also sein, dass eine anfänglich (noch) vorhandene Motivation nicht oder nur mit erheblicher Verzögerung in einer Handlung (instrumentelles Verhalten) mündet. Für sehr viele Leistungen ist eine Motivation im mittleren Bereich die beste Förderstufe. Ist die Motivation hingegen nur schwach ausgeprägt, dann sind Leistungseinbußen sehr wahrscheinlich. Bei zu hoher Motivation bildet sich eine viel zu starke Zielfixierung aus, sodass übereifrige Verfahrensschritte auftreten, die für die Zielerreichung eher hinderlich sind. Die tatsächliche Motivationsstärke hängt aber – neben anderen – noch von drei wesentlichen Faktoren ab. Die Erwartung, was nach der Handlungsausführung folgen wird, bestimmt die eingesetzten Anstrengungen oder auch den Abbruch des Vorhabens. In Verbindung mit der gestellten Aufgabenschwierigkeit legt die Erwartung auch ein Ausführungsniveau der Handlungen fest, das als subjektiver Standard bezeichnet wird, d. h. die vom handlungsbereiten Individuum an sich selbst gestellte Höhe des Einsatzes, seiner Leistungsbereitschaft und seines antizipierten Leistungsniveaus. Letztlich spielen die sozialen Bedingungen, insbesondere die Bezugsgruppe, eine wesentliche Rolle bei der konkreten Ausbildung der Motivation. Ob es Rivalen, Neider, Förderer, Intriganten oder Helfer gibt, ist für die Motivation mitentscheidend. Jedenfalls strengen sich die meisten Menschen sehr an, die an sie gestellten Aufgaben mit größtmöglichem Einsatz und maximalen Anstrengungen zu bewältigen, sofern Konkurrenten mit von der Partie sind.

Stress ist ein zwar sehr bekanntes, aber ein äußerst schwieriges psychophysiologisches Konzept. Schon die einfache Frage, ob eine Situation als Stressor (Belastungen auslösend) gekennzeichnet werden kann oder nicht, lässt sich kaum zutreffend oder hinreichend genau abklären. „Die anfängliche Einschätzung der Situation kann objektiv falsch oder richtig sein, entscheidend ist in jedem Fall die subjektive Bedeutungszuweisung. Die Person kann eine für sie gefährliche Entwicklung völlig außer Acht lassen oder unterschätzen […], sie kann aber auch mit großem Aufwand auf eine Begebenheit reagieren, die andere völlig ‚kalt' läßt [...]. Welche Sichtweise im konkreten Fall zum Tragen kommt, ist von den Erfahrungen mit Einschätzungen ähnlicher Situationen abhängig. Das gilt auch für den Entscheidungsprozeß, der noch durch die gegenwärtige Verfassung und die zur Verfügung stehenden Ressourcen des Individuums beeinflusst wird. Das Niveau der Handlungsausführung ergibt sich u. a. aus dem Zusammenwirken der Aufgabenschwierigkeit, dem Übungsfortschritt und den individuellen bzw. sozialen Standards" (Rogge 1981, S. 190). Da also die Person selbst entscheidet, ob eine gegebene Situation Stress auslöst oder nicht, definieren Schönpflug und Schulz (1977) Stress sehr einfach und anschaulich als einen Zustand, in dem das Individuum ‚seine Not mit sich selbst hat'.

Du bist also auf dem richtigen Weg, wenn du noch wissen willst, welche Rolle deine Persönlichkeit bei deinen unterschiedlichen Reaktionen auf Störungen beim Lernen und Testen einnimmt. Es gibt eine Reihe von Merkmalen, die dich dazu bringt, so verschiedenartig auf ungebetene Unterbrechungen im Arbeitsablauf zu reagieren. Jedoch ist zunächst anzumerken, dass dein Umgang mit den Störern mit Sicherheit noch im Toleranzrahmen bleibt – andernfalls hättest du wohl deinen Arbeitsplatz aufgeben müssen. So erlaube ich mir darauf hinzuweisen, dass deine variablen Verhaltensweisen eher als schwächliche Abkömmlinge von klinisch auffälligen Persönlichkeitsstörungen (einführend: Fiedler 1994; Sachse 2013) einzuordnen sind. Informationsüberflutung, Zeitdruck, Unterbrechungen oder deplatzierte Nachfragen führen häufig zu Denkblockaden, Konzentrationsstörungen, Fehlern, Ärger und impulsiver Abwehr. Welche Reaktionen dann zum Tragen kommen, hängt sehr davon ab, welche Persönlichkeitsmerkmale sich in der akuten Situation durchsetzen. Ein Schwergewicht mit ausgleichender Bedeutung ist die Selbstdisziplin, die im günstigen Fall die Wirkung von Ablenkungen verpuffen lässt. Ruhe zu bewahren und Souveränität auszustrahlen ist aber gerade in Situationen mit hohen Anforderungen nicht einfach zu bewerkstelligen. Narzisstische Selbstunsicherheit oder egozentrische Selbstdarstellung (histrionische Züge) sind psychologische Faktoren, die moderaten Reaktionsweisen entgegenstehen. Frustrationstoleranz wäre gefragt – Selbstbeherrschung oder demonstrative Gelassenheit. Davies (2002) hat einige Vorschläge zu bieten, wie sich akute Aufregungen im Zaum halten lassen und Herpertz (2001) informiert über Impulskontrollstörungen."

Ich: „Wir wollen doch immer noch unsere eigene Seele verstehen, oder? Im Moment kommt es mir so vor, als hätte die akademische Psychologie eine Streichholzschachtel ausgeleert und ich müsste das ‚Bauwerk der Erkenntnis' aus den Hölzchen selbst errichten."

Eckart: „Das ist wohl so. Also bemühen wir uns um eine Zusammenfassung. Wir haben auf drei Ebenen argumentiert:

- Bedingungen,
- Lernmodalitäten,
- Persönlichkeitsmerkmale.

Natürlich sind die drei Betrachtungsfelder nicht unabhängig voneinander, sondern sie stehen in Wechselbeziehungen. Die jeweils aktuellen Arbeitskonditionen wirken auf die Bewältigung der Aufgabenstellung (zu lernende Programme) ein und die dabei erreichten Lernziele bestimmen wieder die Arbeitsbedingungen. Sich realisierende Persönlichkeitsmerkmale bilden im sozialen Kontext die akute Arbeitsatmosphäre, von der auch die Lernvorgänge teilweise abhängig sind. Umwandlungen auf einer der Ebenen führen zu Änderungen auf den anderen beiden. Die Beziehungen variieren von Mal zu Mal und ergeben dann sehr spezifische Verläufe mit zum Teil unerwarteten Ausgängen (z. B. an sich nicht gewolltes, rüdes Verhalten gegenüber Pia). Insofern muss man aus den allgemeinen oder regelhaften Erkenntnissen der akademischen Psychologie diejenigen Anteile herauslösen und so modifiziert zusammenfügen, dass eine möglichst hohe ‚Passgenauigkeit' (*likelihood*) mit den jeweiligen individuellen Gegebenheiten erzeugt werden kann.

Auf diese Art und Weise regelt sich über die Beiträge der akademischen Psychologie auch der Zugang zur eigenen Seele, der aber die individuellen Spezifika (z. B. Merkmale des Persönlichkeitsprofils) berücksichtigt und als verständnisleitende Orientierungspunkte aufnimmt. Was passt von den Feststellungen der akademischen Psychologie zu den selbst erlebten psychischen Prozessen – und warum? Wir wollen die eigene Seele nicht nur aus Neugier verstehen, sondern wir wollen nachvollziehen können, warum wir so sind, wie wir und andere uns wahrnehmen, oder warum Lebensvorgänge sich so ereignen, wie sie uns in konkreten Situationen passieren. Wenn wir Erklärungen parat haben, verbinden wir damit die Hoffnung, auf die Wechselfälle der seelischen Zustände und Abläufe vorbereitet zu sein, um sie besser zu meistern oder um heraufziehenden Konflikten eher und wirkungsvoller begegnen zu können. Andernfalls würden wir einem Schrecken der Unerklärbarkeit (*Horror Vacui*) ausgesetzt sein und dann der Tendenz der meisten Menschen folgen, uns eigene Erklärungen oder Deutungen zurechtzulegen, deren Wahrheitsgehalt beliebig ausfällt.

Die psychologische Realität zeichnet sich durch komplexe, interagierende Regelprozesse aus, die nur in Teilen, sehr selten in ihrer gesamten Verlaufsform, gelegentlich aber auch gar nicht zu überblicken, zu erkennen, zu prognostizieren oder zu verstehen sind. Zugänge, Wahrscheinlichkeitsbestimmungen und Einschätzungen (aber ohne Sicherheitsgarantie!) sind trotzdem möglich, besonders dann, wenn neuere Denkansätze, Modellbildungen und theoretische Ausarbeitungen aufgenommen werden, wie sie mit systemischem Denken entwickelt werden oder in der Systemtheorie verankert sind. Darauf können wir später noch eingehen (s. dazu Kap. 5). Auf jeden Fall soll gelten: Sind die psychischen Beschwerden sehr stark und andauernd, lassen sich die Probleme nicht mehr selbst lösen, und sind sie nicht aus dem Kopf zu vertreiben (Problempenetranz), können Belastungen nicht mehr ertragen werden, hat man das Gefühl, nicht mehr mit sich selbst umgehen zu können, wird der Leidensdruck übermächtig, helfen bisherige Bewältigungsversuche nicht weiter, dann ist in diesen wie in ähnlich gelagerten Fällen professionelle Hilfe erforderlich und sollte in Anspruch genommen werden (s. Anhang).

Doch nun zur belletristischen Literatur!"

Ich: „Bitte, nein! Eine Pause wäre jetzt nötig, denn meine Seele hat viel zu verarbeiten. Wir telefonieren nächsten Sonntag weiter!"

Im Laufe der Woche beschäftigte ich mich immer wieder mal mit den Ausführungen von Eckart. Dabei entwickelte sich bei mir die Einsicht, über ein paar Sachverhalte doch noch etwas mehr Wissen zu benötigen. Immer wieder tauchen in der akademischen Psychologie Studien auf, die zu unterschiedlichen Ergebnissen und Interpretationen kommen. Um wenigstens in groben Zügen nachvollziehen zu können, warum, wie, mit wem und welcher Zielsetzung die Forschung durchgeführt wurde, bedarf es wohl doch einiger ganz grundlegender Kenntnisse über die wissenschaftlichen Methoden in der Psychologie. Man will sich ja nicht ein X für ein U vormachen lassen. Und dann müsste ich mich auch einmal etwas näher mit Sinn, Zweck und Bewährung von Theorien befassen. Natürlich weiß ich so ungefähr, wozu sie gut sind – aber für etwas genaueres Wissen im Zusammenhang von Wissenschaft und Praxis wären mehr Informationen und Überlegungen schon angebracht. Die letzten Bemerkungen von Eckart über professionelle Hilfestellungen haben mich daran erinnert, wie wenig ich doch bisher über psychologische Therapien erfahren habe. Was passiert da eigentlich in der Praxis? Sind die Therapien nur für den pathologischen Fall entwickelt und im Einsatz, oder gibt es sie auch für Grenzfälle, die noch nicht als krankhaft gelten, aber doch erhebliche seelische Not und Leidensdruck mit sich bringen? Irgendwie freute ich mich über meine wissensdurstige Seele!

Eckart war – zurückhaltend. Ja klar, natürlich wären Erläuterungen zur Methodik, zum Nutzen von Theorien und zur Indikation sowie zum Inhalt psychologischer Therapien von großem Vorteil für eine angemessene Einschätzung der Möglichkeiten und der Bedeutung der akademischen Psychologie zum Verständnis der Psyche, vor allem der eigenen. Es sei jedoch recht schwierig, den dafür notwendigen Umfang der Beiträge und deren noch zu akzeptierenden Vereinfachungsgrad für die komplexen und teilweise doch auch schwierigen Inhalte zu finden. Mehr hätte er dazu erst einmal nicht zu sagen.

Am Freitag erhielt ich eine Mail von ihm, in der er mir mitteilte, er könne ja versuchen, ein paar Gedanken zu den Themen Methodik, Theorien und Therapien aufzuschreiben – mehr sei leider nicht möglich, um die ganze Thematik nicht zu überfrachten. Was er bringen könnte, wäre ein erster Einstieg, und wer sich dann für weiterführende Darstellungen interessieren würde, sollte in den beigefügten Literaturhinweisen fündig werden.

Zunächst wäre es aber wichtig, unseren bisherigen Telefonbeitrag fortzusetzen, und zwar im Hinblick auf die Erkenntnisse, die die belletristische Literatur bereithalte, um dem Verständnis der eigenen Seele entscheidend weiterzuhelfen. Selbstverständlich war ich damit einverstanden, zumal ich ziemlich sicher war, bei der schöngeistigen Literatur mit meinen Kenntnissen auch etwas beitragen zu können. Am Sonntag ging es also wieder los!

Fortsetzung

Eckart: „Die akademische Psychologie folgt den Übereinkünften und Regeln der Wissenschaft (*scientific community*). Dadurch sind die Forschungsmethoden, die Ergebnisdarstellungen, die Überprüfungen von Theorien und die Publikationen fast durchgängig an Vereinbarungen und Normen gebunden. Daraus ergeben sich eine gewisse Starrheit im Verfahren und die Bindung an Verpflichtungen (z. B. Gliederungsschemata, Untersuchungspläne, Vorschriften beim Zitieren).

Ganz anders sind die Verhältnisse in der belletristischen Literatur. Hier kann, darf oder soll auch in den gebotenen Möglichkeiten der freien Themenwahl, der Gestaltungsform, der Ausdrucksweise, der inhaltlichen Variation, der Bezugssetzungen, der Anspruchsniveaus etc. die individuelle Darstellungsweise genutzt werden. Als Vorgaben zur Zuordnung der Texte sind lediglich die literarischen Standardgattungen wie Roman, Erzählung, Novelle, Gedicht, Ballade, Märchen oder Bericht anzusehen.

Die inhaltlichen und gestalterischen Freiheiten haben aber auch einige Nachteile, von denen hier nur zwei genannt werden, die besonders im Bezug zum Verständnis der eigenen Seele stehen. Es finden sich nämlich in der Literatur extreme Inhalte sowohl auf der Seite der furchtbaren, widerwärtigen und lebensverneinenden Schilderungen als auch auf derjenigen, auf der Glorifizierung, Schönfärberei und unrealistische Beschreibung (Euphemismus) überschwänglich herausgehoben werden. Erwerben solche Übertreibungen eine Leitfunktion für das eigene Leben, dann ergeben sich unangebrachte Konfrontationen mit der realen Umwelt oder vermeidbare Enttäuschungen aufgrund unerwarteter, andersartiger Ereignisverläufe, die so gar nicht mit den literarischen Vorlagen in Übereinstimmung zu bringen sind (vgl. beispielsweise kitschige Liebesromane). Insofern kann die Seele auch Schaden nehmen, weil keine Vereinbarkeit von Fiktion und gegebener Realität mehr herzustellen ist. Paaren sich derartige negativen Erfahrungen noch mit filmischen Produktionen, die vergleichbare Effekte auslösen, dann entwickeln sich psychische Problem- und Notlagen, die von unauflösbarer Verzweiflung bis hin zu träumerischem Versinken in Scheinwelten reichen.

Das sind beachtenswerte Ausnahmefälle. Die weitaus größere Zahl literarischer Darstellungen von seelischen Zuständen und Abläufen sind hingegen durchaus kompatibel mit den gewohnten, allerdings sehr viel stärker miteinander verwobenen Alltagsereignissen. Die bisher am Beispiel – Lernen in Verbindung mit Störungen – aus akademischer Sicht eingenommene Perspektive soll in der literarischen Bezugssetzung erheblich erweitert werden. Es geht dabei um eine Annäherung an (erfundene) komplexe Lebensverhältnisse, Zielsetzungen des Lernens, Aspekte des Scheiterns und um die Vernetzung verschiedener psychologischer Prozesse.

Sind in dem Roman *Wilhelm Meisters Lehrjahre* (Ausgabe: 1982) von Johann Wolfgang von Goethe (1749–1832) der Bildungserwerb, die Selbstfindung, der Weg in die Gesellschaft und die Wechselhaftigkeit von Beziehungen zentrale Bereiche eines dichterisch sehr weit gesteckten Rahmens, so sind die Lernvorgänge des Klavierspielens in Ketil Bjørnstads (2006) Roman *Vindings Spiel* enger gefasst und eingelagert in die Wechselbeziehungen von Motivationen, Emotionen sowie in Denk-, Vorstellungs- und Integrationsprozesse, schließlich auch in die Schicksalsgemeinschaft Gleichaltriger. Damit sind zwei Hauptmerkmale literarischer Verarbeitung psychologischer Abläufe angesprochen, die sich von akademischen Publikationen abheben: die weitaus größere Umfänglichkeit der abgehandelten Themenbereiche und die viel stärkere Einbindung in verschiedene, aber miteinander verbundene Lebensereignisse.

Goethes Werk *Wilhelm Meistes Lehrjahre* wird von dem Psychologen Wilhelm Dilthey als Bildungsroman bezeichnet und folgendermaßen charakterisiert (zit. aus dem Nachwort der von Ehrhard Bahr herausgegebenen Ausgabe *Wilhelm Meisters Lehrjahre* 1982, S. 645):‚Eine gesetzmäßige Entwicklung wird im Leben des Individuums angeschaut, jede ihrer Stufen hat einen Eigenwert und ist zugleich Grundlage einer höheren Stufe. Die Dissonanzen und Konflikte des Lebens erscheinen als die notwendigen Durchgangspunkte des Individuums auf seiner Bahn zur Reife und Harmonie. Und ‚höchstes Glück der Erdenkinder' ist die ‚Persönlichkeit' als einheitliche und feste Form des menschlichen Daseins. Nie ist dieser Optimismus der persönlichen Entwicklung […] heiterer und lebenssicherer ausgesprochen worden als in Goethes Wilhelm Meister: ein unvergänglicher Glanz von Lebensfreude liegt auf diesem Roman.' Das dürfte eine etwas zu positiv eingefärbte Sichtweise sein, denn in dem Roman erleidet der Protagonist auch einige herbe Enttäuschungen und empfindliche Niederlagen.

Lernen ist in Goethes Roman nicht die eindimensionale Informationsaufnahme und Verarbeitung, wie es beispielsweise beim Auswendiglernen eines Textes oder beim Erlernen des Fahrradfahrens der Fall ist. *Wilhelm Meisters Lehrjahre* betreffen die ganze Fülle des Lebens, die gesamte Entwicklung, die Ausbildung zur Persönlichkeit, die Akzeptanz von Leiderfahrungen (z. B. Betrug durch die Geliebte, Raubüberfall, teilweise Scheitern im Theater), das Zurechtkommen mit den Wechselfolgen des Lebens, das Begreifen und die Auseinandersetzung mit verschiedenen gesellschaftlichen Bedingungen. Insofern sind viele Facetten psychologischer Äußerungsformen angesprochen. Das so vielfältige Lernen wird gefördert, jedoch auch Rückschläge, Störungen und Irrungen. Es ist eng verbunden mit Wunschvorstellungen über die Zukunft, begleitet von Variationen in der Motivation, abhängig von Gefühlsschwankungen, durchsetzt von Zweifeln, orientiert an Hoffnungen. Werden die Spezifika der historischen, der ökonomischen und der sozialen Gegebenheiten einmal außer Acht gelassen, dann sind einige der geschilderten psychologischen Sachverhalte in Wilhelm Meisters Leben durchaus als Musterbeispiele (Paradigmen) anzusprechen.

Wie ergeht es einem Menschen, der in jungen Jahren davon überzeugt ist, sich selbst auszubilden, sich selbst beizubringen, was es im Leben zu erlernen gibt? Schon der Anfang ist schwierig, da der Vater zunächst gar nichts von Wilhelms Idee hält, sich der Schauspielerei zuzuwenden. Selbst als er feststellen kann, dass sein Sohn von Schauspieltexten viel aufnimmt und behält, äußert er kein Lob, sondern folgt dem Grundsatz, Kindern nicht zu viel Anerkennung zu geben, damit sie nicht eingebildet werden. Seine Bedenken gegen den Berufswusch des Sohnes bleiben bestehen. Anders zeigt sich die Mutter. Sie lobt Wilhelms Darstellungen vor Zuschauern, die seine Bemühungen selbst bei sichtbaren Fehlern mit Beifall bedenken. Seine Pläne sind hochfliegend, ebenso seine ersten Erfahrungen mit der Liebe. Allerdings sind seine Gefühle wohl ausgeprägter als die seiner Geliebten, da er sich als Bettler fühlt, der von ihren (Gefühls-)Almosen abhängig ist und der schließlich von ihr betrogen wird.

Wilhelm folgt zwar zunächst dem Wunsch des Vaters geschäftliche Reisen zu unternehmen, bindet sich dann aber an eine eher zweitklassige Theatergruppe. Sein Suchen nach Anerkennung, nach Kreativität, nach der Möglichkeit, menschliche Schicksale – ganz im Sinne der von Shakespeare erfundenen Figuren – darstellen zu können und sich dem Zauber und der Magie zu verschreiben, hält auch an, als sich Missgeschicke (räuberischer Überfall, Schwierigkeiten mit der Schauspielgruppe) ereignen. Jarno, dem Wilhelm die Hinweise auf Shakespeares Stücke verdankt, äußert sich negativ „mit Ekel und Verdruss" über den Umgang von Wilhelm mit diesen Theaterleuten und empfiehlt ihm einen anderen Lebenswandel und Berufswechsel. Wilhelm ist gekränkt, enttäuscht und wütend auf Jarno und nimmt sich vor, sich noch fester an die ihm vertrauten Personen zu binden. Das hat Züge von Resilienz (innere Widerstandskraft gegen ungünstige Lebensumstände), die sich auch in der Auseinandersetzung mit seinem Schwager und dem Kaufmann Werner zeigen, der ihm ein bürgerliches Leben als sehr erstrebenswert vor Augen führt. Wilhelm fühlt sich durch Werners Äußerungen herausgefordert, gesteht dem Schwager die Zusendung gefälschter Geschäftsberichte an seinen Vater und verteidigt seine Handlungen und Absichten. Er deklariert eine Art Selbstüberzeugung, Selbstbestimmung und Selbstverteidigung, die manche Seelen kennzeichnet, die sich in die Defensive gedrängt sehen – deren Wahrheitsgehalt aber fraglich bleiben muss. So auch bei Wilhelm, der oft ‚fremden Lichtern als Leitsternen folgte' (Goethe 1982, S. 296).

Seine von ihm selbst auferlegte Lehre und vorangetriebene Ausbildung geschieht nicht unabhängig von den Einflüssen anderer Personen, die ihn zur Umkehr bewegen wollen (Jarno, Werner), die durch Missbilligung seine Pläne nur verstärken (sein Vater), die sein Schicksal nachhaltig beeinflussen (die Haushälterin Barbara verhindert lange, dass er erfährt, Vater des Sohnes Felix zu sein; der Theaterdirektor Serlo, der die Gruppe unterstützt, später aber mit dem Schauspieler Melina versucht, Wilhelm von der Bühne zu entfernen) und die seine Liebesbeziehungen bzw. Zurückweisungen determinieren (Mariane, Aurelie, Philine, die Gräfin, Therese und die Baronesse Natalie, die er letztlich heiratet). Seine autodidaktischen Bemühungen sind eingebunden in Urteile, finanzielle Zuwendungen und Interessen bzw. Ziele anderer Personen.

Werde, der du bist – das ist zwar eine gängige, aber eine nicht ohne weiteres zu erfüllende Aufforderung, da die eigene Entwicklung, die selbstverordneten Lernvorgänge, die Zielsetzungen, die möglichen Einsichten im realen Leben vielen verschiedenen Einflussfaktoren ausgesetzt sind. Lernen ist eben auch Lernen von anderen – und darin sind die seelischen Vorgänge unbedingt einzuschließen. Was die Seele will, was sie verlangt, was sie zurückweist, wird nur in Teilen in Eigenregie bestimmbar sein, denn Einflüsse von außen haben viel Macht. Daraus resultiert dann oft ein Zwiespalt zwischen ‚sein wollen', Zukunftsplanungen, die sich auch in Tagträumen äußern, und ‚sein können', die Abhängigkeit von der Realität. Der Konflikt Planung und

Zielsetzung versus Möglichkeiten der Realisierung ist wohl jedem Menschen bekannt. Die Versuche, ihn zu verstehen und Lösungen zu finden, verlangen Einsicht in die Kräfte widerstrebender Prozesse und genaue Explorationen der Gegebenheiten, der vermeintlichen und tatsächlichen Notwendigkeiten (oft als Sachzwänge eingestuft bzw. vorgeschoben) sowie der Einschätzung der Konsequenzen aus verschiedenen Resultaten von Ereignissen. Wilhelm wird durch einen Brand des Theaters, der Auflösung der Schauspielgruppe und durch Einflüsse von Mitgliedern einer ‚Turmgesellschaft‘ in veränderte, wechselvolle Lebensabschnitte geführt."

Ich: „Das erinnert mich an ein gänzlich anders geartetes Lehr- und Lernstück. Ich hole mal das Buch, dann lassen sich markante Textstellen genauer angeben. Es geht um den Roman von Robert Seethaler (2015): *Der Trafikant* (Trafik: Kiosk als Zeitungs- und Tabakwarengeschäft). Er handelt von dem 17-jährigen Franz Huchel, der auf Geheiß seiner Mutter bei einem Freund von ihr in Wien 1937 in einem Kiosk eine Anstellung annimmt. Franz ergibt sich eher in die vorhandenen Umstände und Ereignisse, als zu versuchen, eigene Ausbildungsschritte oder konkrete Zukunftspläne zu realisieren. Er verbringt den Tag neben der Kundenbedienung mit dem Lesen der Journale und Tageszeitungen, ohne deren Inhalte genauer zu reflektieren oder Zusammenhänge zu erkennen. ‚Hin und wieder hatte Franz vor dem Abwischen eine Überschrift, ein paar Zeilen oder vielleicht einen halben Satz gelesen, ohne daraus allerdings jemals einen sonderlichen Nutzen zu ziehen. Das Weltgeschehen glitt ihm damals noch durch die Hände und unter dem Hintern hinweg, ohne seine Seele zu erreichen‘ (Seethaler 2015, S. 28). Er hat noch keine dezidierten Interessen oder Vorstellungen über seine persönliche Zukunft entwickelt. Seine Lerninhalte bestehen aus den Allgemeinplätzen des Kioskbesitzers zum Trafikantenberuf und zu Politikern, die allesamt als Taugenichtse bewertet werden.

Zwei Personen bestimmen nun seine Lebensphase. Zum einen Sigmund Freud, mit dem er in eine lose Freundschaft eintritt, von der er hofft, wesentliche Erkenntnisse und Einsichten über die Liebe zu erlangen und viel darüber zu lernen, zum anderen Anezka, eine böhmische Varietétänzerin, die seine erste Liebe werden soll. Franz wird schon beim ersten Treffen von Anezka brüskiert, gelangt aber in der Folgezeit immer mehr durch Vorstellungen und Gedanken an das böhmische Mädchen zu für ihn neuartige Verhaltensweisen und in körperliche Erregungen.

‚Und während er dann müde und langsam zur Trafik zurückschlich, begegnete ihm an jeder Ecke das böhmische Mädchen. Böhmisches Mädchen unter der Laterne. Böhmisches Mädchen hinterm Zaun. Böhmisches Mädchen im

Hauseingang, das Gesicht von der Glut einer Zigarette erhellt. Böhmisches Mädchen im Schaufenster, die Arme nach ihm ausgestreckt und lächelnd' (S. 65 f.) und dann weiter: ‚Ich weiß nur, dass *ich* erregt bin! Und zwar dauernd und immer. Ich kann kaum arbeiten. Ich kann kaum schlafen. Ich träume blödsinnige Sachen. Ich renne bis zum Sonnenaufgang in der Stadt herum. Mir ist heiß. Mir ist kalt. Mir ist schlecht. Ich habe Bauchweh, Kopfweh, Herzweh. Alles auf einmal' (S. 74). Anezka will nur eine sexuelle Affäre mit ihm. Schließlich schläft er mit ihr und gerät in noch tiefere Abhängigkeiten von ihr. Ihm ist aber klar: ‚Es gab jetzt kein Zurück mehr. Er wollte weitermachen, weiterüben, weiterlernen' (S. 94). So kommt es zu weiteren sexuellen Aktivitäten. ‚Nachdem es geschehen war und er wie ein Häuflein Glück auf dem Rücken neben ihr lag, stellte er sich vor, wie er am nächsten Morgen, gleich nach dem Aufstehen, um ihre Hand anhalten würde. Aber als er aufwachte, war sie weg' (S. 96).

Er kennt sich nicht mehr mit sich selber aus, hat weder Erkenntnisse noch Vorstellungen von der Liebe zu einer Frau, meint aber, Anezka ‚mehr als alles andere in der Welt' zu lieben, muss dann aber feststellen: ‚Eigentlich war ich mir sicher. Aber jetzt weiß ich es nicht mehr' (S. 136) – und sucht deshalb wiederholt den Rat von Freud, dem er vertraut. Der hat allerdings nur ein paar Floskeln parat. Beispiele: ‚Mit Frauen ist es wie mit Zigarren. Wenn man fest an ihnen zieht, verweigern sie einem den Genuss' (S. 45) oder ‚diese junge Dame hat dich also sitzen lassen … Meiner Ansicht nach hast du jetzt genau zwei Möglichkeiten. Möglichkeit Nummer eins: Hol sie dir zurück! Möglichkeit Nummer zwei: Vergiss sie!' (S. 76) oder ‚ … an den Klippen zum Weiblichen zerschellen selbst die Besten von uns!' (S. 77) und ‚Die Liebe ist ein Flächenbrand, den niemand löschen will und löschen kann' (Seethaler 2015, S. 132).

Das sind wenig hilfreiche Hinweise für Franz, dessen Seele in Aufruhr ist, der aber nicht begreifen und lernen kann, was die Liebe wirklich ausmacht."

Eckart: „Für den armen jungen Mann wäre es vielleicht einfacher und förderlicher für das Verständnis seiner aufgewühlten Seele gewesen, wenn ihm zunächst einmal empfohlen worden wäre, eine Verbindung zur Musik – mir kommt dabei der dritte Satz aus Beethovens 7. Sinfonie in den Sinn – herzustellen, um die Facetten seiner Empfindungen in anderen Sphären wiederzufinden und zu einer inneren Sammlung zu gelangen. Damit hätte er sich den Ebenen, dem Zauber und auch den Geheimnissen der Liebe erst einmal nähern können. So aber hat er kaum Möglichkeiten zu lernen, bleibt auf der Stufe des bloßen körperlichen sexuellen Austauschs stehen und kann seinen eigenen Irrtum weder im Grundsatz erkennen noch korrigieren. Er ist nicht in der Lage, den Einengungen seines Lernspektrums zu begegnen, und er erfährt auch von der Freud-Figur keine wirkliche Hilfestellung zum Verständnis der eigenen Psyche."

Ich: „Es ist eigentlich noch viel schlimmer um ihn bestellt. Seine Hochachtung vor ‚gescheiten Leuten' verbaut ihm die Chance, zu erkennen, dass Freud ein schlechter Ratgeber für ihn ist, der selbst Schwierigkeiten mit dem Begreifen weiblicher Personen hat. Für seine notwendigen Lernprozesse fällt aber mehr ins Gewicht, dass er die Zeichen der sich dramatisch verändernden politischen Situation und das Aufkommen der ‚neuen Geistesfreiheit' (Hetze, Vertreibung und Vernichtung von Juden durch die Nationalsozialisten) weder hinreichend beachtet noch gedanklich durchdringt. Er bleibt zunächst davon wenig berührt und in seinen Beziehungsproblemen stecken, die er zwar mal als ‚kleine Sorgen' gegenüber dem ‚ganzen verrückten Weltgeschehen' artikuliert, ohne aber weiter darüber nachzusinnen. Dabei schlagen sich die Gräueltaten bis zu ihm in die Trafik vor. Und erst als der Kioskbesitzer zusammengetreten und er selbst durch einen Schlag auf das Ohr verletzt wird, kommt ihm eine Ahnung: ‚Für den Bruchteil einer Sekunde öffnete sich ein Fenster in die Zukunft, durch das die weiße Angst zu ihm hereinwehte, zu ihm, diesem kleinen, dummen, machtlosen Buben aus dem Salzkammergut' (Seethaler 2015, S. 158). Er war weder auf die politischen Veränderungen und deren Konsequenzen noch auf seine zu erwartenden Bedingungen und Lebensereignisse vorbereitet. In Liebesdingen vertraut er sich nun auch der Mutter an und erwartet einen Erfahrungsaustausch.

Insgesamt gesehen vermittelt Franz den Eindruck, eher auf seine Umwelt zu reagieren, als selbst überlegte und zielorientierte Handlungen durchzuführen. Er lässt sich von anderen durch das Leben schubsen. Zu sehr ist er von den seelischen und körperlichen Veränderungen, die seine – sehr einseitig betriebene – Beziehung zu Anezka auslöst, gefangen. Er ergreift, ausgenommen bei der Suche nach dem böhmischen Mädchen, kaum mal eine zielgerichtete Initiative, zeigt aber Ausharrungsvermögen bei der Entwicklung der Freundschaft zu Freud. Seine Psyche ist so stark durch die aufkeimende Sexualität eingegrenzt und für andere Perspektiven blockiert, dass alle anderen Ereignisse dieser Fixierung untergeordnet werden. Auch die Freundschaft zu Freud hat letztendlich diese Motivverbindung. Was er lernen möchte (Erkenntnisse über die Liebe), gelingt ihm weder durch die Ratschläge von Freud noch durch die des Kioskbesitzers oder die der Mutter, die alle nur oberflächliche Allgemeinplätzen darstellen. Franz entdeckt weder die egoistischen Absichten von Anezka noch die heraufziehenden Gefahrenmomente, die durch den politischen Wandel – eigentlich offensichtlich – auf ihn zukommen. Er lernt nicht, die Zeichen der Zeit für sich zu erkennen. Er ist im Strudel seiner Wünsche, Sehnsucht und Begierden nach dem Mädchen gefangen – eine gefährliche Selbstblockierung. Der Anregung von Freud, seine Träume unmittelbar nach dem Erwachen aufzuschreiben, folgt Franz nach anfänglichem Zögern mit immer größerem Eifer. Schließlich stellt er – im Wortsinn – seine Seele für andere sichtbar dar, indem er seine Traumnotizen auf Zetteln an die Schaufensterscheibe des Kiosks heftet."

Eckart: „Das ist eine Expression eines unverstandenen Seelenzustandes und möglicherweise auch eine hilfesuchende Selbstdarstellung. Franz' Leben wird nicht durch ihn, sondern durch andere Personen bestimmt, auf die er nur reagieren kann.

Bei Wilhelm Meister, auf den ich noch einmal zurückkommen möchte, sind einige ihn ändernde Einflüsse durch andere Personen durchaus gegeben. Insbesondere die ‚Turmgesellschaft' spielt eine entscheidende Rolle, da durch sie Wilhelms Leben beobachtet und protokolliert wurde. Von ihr erhält er seinen Lehrbrief, der mit folgenden Zeilen (Goethe 1982, S. 519 f.) abschließt: ‚Der Geist, aus dem wir handeln, ist das Höchste. Die Handlung wird nur vom Geiste begriffen und wieder dargestellt. Niemand weiß, was er tut, wenn er recht handelt; aber des Unrechten sind wir uns immer bewußt. Wer bloß mit Zeichen wirkt, ist ein Pedant, ein Heuchler oder ein Pfuscher ... Ihr Geschwätz hält den Schüler zurück, und ihre beharrliche Mittelmäßigkeit ängstigt die Besten. Des echten Künstlers Lehre schließt den Sinn auf; denn wo die Worte fehlen, spricht die Tat. Der echte Schüler lernt aus dem Bekannten das Unbekannte entwickeln und nähert sich dem Meister.'

Wilhelm sieht ein, dass er mit seiner Schicksalsergebenheit und seinem Streben, sich in der (Schauspiel-)Kunst selbst auszubilden zu wollen, einem Irrtum erlegen ist:, ‚Von welchem Irrtum kann der Mann sprechen', sagte er zu sich selbst, ‚als von dem, der mich mein ganzes Leben verfolgt hat, daß ich da Bildung suchte, wo keine zu finden war, daß ich mir einbildete, ein Talent erwerben zu können, zu dem ich nicht die geringste Anlage hatte" (Goethe 1982, S. 518). Er folgt nun den Vorstellungen der Turmmitglieder (Abbé und Jarno), die die Irrenden ihre Fehler ausleben lassen wollen, die eigennütziges Streben als egoistische Motivation kennzeichnen und ablehnen, hingegen für eine tätige, zielorientierte Lebensführung eintreten, die die Unterstützung der Gesellschaft miteinschließen. Wilhelm erhält dadurch Leitorientierungen, die seine Seele stärken und seine Selbstzweifel so zurückdrängen, dass er auf der Grundlage dieser gelernten Einsichten Eigeninitiativen ergreifen kann, die nicht hochfliegenden, nur eigennützigen Plänen folgen, sondern die überschaubar bleiben und gesellschaftliche Relevanz besitzen."

Ich: „Von dem Problem meiner Reizbarkeit bei Störungen, während ich lerne, sind wir nun wohl ein wenig abgekommen. Das ist ja auch gar nicht entscheidend, weil wir darüber ja schon die Beiträge der akademischen Psychologie abgehandelt und kennengelernt haben. Für das Verständnis der eigenen Seele, so denke ich, ist es jedoch wichtig, durch die beiden literarischen Beispiele erfahren zu haben, in welche großen und globalen Zusammenhänge (Scheitern einer autodidaktischen Ausbildung mit der nachfolgenden Hinwendung zu gesellschaftlich nützlichen Tätigkeiten; Missachtung drohender Gefahren und deren Konsequenzen aufgrund extremer Einbindung in Beziehungsprobleme) die psychologischen Prozesse der Lernvorgänge gestellt sein können."

Eckart: „Die Feinjustierungen eines länger dauernden Lernens lassen sich dem bereits erwähnten Roman *Vindings Spiel* von Ketil Bjørnstad (2006), der auch als Jazzmusiker bekannt geworden ist, entnehmen. Geschildert wird der schwierige, steinige und mitunter versperrte Weg des jungen Aksel Vinding, der sein Leben als Künstler gestalten will. Der Beginn des Lernens hat eine tragische Komponente. Aksel muss im Alter von 15 Jahren mit ansehen, wie seine Mutter beim Baden in einem reißenden Fluss nach einem Streit mit dem Vater ertrinkt:

,Der Wasserfall nimmt hier unten alles Lebendige mit, Kaulquappen, kleine Fische, Mutter. Sie ist nur noch ein Stecknadelknopf, fünfzig Meter vom Wasserfall entfernt … Was soll ich tun? Jammere ich für mich. Mir bleiben nur noch einige Sekunden. Dann wird sie im Wasserfall verschwinden. In meinem Kopf dröhnen Brahms-Sinfonie und zugleich das Geräusch des Flusses, des Windes, der Straßenbahn, die direkt über uns angefahren kommt und alles übertönt. Da hebe ich die Hand. Ich winke Mutter zu. Und bis heute weiß ich nicht, ob das wirklich passierte. Aber ich meine mich daran zu erinnern. Ich sehe es vor mir, als sei es gestern gewesen: daß sie den linken Arm hebt. Sie winkt zurück. Ja, das ist das letzte Bild, das ich von meiner lebendigen Mutter habe, bevor sie im Wasserfall verschwindet, bevor ihr Kopf an den scharfkantigen Felsen zuschmettert wird, bevor das Leichenschauhaus und all das Schreckliche kommen. Sie winkt mir zu, sterbend. Sie winkt mir, Aksel Vinding, denn ich bin ihr Sohn, wir beide gehörten immer zusammen' (Bjørnstad 2006, S. 19).

Das ist der dramatische Startpunkt einer langen und ereignisreichen Lernkarriere. Aus liebender Erinnerung an seine Mutter, die ihm die Schönheit der Musik vermitteln konnte, gibt der junge Mann die Schule auf und widmet sich fortan vollständig dem Klavierspiel und hat ,seine eigene Welt aufgebaut, eine Mauer gegen alles andere. Es gibt nur das Klavier und mich' (S. 45 f.). Er übt täglich bis zu sieben Stunden mit extremem Ehrgeiz und dem Bemühen um absolute Kontrolle (in möglichst allen Lebenslagen). Das ‚störende‘ Element in seinem Karrierestreben ist Anja Skoog, Tochter eines berühmten Hirnchirurgen, in die er sich so sehr verliebt, dass sie alle seine Gedanken und Empfindungen vereinnahmt und beherrscht.

Bei einem sehr wichtigen Musikwettbewerb gibt es die erste sehr zurückhaltende Annäherung von Aksel und Anja. Zu seiner völligen Überraschung stellt Aksel fest, dass sie bei einer sehr bekannten und erfolgreichen Lehrerin ebenfalls Klavierspielen lernt und nun als seine Konkurrentin in der Vorentscheidung auftritt. Beide kommen in die Endausscheidung. Er möchte Anja besiegen. Er versucht, seine Verwirrung der Gefühle und die ungewohnte Konkurrenzsituation zu meistern.

Aksel nimmt sein Leben selbst in die Hand und bestimmt damit auch seinen beruflichen Werdegang. Er bricht nach dem Tod seiner Mutter – ohne das Wissen seines Vaters – die Schule ab und wendet sich vollständig dem Klavierspiel zu, in der Hoffnung, ein berühmter Pianist zu werden. Er bereitet für einen längeren Spaziergang mit seinem Schwarm Anja ein Picknick vor, das seine Erwartungen einer überdauernden Annäherung jedoch nicht erfüllt, und er verfolgt und recherchiert die heimlichen Gänge seiner Schwester in ein ihm unbekanntes Haus und löst damit die Trennung der Schwester von ihrem Geliebten aus. Er lernt und muss erfahren, dass sein Erfolgsstreben nicht nur von seinen eigenen Fähigkeiten, seinem Engagement und seiner Übungsdisziplin abhängt, sondern von auftretenden Störungen (unpassende Bravo-Rufe seiner etwas betrunkenen Schwester während seines Wettbewerbvorspiels) erheblich beeinflusst werden kann. Das gilt auch für seine beginnende Beziehung zu Anja: ‚Deshalb gehe ich so oft durch die Straßen, entwickle mich zum Schwärmer, sitze stundenlang im Erlengebüsch, denke nur an sie‘ (S. 154). Zusammen mit seinen Freunden gründet er die Gruppe ‚Junge Pianisten‘ und lässt sich, eigentlich gegen seinen Willen, noch mit Margrethe Irene ein, einem Mitglied der Gruppe. Er will dieses erotische Intermezzo aber so schnell es geht vergessen, denn er hätte dieses Zusammenkommen sehr viel lieber mit Anja erlebt, die aber an dem Gründungsabend nicht mit dabei war. Später wiederholen sich die Treffen mit Margrethe Irene, die eine Art Ersatzfunktion haben. Von seiner Schwester bekommt er eine Lektion über die Sexualität: ‚Wie Sex auf einmal alles sein kann, was in deinem Kopf ist, wie du, in einem Anfall von Verliebtheit und Verrücktheit, für die kurzen und wilden Stunden lebst, die nur dir und ihm gehören, die sündigen Augenblicke, in denen du dich stärker fühlst als die ganze Welt, in denen du dich unbesiegbar fühlst. Der Genuß ist ungeheuer. Nichts bedroht dich, keiner macht dich klein. Weil jemand da ist, der dich begehrt, und weil du das Gefühl erwidern kannst, obgleich du dabei nicht an die Liebe deines Lebens denkst und all so was' (S. 149). Sein erfolgloser Vater belehrt ihn am Beispiel seiner Mutter, dass es eine wichtige Eigenschaft ist, zu wissen, was im Leben nicht erreicht werden kann. Verschiedene Lernvorgänge laufen bei Aksel nahezu gleichzeitig ab, bündeln sich dann und konfigurieren so allmählich die Ausbildung seiner Persönlichkeit.

Außerdem lernt Aksel am Beispiel des nur mittelmäßig ausgefallenen Debüts der Freundin Rebecca, wie schwierig es ist, eine Situation zu bewältigen, in der man die Erwartungen anderer enttäuscht hat. Rebecca vermittelt ihm die Einsicht, dass sie durch den Verzicht auf eine Musikerinnenkarriere etwas anderes gewinnt: die Kontrolle und Gestaltung ihres eigenen Lebens. Aksel stellt fest: ‚Natürlich bewegt mich, was sie sagt. Sie muss nicht nach Wien, nach London oder Paris. Ihr Leben liegt jetzt offen vor ihr. Wir anderen dagegen müssen wie auf Schienen leben' (S. 226). Das Aufnehmen der Sichtweisen anderer Menschen ist für Aksel ein wichtiger Lernprozess.

Aksel wechselt seine Lehrer. Selma Lynge, von der schon Rebecca und Anja unterrichtet werden, wird nun für ihn zu einer besonderen Bezugsperson, die ihm sozusagen über die letzten Hürden des Erwachsenwerdens wie auch über die künstlerischen Hemmnisse hilft. Er bekommt von ihr Lektionen wie: ‚Der größte Feind eines Musikers ist die Routine' (S. 246), ‚Aber ansonsten kommt es nur auf den Ausdruck an. Du hast zu viel geübt, bist zu mechanisch geworden. Du mußt die Musik wiederentdecken, mußt eine Kommunikation zu deinem Leben herstellen' (S. 247), ‚Öffne die Sinne. Sei gegenwärtig, in allen Situationen des Lebens' (S. 248) und ‚Höflichkeit und Sexualität vertragen sich nicht … Das wußte Schubert. Das solltest du auch wissen' (S. 287).

Aksel verfolgt seine künstlerischen Ziele nur noch nachlässig, da sich alles um Anja Skoog dreht, die ein extrem schwieriges Debüt als Solistin mit einem Orchester vorhat. Seine Liebe zu ihr wird fast übermächtig, obwohl Anja nicht klar zu erkennen gibt, wie sie zu ihm steht. Er lernt Selma Lynges Sichtweise von Anja kennen: ‚Sie ist das größte Talent, das ich jemals gehört habe. Sie ist viel besser als du, Aksel, aber das erträgst du sicher, denn du liebst sie ja, das ist offenkundig. Sie gibt sich in jeder Sekunde, die sie spielt, voll und ganz hin. Als ginge es um ihr Leben. Sie ist deshalb nicht bösartig, aber sie ist vielleicht etwas unsozial. Sie hat sich mutige Ziele im Leben gesteckt. Deshalb muß sie ein unnormales Leben führen … ' (S. 256).

Aksel schläft mit Anja – traumwidrig. Eine wirklich beidseitige Liebesbeziehung kann es aber nicht werden, denn Anja versinkt in der Musik, kniet vor einem von ihr angebeteten Pianisten und hat nur ihr immer näher rückendes, sehr gewagtes und für sie äußerst herausforderndes Debüt im Kopf. Körperlich nähert sie sich einem Anorexiezustand."

Ich *(bleibe zunächst still, dann ...)*: „Und Aksel? Wie geht es mit ihm weiter?"

Eckart: „Seine berufliche Laufbahn bleibt offen. Er tröstet sich mit Selma Lynge, die ihm anvertraut: ‚Beruhige dich jetzt, Aksel. Ich habe so lange auf dich gewartet. Ich werde dir alles beibringen' (S. 347). Eine zukunftweisende Bemerkung, die viele Spekulationen ermöglicht.

Wir sollten noch mal auf den Vergleich der von der akademischen Psychologie angebotenen Inhalte und Strukturen mit den Werken der schöngeistigen Literatur zurückkommen und einen zentralen Bereich beleuchten, den wir bisher noch gar nicht in den Fokus genommen haben. Dafür ließe sich die Überschrift finden: ‚Teile und Ganzheit oder Einfachheit und Komplexität.' Ich will mal versuchen, darzustellen, was damit gemeint sein kann.

Die Annäherung an ein Verständnis der eigenen Seele soll auf zwei Pfeiler gestützt werden: die Erkenntnisse der akademischen Psychologie und die künstlerischen Darstellungen der belletristischen Literatur. Die akademische Psychologie hat Nachweis- und Begründungspflicht, sie muss zum Zweck von Analysen Lebensprozesse isolieren und unter streng kontrollierten und eingeschränkten Bedingungen untersuchen, sie kann nicht alle möglichen Variablen (z. B. Gegebenheiten und Vorgänge, die bestimmte Lebensabläufe ausmachen) gleichzeitig in eine Studie aufnehmen und sie muss ihre Forschungsergebnisse belegen und durch Theorien erklärbar machen.

Anhand von drei Beispielen aus der belletristischen Literatur – *Wilhelm Meisters Lehrjahre, Der Trafikant* und *Vindings Spiel* – sind künstlerische Beschreibungen von Lernprozessen mit ihren Verläufen, Störungen und Widrigkeiten vorgestellt worden. Dabei imponieren die gestalterischen Möglichkeiten, die in diesen Werken genutzt werden, weil Lernen in die verwobenen Entwicklungen und dramatischen Lebensabläufe eingebettet worden ist. Ganz anders als bei der akademischen Psychologie, die hauptsächlich isolierte Lernabschnitte und spezifische Lernmethoden untersucht, verfolgen die literarischen Werke die Lernprozesse über einen längeren Zeitraum und in den vielfältigen Wechselbeziehungen und Regelkreisen der geschilderten Lebenszusammenhänge. Es mutet an, als würde auf diese Art ein fantasievolles, einzigartiges, sorgfältig zubereitetes Menu vorgelegt, während die akademische Psychologie eher einen Beitrag liefert, der die Grundregeln der Speisenzubereitung – Kochen, Dünsten, Braten, Grillen, Blanchieren, Portionieren etc. – prinzipiell erläutert. Für den Genuss, die eigene Seele verstehen zu lernen, braucht man sowohl die basalen Fertigkeiten als auch die künstlerischen Gestaltungsformen.

Allerdings bleiben die Beiträge der akademischen Psychologie oftmals unverbunden nebeneinander bestehen, ohne theoretisch eingebunden zu werden. Damit wird ein bekanntes Dilemma offensichtlich, das im Alltagsleben wie auch in der Wissenschaft auftritt: Je stärker Einzelheiten in den Fokus genommen werden (analytische Betrachtung), desto eher geht der Überblick verloren – und umgekehrt: Je mehr auf die Ganzheit geachtet wird (holistische Betrachtung), desto mehr nimmt die Detailgenauigkeit ab. Die Wechselbeziehung zwischen Detail und Ganzem offenbart die innewohnende Problematik auch beim Verständnis der eigenen Seele. Je mehr die Suche nach detailgetreuen Erklärungen für psychologische Prozesse forciert wird, desto eher verschwimmt der Überblick über die Gesamtsituation und die Prognose über den weiteren Verlauf. Umgekehrt steigt bei globaler Betrachtung seelischer Zustände und Vorgänge die Wahrscheinlichkeit, sich in allzu kühne Verallgemeinerungen und ausschweifende Argumentationen zu versteigen, die sachlich notwendige Nachweise oder Belege vermissen lassen. Hinter dem Dilemma verbirgt sich ein außerordentlich breites Problemfeld, das durch zwei kardinale Bereiche zu kennzeichnen ist und sich von anderen Schwierigkeiten, die aus dem Dilemma erwachsen, abgrenzen lässt.

Zum einen handelt es sich um das Verhältnis von Einfachheit und Komplexität, zum anderen um die Schwierigkeiten, zu erkennen, welche seelischen Merkmalskombinationen und Ereignisabläufe als selbstentwickelt oder selbstorganisiert gelten können und welche von außen angestoßen oder auferlegt worden sind. Beide Problembereiche finden sich in den drei Beispielen der literarischen Werke wieder, wenn auch mit ganz unterschiedlichen Schwerpunktsetzungen.

Bei Wilhelm Meister verlieren sich die von der akademischen Psychologie beschriebenen übergeordneten Lernmodalitäten – nach Legewie und Ehlers (1994): Lernen von Signalen, Lernen von Verhaltensweisen, kognitive Aspekte des Lernens und soziales Lernen – in den beschriebenen Verwicklungen der komplexen Lebensereignisse. Die einzelnen Phasen der versuchten Selbstfindung und Persönlichkeitsentwicklung von Wilhelm Meister lassen sich zwar noch ausmachen, vermischen, maskieren oder verändern sich aber durch erhebliche Einflüsse von außen. Das sind dann die ‚Leitsterne‘, deren Wirkungen (und Rückwirkungen) die Komplexität der Handlungsbeziehungen beim autodidaktischen Versuch der Bildung noch verstärken. Der gesamte Lernprozess des Protagonisten, unter Einschluss resilienter Abschnitte, ist durch starke Verästelungen, Brüche und Umschwünge gekennzeichnet und folglich nur holistisch und in voller zeitlicher Länge zu erfassen. Jedoch besitzen die einzelnen Ereignisse ein so erhebliches Erklärungspotenzial für den gesamten Lernprozess, dass auf ihre detaillierte Betrachtung und Analyse nicht verzichtet werden kann.

Beim Studium der eigenen Seele sind die Anforderungen an die Betrachtungsintegration von Einzelheiten und Gesamtzusammenhang weder einfach noch immer von Erfolg gekrönt, weil zu umfangreiche und teilweise indirekt oder simultan ablaufende Prozessinteraktionen in einer Komplexität münden, die nicht mehr oder nur unvollständig erkannt und nachvollzogen werden kann. Die Relevanz und Verantwortung im eigenen Tun speist sich gelegentlich aus Vergangenheitsquellen und Ablaufströmungen, die nicht mehr rekonstruiert oder in ihren Gegenwartsbezügen realitätsgerecht eingeschätzt werden können.

Gesteigert wird diese Unsicherheit durch die Vernetzung von Selbst- und Fremdbestimmung, die manchen Versuchen, die eigene Seele zu verstehen, als Hindernis im Wege steht. Spielen dominante Einflussfaktoren, die aufgrund ihrer komplexen Zusammenhänge in ihren Wirkungen und Konsequenzen falsch oder unzureichend eingeschätzt werden, eine ausschlaggebende Rolle, dann entwickeln sich oft Dramen wie sie der Trafikantenanwärter Franz erleben musste. Er geriet durch die Sehnsucht nach der Liebe seiner Freundin Anezka, die ihn letztlich nur ausnutzte und lediglich Sexualität zu geben bereit war, in eine Art Gedankengefangenschaft. Nahezu besessen von der Vorstellung, Liebe erlernen und erleben zu können, negierte Franz sowohl die Enttäuschungen, die ihm durch andere (besonders Anezka) bereitet wurden, als auch die Gefahren, die durch die politischen Veränderungen heraufzogen und ihn bedrohten, später auch trafen. So ergeht es vielen Menschen, die durch überstarke Zielfixierung wichtige Ereignisse missdeuten, sich selbst nicht mehr im Griff haben, Lebensanforderungen falsch bewerten und sich dadurch erheblichen Gefahren aussetzen.

Das gilt auch für Aksel Vinding, der aber in ganz anderen Konstellationen seine Lernprozesse aufnehmen und entwickeln muss. Dies beginnt schon mit dem Tod der Mutter, der ihn veranlasst, sich äußerst intensiv mit dem Erlernen des Klavierspiels auf höchstem Spielniveau zu beschäftigen, wobei er allerdings durch die sehnsüchtige Liebe zu seiner Konkurrentin Anja ‚gestört' wird. Anders als Franz Huchel versucht Aksel, ein weitgehend selbstbestimmtes und kontrolliertes Leben zu führen. Verwirrung schafft nur die von ihm nicht zu enträtselnde Person Anja, der er sich zwar nähern kann, die jedoch in ihren väterlich angetriebenen Ehrgeiz so verstrickt ist, dass sie kaum Zugang zu ihrer Umwelt außerhalb der häuslichen Umgebung finden kann.

Zwei wichtige Einflussfaktoren mischen sich in die selbstbestimmte und kontrollierte Lebensführung von Aksel: Der Tod der Mutter ist ein Ausgangspunkt, der lange Nachwirkungen auf seinen Lern- und Entwicklungsprozess hat. Das ist auch bei der Selbstbetrachtung der Merkmale und Erlebnisweisen der eigenen Psyche sehr zu beachten, denn oft entfalten vergangene Ereignisse gerade dann erhebliche Wirkungen, wenn sie nicht im aktuellen Fokus des Geschehens stehen. Die Einsicht in zurückliegende Verbindungen wird oft durch die gegenwärtig ablaufenden, komplex interagierenden Lebensvorgänge versperrt. Der zweite Punkt berührt die Unmöglichkeit, eine tiefergehende Beziehung zu Anja herstellen zu können, weil sie sich Aksel nahezu vollständig verschließt und ihm dadurch demonstriert, dass er keinen entscheidenden Einfluss auf sie ausüben kann. Das Ende in diesem Roman verdeutlicht, dass Selbstbestimmung und Bemühungen um Selbstkontrolle keine Garanten für eine ersehnte Zielerreichung sind, vor allem dann nicht, wenn die Eigensinnigkeit konkurrierender Personen dagegen steht."

Ende der Aufzeichnung

Es war ein wunderbarer Sommerabend, noch voller Wärme und mit einer mild-würzigen Luft überzogen. Eckart hatte zu einer Gartenparty eingeladen. Ich hatte Kira vorher noch nie gesehen, doch ich half ihr bei der Suche nach einem freien Stuhl. Schließlich saßen wir nebeneinander auf einer alten Bank nahe am kleinen Fischteich. Sie stellte sich als Soziologin vor. Sie hatte bei einem Gespräch aufgeschnappt, dass Eckart und ich etwas über Lernvorgänge verfasst hätten. Ihr Lächeln war eine Bitte. „Es sind eher Eckarts Ausführungen dazu", meinte ich. Das Lächeln wiederholte sich. „Es begann mit der Frage von Eckart, ob ich meine Seele verstünde. Dann machte er mir klar, dass zwei wesentliche Pforten zum besseren Verständnis der eigenen Seele zu durchschreiten seien (hat er wörtlich so gesagt!), wenn man Fortschritte damit machen wollte. Es gelte, grundsätzliche Fakten zur Kenntnis zu nehmen, die die akademische Psychologie bisher zusammengetragen hat, und sich mit Belletristik zu beschäftigen. Die Lernvorgänge dienten als Beispiel. Anhand dieser Prozesse hat Eckart – und ich als Zuhörer und einmal auch als Beispielgeber – zu erläutern versucht, wie sich mit speziellen Methoden und Inhalten der akademischen Psychologie Lernvorgänge und auf sie bezogene Störungen erfassen und verstehen lassen und wie sich belletristische Werke ihnen nähern.

*Drei Romanbeispiele (*Wilhelm Meisters Lehrjahre, Der Trafikant *und* Vindings Spiel*) sollten die Variabilität von Lernprozessen und deren Einbezug in konkrete, miteinander eng und mehrfach verbundene Lebensdynamiken deutlich werden lassen. Es ging bei* Wilhelm Meister *um den Versuch, sich autodidaktisch als Schauspieler und in literarischen Themen auszubilden und nach dem Scheitern sich anderen, für die Gesellschaft nützlichen Konzeptionen zuzuwenden. Im Fall des Lehrlings Franz, der in einem Kiosk angestellt war, konnte Eckart vermitteln, wie die bloße Aufnahme von zu Erlernendem weder über Zurückweisungen in einer Paarbeziehung hinweghilft noch verhindert, dass Gefährdungen durch politischen Wandel nicht rechtzeitig und schon gar nicht als handlungsfordernd erkannt werden. Letztlich war* Vindings Spiel *die exemplarische Dokumentation und poetische Verdichtung der Verwicklung von jugendlicher Verliebtheit in ehrgeiziges Streben und dauerhaftes, zielorientiertes Erlernen des* *professionellen Klavierspiels in tragische Lebensverläufe. Insgesamt also Beispiele, die im Sinne von Modellkonstruktionen die Nähe oder Ferne zu Lernvorgängen im eigenen Leben verständlich machen sollten.*

Kira war ganz schweigsam geworden, sah mich an und sagte dann: „Für mich war die Seele immer in der Musik und im Wechsel des Lichts enthalten." Eine neue, Nachdenkens werte Perspektive, dachte ich, sagte aber: „Dazu fällt mir das Theaterstück Venus im Licht *von Christopher Frey (1957) ein." Ich erzählte ihr davon und versprach ihr, das Buch zu schicken, in dem auch das Nachwort von Hans Feist zu finden ist, in dem er schreibt: „Die Figuren und Dinge des Lebens sind für uns oft unerklärlich und undurchdringlich, solange wir sie nicht durch ihre Symbolik transparent zu machen vermögen. Das eben ist die Aufgabe der Dichtung, die gleichsam hinter die Erscheinung greift und durch das Wort selbst die magische Beschwörung der mit dem Wort gemeinten Sache vollzieht" (S. 171). Kira und ich haben in der heraufziehenden Nacht noch lange miteinander geredet.*

Zwei Tage später bekam ich eine Mail von Kira. Ihr hätte der Abend gefallen, und sie wollte doch anregen, mehr über die Perspektiven der akademischen Psychologie und der Belletristik auf das Verständnis der Seele auszuarbeiten. Sie wäre auch bereit, Material dafür zu sammeln und zur Verfügung zu stellen. Sie würde Eckart kontaktieren und ihm ihre Vorschläge unterbreiten (und mir natürlich auch).

Nach ein paar Tagen kam der Anruf von Eckart. Kira – die ich ja auf der Party kennengelernt hätte – habe sich bei ihm gemeldet. Wir hätten uns wohl angefreundet. Jedenfalls sei sie daran interessiert, wie sich das Verhältnis von akademischer Psychologie und nichtfachlicher Literatur auch bei weiteren Themenbereichen – beispielsweise Autonomie, Konflikte, Angst, Rache, seelische Krankheit, Sehnsucht, Liebe und nicht nur bei den Lernvorgängen – gestalten, und so zum Verständnis der Seele beitragen würde. Es ginge dabei aber wohl nicht nur um die eigene Seele; schließlich sei die Kenntnis von anderen Personen über deren psychische Zustände und Abläufe unter Einschluss ihrer Entstehungsbedingungen ebenso wichtig, denn die eigene Seele sei ja ständig in Kontakt mit anderen (zum Beispiel in Paarbeziehungen). Außerdem könne sie sich vorstellen, dass einige Menschen durchaus Interesse daran hätten, mal einen Überblick in Skizzenform über Forschungsmethoden der Psychologie in verständlicher und auch Nichtfachleuten zugänglicher Art und Weise angeboten zu bekommen. Dann sei es im Zusammenhang mit dem Verständnis der Seele wohl auch notwendig, etwas über den Stellenwert von Theorien zu erfahren sowie über die Ziele und Abläufe von Psychotherapien und Beratungsangeboten. – Du hörst, sie sprudelte vor Ideen und Vorschläge.

Ich war verblüfft. Mir ging es ja genauso wie ihr. Forschungsmethoden, Theorien und Therapien waren mir ja auch schon durch den Kopf gegangen, denn ohne wenigstens grundlegende Informationen von Fachleuten darüber erhalten zu haben, konnte wohl kaum ein Verständniszugang zur Seele sinnfördernd erreicht werden. Und die schöngeistige Literatur hat doch viele ergiebige Quellen, um über exemplarische Modelle Zugang zu Lebensvorgängen auf den psychologischen Ebenen zu gewinnen, d. h. nachzuvollziehen und daraus lernen zu können, welches Glück, welche Hoffnung, welche Entwicklungsmöglichkeiten, welches Leid oder überhaupt Sinnerfüllung in ihnen steckt. – Kira war auf dem richtigen Weg.

Eckart war auch von Kiras Ideen eingenommen und aktiviert. Er schlug ein Treffen zu dritt vor.

Es wurden viele lebhafte Sitzungen, sehr ausgedehnte Spaziergänge, umfangreiche Organisationsarbeiten und zwei gemeinsame Reisen, eine an die See und eine in die Berge (weil wir uns nicht einigen konnten, was besser sei) unternommen. Die nächsten Kapitel informieren über unsere Ergebnisse.

Fachliteratur und Sachbücher

Adler, R. H., Herzog, W., Joraschky, P., Köhle, K., Langewitz, W., Söllner, W., & Wesiak, W. (Hrsg.). (2013). *Psychosomatische Medizin. Theoretische Modelle und klinische Praxis* (7. Aufl.). München: Elsevier (Urban & Fischer).

Arolt, V., Reimer, C., & Dilling, H. (2011). *Basiswissen Psychiatrie und Psychotherapie* (7. Aufl.). Berlin: Springer.

Bandura, A. (1979). *Sozial-kognitive Lerntheorie.* Stuttgart: Klett-Cotta.

Bastine, R. (2004). Konflikte klären, Probleme lösen – die Psychologie der Mediation. In J. M. Haynes, A. Mecke, R. Bastine, & L. S. Fong (Hrsg.), *Mediation – vom Konflikt zur Lösung.* Stuttgart: Klett-Cotta.

Bastine, R. (2006). *Trennung & Scheidung und psychische Störungen: Epidemiologische Ergebnisse.* (Internetdokumentation: Reiner Bastine, Klinische Psychologie Downloads)

Bastine, R., & Ripke, L. (2005). Mediation im System Familie. In G. Falk, P. Heintel, & E. E. Krainz (Hrsg.), *Handbuch Mediation und Konfliktmanagement.* Wiesbaden: VS Verlag für Sozialwissenschaften.

Bieri, P. (2008). *Vortrag über Selbsterkenntnis.* Universität Heidelberg.

Birbaumer, N., & Schmidt, R. F. (2003). *Biologische Psychologie* (5. Aufl.). Berlin: Springer.

Bodenmann, G., & Perrez, M. (2015). *Klassische Lerntheorien: Grundlagen und Anwendungen in Erziehung und Psychotherapie.* Göttingen: Hogrefe.

Bortz, J., & Schuster, C. (2010). *Statistik für Human- und Sozialwissenschaftler* (7. Aufl.). Berlin: Springer.

Bredenkamp, J. (1998). *Lernen, Erinnern, Vergessen.* München: C.H. Beck.

Bredenkamp, J. (2015). Lerntheorien. In M. Galliker & U. Wolfradt (Hrsg.), *Kompendium psychologischer Theorien.* Berlin: Suhrkamp.

Bredenkamp, J., & Wippich, W. (1977a). *Lern- und Gedächtnispsychologie. Bd. 1.* Stuttgart: Kohlhammer.

Bredenkamp, J., & Wippich, W. (1977b). *Lern- und Gedächtnispsychologie. Bd. 2.* Stuttgart: Kohlhammer.

Davies, W. (2002). *Nur nicht aufregen: Über Ärger, Wut und Reizbarkeit.* Bern: Huber.

Dilling, H., & Freyberger, H. J. (Hrsg.). (2015). *Taschenführer zur ICD-10-Klassifikation psychischer Störungen* (8. Aufl.). Göttingen: Hogrefe.

Dilling, H., Mombour, W., & Schmidt, M. H. (Hrsg.). (2013). *Internationale Klassifikation psychischer Störungen: ICD-10 Kapitel V (F) Klinisch-diagnostische Leitlinien* (9. Aufl.). Bern: Huber.

Döring, N., & Bortz, J. (2015). *Forschungsmethoden und Evaluation in den Sozial- und Humanwissenschaften* (5. Aufl.). Berlin: Springer.

Dörner, D. (2001). *Bauplan für eine Seele*. Reinbek bei Hamburg: Rowohlt Taschenbuch Verlag.

Dulabaum, N. L. (2009). *Mediation; Das ABC. Die Kunst, in Konflikten erfolgreich zu vermitteln* (5. Aufl.). Weinheim: Beltz (Weiterbildung).

Edelmann, W. (2000). *Lernpsychologie*. Weinheim: PVU.

Ermann, M., Frick, E., Kinzel, C., & Seidl, O. (2014). *Einführung in die Psychosomatik und Psychotherapie: Ein Arbeitsbuch für Unterricht und Eigenstudium* (3. Aufl.). Stuttgart: Kohlhammer.

Falk, G., Heintel, P., & Krainz, E. E. (Hrsg.). (2005). *Handbuch Mediation und Konfliktmanagement*. Wiesbaden: VS Verlag für Sozialwissenschaften.

Fiedler, P. (1994). *Persönlichkeitsstörungen*. Weinheim: PVU.

Freitag, S., & Richter, J. (Hrsg.). (2015). *Mediation – das Praxisbuch*. Weinheim: Beltz.

Furnham, A. (2010). *50 Schlüsselideen Psychologie*. Heidelberg: Spektrum Akademischer Verlag.

Galliker, M. (2016). *Ist die Psychologie eine Wissenschaft?*. Berlin: Springer.

Geider, F. J. (1995). Basiskarte: Operationalisierung. In K.-E. Rogge (Hrsg.), *Methodenatlas. Für Sozialwissenschaftler*. Berlin: Springer.

Gerrig, R. J., & Zimbardo, P. (2014). *Psychologie* (20. Aufl.). Hallbergmoos: Pearson Studium.

Gigerenzer, G. (2013). *Risiko. Wie man die richtigen Entscheidungen trifft*. München: Bertelsmann.

Groeben, N., & Westmeyer, H. (1981). *Kriterien psychologischer Forschung* (2. Aufl.). München: Juventa.

Hagendorf, H., Krummenacher, J., Müller, H.-J., & Schubert, T. (2011). *Wahrnehmung Aufmerksamkeit*. Berlin: Springer.

Haynes, J. M., Bastine, R., Link, G., & Mecke, A. (2002). *Scheidung ohne Verlierer* (2. Aufl.). München: Kösel.

Herpertz, S. (2001). *Impulsivität und Persönlichkeit. Zum Problem der Impulskontrollstörungen*. Stuttgart: Kohlhammer.

Herrmann, U. (2009). Neurodidaktik – neue Wege des Lehrens und Lernens. In U. Herrmann (Hrsg.), *Neurodidaktik. Grundlagen und Vorschläge für gehirngerechtes Lehren und Lernen* (2. Aufl.). Weinheim: Beltz.

Hilgard, E., & Bower, H. G. (1971). *Theorien des Lernens. (Zwei Bände)*. Stuttgart: Klett.

Hocke, G. R. (1987). *Die Welt als Labyrinth. Manierismus in der europäischen Kunst und Literatur*. Reinbek bei Hamburg: Rowohlt Verlag.

Hofstätter, P. R. (1959). *Das Fischer Lexikon. Psychologie*. Frankfurt a.M.: Fischer Bücherei.

Hüther, G. (2015). *Etwas mehr Hirn, bitte: Eine Einladung zur Wiederentdeckung der Freude am eigenen Denken und der Lust am gemeinsamen Gestalten*. Göttingen: Vandenhoeck & Ruprecht.

Krech, D., & Crutchfield, R. S. (1961). *Elements of psychology*. New York: Knopf.

Kuhl, J. (2001). *Motivation und Persönlichkeit: Interaktionen psychischer Systeme*. Göttingen: Hogrefe.

Legewie, H., & Ehlers, W. (1994). *Knaurs moderne Psychologie*. München: Droemersche Verlagsanstalt.

Lienert, G. A., & Raatz, U. (1998). *Testaufbau und Testanalyse* (6. Aufl.). Weinheim: Beltz.

Löwenberg, U. (2010). *Optische Täuschungen*. München: arsEdition.

Margraf, J., & Müller-Spahn, F. (Hrsg.). (2009). *Pschyrembel® Psychiatrie, Klinische Psychologie, Psychotherapie*. Berlin: De Gruyter.

Meyers, D. G. (2014). *Psychologie* (3. Aufl.). Berlin: Springer.

Montada, L., & Kals, E. (2001). *Mediation. Lehrbuch für Psychologen und Juristen*. Weinheim: Beltz (PVU).

Moosbrugger, H., & Kevela, A. (Hrsg.). (2012). *Testtheorie und Fragebogenkonstruktion* (2. Aufl.). Berlin: Springer.

Nerdinger, F. W., Blickle, G., & Schaper, N. (2014). *Arbeits- und Organisationspsychologie*. Berlin: Springer.

Pinel, J. P. (2001). *Biopsychologie* (2. Aufl.). Heidelberg: Spektrum Akademischer Verlag.

Popper, K. R. (1963). *Conjectures and refutations: The growth of scientific knowledge*. Oxford: Routledge.

Popper, K. R. (1994). *Vermutungen und Widerlegungen*. Tübingen: Mohr Siebeck.

Popper, K. R. (2003). *Alles Leben ist Problemlösen. Über Erkenntnis, Geschichte und Politik*. München: Piper.

Pritzel, M. (2016). *Die akademische Psychologie. Hintergründe und Entstehungsgeschichte*. Berlin: Springer.

Reuter, H. (2014). *Geschichte der Psychologie*. Göttingen: Hogrefe.

Ripke, L., & Bastine, R. (2013). Mediation in Paarkonflikten, insbesondere bei Trennung und Scheidung. In T. Trenczek, D. Berning, & C. Lenz (Hrsg.), *Mediation und Konfliktmanagement*. Baden-Baden: Nomos.

Rogge, K.-E. (1981). *Physiologische Psychologie. Ein Lehrbuch*. München: Urban & Schwarzenberg.

Rogge, K.-E. (Hrsg.). (1995). *Methodenatlas. Für Sozialwissenschaftler*. Berlin: Springer.

Rogge, K.-E. (2016). *Systemkompetenz und Dynamiken in Partnerschaften. Fähigkeiten zum Aufbau und Erhalt von Paarbeziehungen*. Berlin: Springer.

Rudolf, G., & Henningsen, P. (Hrsg.). (2013). *Psychotherapeutische Medizin und Psychosomatik: Ein einführendes Lehrbuch auf psychodynamischer Grundlage*. Stuttgart-Feuerbach: Thieme.

Sachse, R. (2013). *Persönlichkeitsstörungen. Leitfaden für die Psychologische Psychotherapie.* Göttingen: Hogrefe.
Schönpflug, W., & Schulz, P. (1977). Stress und Verhaltensregulation bei Belastung. In W. H. Tack (Hrsg.), *Ber. 30. Kongr. Dtsch. Ges. f. Psychol.* Bd. 1. Göttingen: Hogrefe.
Spitzer, M. (2007). *Lernen: Gehirnforschung und die Schule des Lebens.* Heidelberg: Spektrum Akademischer Verlag.
Thorndike, E. L. (1932). *Fundamentals of learning.* New York: AMS Press.
Vester, F. (1984). *Neuland des Denkens. Vom technokratischen zum kybernetischen Zeitalter.* München: Deutscher Taschenbuch Verlag.
Watzlawick, P. (2005). *Wie wirklich ist die Wirklichkeit?* München: Piper.
Watzlawick, P. (Hrsg.). (2015). *Die erfundene Wirklichkeit. Wie wissen wir, was wir zu wissen glauben?* (9. Aufl.). München: Piper.
Wittchen, H.-U. (Hrsg.) (1998). Deutsche Ausgabe; Mitherausgeber. In F. I. Kass, J. M. Oldham, & H. Pardes *Handbuch psychische Störungen. Eine Einführung* (2. Aufl.). Weinheim: Beltz.
Wittchen, H.-U., & Hoyer, J. (2011). *Klinische Psychologie und Psychotherapie* (2. Aufl.). Berlin: Springer.

Belletristische Literatur

Aristophanes. (1972). *Komödien (Die Ritter, Die Wolken, Die Vögel, Lysistrate, Die Frösche).* Wiesbaden: Vollmer.
Barfoot, J. (1985). *Tanz im Dunkeln.* Frankfurt a.M.: Nikolai & Medea.
Bjørnstad, K. (2006). *Vindings Spiel.* Frankfurt a.M.: Insel Verlag.
Dostojewski, F. (1983). *Der Idiot.* München: Piper.
Frey, C. (1957). *Venus im Licht.* Frankfurt a.M.: Fischer Bücherei.
Goethe, J. W. (1960). *Poetische Werke (Band 1–16).* Bd. 1. Berliner Ausgabe. Berlin: Aufbau.
Goethe, J. W. (1982). *Wilhelm Meisters Lehrjahre.* Stuttgart: Reclam Universal Bibliothek.
Goethe, J. W. (2013a). *Die Leiden des jungen Werther.* Ditzingen/Stuttgart: Reclam XL.
Goethe, J. W. (2013b). *Torquato Tasso.* Ditzingen/Stuttgart: Reclam Studienausgabe.
Gorki, M. (1975). *Sommergäste.* Stuttgart: Reclam Universal-Bibliothek.
Heidenreich, E., & Krausz, T. (2002). *Macbeth Schlafes Mörder.* München: Frederking & Thaler.
Hesse, H. (1999). *Der Steppenwolf* (9. Aufl.). Frankfurt a.M.: Suhrkamp Basis Bibliothek.
Meckel, M. (2011). *Brief an mein Leben. Erfahrungen mit einem Burnout.* Reinbek bei Hamburg: Rowohlt Taschenbuch Verlag.
Mercier, P. (1995). *Perlmanns Schweigen.* Berlin: Albrecht Knaus Verlag.
Mercier, P. (2006). *Der Klavierstimmer.* München: btb Verlag.

Moritz, K. P. (1998). *Anton Reiser*. Frankfurt a.M.: Insel-Verlag.

Moritz, K. P. (2007). *Anton Reiser*. Tonträgerproduktion: Hamburg: Hoffmann & Campe.

Musil, R. (1978). *Der Mann ohne Eigenschaften*. Reinbek bei Hamburg: Rowohlt Verlag.

Seethaler, R. (2015). *Der Trafikant* (14. Aufl.). Zürich: Keinundaber.

Shakespeare, W. (1967). *Sämtliche Dramen*. Komödien. München: Winkler Verlag.

Shakespeare, W. (2002). *Sämtliche Werke in einem Band*. St. Gallen: Otus.

Shepard, S. (1980). *Fluch der verhungernden Klasse. Vergrabenes Kind: 2 Theaterstücke*. Frankfurt a.M.: Fischer Taschenbuch Verlag.

Sophokles. (2013). *Elektra*. Ditzingen/Stuttgart: Reclam XL.

Sophokles. (2015). *König Ödipus*. Ditzingen/Stuttgart: Reclam XL.

Ury, E. (2015a). *Nesthäkchens Backfischzeit*. Altenmünster: Jazzybee Verlag Jürgen Beck.

Ury, E. (2015b). *Nesthäkchen fliegt aus dem Nest*. Altenmünster: Jazzybee Verlag Jürgen Beck.

3

Die Seele verstehen durch Beiträge der akademischen Psychologie

Inhaltsverzeichnis

Zum Verständnis der eigenen Seele wird ein Fundament benötigt, das durch wissenschaftliche Beiträge festgefügt ist. Ausgehend von dieser Basis eröffnen dann Vergleiche mit anderen Darstellungen, Erweiterungen der Kenntnisse und Durchführungen von Perspektivwechseln weitere Zugänge zum Kennenlernen der eigenen Seele (vgl. nachfolgende Abschnitte).

3.1 Skepsis und Erwartung

Psychologie ist etwas Besonderes (Briefzitat, Hofstätter 1965; zit. n. Rogge 1977; S. 7):

> Eines Tages dämmerte es den Bürgern der guten Stadt Schilda, daß sie sich gelegentlich bei ihren Unternehmungen geirrt hatten. Da sie aber nicht ganz sicher waren, ob nicht etwa auch diese Einsicht irrig sei, beauftragten sie einen der Ratsherren damit, sich fortan über die Irrtümer seiner Mitmenschen zu irren. Sie nahmen an, daß auf diese Weise die lautere Wahrheit zutage kommen werde. Die Tätigkeit dieses achtbaren Mannes aber nannten sie Psychologie.

© Springer-Verlag GmbH Deutschland, ein Teil von Springer Nature 2018
K.-E. Rogge, *Verstehen Sie Ihre Seele?*,
https://doi.org/10.1007/978-3-662-56623-7_3

Furnham (2010) schreibt in der Einleitung zu seinem Sachbuch *Psychologie. 50 Schlüsselideen* (S. 3):

> Die Psychologie hat sowohl ihre Anhänger als auch Gegner. Viele Menschen halten sie für die „Königin der Sozialwissenschaften", deren Fortschritte, Erkenntnisse und Anwendungen Schlüssel für Gesundheit, Lebensglück und persönliche Entwicklung sind. Ihre Gegner halten Psychologen für verblendete, gar gefährliche Täter wider den gesunden Menschenverstand oder infolge falscher Ideen und Behandlungsmethoden.

Galliker (2016) hat sich gerade mit *Krisen und Kontroversen von den Anfängen bis zur Gegenwart der Psychologie* beschäftigt und stellt fest (S. 1):

> Psychologie ist eine Wissenschaft, die Leser oder Leserinnen vielleicht mehr interessiert als manch andere Wissenschaft. Sie versprechen sich von ihr Erkenntnisse, die ihnen bei der oft mühsamen Lebensgestaltung behilflich sein können […] Manch einer wirft aber auch die Frage auf, ob die heute eher pessimistische Einschätzung des Ertrags psychologischer Forschung mit derselben etwas zu tun haben könnte. Hat die Psychologie die großen Erwartungen, die an sie gestellt wurden, nicht erfüllt? Sind die Menschen von der Psychologie, so wie sie gegenwärtig produziert und praktiziert wird, enttäuscht?

Aus den vorangestellten drei Beispielen lässt sich entnehmen: die Psychologie ist – nach allgemeiner Auffassung der meisten Menschen – nicht nur sehr interessant, sondern durchaus in das Spannungsfeld von Skepsis und Erwartung gestellt. Dabei lässt sich feststellen, dass sich für das Misstrauen ebenso viele Begründungen finden lassen wie für die Wünsche und Hoffnungen, die an die Psychologie geknüpft sind. Diese Spaltung in zwei gegensätzliche „Lager" lässt sich beschreiben und erklären.

Ein allgemeines, nicht näher zu spezifizierendes Unbehagen nährt sich aus der Tatsache, dass die Psyche nicht so einfach zu begreifen (im doppelten Wortsinn!) ist wie der menschliche Körper. Was flüchtig ist, lässt sich nicht so leicht fassen. Außerdem schreiben sich die meisten Menschen die Kompetenz zu, die eigene Seele wenigstens besser als jeder andere zu verstehen – auch wenn sie ihnen gelegentlich erhebliche Rätsel aufgibt. Viele Zweifler beharren auf der Ansicht, seelische Angelegenheiten seien ohnehin nur zu einem vernachlässigbaren Teil von Psychologen zu beeinflussen, da die entscheidenden Dinge von der göttlichen Zuwendung abhingen. In die Rubrik grundsätzliches Misstrauen fällt auch der Verdacht, es gäbe eine sachlich unangemessene Psychodiagnostik, in deren Folge es oftmals zu kostspieligen Behandlungen käme (Beispiel: Blech 2016) – ein meistens polemisch abgefasster Vorwurf, dem sich manchmal auch Mediziner ausgesetzt sehen.

Sehr viel besser begründet vorgebracht werden kritische Einwände gegen die Verwendung von psychologischen Fragebogen und Tests. Die Zweifel betreffen in der Hauptsache die Gültigkeit (Validität) der Verfahren. Damit ist gemeint, ob mit dem auf wissenschaftlicher Basis entwickelten psychologischen Instrumentarium auch tatsächlich das zu erfassende Phänomen repräsentiert werden kann. Das ist in der Tat ein sehr ernst zu nehmendes Problem. Die bisherigen Versuche, eine hinreichende Angleichung von Phänomenrealität und psychologischen Verfahren zu erreichen, sind bisher – trotz verschiedenartiger Annäherungen – noch nicht überzeugend gelungen. Das liegt zum einen an Schwierigkeiten oder unbearbeiteten Mängeln mit der genauen inhaltlichen Abklärung der zu erfassenden Merkmale und ihren zeitbedingten Veränderungen, zum anderen an teilweise doch fragwürdigen operationalen Definitionen, die methodologisch im engeren Sinn noch tragfähig sein können, inhaltlich aber nur rudimentäre Geltung haben. Das Beispiel Intelligenz ist dafür sehr bekannt geworden. Bei manchen psychologischen Fragebogen und Tests – aber bei weitem nicht bei allen! – sind die Bedenken durchaus berechtigt, ob die verwendeten Items (z. B. Fragen, Aufgaben, Behauptungen) oder Skalen (zur zahlenmäßigen Erfassung psychologischer Merkmale) noch etwas mit den Untersuchungszielen zu tun haben oder dem Anspruch einer Phänomenrepräsentanz genügen können (vgl. beispielsweise Kritik an der Medizinisch-Psychologischen Untersuchung: MPU für den Bereich Straßenverkehr).

Darüber hinaus wird oft kritisch angemerkt, ein Fragebogenergebnis oder Testresultat sei ja nur eine Augenblicksbeschreibung oder momentane Feststellung, also eine geradezu kümmerliche Stichprobe im Vergleich zu den tatsächlich sich abspielenden Ereignissen oder Merkmalsänderungen mit ihren vielfältigen Bedingungsvariationen und Wechselwirkungen – folglich herrsche ein nicht zu übersehendes Missverhältnis zwischen erreichtem Untersuchungsresultat und beanspruchtem Geltungsbereich. Eine wiederholte Anwendung der psychologischen Instrumentarien führt zu keiner wirklich durchschlagenden Korrektur, da die untersuchten Personen so etwas wie eine „Testsophistikation" (z. B. Übungserfahrung) oder Hypothesenbildung (z. B. Vermutungen über die Zielrichtung der Fragen) oder Antwortsteuerung (z. B. bei Entdeckung der Schlüsselrichtung bei Suggestivfragen) bei den mehrfachen Durchführungen entwickeln können. – Einen Überblick über Theorie, Methodik und Praxis der psychologischen Diagnostik geben Schmidt-Atzert und Amelang (2012).

Die Vagheit von Deutungen, die einigen psychologischen Prozeduren anhaftet, ist ein weiterer Grund für kritische Einlassungen gegenüber der psychologischen Praxis.

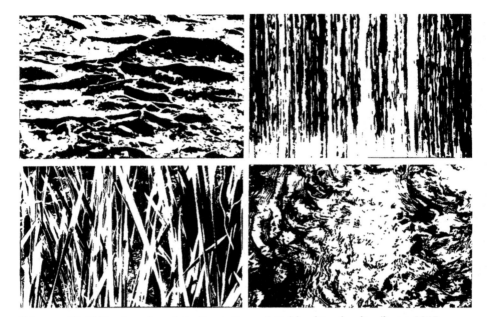

Schwarz-Weiß-Version einer Arbeit von Franz J. Geider (Acrylmalerei) von 2017

Solche lediglich möglichen Bedeutungszuschreibungen finden sich auf der Testebene ebenso wie bei therapeutischen Verfahren – übrigens auch bei neuropsychologischen Untersuchungen, denn die computertechnische Abbildung hirnphysiologischer Aktivität bedarf der psychologischen Sinngebung und Interpretation. Der Rorschach-Test findet zwar immer weniger Verwendung, ist aber immer noch ein recht bekanntes Instrument. Dessen Ziel ist, aus den Bildbeschreibungen mehrdeutiger Klecksbilder Rückschlüsse auf die seelischen Vorgänge der Untersuchungspersonen zu ziehen. Ganz ähnlich weitgefasste Deutungsbereiche sind auch bei anderen Verfahren üblich, die zur Klasse der projektiven psychologischen Tests gehören. Auf der therapeutischen Ebene – insbesondere bei psychoanalytischer Orientierung – sind Deutungen und wenig fundierte Interpretationsstränge immer wieder in kritische Auseinandersetzungen eingebunden.

Verordnete Abklärungen der Befundlage durch Psychologen in den Praxen der Medizinischen Psychologie, der Klinischen Psychologie und der Rehabilitationspsychologie (Wolf-Kühn und Morfeld 2016) führen häufig zu erheblicher Skepsis, die teilweise auch in Verweigerungen mündet. „Warum muss ich zum Idiotendoktor?" ist eine Frage, die mit mangelnder Kenntnis und Informationsdefiziten über psychologische Tätigkeiten zu erklären ist. Meistens gesellt sich noch eine Befürchtung hinzu, die viele Menschen ebenfalls hegen, nämlich dass bei psychologischen Untersuchungen, Beratungen oder Behandlungen Tatsachen ans Licht kommen, die man besser für sich behalten möchte.

Das ist dann aber auch genau der Punkt, an dem die skeptische Betrachtung sich in eine dubiose Befangenheit mit zugehöriger Bewunderung und respektvoller Achtung gegenüber einem Psychologen wandelt. Noch immer herrscht bei vielen Menschen die Meinung vor, dass sie im Kontakt mit den „Seelendoktoren" sehr leicht „durchschaut" werden könnten. Die Tätigkeit von Psychologen (Psychosomatikern oder Psychiatern) erscheint noch häufig als geheimnisvoll, undurchdringlich, mystisch, nebulös oder manchmal auch trickreich. Man weiß nicht genau, wie sie denken, bewerten, entscheiden oder handeln. Einige Medien greifen solche Unsicherheiten auf, um durch die Couch, das Unbewusste, den sexuellen Bezug, die dramatische Dynamik oder den Bedeutungsgehalt des Traums Sensationslust zu wecken, die Aufmerksamkeit und letztlich Rendite verspricht. Durch derartige plakative Vereinfachungen werden dann beim Betrachter, Hörer oder Leser völlig falsche Vorstellungen und Erwartungen hervorgerufen.

Wer sich zur Verbesserung oder Erweiterung seines Verständnisses von der eigenen Seele (und auch der seiner Mitmenschen) an die akademische Psychologie wendet, hat Erwartungen und stellt Anforderungen. Soll die Begegnung mit der Wissenschaft erfolgversprechend verlaufen, dann kommt es auf Vertrauen, Zuversicht, Klarheit und Verständlichkeit an. Dazu können eine ausgewogene Darstellung und eine begründende Informationsvermittlung von wissenschaftlichen Erkenntnissen einen wichtigen Beitrag leisten – und das betrifft zu allererst die Forschung, den Stellenwert und Nutzen von Theorien, die Untersuchungsmethoden und einige Einblicke in die Abläufe und Zielsetzungen von Psychotherapien.

Dass die Erwartungen der Gesellschaft, von Gruppen und Einzelpersonen, an die Psychologie sehr hoch angesiedelt sind, liegt zu einem erheblichen Teil an der Psychologie selbst. Sie meint in großen Teilen auf bisherige Forschungsgrundlagen aufbauen zu können, die für Zuwendung, Beistand, Aufnahme, Beratung, Behandlung, modulare Intervention etc. bezüglich gravierender seelischer Lebensprobleme, Leiden, Konflikte, Krisen, Notlagen, Störungen und Hilfeersuchen hinreichend entwickelt und geprüft worden sind. Angewendet werden psychologische Verfahrensweisen, wie Motivationstraining, Lernprogramme, persönliches Coaching. Es darf jedoch nicht verschwiegen werden, dass manche Verfahren unzureichend geprüft werden oder neu auftretenden Problemstellungen nicht die notwendige Aufmerksamkeit und Forschung zukommt.

Auf ein weiteres Problem weist Galliker (2016) hin. Die berufstätigen Psychologen bemängeln einen zu geringen praktischen Nutzen der wissenschaftlichen Informationen, die von der akademischen Psychologie bereitgestellt werden. Die Diskrepanz zwischen wissenschaftlichen Aussagen und praktischen Notwendigkeiten sei so groß, dass oftmals zu eigenständig entwickelten Lösungskonzeptionen bei einigen psychologischen Problemen, die in der Berufspraxis auftreten, gegriffen wird. Es entstehen Spannungen auf beiden Feldern, denn es gilt auch (Galliker 2016, S. 5):

> In manchen Gebieten der Psychologie stehen mangels theoretischer Arbeit und durchgehender theoretischer Perspektive die einzelnen Befunde unverbunden nebeneinander und verursachen Orientierungslosigkeit, nicht zuletzt bei Psychotherapeuten und Beratern.

Ein wesentlicher Beitrag zur Verbesserung ist von Modell- und Theoriekonstruktionen zu erwarten, die sich einem interdisziplinären Geltungsbereich verpflichtet sehen. Als herausragendes Beispiel kann die Systemtheorie (Bischof 1998; Luhmann 2002; Strunk und Schiepek 2006; Willke 2006) gelten, die zu immer mehr Verbindungen zu verschiedenen Anwendungsfeldern (z. B. Systemkompetenz: Kriz 2000; Teamkompetenz: Kriz und Nöbauer 2008; Psychotherapie: Strunk und Schiepek 2014; Ludewig 2015; Partnerschaften: Rogge 2016) anregt. Will die akademische Psychologie der Gefahr begegnen, sich zu isolieren oder von anderen Fächern wie Soziologie, Biologie, Neurowissenschaften, Philosophie verdrängt zu werden, dann muss sie nicht nur die Kluft zwischen Wissenschaft und Praxis entscheidend verkleinern, sondern interdisziplinäre Kooperationen anstreben und einlösen. Dazu gehört dann auch die (Rück-)Besinnung auf philosophische Themen (vgl. Gadenne 2004; Walach 2013; Pritzel 2016) und die (Wieder-)Aufnahme von Orientierungsmarkern des Verhaltens und Erlebens (Psychologie der Werte, Frey 2016), die an Bedeutung gewinnen. Besonders den gesellschaftlichen Entwicklungen bei der Normsetzung und der Kulturförderung hat die Psychologie zukünftig ebenso große Beachtung zu schenken wie der Arbeit und der Gesundheit.

Im Fokus der aktuellen Erwartungen steht die Klinische Psychologie mit ihren diagnostischen und therapeutischen Möglichkeiten. Sie meint, auch durch gesetzliche Verankerung (vgl. Psychotherapeutengesetz, gültig ab 01.01.1999, Änderung 2016/Approbationsordnung, Kassenzulassung; Richtlinie des Gemeinsamen Bundesausschuss über die Durchführung von Psychotherapie 2009, 2015/16), gegenwärtig mit nur zwei verschiedenen Theorieansätzen (psychoanalytisch bzw. tiefenpsychologisch versus lerntheoretisch bzw. verhaltensorientiert) in der therapeutischen (Kassen-)Praxis auskommen zu können. Eher randständig positionierte Behandlungsformen wie Gesprächspsychotherapie, Gestalttherapie oder Neuro-Linguistisches Programmieren (NLP) erhalten Zuwachs durch immer neue Therapiemethoden (z. B. Ressourcenaktivierung: Flückiger und Wüsten 2016; Schematherapie: Roediger 2016), die jede für sich oft herausragende Erfolge versprechen. Dadurch werden große Erwartungen geweckt, die aufgrund unterschiedlicher Einflussfaktoren (z. B. schwerwiegende

Veränderungen in den Lebensbedingungen, Fehldiagnosen, Abbrüche) sich gar nicht einstellen können. Natürlich kommt es auch zu Enttäuschungen, weil die geäußerten Versprechungen manchmal einfach nicht zu erfüllen sind.

Die von den Klienten oder Patienten an die Psychologen herangetragenen Erwartungen sind oftmals überhöht (gelegentlich sogar anmaßend). Die anstehenden Probleme sollen gelöst, die Störungen beseitigt, die Leistungsfähigkeit gesteigert, die Motivation unbedingt verbessert, der Ehepartner überzeugt, das Kind beruhigt und vor Mobbing geschützt, der Gruppenzusammenhalt gestärkt und die depressiven Verstimmungen einfach aufgelöst werden. Das alles soll schnell, effektiv, kostengünstig, nachhaltig und ohne die Seele in Aufruhr zu bringen vonstattengehen.

Doch das ist so gar nicht möglich, und zwar aus vielen verschiedenen Gründen. Einige sollen im Folgenden erwähnt werden, damit man erahnen kann, warum Erwartungen an die Psychologie gelegentlich nicht zu erfüllen sind:

- rechtliche Gründe (Beispiel: Die behandelnde Person ist für die erwartete Leistung gar nicht oder nicht hinreichend ausgebildet, kann und darf also dem Verlangen des Klienten nicht nachkommen),
- ethische Gründe (Beispiel: Verfahrensweisen, die negative körperliche oder seelische Folgen erwarten lassen oder tatsächlich erbringen, dürfen nicht angewendet werden),
- sachliche Gründe (Beispiel: Störungen in der Eltern-Kind-Beziehung lassen sich in aller Regel nicht einfach und kurzfristig beseitigen, sondern erfordern u. a. differenzierte Bedingungsanalysen und mehrfache therapiezielgerichtete Aktivitäten der Betroffenen über einen längeren Zeitraum),
- personelle Gründe (Beispiel: Die zuvor bestehende sehr positive Erwartungshaltung an die Therapie kann nicht eingelöst werden, weil die zu behandelnde Person Störfaktoren wie mangelnde Kooperation, Misstrauen gegenüber dem Therapeuten oder der gesamten Psychotherapie, innere Widerstände, Zweifel an der Indikation oder der Effektivität des Verfahrens entwickelt),
- fachinterne Gründe (Beispiel: Der Dogmatismus einiger psychotherapeutischer Schulrichtungen sowie die Diskrepanzen zwischen Theorie und Praxis verhindern gelegentlich integrative Behandlungsformen. Dazu äußert sich Bastine 1998, S. 57 f.: „In seltener Einmütigkeit wird von vielen Klinischen Psychologen die ‚Kluft‘ zwischen Theorie und psychotherapeutischer Praxis beklagt. Im Einzelnen sind die Argumente jedoch sehr verschieden. Der Theoretiker bemängelt die theoretische Fundierung der Praxis und wirft dem praktizierenden Kollegen Praxeologie oder Eklektizismus vor – seine berufliche Tätigkeit sei unzureichend theoretisch begründet, kaum überprüft oder sogar prinzipiell wissenschaftlich nicht begründbar. Der Praktiker wiederum hält dem Forscher die mangelnde

Praxisrelevanz seiner theoretischen und empirischen Arbeiten vor, die der Komplexität und den Rahmenbedingungen der in der Praxis auftretenden Probleme nicht gerecht würden").

Welche Erwartungen realistisch wären oder welche Hilfestellungen von der akademischen Psychologie gegenwärtig gegeben werden können, lässt sich verschiedenen Informationsquellen entnehmen. Als Beispiel für eine umfängliche, wissenschaftlich fundierte und differenzierte Darstellung der Möglichkeiten und Grenzen der Klinischen Psychologie seien die beiden immer noch aktuellen Bände *Klinische Psychologie* von Bastine (1992, 1998) angeführt. Darin werden die wichtigsten Themen der Diagnostik und Psychotherapie unter theoretischen wie praktischen Aspekten abgehandelt und diskutiert. Die folgende daraus entnommene Auswahl soll wenigstens einen Einblick in die Breite, Strukturierung und Relevanz der wichtigsten Themenbereiche geben und als eine erste Erwartungs- und Verständnisorientierung dienen: Grundlagen der Klinischen Psychologie; Definition, Klassifikation, Entstehung und Prävention psychischer Störungen; Klinische Psychodiagnostik; Werte, Normen, Ziele, Richtungen und Ansätze der Psychotherapie sowie psychosoziale Intervention und Anwendungsfelder der Klinischen Psychologie. Diese und andere ausführliche Darstellungen (z. B. bei: Wittchen und Hoyer 2006; Hautzinger und Thies 2009; Berking und Rief, Band I und II: 2012; Linden und Hautzinger 2015) ermöglichen zusammen mit einer Einführung in die Forschungspraxis, Methodik und Datenanalytik klinischer Studien (Benesch und Raab-Steiner 2013) eine realitätsgerechte Einschätzung und Bewertung der gegenwärtigen Angebote, der Forschungsprinzipien und der notwendigen Einschränkungen klinisch-psychologischer Tätigkeiten, die ein weiterführender Wegweiser zum Verständnis der eigenen Seele sein sollen und können.

Um Erwartungen in Verbindung mit dem Verstehen der eigenen Seele geht es auch bei Fragen wie: Wer kann mir erklären, warum ich so oft eher nach Vergeltung trachte als um Vergebung zu suchen? Ist es möglich, meine Versagensängste im Berufsalltag zu mindern und mir Hinweise zu geben, wie ich zukünftig damit umgehen kann? Warum rege ich mich im Straßenverkehr so leicht auf und werde aggressiv? Gibt es jemanden, der mir das häufige Zerbrechen meiner Liebesbeziehungen hinreichend erklären kann? Warum kann ich die Erwartungen, die ich an mich selbst gestellt habe, meistens nicht erfüllen? Können Psychologen mich nach dem Tod meines Bruders wirklich trösten? Ist meine schreckliche Eifersucht überhaupt therapierbar? Wie bekomme ich die Aufregung, die mich vor jeder Rede packt, endlich in den Griff? Kann ich das Vertrauen meiner Tochter, das ich so enttäuscht habe, wieder zurückgewinnen? Warum kann ich nicht, wie andere Leute, strategisch denken? Wer hilft mir zu verstehen, wieso meine Bemühungen, mich zu beherrschen, immer ins Leere laufen?

Solche Beispiele verdeutlichen die sehr enge Vernetzung von Anforderungen, Erwartungen, psychologischer Tätigkeit und Kompetenz akademisch ausgebildeter Psychologen. Die Klärung und Erweiterung des Verständnisses der eigenen Seele kann auf sehr verschiedenen Ebenen und durch variantenreiche Methoden ermöglicht werden, vorausgesetzt, man kennt die Berufssparte des professionellen Akteurs und dessen fachlichen Ausbildungsstand bzw. Kompetenz. Der Berufsverband Deutscher Psychologinnen und Psychologen (BDP) hat ein Kompendium *Berufsbild Psychologie. Psychologische Tätigkeitsfelder* (Berlin 2015; Internet: www.bdp-verband.de) herausgegeben, das in dieser Hinsicht hilfreich sein kann. Daraus haben zwei Bereiche (S. 8–10) eine besondere Relevanz für das Thema „Angebote der akademischen Psychologie" im Kontext des Verstehens der eigenen Seele:

1. Gegenstand und Methoden der Psychologie
   Psychologie ist die Wissenschaft vom menschlichen Erleben und Verhalten. Sie beobachtet, registriert und kategorisiert menschliches Erleben und Verhalten, analysiert die Bedingungen seines Auftretens, zeigt dessen Folgen auf und macht Vorhersagen über seine Auftretenswahrscheinlichkeit in künftigen Situationen. Sie entwickelt Strategien zur planmäßigen Veränderung menschlichen Erlebens und Verhaltens und zur Überprüfung der Effekte solcher Strategien.
   Psychologie ist eine empirische Wissenschaft, insofern sich ihre Erkenntnisse aus belegbaren Daten herleiten. Kontrollierte Beobachtungen, Experimente, Befragungen und Testverfahren sind für die Psychologie charakteristische Erkenntnis- und Evaluationsmethoden.
2. Kompetenzen von Psychologinnen und Psychologen
   - Psychologinnen und Psychologen arbeiten auf der Basis von zuverlässigem und validem, wissenschaftlich fundiertem Wissen.
   - Sie verfügen über ein in seinem Mindestumfang festgelegtes Wissen aus den Grundlagenfächern der Psychologie: Allgemeine Psychologie, Persönlichkeitspsychologie, Entwicklungspsychologie, Sozialpsychologie, Biopsychologie
   - und je nach Spezialisierung und Berufsbiographie ein Wissen aus einem oder mehreren Anwendungsfächern (z.B. Klinische Psychologie).
   - Sie kennen die wesentlichen Methoden der Psychologie und können sie sachgerecht einsetzen.
   - Sie sind in der Lage, psychologische Theorien und Erkenntnisse auf Anwendungsfelder in der Praxis zu transferieren.
   - Sie nutzen psychologische Theorien und Erkenntnisse zur Analyse, Prognose und Beeinflussung von menschlichen Verhaltens- und Erlebensweisen.

- Sie können für eine Fragestellung psychologische Theorien oder Erkenntnisse bereitstellen.
- Sie können die charakteristischen Merkmale des Erlebens und Verhaltens von Individuen mit wissenschaftlich fundierten und erprobten diagnostischen Mittel erfassen.
- Sie können die wissenschaftliche Dignität von diagnostischen Verfahren beurteilen.
- Sie reflektieren über ihr berufliches Erfahrungswissen vor dem Hintergrund wissenschaftlicher psychologischer Theorien und Erkenntnisse.
- Sie sind sich der unterschiedlichen Grundverständnisse über Menschen bewusst, welche in die Theorien und Erkenntnisse der Psychologie einfließen, und berücksichtigen sie.
- Sie sind aufgrund ihrer Kenntnisse in den Grundlagenfächern prinzipiell in der Lage, in verschiedenen Berufsfeldern psychologisch zu arbeiten.

Einige Anmerkungen seien noch hinzugefügt: Die Tätigkeit psychologischer Mediatoren gewinnt bei Schlichtungsangelegenheiten und im Konfliktmanagement (Montada und Kals 2001; Falk et al. 2005) zunehmend an Bedeutung und (interdisziplinärer) Nachfrage. Die bisher etwas vernachlässigten Gebiete der Rehabilitationspsychologie (Wolf-Kühn und Morfeld 2016) und der Religionspsychologie (van Belzen 2013; 2015) haben durch neue, verständlich abgefasste Publikationen wieder mehr an Beachtung gewonnen. Das ist vor allem für die vielen Menschen, die sich mit Glaubensfragen als Kernpunkte für ihre Lebensführung beschäftigen, eine erfreuliche Wendung, weil damit Verbindungen zwischen kulturellen, psychologischen und theologischen Aspekten hergestellt werden können, die eine Bereicherung für die Bemühungen um ein fundiertes und breitgefächertes Verständnis der Psyche darstellen. Das gilt auch für psychologisch-anthropologische Betrachtungen, wie sie zum Beispiel Fahrenberg (2004) für unterschiedliche Perspektiven (psychologische, biologische, religiöse und interkulturelle) von Menschenbildern anstellt. Damit wird auch dem Reduktionismus begegnet, der bei ausschließlich naturwissenschaftlicher Orientierung in der Psychologie kulturellen Einflussfaktoren und subjektiven Überzeugungen keine gebührende Geltung verschafft.

Für eine tiefergehende gedankliche Verarbeitung der umsetzbaren Möglichkeiten der Psychologie wird es unerlässlich sein, sich mit der Geschichte der Psychologie (Reuter 2014; Pritzel 2016) näher zu befassen. Aus ihr geht hervor, welche Erwartungen zukünftig wahrscheinlich realisiert werden könnten und welche vorerst wohl ausgeschlossen bleiben (z. B. Ausdruckspsychologie; vgl. Hofstätter 1957; Aktionsforschung: Haag et al. 1986). Aus historischem Blickwinkel resümiert Pritzel (2016, S. 13):

… versteht sich die gegenwärtige akademische Psychologie als eine aus dem Fundus philosophischer Fragestellungen heraus entwickelte Disziplin, die sich dem Erleben und Verhalten des Menschen widmet und sich dabei an die Vorgehensweise der Naturwissenschaft anlehnt. Sie versucht ferner, theoretische Anschauungen mit empirischen Analysen so zu verbinden, dass Gesetzmäßigkeiten und Wissensbestände nicht ausschließlich um des reinen Erkenntnisgewinns willen erforscht bzw. gesammelt werden, sondern auch in konkrete neuropsychologische, klinisch-therapeutische, soziale, kulturelle und wirtschaftliche Anwendungskontexte eingebunden werden können.

Auf dieser Beschreibungsgrundlage aufbauend lassen sich die Angebote der akademischen Psychologie zum Verständnis psychischer Zustande und Abläufe dahingehend konkretisieren, dass der Zugang als Klient oder Patient meistens durch Beratung, Mediation, psychotherapeutischer Behandlung, Test- oder Fragebogenapplikation oder Coachingmethoden erfolgt. Für Leser, Hörer oder Zuschauer stellen die Medien erste Informationsquellen zur Verfügung, wobei auf einen ausgewiesenen Beleg wissenschaftlicher Fundierung der Beiträge zu achten ist. Bei Lehr- und Fachbüchern, Fachzeitschriften, Kongress-, Tagungs- und Workshopberichten kann dieser Nachweis als durchgängig gegeben vorausgesetzt werden.

Hier hakte Kira ein. Mit Vehemenz kritisierte sie, dass Nichtfachleute, ohne wenigstens Grundkenntnisse erworben oder Einführungen bekommen zu haben, weder die Güte noch die Stichhaltigkeit von Sendungen oder Publikationen hinreichend abschätzen könnten. Insofern würden Bedenken oder warnende kritische Einwände eher Unverständnis oder Orientierungslosigkeit hervorrufen als zu korrigierenden Überlegungen und Forderungen nach sachlicher Begründbarkeit führen.

Eckart konnte sich ein paar bissige Bemerkungen nicht verkneifen, die in der Feststellung gipfelten, wir könnten doch nicht alle Menschen zu „akademischen Menschenkennern" machen, die sich dann in heiklen Disputen über schwierige Sachverhalte äußern, deren Struktur, Funktion, Komplexität und Bedeutung sie gar nicht einschätzen könnten! (Er betonte „könnten" besonders.)

Ich sagte gar nichts, schließlich wollte ich Kira nicht vor den Kopf stoßen, und grundsätzlich teilte ich ihre Auffassung ja. Kira konterte, und Eckart gingen dann in der Diskussion allmählich die Argumente aus. Sie verwies darauf, dass sie sich oft darüber ärgere, wenn Wissenschaftler – oder Personen, die sich dafür hielten oder sich dafür ausgaben – in der Öffentlichkeit irgendwelche Studien zitierten, die irgendetwas belegen sollten und die irgendwie einer bisher als gültig geltenden Ansicht grundsätzlich widersprechen würden. Kira ereiferte sich: „Wer kann denn solchen Behauptungen trauen, wenn er nicht wenigstens mal hinter die wissenschaftlichen Kulissen schauen konnte, wie überhaupt sinnfördernde Forschung gemacht wird und wozu Theorien entwickelt werden, wie sie auf Bewährung überprüft und nach welchen Kriterien sie revidiert oder als unhaltbar eingestuft werden. Und um Psychotherapien wird auch oft eine Geheimniskrämerei veranstaltet. Wenigstens grundsätzliche Informationen über Forschung, Methoden, Modelle, Theorien und Psychotherapien sollten doch vermittelt werden können." Kira kam richtig in Fahrt: „Bei Fußballübertragungen palavern ja die als Experten bezeichneten ehemaligen Kicker auch über Regeln, Kriterien, Spielstrategien bis hin zu Bewegungsabläufen und lassen mit Computeranimationen kleine Männchen mit Kreisen an den Füßen über den Platz rennen!" Eckart lachte, fand aber das Beispiel dann doch etwas weit hergeholt.

Nach zwei weiteren Treffen mit vielen Diskussionen und ebenso viel Kaffee erfolgte der Beschluss (dem Eckart mürrisch zustimmte), dass wir den Versuch wagen wollten, grundsätzliche Skizzen zu den Themen Forschung, Theorien und Psychotherapien zu entwerfen. Damit hofften wir, unsere Annäherung an das Verständnis der eigenen Seele zu erleichtern und für zukünftige Beurteilungen von Aussagen und Berichten, die als wissenschaftlich charakterisiert worden waren, einige nützliche Kriterien zusammenstellen zu können.

3.2 Lohnt sich zu wissen:

Nur einige Menschen lernen in ihrem Berufsleben die Forschung, die Entstehung von Theorien und die Anwendungspraxis eines Fachgebietes direkt kennen. Deshalb lohnt es sich, die Arbeitsweisen der Wissenschaftler etwas näher vorgestellt zu bekommen, um somit deren Beiträge zum Verständnis der Seele besser kennenzulernen und beurteilen zu können.

3.2.1 Forschung – wie geht das?

Wer nach Rom will, weiß, dass viele Wege dorthin führen. Das Ziel ist definiert, nun muss geplant werden, mit welchen Verkehrsmitteln und auf welchen Strecken man dorthin gelangt. Die Wahl ist natürlich auch davon abhängig, welchem Zweck die Reise nach Rom dient. Geschäftliche Anliegen sollen rasch erledigt werden, Studienfahrten sind zeitlich weniger gebunden und Urlaubsreisen sind in ein Zeitintervall eingefügt. Also wäre zwischen Flugzeug, Bus, Bahn oder Auto zu wählen. Fahrrad? Wohl eher nicht. Bei der Planung sollten auch die Streckenlänge, die damit verbundenen Kosten (z. B. Maut), eventuelle Reiseunterbrechungen oder Umwege (z. B. noch Freunde besuchen) und die Gefährdungs- bzw. Sicherheitslage Berücksichtigung finden. Die Jahreszeit kann eine Rolle spielen und auch die Zahl und Konstitution der Mitreisenden. Frühere Erfahrungen bei Reisen nach Rom sind ebenfalls zu bedenken.

Bei Forschungsvorhaben sind ganz ähnliche Überlegungen anzustrengen. Auch da geht es um:

* Zweck und Zielsetzung,
* Erfahrungen (z. B. Kenntnis der bisherigen Forschungsergebnisse),
* Phänomenabklärung (Bestimmung und Erläuterung der Untersuchungsinhalte),
* Methodik,
* Finanzierung,
* Dauer,
* Beteiligung (z. B. bei interdisziplinären Studien),
* widrige Umstände.

Die Planung eines Forschungsprojektes geht häufig bis in die feinsten Verästelungen und führt zur Bereitstellung notwendiger Substitutionen. Die Grundausrichtung betrifft hauptsächlich fünf Positionen:

1. Beschreibung und Abgrenzung des Phänomenbereichs,
2. theoretische Grundlagen,
3. Festlegung der zu verwendenden Methoden,
4. Umsetzung (z. B. Dauer, finanzielle Sicherung, Rekrutierung der Studienteilnehmer),
5. Ergebnisdokumentation.

Die tatsächlich zu bearbeitenden Punkte, Schrittfolgen und Strecken sind deutlich umfangreicher und differenzierter, und sie werden noch durch unvorhergesehene Ereignisse (z. B. Ausfall von Probanden, Wegfall unbrauchbarer Daten, Finanzkürzungen) erschwert.

Da es hier nicht möglich ist, auf die vielen existierenden Forschungsstränge der akademischen Psychologie näher einzugehen, sollen nur drei der wichtigsten Bereiche exemplarisch in Form kurzer Skizzen vorgestellt werden:

1. Empirische Forschung auf quantitativer Datenbasis (z. B. Experiment mit numerischen Resultaten),
2. Erfassung psychologischer Merkmalskomplexe und Prozessverläufe mithilfe qualitativer Methoden, beispielsweise: Interviews, narrative Rekonstruktionen, bildliche Exemplifikationen oder nichtreaktive Dokumentation (z. B. Tagebücher) und
3. Evaluation (z. B. Bewertung einer geplanten Unternehmung).

Damit verbindet sich die Hoffnung, mit einer vereinfachten Darstellung bei-spielhaft ausgewählter Denkrichtungen und Prozeduren wissenschaftlicher psy-chologischer Forschung auch und insbesondere solche Wege aufzuzeigen, die zu einer Annäherung an das Verständnis der eigenen Seele beitragen können. Wenn die wissenschaftlichen Konzeptionen und Methoden von Forschungsstudien – unter Einschluss ihrer Probleme und Schwierigkeiten – erst einmal grundsätz-lich bekannt sind, wächst wahrscheinlich das Vertrauen in ihre Ergebnisse und die Kritik an ihren Fehlern. Das ist vergleichbar mit menschlichen sozialen Kontakten. Wenn man erlebt hat und weiß, mit wem man es zu tun hat, dann lässt sich der Umgang mit dem Partner auf einer verständlicheren Grundlage entweder fortsetzen und ausbauen oder vertretbar kündigen.

Empirische Forschung auf quantitativer Datenbasis

Für die Veranschaulichung und das Verständnis des Ablaufs einer empirischen Forschungsstudie auf der Basis quantitativer Daten hat sich in der Lehre und Anwendungspraxis eine schematische Übersicht (Abb. 3.1) bewährt, die von dem Autorenkollektiv des *Methodenatlas* (Rogge 1995a) erstellt worden ist.

Darin sind die wichtigsten Bestandteile und deren Verbindungen für die Aufstellung eines Versuchsplans (Design) so aufgeführt, dass neben dem Ablauf (Mitte) die Einflussfaktoren und Randbedingungen (links und rechts) sowie der Rücklauf (rechter Pfeil) mit aufgenommen sind, um dadurch die Realität einer solchen Untersuchung angenähert wiederzugeben. Nachfolgend werden die ein-zelnen Angaben kurz kommentiert, um vermitteln zu können, welche Inhalte durch die Bezeichnungen im Schema repräsentiert werden sollen. Ein Beispiel soll die Ausführungen konkretisieren und besser nachvollziehbar machen.

Beispiel

Auf einem interdisziplinären Kongress treffen sich ein Psychologe, ein Gerontologe und ein Soziologe. Sie debattieren über berufliche Belastungen, und wie sie zu bewältigen wären. Dabei entsteht die Idee, zu untersu-chen, ob es Unterschiede in der Art und Effektivität der Bewältigung der Arbeitsbelastungen zwischen jungen und älteren Arbeitnehmern gibt. Die drei Wissenschaftler einigen sich darauf, einen entsprechenden Forschungsantrag zu stellen und dafür einen Untersuchungsplan (Design) auszuarbeiten.

Dazu sei aber angemerkt, dass es nicht darum gehen kann, einen vollständigen und umsetzbaren Untersuchungsplan aufzustellen und zu beschreiben, denn dafür wären sehr viel feingliedrigere Überlegungen und potenzielle Alternativen

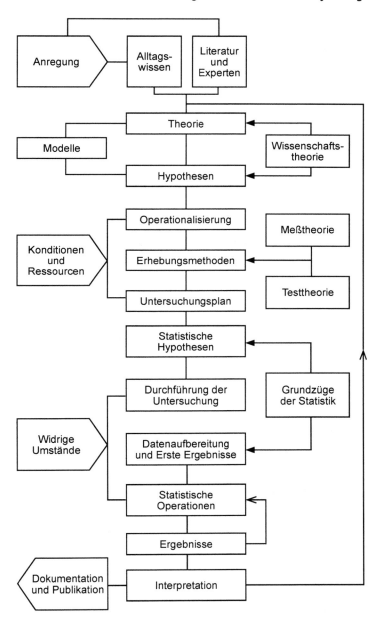

Abb. 3.1 Grundschema des Ablaufs einer einfachen empirischen Forschungsstudie auf quantitativer Basis. (Aus: Rogge, K.-E.: Methodenatlas 1995; S. XVI; erstellt von: R. Bürgy, F. J. Geider, H. Müller, K.-E. Rogge und Ch. Rott) © Springer-Verlag Heidelberg)

aufzunehmen, die aber alsbald die hauptsächlichen Konstruktionsebenen, Planungsstränge und Bezugsetzungen des Forschungsschemas verdecken würden. Die Zielsetzung besteht darin, einen hinreichend umfänglichen, verständlichen und grundlegenden Eindruck anhand einer Ablaufübersicht und eines skizzierten Beispiels für eine empirische Forschungsstudie zu vermitteln, die auf der Basis quantitativer Datengenerierung geplant wird.

Anregung (Alltagswissen, Literatur, Experten)

Anregungen sind als Hinweise oder Aufforderungen, nun aktiv zu werden, zu erleben oder zu verstehen. Ob dann tatsächlich Umsetzungen erfolgen, hängt von sehr vielen Faktoren ab; die wichtigsten sind wohl Zeit, Finanzen, zu erwartende Unterstützungen, vorhandene oder zu erwerbende Ausstattungen, hinreichende Motivation, Durchhaltevermögen und Sachkenntnis der an dem Forschungsprojekt Beteiligten. Ganz sicher spielt auch die Relevanz des Themas eine Rolle, d. h. welche Bedeutung dem Projekt zuzuschreiben ist und ob es sich eher um eine Grundlagenforschung oder eine anwendungsorientierte Studie handelt. Bei dem vorgegebenen Beispiel ist die Sache klar. Die angestrebte Untersuchung hat hohe Relevanz, da aus den Ergebnissen praktische Hinweise für die Etablierung von altersbezogenen Projekten der Belastungsminderung im beruflichen Alltag entnommen werden könnten. Damit ist auch ein hoher Praxisbezug gegeben.

Die Anregungen, die aus einem allgemeinen Alltagswissen in Forschungsfragen überführt werden könnten, sind wohl eher selten. Sie sind in ihrer Anstoßfunktion oft auch nur schwer identifizierbar, da sie sich mit anderen Quellen der Anregung mischen. Manche, sich aus dem Alltagsleben anbietenden Forschungsthemen werden aber nicht aufgegriffen, weil entweder noch keine genauen Phänomenabklärungen möglich sind (z. B. bei Glaubensfragen) oder geeignete Methoden zur Datenerfassung noch nicht existieren, eine phänomenkompatible Methodik noch nicht entwickelt ist oder ihre Bewährungsprüfung noch aussteht. Solche Einschätzungen lassen sich leicht durch Studieren der themenentsprechenden Fachliteratur oder durch Diskussionen mit Experten bestätigen (konfirmieren) oder verwerfen (falsifizieren).

Als Anregungsparadigma kann die Hypothesenprüfung angesehen werden, die aus Ergebnissen und deren theoretischen Erörterungen vorangegangener Studien nahegelegt wird. Ebenso häufig animieren Mängel verschiedener Modalität (z. B. in der logischen Herleitung, der Belegnachweise, der verwendeten Methoden) oder unverhältnismäßige inhaltliche, konditionale oder geltungsbezogene Reduktionen bei bestehenden Theorien zur Aufnahme korrigierender Untersuchungsansätze – die im Vorfeld am besten auf Tagungen,

Symposien oder Kongressen mit Kollegen diskutiert und abgeklärt werden sollten. Zur Konkretisierungsphase gehört auch die finanzielle Absicherung des Forschungsprojektes.

Theorie, Modelle und Wissenschaftstheorie
Jede wissenschaftliche Untersuchung hat in einem möglichst genau explizierten Rahmen zu erfolgen, der auf die Trias: Theorie, Modelle und Wissenschaftstheorie Bezug nimmt. Theorie ist die Erklärungs- und Herleitungsebene, Modelle gehören zur Multifunktionsebene und Wissenschaftstheorie verkörpert die Ebene der Findung und Positionierung von Erkenntnismöglichkeiten mit den Kriterien für wissenschaftliches Handeln.

Theorien (vgl. Gadenne 1994; s. a. Abschn. 3.2.2) sind unter dem Planungsaspekt der Herleitungsebene zuzuordnen, weil sie in sehr vielen Fällen ermöglichen, Hypothesen (wissenschaftlich begründete Vermutungen) aufzustellen, die dann verschiedenen Prüfverfahren unterzogen werden. Im Alltagsleben beschreiben, begründen und erklären Theorien erfahrene Ereignisse, Relationen von Sachverhalten oder das Zustandekommen bestimmter Phänomene. Dabei bilden sich gelegentlich *subjektive* Theorien aus, die sehr oft als Ausdruck individueller Überzeugungen zu werten sind, die dann durchaus voneinander differieren und somit keinen allgemeinen Geltungsanspruch für sich reklamieren können. In der Wissenschaft haben Theorien hauptsächlich vier Funktionen zu erfüllen:

1. Beschreibung von Phänomenen,
2. Erklärung von Bedingungen und Zusammenhängen von Sachverhalten,
3. Grundlage für die Herleitung von Hypothesen,
4. Aufbau von Prognosen.

Im Beispielsfall (s.o. Arbeitsbelastungen) sind zunächst über theoretische Konzeptionen grundlegende Begriffe und inhaltliche Verzweigungen zu klären. Das betrifft vor allem den Kernbegriff „Stress", der nicht einheitlich definiert ist und der nebengeordnete Bedeutungen wie Überlastung, Beanspruchung, Kontrollverlust und Druck aufweist. Eine theoretische Abklärung im Sinne einer genauen Phänomenbeschreibung und -abgrenzung ist vordringlich, weil andernfalls die zu untersuchenden Inhalte und ihre Verbindungen nicht hinreichend zu klären wären.

Sehr schnell wird bei dieser Recherche auch ersichtlich, dass die bisherigen Forschungsarbeiten zu Stress immer wieder auf zwei kardinale Probleme stoßen. Zum einen sind die potenziell stressauslösenden Reize (Stressoren; z. B. Lärm, Hetze, Mobbingaktionen) nicht bei allen Individuen wirksam, zum anderen ist nicht durchgängig zu klären, welche Reaktionen als Stressanzeiger gelten können. Was für den einen Menschen eine unerträgliche Belastung darstellt, ist für einen anderen eine geradezu erwünschte Herausforderung. Insofern gilt: Was Stress ist, bestimmt das Individuum. Eine Versicherung, dass Stress vorgelegen hat, lässt sich auch nicht aus den Reaktionsmerkmalen ableiten, da sowohl die physiologischen Begleitprozesse als auch die psychologischen Abläufe keine eindeutige objektive Zuordnung in die Kategorien „Stress vorhanden" versus „Stress nicht vorhanden" erlauben.

Die klassischen Stresstheorien stellen ganz unterschiedliche Faktoren wie Anpassungsreaktion des vegetativen und des endokrinen Systems (Selye 1957), kognitive und bewertende Aspekte (Lazarus 1966), Anforderungseinschätzungen und Entscheidungskonsequenzen (McGrath 1970) sowie komplexe Funktionsabläufe (Levi und Anderson 1975) in den Mittelpunkt ihrer Erörterungen. Um tragfähige Schlussfolgerungen aus den bestehenden Divergenzen der Stresstheorien ziehen zu können und eine höhere Kompatibilität zu Arbeitsfeldern im Berufsalltag herzustellen, sind Publikationen in die theoretischen Betrachtungen mit aufzunehmen, die über Stress am Arbeitsplatz (Greif et al. 1991; Bamberg et al. 2006) informieren.

Selbstverständlich sind auch Theoriekonzeptionen zu beachten, die sich mit Formen der Stressbewältigung (*coping*) auseinandersetzen (Lazarus und Launier 1981; Heinrichs et al. 2015; Kaluza 2015). Dabei wird offensichtlich, dass in der zu entwickelnden Forschungsprojektplanung des Beispiels nicht nur die Unterscheidung in Eustress (als angenehm empfunden) und Distress (als unangenehm empfunden) notwendig wird, sondern auch die Dauer des Stresses und die teilweise erheblichen Unterschiede in den Bewältigungsstrategien berücksichtigt werden müssen. Im Verlauf der Literaturdurchsicht werden auch themenrelevante inhaltliche Erweiterungen und Verzweigungen auftreten, die für den Designaufbau und den Interpretationsrahmen der Studie eine große Bedeutung haben werden. So wird ein Management von Ressourcen (Bamberg et al. 2003) ebenso ein hilfreicher Indikator zur Erfassung von Stressbewältigungsmöglichkeiten sein wie die Verzweigung zur Selbstwirksamkeitserwartung (Bandura 1977; Hohmann und Schwarzer 2009), die als moderierende Variable die Ergebnisse entscheidend beeinflussen kann.

Werden Stresskonzepte und Bewältigungsformen miteinander kombiniert, dann entstehen verschiedenartige Modelle, die als formale oder inhaltliche Konstruktionen dazu dienen, einen Überblick über Strukturen und Relationen der zugehörigen Gegenstandsbereiche zu gewinnen. Grundsätzlich sind wissenschaftliche Modellkonstruktionen multifunktional. Beispielsweise eignen sie sich zur Veranschaulichung von strukturierten Beschreibungen, zur

Darstellung von Prinzipien, zur Pointierung und Präzisierung von Theorien, zur Klassifikation und räumlichen Anordnung von Daten und zur Kennzeichnung der Verbindungen statistischer Terme bzw. Gleichungssysteme. Allgemein ist zu bedenken, dass der Vorteil einer grafischen Modellrepräsentation gelegentlich gemindert wird, wenn eine genau formulierte Erklärung erforderlich ist, denn dann können durch die Auslassungen der fein abgestützten Argumente die Spezifika der Konzeptionen (wie Einschränkungen, Einfügungen, notwendige Begründungszusätze) nicht angemessen gewürdigt werden.

Letztlich wäre im ersten Abschnitt der Designerstellung noch die wissenschaftstheoretisch einzunehmende Position abzuklären (vgl. einführend Groeben und Westmeyer 1981). Hauptsächlich geht es dabei um die Beziehungskonstellationen von Untersuchungsgegenstand und wissenschaftlichem Zugang, d. h. verfügbaren Theorien, Modellen und Methoden. Von zentraler Bedeutung ist die bereits erwähnte Kompatibilität von zu erfassendem Phänomen und der dafür einzusetzenden Methode. Insofern ist gründlich zu überdenken, welche Argumente beispielsweise für ein empirisches Design auf quantitativer Datenbasis sprechen würden und welche dagegen. In jedem Fall sind angemessene Gründe vorzubringen, die das Pro und Kontra hinreichend belegen können. Dafür ist es notwendig, alternative Vorgehensweisen zu diskutieren und Ersatzprogramme (Substitute) für die in Aussicht genommenen Verfahrensweisen bereitzustellen.

Ferner sind die Kriterien des wissenschaftlichen Handelns – logischer Zusammenhang bzw. Widerspruchsfreiheit in den Aussagen, Präzision in der Begriffsbildung und Prüfbarkeit in den Annahmen und Ergebnissen (zu der auch Wiederholbarkeit zu zählen ist) – sowie die wissenschaftstheoretische Position, die bei der aktuellen Studie einzunehmen ist, zu überprüfen bzw. explizit darzustellen. Dabei geht es in erster Linie um Grundsatzfragen wissenschaftlicher Arbeit, beispielsweise darum, ob subjektunabhängige Erkenntnisse überhaupt möglich oder stets an individuelles Tun gebunden sind. Ganz ähnlich wären Auffassungen zu diskutieren, die sich darauf ausrichten, verallgemeinerbare Regelhaftigkeiten oder Gesetzmäßigkeiten herauszufinden und zu belegen (Nomothetik), oder aber solche, die eine Sichtweise vertreten, bei der individuelle psychologische Merkmals- und Verhaltensmuster ganzheitlich untersucht werden sollen (Ideografie).

In einem wissenschaftstheoretisch weiter gesteckten Rahmen werden z. B. Auseinandersetzungen darüber geführt, ob über Beobachtungen von Sachverhalten (positive Zustände) „wahre" Erkenntnisse zu gewinnen sind, wie die Vertreter des naiven Empirismus (Positivisten) es für möglich halten, oder ob durch widerspruchsfreie logische Konstruktionen die Voraussetzung eingelöst wird, dass wissenschaftliche Erkenntnis an ein Wissen über das zu Beobachtende gebunden ist. Der kritische Wissenschaftler Popper (1984, 1994) ersetzt die heute noch mehrheitlich üblichen Bestätigungsversuche (Konfirmation) von empirisch basierten Hypothesen durch das Falsifikationsprinzip (Widerlegung, Verwerfung, Zurückweisung), sodass anstelle einer Theoriebestätigung die Suche nach ihrer Widerlegung tritt (kritischer Rationalismus). Holzkamp (2006) rückt mit dem konstruktivistischen Ansatz die Phänomenbeschreibung und -erklärung in den Vordergrund und fordert eine systemtranszendente Eindeutigkeit, sodass reale Verhältnisse aufgezeigt werden können, die mit der Theorie vereinbar sind – andernfalls wäre die Theorie „belastet", wenn Sachverhalte auftreten, die mit den theoretischen Aussagen nicht im Einklang stehen. Dann wäre das Exhaustionsprinzip (Ausschöpfung) zu beachten, wenn durch Zusatzannahmen auch neu zu beobachtende Tatsachen erklärt werden könnten.

In dem Beispielsfall der Beziehung von Arbeitsbelastungen und Lebensalter sind solche weitgefächerten Überlegungen eher im Vorfeld angesiedelt, da die Themenstellung eine Vorgabe empirisch-quantitativer Methodik vorsieht. Andere mögliche Verfahrensweisen zur Feststellung der Verbindungen von Arbeitsstress und Lebensalter, wie Explorationen, Interviews, Videos, werden später – im Kontext der Vorstellung primär qualitativer Datengenerierung – etwas genauer dargestellt.

Hypothesen

Hypothesen sind nach den doch schon umfangreichen Vorüberlegungen sozusagen das große Eingangstor empirischer Forschung. Sie sind ganz allgemein wissenschaftlich begründete Vermutungen über Sachverhalte, die noch infrage gestellt sind, erst einen Status von Annahmen haben und noch beobachtet werden müssen. Alltagswissen, wissenschaftliche Theorien und vorläufige oder in Teilen bestätigte Untersuchungsresultate sind die hauptsächlichen Quellen der Hypothesen, die durch empirische Überprüfung zu bestätigen oder zu widerlegen sind. Geider (1995, S. 63) gibt zu bedenken:

> Häufig wird übersehen, daß empirische Überprüfungen von Hypothesen nur dann sinn- und zweckorientiert sind, wenn die Bedingungen, unter denen der Sachverhalt erforscht wird, ebenso klar definiert sind wie der Sachverhalt selbst, und wenn sie ferner entweder herstellbar, manipulierbar oder aus einer vorhandenen Menge auswählbar […] sind.

Im Beispielsfall lässt sich eine übergeordnete Hypothese aufstellen, wonach es möglich sein soll, dass es Unterschiede in der Art und Effektivität der Bewältigung der Arbeitsbelastungen zwischen jungen und älteren Arbeitnehmern gibt. Eine so weit gefasste Hypothese kann spezifiziert werden. Beispielsweise ließen sich Argumente finden und Vermutungen herleiten, dass ältere Arbeitnehmer aufgrund ihrer jahrelangen Erfahrung effektivere Bewältigungsstrategien entwickeln konnten als die jüngeren. Eine spezifizierte, gegenteilige Hypothese würde auf die Möglichkeit der besseren körperlichen Fitness der jüngeren Mitarbeiter verweisen, mit dem Resultat einer geringeren und damit einfacher auszugleichenden Arbeitsbelastung. Der Einbezug weiterer, abgewandelter Vermutungen, die sich auf modifizierende oder extendierende Faktoren bei der Bewältigung des Arbeitsstresses beziehen (z. B. Geschlecht, bisher vollzogene Wechsel des Arbeitsplatzes, Abhängigkeit vom Team) ist durchaus möglich, dabei muss allerdings berücksichtigt werden, dass nicht „alles auf einmal" in einer Studie untersucht werden kann. Geiders Hinweis richtet sich demnach nicht nur auf die sorgfältige Auswahl und Definition, sondern ebenso auf die begründete Begrenzung der einzubeziehenden Merkmale und kontrollierten Bedingungen zur Hypothesenprüfung.

Operationalisierung, Erhebungsmethoden, Untersuchungsplan und Rahmenbedingungen
Bei der empirischen psychologischen Forschung geht es fast durchgängig darum, systematisch erzeugte Wirkungen von zufällig auftretenden Effekten zu trennen. Ziel ist es, Belege dafür zu finden oder zu überprüfen, welche psychologischen Merkmale oder Ereignisse an welche durch die Hypothese(n) vorgegebene Bedingungen bzw. Einflussfaktoren regelhaft und eindeutig gebunden sind und damit nicht durch den Zufall zu erklären wären.

Die dafür notwendige Planungsstrukturierung sieht vor, eine oder mehrere Bedingungen – das können sein: Einflussfaktoren, Behandlungen (*treatments*), Merkmalsklassen; Bezeichnung: unabhängige Variablen (uV) –, die die zu erforschenden Wirkungen erzeugen sollen, systematisch zu variieren (Bildung von uV-Stufen; z. B. Altersklassen). Personen, Objekte oder Ereignisse, an denen die Wirkungen der Bedingungen studiert werden sollen, heißen Merkmalsträger (MT); bei Personen auch: Probanden (Pb). Alle MT, die unter der gleichen Bedingungsstufe untersucht werden, sind der genau gleichen Behandlung (oder Merkmalsklasse) und nur ihr ausgesetzt bzw. zugeordnet. Da sich die MT jedoch vor der Bedingungsaussetzung (oder Merkmalszuordnung) in vielerlei Hinsicht voneinander unterscheiden können und man nicht weiß, ob solche Differenzen sich systematisch mit den Bedingungsstufen vermischen (Konfundierung) oder nicht, wird die Zuteilung der MT auf die einzelnen uV-Stufen per Zufall vorgenommen. Theoretisch hat nun jedes einzelne Datum der untersuchten Merkmale oder Ereignisse (abhängige Variablen: aV) eine systematische (bedingungserzeugte) und eine zufällige (aufteilungserzeugte) Komponente. Somit stehen in der Planung Varianzquellen der systematischen Bedingungsvariation und der Zufallsaufteilung im Kalkül. Handelt es sich um quantitative Daten, dann ist es die Aufgabe der (Inferenz-)Statistik das Verhältnis der systematischen gegenüber den zufälligen Varianzen in den aV zu analysieren.

Für die empirische Überprüfung der Hypothesen ist ein Untersuchungsplan (Design) anzufertigen, an den folglich die Anforderung gestellt ist, die in die Untersuchung aufzunehmenden Bedingungen und diejenigen Merkmale oder Ereignisse, die sich unter diesen Bedingungen laut Hypothese systematisch unterscheiden oder verändern sollen (aV), zu konkretisieren. Im Beispiel wäre zunächst die Altersvariation zu klassifizieren. Zwei Stufungsintervalle (jüngere/ältere Arbeitnehmer) in den Klassengrenzen 20 bis 30 Jahre (uV-Stufe 1) und 50 bis 60 Jahre (uV-Stufe 2) sollten aus ökonomischen Gründen zunächst genügen. Schwieriger sind die Festlegung der in die Studie aufzunehmenden Arbeitsmodalitäten und die Erfassung der damit verbundenen Arbeitsbelastungen. Spätestens an dieser Stelle kommen verfügbare Ressourcen (z. B. gleiche Arbeitsvorgänge für alle MT), externe Konditionen (z. B. Zeitbudget) und Quantifizierungstheorien (Mess- und Testtheorie) in die Planung. Wenn laut Hypothese das Alter der entscheidende Faktor für Unterschiede in der Art und Effektivität der Bewältigung der Arbeitsbelastungen sein soll, dann sind andere mögliche Einflussgrößen – wie zum Beispiel die Schwere der ausgeübten Tätigkeit – entweder für alle MT konstant zu halten oder als zu untersuchende weitere uV in das Design mit aufzunehmen.

Das bedeutet im Beispiel: die Arbeitsanforderungen müssen für die MT der uV-Stufe 1 und (!) der uV-Stufe 2 annähernd oder vollständig gleich sein. Ist diese Forderung nicht zu erfüllen, dann muss die Arbeitsanforderung als weitere uV in den Plan eingeführt werden und durch Stufenbildung (z. B. gering, mittel, hoch, sehr hoch) variiert werden. Es lässt sich leicht einsehen, dass solchen Erweiterungen Grenzen gesetzt sind. Zum einen ist es die steigende Anzahl von MT, die einen höheren Rekrutierungsaufwand und Mehrkosten bedeuten, zum anderen ist die in einer Studie zu erforschende Menge denkbarer Einflussfaktoren schnell viel zu hoch, denn die damit zu berücksichtigenden Wechselwirkungen werden rasch so umfänglich, dass sie unübersichtlich und nicht mehr sinnfördernd zu interpretieren sind. Ab vier Bedingungen oder systematischen Einflussfaktoren (A, B, C, D) simultan in einer Untersuchung wird es bereits sehr schwierig, wie die schematische Darstellung der damit möglichen Wechselwirkung (gekennzeichnet mit X) zeigt:
Wechselwirkungen 1. Ordnung:

A X B
A X C
A X D
B X C
B X D
C X D

Wechselwirkungen 2. Ordnung:

A X B X C
A X B X D
A X C X D
B X C X D

Wechselwirkung 3. Ordnung:

A X B X C X D

Alle aufgezeigten Wechselwirkungen bedürfen einer theoretischen Zuordnung und datenbasierten, interpretativen Erklärung – zweifellos sehr schwer umzusetzen. Andererseits erhöhen sich der Geltungs- und auch der Erkenntnisbereich, wenn nicht nur jede Bedingung einzeln erforscht wird, sondern Wechselwirkungen mit anderen in Rechnung gestellt und interpretiert werden können.

Derartige Überlegungen führen zum nächsten Planungsschritt: Operationalisierung. Das ist ein äußerst entscheidendes, aber mit kritischen Anteilen versehenes Unterfangen. Operationalisierung bedeutet zunächst, konkret festzulegen, welche unabhängigen und abhängigen Variablen in die Untersuchung aufgenommen werden sollen. Genauer gefasst geht es um die Beantwortung der Frage, auf welche Art und Weise die in den Hypothesen vorgesehenen Bedingungen und die zu erforschenden psychologischen Merkmale (z. B. Eigenschaften, Verhaltensweisen, Zustände, Prozesse) erfasst werden können (Erhebungsmethodik). Hinzu kommen noch Festlegungen, welche MT für die Studie rekrutiert werden sollen, wie eine gegebenenfalls notwendige Quotierung der teilnehmenden Personen erfolgen könnte und wie Ausfälle zu kompensieren wären (Personenstichprobenerstellung).

Die angedeutete Problematik bei der Operationalisierung besteht darin, dass die Herstellung der Bedingungen und noch sehr viel mehr die konkrete Erfassung der psychologischen Merkmale im Rahmen der theoretischen Konzeption zu erfolgen hat. Dazu bemerkt Galliker (2016, S. 222):

Operationalisierungen können nicht als einfache sprachliche Konventionen aufgefasst werden. Wenn man davon ausgehen könnte, dass es sich bei einer Operationalisierung um eine bloße sprachliche Konvention handelt, gäbe es nur folgende Optionen: Entweder wird mit der Operationalisierung der theoretische Satz konkretisiert, was ein theoretisches Defizit der Empirie bzw. einen empirisch nicht einlösbaren Überschuss bedeuten würde [...], oder der theoretische Satz wäre von vornherein auf den empirischen Satz reduziert respektive würde mit diesem zusammenfallen, was eine Operationalisierung im hier diskutierten Sinn überflüssig machen würde.

Den forschenden Psychologen stellt sich eine damit verwandte Schwierigkeit, die dann vor allem in der diagnostischen Praxis und deren Konsequenzen für die untersuchten Personen eine erhebliche Rolle spielt. Es geht, vereinfacht formuliert, um die Lösung des Validitätsproblems (inhaltliche Gültigkeit), das darin besteht, zu belegen, dass das Ergebnis der operationalen Definition und die daraus folgende praktische Umsetzung auch das (die) zu erforschende psychologische Merkmal(e) tatsächlich repräsentiert, d. h., dass das psychologische Konstrukt auch tatsächlich durch die gewählte Erfassungsmethode hinreichend wiedergegeben wird. Geht es zum Beispiel darum, psychologische Konstrukte wie Zwanghaftigkeit oder Ängstlichkeit durch Fragebogen zu erfassen, dann ist nicht sicher, was die gegebenen Antworten bedeuten, ob sie lediglich als Reaktionstendenzen auf inhaltliche Fragen oder als interpretierbare Hinweise auf Zwanghaftigkeit bzw. Ängstlichkeit zu werten sind. Neben der Wissenschaftstheorie beschäftigen sich die psychologischen Testtheorien (klassische, probabilistische) mit den skizzierten Problemen (Moosbrugger und Kelava 2011; Eid und Schmidt 2014).

Mit ihnen eröffnen sich weitere Schwierigkeiten. Wenn als Erhebungsmethode psychologische Tests oder Fragebogen verwendet werden sollen, dann kommen in aller Regel bereits konstruierte Skalen in die Planungskonzeption. Skalieren heißt, Instrumente zu entwickeln und einzusetzen, die quantitative Daten erzeugen. Das ist problembehaftet und nicht einfach, was hier nur an zwei Punkten (Geltungsbereich, Messbarkeit) demonstriert werden kann, jedoch mit dem Hinweis zu versehen ist, dass die sich ergebenden Problemverästelungen sehr vielfältig sind (s. dazu: Steyer und Eid 2000; Galliker 2016).

Der Geltungsbereich definiert und begrenzt:

- Art und Anzahl der Untersuchungsbedingungen und deren Stufungen,
- die gegebenenfalls aufzunehmenden Zeitintervalle,
- Art und Anzahl der Untersuchungsteilnehmer (Merkmalsträger: MT),
- Art und Menge der zu untersuchenden Merkmale.

Der Geltungsbereich legt damit fest, ob und gegebenenfalls in welchem Umfang Verallgemeinerungen der Ergebnisse und Interpretationen möglich sind. Oftmals kümmern sich die Autoren von Forschungsstudien überhaupt nicht um diesen Sachverhalt, sondern sie tun so, als sei eine Allgemeingültigkeit ihrer ermittelten Resultate selbstverständlich und müsste gar nicht erst kritisch hinterfragt werden. Das ist eine Nachlässigkeit, die erhebliche Zweifel an der Gründlichkeit des wissenschaftlichen Nachweises und der Verwendbarkeit der Studienergebnisse aufkommen lässt. Zu bedenken ist: Die ausgewählten Untersuchungsbedingungen (uV) und ihre Stufungsmodalitäten sind mögliche, aber meistens nur sehr kleine Ausschnitte aus der Realität. Insofern liegt hier ein Reduktionismus vor, der häufig auch bei der Merkmalsauswahl (aV) vorhanden ist.

Unerfahrene Forscher jedoch haben die Tendenz, gleich in einer Studie „die ganze Welt zu umarmen", also viel zu viele Variablen aufzunehmen, wodurch der Geltungsbereich zwar erweitert, der Präzisionsgrad, die Übersichtlichkeit, die Analysemöglichkeiten und die Interpretierbarkeit aber unter Umständen drastisch vermindert werden. Ausgewogene Beschränkungen und klare Angaben zu den Sektoren des Geltungsbereiches sind als unabdingbare Forderungen kontrollierter Studien zu erfüllen. Das ist auch bei der Auswahl und Rekrutierung der Untersuchungsteilnehmer ein sehr wichtiges Gebot, denn allzu schnell wird häufig einfach behauptet, die Merkmalsträger seien eine repräsentative Stichprobe – ohne diese Behauptung zu belegen und anzugeben, für welches Gesamt- oder Bezugskollektiv (Personenpopulation) die Repräsentativität reklamiert wird. Lehrbücher zur Forschungsmethodik (Bierhoff und Petermann 2013; Döring und Bortz 2015) und Statistik (Bortz und Schuster 2010; Fahrmeir et al. 2012) informieren über sachangemessene Auswahlrichtlinien sowohl für die Bedingungen und für die psychologischen Merkmale als auch für die Modalität der Stichprobenzusammensetzung der MT.

Bei der Operationalisierung tritt immer dann eine schwierige Entscheidungsanforderung auf, wenn es darum geht, festzulegen, ob Skalierverfahren zur Erfassung der psychologischen Merkmale möglich, angemessen oder zur Präzisionssteigerung erforderlich sind. Das ist der Einstieg in das vielfach unterschätzte Messproblem zur Gewinnung metrischer quantitativer Daten. Viele Menschen sind doch sehr erstaunt, wenn sie erfahren, dass seelische Zustände und Ereignisse gemessen werden sollen, und sie würden der Forderung von Galilei „Man muss messen, was messbar ist, und messbar machen, was noch nicht messbar ist" nicht unbedingt im Kontext psychologischer Themen zustimmen. Es ist ja auch schwierig, sich vorzustellen, oder einen besonderen Sinn in der Messung von Ereignissen wie Phasen des Zweifels am religiösen Glauben oder Trauerbewältigung zu sehen. Neben der Anerkennung, die Psychologen von Naturwissenschaftlern für die Bemühungen um die Quantifizierung der psychologischen Merkmalsbereiche erwarten, steht die direkte Vergleichbarkeit von Ausprägungen seelischer Zustände und Ereignisabfolgen im Vordergrund von Messoperationen. Dafür werden in Fragebogen und Tests für vorgegebene Antworten, Behauptungen oder Intensitätseinschätzungen durch Zahlen gekennzeichnete Strecken (Skalen) zur Verfügung gestellt, die abgestufte

Urteile ermöglichen. Häufig wird dann nicht weiter hinterfragt, ob eine Übertragung des seelischen Phänomens in Zahlen (Quantifizierung) überhaupt sinnfördernd ist oder ob durch diese Transformation die resultierenden Daten die Eigenarten des Phänomens nicht verfälschen, kaschieren oder gar nicht mehr in Erscheinung treten lassen.

Für die Akzeptanz einer Quantifizierung psychologischer Merkmale ist nicht nur der Nachweis der Vereinbarkeit von Phänomen Ausprägung und Skaliermethode (Messbarkeit) entscheidend, sondern auch die Art der zahlenmäßigen Abbildung. Erforderlich wird zunächst einmal die Unterscheidung in Zählung und Messung, die für angestrebte statistische Operationen von Bedeutung ist. Erwünscht ist oft eine metrische Datengewinnung, d. h. die möglichst genaue Widerspiegelung der empirisch beobachtbaren Merkmalsausprägung (empirisches Relativ) durch eine entsprechende zahlenmäßige Transformation (numerisches Relativ). Herzustellen und zu überprüfen ist dabei eine Messstruktur in Form eines Axiomensystems (Konnexität, Reflexivität, Symmetrie, Transitivität, Assoziativität und Positivität; vgl. Rogge 1995a; S. 85), sodass gezeigt werden kann, unter welchen ausgewiesenen Bedingungen empirische Relative in numerische Relative abgebildet werden können. Daraus bestimmt sich das zu verwendende Skalenniveau (hier angeordnet von niedrig nach hoch) als Skalentypus:

- Nominalskala (nur klassifikatorische Differenzierung möglich; ganze natürliche Zahlen),
- Ordinalskala (Größer-kleiner-Relation; Rangplatzabstufung),
- Intervallskala (Gleichabständigkeit der Skaleneinheiten; etwa wie beim Zollstock die Zentimetereinheiten),
- Verhältnisskala (Skala mit absolutem Nullpunkt und äquidistanten Skaleneinheiten; multiplikative Aussagen sind möglich).

Das jeweils zu erreichende Skalenniveau hat für die Differenzierungsgenauigkeit der Merkmalsbeurteilung, als Voraussetzung für eine ganze Reihe trennscharfer, hypothesentestender statistischer Verfahren und für die anstehenden Interpretationsmöglichkeiten der Daten, die ausschlaggebende Bedeutung. Die Mehrzahl der Forscher strebt Messungen auf höchstem Skalenniveau (also Intervall- bzw. Verhältnisskala) an, ohne aber immer den Nachweis dafür bei den verwendeten Skalen zu erbringen. Galliker (2016, S. 225) bemerkt zutreffend:

> Dies scheint allerdings die meisten experimentierenden Psychologen nicht weiter zu stören. Sehr häufig werden auch Intervallskalen verwendet, wenn die Voraussetzungen nicht erfüllt sind. Es scheint für viele Wissenschaftler des Faches Psychologie relevanter zu sein, dass die Forschungsergebnisse wissenschaftlich erscheinen, als das sie wissenschaftlich sind.

Die differenzierende Definition von Skalierung und Messung findet sich bei Rogge (1995b, S. 83):

> Als Skalierung soll allgemein die Zuordnung von Zeichen (Zahlen) zu Objekten, Subjekten oder Prozessen nach bestimmten Regeln bezeichnet werden. Wird die Skalierung auf die ausschließliche Verwendung von Skalen mit definierten Maßeinheiten beschränkt, dann wird von metrischer Skalierung gesprochen. Metrische Skalierung ist als Messen zu verstehen, sofern die Zahlenzuordnung im Hinblick auf bestimmte Eigenschaften (Merkmale) erfolgt. Damit wäre Messen folgendermaßen zu definieren: Messen ist die Zuordnung von Zahlen zu bestimmten Eigenschaften (Merkmalen) von Objekten, Subjekten oder Prozessen nach bestimmten Regeln unter ausschließlicher Verwendung von Skalen mit definierten Maßeinheiten.

Die bereits erwähnte übergeordnete Zielsetzung der Untersuchungsplanung als Trennung der systematischen von den zufälligen Einflüssen auf die psychologischen Merkmale und die ausbalancierte Bedingungs- und Merkmalsrepräsentation sowie die Klärung der Messprobleme erfordert viele und explizite Konkretisierungen. Im Beispielsfall der Bewältigung der Arbeitsbelastung sind zunächst einmal Kontrolltechniken heranzuziehen, die vergleichbare Bedingungen für die beiden Altersgruppen schaffen. Denn die Bewältigungsstrategien sind in Anzahl, Art und Einsatzintensität sicher von den jeweiligen Anforderungen und der möglichen Ressourcenerschöpfung der täglich zu verrichtenden beruflichen Arbeit abhängig. Insofern wäre daran zu denken, von gleichen Ausgangbedingungen in der Arbeitsbelastung (vgl. dazu: Rohmert 1984) der beiden Altersgruppen auszugehen. Das wäre ein schwieriges, auf jeden Fall aber sehr unökonomisches Verfahren, denn wirklich gleichartige Arbeitsbelastungen für alle Untersuchungsteilnehmer zu finden, dürfte enorme Anstrengungen, Kosten und Zeitinvestitionen erfordern und viele Personen ausschließen.

Da ist es besser, die gegebene Arbeitsbelastung als einen Kontrollfaktor in die Studie mit aufzunehmen, dessen Stufen durch Klassengrenzen (z. B. sehr niedrig, niedrig, mittlere Stärke, stark, sehr stark) entstehen, die durch Arbeitsbelastungseinschätzungen aufgrund von Fragebogenerhebungen gebildet werden können. Dabei ist der Rückgriff auf bereits in der Praxis bewährte Fragebogen wie der AVEM (Arbeitsbezogene Verhaltens- und Erlebnismuster; Schaarschmidt und Fischer 2001, 2003; Schaarschmidt 2006) oder auch der IS (Irritations-Skala zur Erfassung arbeitsbezogener Beanspruchungsfolgen; Mohr et al. 2007) möglich. Sind spezifische Arbeitsbeanspruchungen im Fokus des Forschungsinteresses, für die noch keine standardisierten und normierten Fragebogen vorliegen, dann sind Eigenentwicklungen nach Maßgabe testtheoretischer Kriterien durchaus zielführend, wenn jahrelange Entwicklungsarbeit dafür in Kauf genommen werden kann. Einfach Fragen zu erfinden und zu verwenden, führt bei fast allen Versuchen zu unbrauchbaren oder unbefriedigenden Lösungen und Ergebnissen, denn die mit Fragebogen- oder Testkonstruktionen verbundenen Anforderungen und Problemstellungen sind vielfältig und ohne wissenschaftliches Know-how nicht zu meistern. Die erforderlichen, zu begründenden Klärungen betreffen schon die Regeln für die Punktebildung bei Beurteilungen von Ausprägungsgraden psychologischer Merkmale (z. B. Index-Bildung) und steigern sich bis zu mathematischen Lösungen für Dimensionsprobleme (Backhaus et al. 2013) oder Entwicklungen formaler Modelle (Reinecke 2014).

Die Erfassung und Einschätzung der Bewältigungsstrategien (Kaluza 2015) verlangt ebenfalls dezidierte wissenschaftliche Vorgehensweisen. Auch dafür können bereits ausgearbeitete und für Forschungsarbeiten verfügbare Fragesysteme wie beispielsweise der Stressverarbeitungsfragebogen (SVF; Erdmann und Janke 2008) oder das Stress- und Coping-Inventar (SCI; Satow 2012) übernommen werden oder als Anregung zu Eigenproduktionen Verwendung finden. Die MT bekommen dann in der Untersuchung Bewältigungsmöglichkeiten in skalierter Form vorgegeben, von denen sie dann einzuschätzen haben, mit welcher Wahrscheinlichkeit sie sie in ihrer Arbeitssituation verwenden würden und welche Effektivität sie von jeder einzelnen Bewältigungsstrategie erwarten würden. Dem Vorteil der psychometrischen Standardisierung und Normierung solcher in der psychologischen Praxis bereits eingesetzter Verfahren ist jedoch der Nachteil entgegenzustellen, dass dann keine themenspezifischen Fragen an den MT gerichtet werden und dass die in den Test- bzw. Fragebogenmanualen angegebene Skalendimensionierung nicht ohne Weiteres auf die Personenstichprobe des Forschungsprojektes zu übertragen ist. Außerdem wird auf eine bearbeitbare Anzahl von Skalen zu achten sein, um Verdruss durch übermäßige Anforderungen wegen der Antwortmenge bei den Befragten zu vermeiden.

Größte Sorgfalt ist bei der Festlegung der Personenstichprobe für die Untersuchungsteilnahme geboten, denn bei mangelhafter oder fehlerhafter Auswahl bzw. Zusammenstellung können verzerrte, unvollständige, unangemessene oder falsche Datenerzeugungen (*bias data*) nicht ausgeschlossen und auch nicht mehr rückgängig gemacht werden. Ferner wäre zu beachten, ob Zufallsstichproben überhaupt hergestellt werden können, ob gegebenenfalls der Anspruch der Repräsentativität wirklich belegbar einzulösen ist und ob Aufteilungen nach themenrelevanten Merkmalen (Quotierung; z. B. Geschlecht, Alter) die Methode der Wahl sein könnte oder müsste.

Meistens werden die Planungsentscheidungen in einem Forschungsteam getroffen und in einer grafischen Übersicht (Untersuchungsplan, Designschema) zusammengefasst und veranschaulicht. Der Vorteil dieses Grundschemas liegt darin, dass es auch für die Erstellung der Datendokumentation in Matrizenform und für anstehende statische Analysen genutzt werden kann (s. Rogge 1995, S. 118). Außerdem ist der Planungsgrafik sofort zu entnehmen, welche Auswertungsschritte möglich und welche im Projekt ausgeschlossen sind. Im Beispielsfall wird durch die Aufnahme der gestuften Belastung als Kontrollfaktor sofort ersichtlich, dass neben den Haupteffekten durch Belastungsstärke und Alter auf die Copingstrategien der Teilnehmer auch die Wechselwirkung (Belastungsstufungen X Altersstufungen) erforscht werden kann. Bevor die erzeugten Daten aber statistischen Analysen unterzogen werden können, sind entsprechende datenbezogene Hypothesen schon bei der Studienplanung anzugeben.

Statistische Hypothesen
Die Bedeutung von statistischen Hypothesen liegt zum einen in ihrer Mittlerfunktion von inhaltsorientierter Theorie und empirisch erzeugter Datenmenge, zum anderen in der Definition der Kennwerte (Parameter; z. B. Häufigkeitsverhältnisse, arithmetische Mittelwerte, Standardabweichungen bzw. Varianzen), über die die statistischen Analysen erfolgen sollen. Die statistischen Hypothesen sind als eine formal-statistische Übertragung der inhaltlichen Hypothesen zu betrachten.

Ganz allgemein wird zwischen

- Unterschieds-,
- Zusammenhangs- und
- zeitlichen Veränderungshypothesen

unterschieden. Mit den statistischen Hypothesen wird festgelegt, welche Kennwerte in den statistischen Analysen geprüft werden sollen und welche Ausrichtung bei Unterschiedsprüfungen der Daten dafür ins Kalkül genommen werden soll. Im Beispielsfall würde eine Hypothese bezüglich Mittelwertsunterschieden in der Wirksamkeit der selbstgewählten Bewältigungsstrategie A zwischen den Teilnehmergruppen jüngere (j) versus ältere (ä) folgendermaßen geschrieben werden:

$$H_0: \mu_{Aj} = \mu_{A\ddot{a}}$$

$$H_1: \mu_{Aj} > \mu_{A\ddot{a}}$$

In der Darstellung bedeutet H_0 die Nullhypothese, mit der vermutet wird, dass der Mittelwert μ_{Aj} der jüngeren Altersgruppe bezüglich der Wirksamkeit der selbstgewählten Bewältigungsstrategie derjenigen ($\mu_{A\ddot{a}}$) der älteren Teilnehmer gleichkommt. Die gegenteilige (Alternativ-)Hypothese H_1 behauptet, der Mittelwert bezüglich der Wirksamkeit der selbstgewählten Bewältigungsstrategie sei bei der jüngeren Gruppe größer als bei der älteren.

Begründet werden könnte die H_1 mit der größeren Fitness der 20- bis 30-Jährigen gegenüber den älteren Berufstätigen. Allgemeines Ziel der statistischen Analysen ist es, herauszufinden, welche der beiden statistischen Hypothesen auf der Grundlage der empirisch gewonnenen, quantitativen Daten der Untersuchung die (sehr viel) größere Wahrscheinlichkeit des Zutreffens hat. Dafür sind statistische Prüfverfahren notwendig, die an jeweils unterschiedliche Voraussetzungen der Daten (z. B. Intervallskalenniveau, Normalverteilung, Varianzhomogenität) gebunden sind, deren Zutreffen begründet und nachgewiesen werden muss.

Durchführung der Untersuchung und widrige Umstände

Bei der konkreten Umsetzung der Planungsvorgaben ist es bei manchen Durchführungsteilen entscheidend, um welche Art der Forschung es sich handelt, ob

- um eine Pilotstudie (Erkundungsstudie; Sammlung erster Informationen, Erfahrungen, Fehlerquellen und Problemstrukturen über das projektierte Themengebiet),
- um Feldforschung (Datenerhebungen in realen Lebenssituationen durch Beobachtung, Beschreibung, Bildregistrierung, Befragung und Gespräche; epidemiologische Untersuchungen an großen Personenstichproben und über längere Zeiträume),
- um eine Einzelfallstudie (nur ein Untersuchungsteilnehmer; z. B. individuelle Beschreibung und Prognosen von Prozessverläufen, individuelle Falldiagnostik),
- um streng und präzise strukturierte und kontrollierte Untersuchungen (Experimente, mit natürlichen Personengruppen: Quasiexperimente).

Wegen der sehr häufigen Verwendung und Bevorzugung in der psychologischen Forschung – und um Missverständnisse zu vermeiden – wird die von Hager (1987; S. 71) gegebene Definition eingefügt:

> „Eine Untersuchung U_u ist bezüglich einer unabhängigen Variable X ein *Experiment,* wenn die gleichen Sachverhalte unter verschiedenen Bedingungen X_1, X_2, …, X_k systematisch beobachtet werden und wenn Probanden und Bedingungen einander zufällig zugeordnet werden bzw. wenn die Pbn und die Reihenfolgen, in denen sie unter den Bedingungen X_1, X_2, …, X_k systematisch beobachtet werden, einander zufällig zugeordnet werden."

Je nach Art des Forschungsprojektes sind unterschiedliche Maßnahmen zu treffen, die die Gültigkeit der Untersuchungsergebnisse sichern. Angestrebt wird eine möglichst valide, präzise, umfängliche und ökonomische Prüfung der theoriegeleiteten Hypothesen. Rechnung getragen werden soll damit den in der Versuchsplanung bedeutsamen Effizienzkriterien:

- interne Validität (ist dann maximal gegeben, wenn nur eine Interpretationsmöglichkeit – in der Regel die der Bedingungsstufe – gültig ist),
- externe Validität (liegt vor, wenn die Ergebnisse der Untersuchung über die Verhältnisse der Studie – uV-Stufen, aV Erhebung, Personenstichprobe – hinaus zu verallgemeinern sind (vgl. Geltungsbereich),
- statistische Validität (Präzision; Minimierung des statistischen Terms Standardfehler).

Die drei Effizienzkriterien sind nicht unabhängig voneinander, denn die Sicherung der internen Validität beispielsweise durch enger gefasste uV-Stufung vermindert die Generalisationsmöglichkeit der Ergebnisse und damit die externe Validität. Umgekehrt würde eine Erhöhung der uV-Stufenanzahl zur Sicherung der externen Validität möglicherweise dazu führen, dass die eine oder andere Stufe zusätzliche inhaltliche Splits enthält, die die ausschließliche interpretatorische Rückführung in Frage stellen würde. Wechselbeziehungen der internen und externen Validität bestehen auch mit dem Präzisionskriterium, bei dem es darum geht, die Einflüsse der Zufallsanteile möglichst kleinhalten zu können.

Bei der Planung und Durchführung der Untersuchung können drei Zielrichtungen:

- Effekte der uV-Stufen auf die aV sind zu maximieren,
- systematische Effekte durch störende Faktoren (Störvariablen: STV) sind auszuschalten oder in ihrem Einfluss zu untersuchen,
- Zufallseffekte sollen möglichst minimal gehalten werden

durch verschiedene Kontrolltechniken – Zufallszuweisung (Randomisierung), Störvariablenausschaltung, Paarbildung von Personen mit gleicher oder äußerst ähnlicher Profilausstattung (*matching*), Parallelisierung (Bildung von Personengruppen, die sich in einem oder mehreren untersuchungsrelevanten Merkmalen gleichen) etc. – eingelöst werden.

Trotz aller Bemühungen um eine angemessene Methodik ist darauf hinzuweisen, dass die restriktive Bedingungsauswahl und die damit eingeschränkten Möglichkeiten der Variationsweite der unabhängigen Untersuchungsvariablen eine stark isolierte Betrachtungsweise mit sich bringen, die den Abläufen und Wirkungsmechanismen realer Lebenssituationen nicht entsprechen können.

Im Alltagsleben interagiert eine Vielzahl von Einflussgrößen auf psychisches Geschehen, und zwar sowohl in systematischer Form als auch in unregelmäßiger Art und Weise. Die angesprochene Isolation, die der überwiegenden Zahl empirischer wissenschaftlicher Studien anhaftet, wirkt sich deshalb nachteilig aus, weil sie die Wechselbeziehungen realer Lebenssituationen nicht aufbauen oder rekonstruieren kann. Sie kann weder eine ganzheitliche Abbildung liefern noch den verschlungenen Wegen individueller Lebensabläufe detailgetreu folgen – das wird besser, vollständiger und lebensnäher durch die belletristische Literatur (s. Kap. 4) abgedeckt werden können.

Es gibt wohl kaum einen Wissenschaftler, der nicht mit widrigen Umständen bei seiner Forschungsarbeit rechnet. Müller (1995, S. 154 f.) nennt die fünf wichtigsten und gibt drei Regeln an die Hand, die beachtet werden sollten:

... typische Widrigkeiten, die nach dem Ablauf einer Untersuchung wie folgt gegliedert werden können:

1. *Stichprobenprobleme* besonders bei angestrebter Repräsentativität der Ergebnisse für Populationen,
2. *Bedingungsinkonstanz* bei der Durchführung von Untersuchungen trotz sorgfältiger Planung,
3. *Fehlende Werte* mit drohenden Verlusten auch von vorhandener Information,
4. *Unerwünschte Daten* wie schiefe Verteilungen oder „Ausreißerwerte", durch die z. B. inferenzstatistische Voraussetzungen verletzt werden,
5. *Kleine Stichproben* oder Teilstichproben, so daß die Präzision statistischer Kennwerte unbefriedigend ist und für einige statistische Operationen die Voraussetzungen nicht erfüllt sind.

Die drei zu beachtenden Regeln sind (Müller 1995, S. 155):

• Praktiker konsultieren, deren Erfahrung für die Untersuchung wertvoll sein kann,
• Pilotstudien (d. h. Vorversuche) durchführen,
• Pufferzeiten einplanen, ... z. B. „Jokertage", die bei Bedarf zur Behebung kleiner Pannen genutzt werden können.

Das Problem fehlender Daten (*missing values*) ist besonders hinderlich und hat oft gravierende Auswirkungen auf die Akzeptanz von Studienergebnissen (z. B. Verletzung der Repräsentativität, unvollständige Datenmatrizen lassen bestimmte erforderliche statistische Analysen nicht zu, Geltungsbereich eingeschränkt). Deshalb sollten Fachleute (z. B. Schwab 1991; Spieß 2009) oder spezielle Computerprogramme zurate gezogen werden, um Hinweise und Lösungsmöglichkeiten zu haben, wie die Schwierigkeiten zu meistern sind.

Grundzüge der Statistik, Datenaufbereitung und erste Ergebnisse, statistische Operationen

Statistik wird bei einigen Lesern eher Skepsis als respektvolle Akzeptanz hervorrufen. Das zweifelhafte Image liegt aber nicht an der Statistik, sondern an ihren Anwendern, die sich oft nicht scheuen, Daten in ihrem Sinne zu „verbiegen" (z. B. Fehler verdecken, unerwünschte Daten weglassen, grafische Dokumentationen manipulieren, sachunangemessene Interpretationen liefern). Deshalb fordern inzwischen einige Wissenschaftler (z. B. Gigerenzer 2013, 2015), Grundlagen der Statistik im Schulunterricht einzuführen, weil jede Person in ihrem Leben mehrfach mit statistischen Daten in Berührung kommt (z. B. Verteilungen und Normen medizinischer Werte und Angabe der individuellen Positionierung, Versicherungsberechnungen und -daten, Werteangaben auf Lebensmittelpackungen, Medienberichte) und sie nicht durch die Eigeninteressen der Vermittler getäuscht werden soll. Humorvoll-kritische Anmerkungen über Fehleinschätzungen, Missdeutungen und naive Bestätigungsübernahmen in der Wissenschaft liefern Dubben und Beck-Bomholdt (2006).

Die meisten Menschen kommen mit einem Zweig der Statistik in Kontakt, der als deskriptive Statistik (Holling und Gediga 2011) ausgewiesen wird. Kennzeichnend für diesen Bereich sind die Datenaufbereitungen in Form von Tabellen und grafischen Datenpräsentationen sowie die Berechnung von einfachen statistischen Kennwerten wie Prozentangaben, Mittel- oder Durchschnittswerte, Standardabweichungen bzw. Varianzen (Tendenz der einzelnen Werte ungleich der Referenzgröße – meistens arithmetisches Mittel – zu sein), Maße des Zusammenhangs (Korrelationen) etc., die schon erste Datenübersichten und -interpretationen zulassen.

Der sehr viel anspruchsvollere Teil ist die schließende Statistik (Inferenzstatistik), bei der über induktive Schlüsse von Stichprobenverhältnissen auf große (in der Statistiktheorie unendlicher) Datenkollektive (Populationen) Schätzungen vorgenommen werden. Die schließende Statistik ermittelt, welche Wahrscheinlichkeiten empirisch erzeugten Daten – in der Regel über berechnete Werte aus statistischen Prüfverfahren – im Hinblick auf die statistischen Hypothesen zugesprochen werden können. Zur begrifflichen Klärung sollen die Definitionen der Population und der Stichprobe gegeben werden. Dazu sei angemerkt, dass beide Begriffe in der Diktion der Statistiktheorie über Daten (und nur davon handelt die Statistik!) und nicht über Personen festgelegt werden! Rogge (1995; S. 177) definiert daher:

> *„Population:* Eine Population ist in der Statistiktheorie (im Modell) die Gesamtheit von Ergebnissen (Daten) von Beobachtungen oder Versuchen, von denen angenommen wird, sie seien im Wesentlichen unter gleichen Bedingungen zustande gekommen.
> *Stichprobe:* In der Statistiktheorie (im Modell) ist eine Stichprobe eine Teilmenge der Universalmenge von Ergebnissen (Daten), d. h. der Population.“

Die Inferenzstatistik verfolgt hauptsächlich zwei Ziele:

1. Schätzen von Parametern, das sind Kennwerte der Population. Man will damit herausbekommen, welche Schwankungsbreiten die aus den Stichproben gewonnenen Kennwerte (z. B. Mittelwerte) in großen Datenkollektiven erwarten lassen.
2. Testen von statistischen Hypothesen (Signifikanzprüfung). Damit soll berechnet werden, ob die aus Stichproben stammenden Prüfgrößen (z. B. Chi², t, F), die im Prinzip die durch systematische Bedingungsvariation erzeugte Variabilität in den Daten ins Verhältnis zur zufälligen Variation setzt, mit hoher Wahrscheinlichkeit der Datenverteilung unter H_0 oder der unter H_1 zuzurechnen ist.

Allerdings sei gleich auf eine leider häufig anzutreffende Fehlinterpretation aufmerksam gemacht: „Die Beibehaltung einer H_0 als Folge eines *nicht*signifikanten Prüfresultates kann *nicht* als Nachweis dafür gewertet werden, daß die H_0 richtig ist“ (Geider und Rogge 1995; S. 132).

Nun dürfte noch von Interesse sein, nach welchem Datenmodell eine Trennung von systematischen und zufälligen Anteilen vorgenommen wird. Die Überlegung dazu ist denkbar einfach: Der zum Beispiel im Zuge eines durchgeführten Tests von einer Person gemessene Wert (*x*) des psychologischen Merkmals setzt sich zusammen aus einem systematischen Anteil (τ; oft als „wahrer“ Wertanteil bezeichnet) und einem Messfehleranteil (ε; *error term*, in der Theorie: zufällig entstanden), sodass:

$$X = \tau + \varepsilon$$

In der Versuchsplanung war dafür gesorgt worden, dass alle MT einer uV-Stufe der gleichen Bedingung oder dem gleichen Zuordnungskriterium ausgesetzt sind, sodass von den τ Werten aller MT dieser (!) Untersuchungsstufe anzunehmen ist, dass sie gleich sind. Systematische Variation in den Werten ergibt sich also nur *über* die einzelnen uV-Stufen *hinweg*. Das ist bei dem ε-Term ganz anders. Die Zufallsanteile bei den Daten der einzelnen MT unter einer uV-Stufe können sich sehr wohl voneinander unterscheiden (Zufallsvariation).

Es ist Sache der statistischen Operationen (statistische Tests als Prüfverfahren), die systematische Variation und die Zufallsvariation zu berechnen und dann so ins Verhältnis zu setzen, dass die systematische Varianz im Zähler und die Zufallsvarianz im Nenner stehen. Erweist sich das Verhältnis größer als 1, übertrifft also die systematische Varianz den Zufallsterm, dann wird mithilfe der statistischen Prüfverfahren entschieden, ob die Größendiskrepanz der systematischen gegenüber der zufälligen Varianz noch mit hinreichender Wahrscheinlichkeit der Prüfwerteverteilung unter Geltung der H_0 (insignifikantes Ergebnis) oder mit sehr viel größerer Wahrscheinlichkeit derjenigen unter Geltung der H_1 (signifikantes Ergebnis) zuzurechnen ist.

Moderne statistische Verfahren beschäftigen sich darüber hinaus über formale Modelle mit komplexen Datenmengen unter Einschluss von Prozessentwicklungen, wie beispielsweise bei Zeitreihen- oder Wachstumsanalysen (Werner 2005). Traut man sich eine kurze, vereinfachende Stellenwertbestimmung der Statistik für die Praxis- und Forschungsbereiche der Psychologie zu, dann könnte sie lauten: Die Statistik löst keine psychologischen Probleme, aber sie kann oft eine sehr zu beachtende und brauchbare Entscheidungshilfe dafür sein.

Ergebnisse, Interpretation, Dokumentation und Publikation
Im Beispielsfall der Bewältigungsstrategien von Belastungen am Arbeitsplatz wäre durch statistische Operationen zu klären und als Ergebnisse zu dokumentieren gewesen, ob die beiden Altersgruppen bezüglich der Verwendungshäufigkeit und der eingeschätzten Effektivität der Copingstrategien sich signifikant voneinander unterscheiden lassen. Ferner, ob das nur für eine bestimmte Stufe der Arbeitsbelastung oder für jede von ihnen Geltung hätte und ob sich eine bedeutsame Wechselwirkung von Belastungsstufe und Altersklasse im Hinblick auf die Art und Wirksamkeit der Bewältigungsmethoden ausmachen ließe.

Zunächst sind die Ergebnisse vollständig zu dokumentieren, d. h., sie müssen in tabellarischer oder grafischer Form dargestellt werden. Im Fall statistischer Operationen sind sie als statistische Kennwerte (z. B. Prozentangaben mit zugehöriger Referenzbasiszahl, Mittelwerte, Standardabweichungen, Varianzen) mitzuteilen und bei gegebenenfalls eingesetzten inferenzstatistischen Verfahren (statistische Tests) müssen sie als Prüfnotationen (Freiheitsgrade, Prüfgröße) präsentiert werden. Natürlich sind die methodischen Schritte noch einmal im Licht der ermittelten Ergebnisse zu begründen.

Treten unerwartete Ergebnisse auf, dann sind Überlegungen in der Trias Theorie, Methode und Resultate angeraten, denn es wäre zu klären, welcher Punkt oder welche Konstellation in dieser Dreiecksbeziehung das erwartungswidrige Ergebnis hervorgerufen haben könnte. Denkbare Gründe gibt es viele. Hier seien nur wenige, aber häufig vorkommende aufgelistet: mangelnde Kompatibilität von Phänomen (psychologisches Merkmal) und Methode, uneindeutige Theorieteile, falsche Eingangsvoraussetzungen, inadäquate Personenstichproben, schwerwiegende Messprobleme, widersprüchliche Teilergebnisse, fehlerhafte Datenzusammenfügungen, unzureichende Bedingungsstufung, falsche Modellannahmen (z. B. statt Linearität müsste Nichtlinearität gelten), sachlich unangemessene, verzerrende Herleitung der inhaltlichen Hypothesen aus der vorgeordneten Theorie etc. Für alle unerwartet auftretenden, verzerrten oder fehlerhaften Ergebnisse müssen wahrscheinliche Gründe gesucht bzw. ausgewiesen werden.

In jedem Fall ist die Grundlage und der Referenzbereich der Dateninterpretation die vorgeordnete Theorie, denn aus ihr sind die geprüften Hypothesen entwickelt und sie gibt Richtung, Folge und Verknüpfungen der Erklärungen für die Studienergebnisse vor. Sehr oft hat die Theorie eine Hinweisfunktion, denn es zeigt sich, dass die Ergebnisse neue Fragen aufwerfen, die zu bisher noch nicht oder nicht hinreichend erforschten Hypothesen führen (Hypothesengenerierung). Es kann auch vorkommen, dass die Ergebnisse Anlass dazu geben, Teile der Theorie (sehr viel seltener die gesamte Theorie) neu zu konzipieren und veränderte Verbindungen zu entwickeln, die natürlich auch wieder den vollständigen Ablauf, der im Untersuchungsplanschema angegebenen Positionen, zu absolvieren haben.

Eine Zusammenfassung des Aufbauplans einer empirischen Untersuchung rekonstruiert noch einmal in komprimierter Form die einzelnen Punkte:

Zusammenfassung des Aufbauplans einer empirischen Untersuchung
1. Phänomenbereich (Inhalte) abgrenzen
2. Phänomen(e) definieren (noch nicht operational)
3. (Konkurrierende) Theorien darstellen und Konsequenzen für die Studie ziehen → Konditionen; Hypothesen
4. Konditionen festlegen → Personen, Situationen, Zeitintervall
5. Hypothesen (inhaltlich) → Explikation der zu untersuchenden Merkmale (aV), Strukturierung (Subhypothesen) → evtl. Modellbildung
6. Optional: Operationalisierung → Festlegung: uV (mit Stufen), aV und evtl. Kovariate(n) (das sind Merkmale, die mit den aV Beziehungen eingehen)
7. Planung und Festlegung der Erhebungsmethoden (evtl. Pilotstudie)
8. Aufstellung des Untersuchungsplans (Design)
9. Konditionen der Durchführung bestimmen
10. Ergebnisdokumentation festlegen
11. Auswertungsplan erstellen → widrige Umstände berücksichtigen
12. Interpretationsrahmen definieren

Um es vorwegzunehmen: Leider mangelt es besonders in Deutschland an einer ausgewogenen und öffentlich etablierten Fehlerkultur. Insofern kann es nicht überraschen, dass psychologischer Forschung auf empirischer, quantitativer Datenbasis gelegentlich das Image zugeschrieben wird, Hypothesen und Methoden so abzufassen, dass die Untersuchungsteilnehmer kaum mehr eigene Vorstellungen und Reaktionen artikulieren können, weil im Zuge der naturwissenschaftlichen Anbiederung ein enormer Reduktionismus der Aktions- und Reaktionsmöglichkeiten für die MT durch übertriebene Kontrollen vorgegeben wird. Dadurch entstehen dann in der Folge statistische Hypothesen, die ein „running for significance" sehr wahrscheinlich werden lassen.

Es überrascht dann auch nicht weiter, dass in öffentlich zugänglichen Publikationen oder in Mediendarstellungen meistens „positive" Ergebnisse berichtet werden, die die eingangs aufgestellte H_1 (also die in aller Regel Unterschiedlichkeit oder feste Zusammenhänge vermutende Hypothese) bestätigen. Das sieht dann so aus, als hätte der Forscher oder das Team „ganz richtig" gedacht oder vermutet – denn auf die beispielsweise häufig durch die Versuchsanordnung zu verantwortenden Einschränkungen der Bedingungen und ihren Stufen wird natürlich nicht (mehr) eingegangen. Forschungsprojekte, die keine bestätigenden Resultate erbracht haben, werden meistens gar nicht erst erwähnt. Nur in einigen Fachtagungen, Symposien oder Kongressen werden – selten genug – auch solche Studien diskutiert, die unerwartete oder unerwünschte Ergebnisse zutage gefördert haben.

Das Desaster der Unterdrückung „fehlgeschlagener" Forschungsresultate muss derjenige beachten, der über wissenschaftliche Forschungsergebnisse durchgängig „wahre" Einsichten in die eigenen seelischen Vorgänge erwartet und erhofft. Es wäre nämlich auch für die Psychologie an der Zeit, zu kritischer Selbstreflexion zu finden, und Fehler nicht nur als Makel, sondern auch als Chance zu sehen, etwas aus ihnen lernen zu können. So kann man anderen mitteilen, aus welchen Gründen Fehler, falsche Annahmen und inadäquate Verfahrensweisen entstehen und wie sie zukünftig zu vermeiden sind. Dazu bedarf es ganz sicher auch einer Überprüfung der sachlichen Angemessenheit des gegenwärtig bevorzugten Einsatzes empirisch-quantitativer Methoden und einer Revision bisheriger Gegenstandauffassungen der Psychologie, die zurzeit aufgrund der dominierenden naturwissenschaftlichen Ausrichtungen eher dem Gewinn von Ansehen als der Notwendigkeit der Phänomenklärung und seiner adäquaten Erfassung und Begründbarkeit zustreben.

Es mangelt an Zweifel am eigenen Tun. In einem ganz anderen Zusammenhang hat Scholl (2016; S. 10 f.) auf diesen „wunden Punkt" hingewiesen:

> Jedem naturwissenschaftlichen Experiment geht der Glaube voraus, dass eine bestimmte Versuchsanordnung zu dem erwarteten Ergebnis führen und eine vorausgehende, noch unbewiesene Annahme bestätigen wird. Je komplizierter und vielschichtiger die Erforschung einer bestimmten naturwissenschaftlichen Gegebenheit ist, desto mehr fließen – bewusst oder unbewusst – in das Experiment und sein Ergebnis bestimmte Vermutungen und Deutungen, man könnte auch sagen „Glaubensinhalte", ein. Dieser „Glaube" oder, um mit *Habermas* zu sprechen, dieses „technische Interesse" der Naturwissenschaften kann erst durch „Selbstreflexion der Wissenschaft" richtig erkannt werden. So ist nicht zu bezweifeln, dass es Leben gibt; wohl aber können die verschiedenen Theorien über seine Entstehung bezweifelt werden. Für die Bereitschaft zu einer gegebenenfalls erforderlichen Korrektur braucht es zuvor ein „emanzipatorisches Erkenntnisinteresse": Es braucht den Zweifel.

Die zuletzt erwähnten kritischen Einlassungen gehen auf ein beeindruckendes Ereignis während unseres Treffens zum Thema „empirische psychologische Forschung auf quantitativer Datenbasis" zurück. Die sonst doch so rational kühle und eher zurückhaltende Kira war außerordentlich ungehalten. „Ihr solltet endlich – beziehungsweise mal wieder – Adorno, Dahrendorf, Habermas und Popper Der Positivismusstreit in der deutschen Soziologie *lesen (1976). Gibt es auch als Taschenbuch. Bei der Information über psychologische Forschung müssen doch auch kritische Positionen erwähnt werden, die nicht die naturwissenschaftliche Ausrichtung glorifizieren, sondern berechtigte Fragen dazu stellen und Einwände vorbringen. Auch Habermas, zum Beispiel* Zur Logik der Sozialwissenschaften *(1985), sollte man gelesen haben. Man kann doch nicht immer noch so tun, als sei die Naturwissenschaft das einzig selig Machende" – Kopfschütteln und lauter: „Die Psychologie beschäftigt sich doch mit der Seele und nicht mit Materie, Enzymen, Säurechloride oder was weiß ich! Da kann man doch nicht einfach experimentell so drüber rumpeln!" Eckart lächelte, sagte aber nichts – und ich war beeindruckt (eher ein wenig berührt von ihrer Vitalität und ihrem emotionalen Engagement).*

Kira wurde noch lauter und sagte in Richtung Eckart: „Diese unreflektiert vorgenommenen Operationalisierungen täuschen doch vor, psychologische Merkmale und Verläufe schnell und präzise in den Griff zu bekommen. Dabei wird das Phänomen fast immer in rudimentäre Teile zerlegt und bei den Bedingungskonstellationen wird oft so getan, als würde es keine alternativen Arrangements dazu geben. Kaum jemand fragt sich nach einer Studie oder einem Experiment noch, ob die Bedingungen nicht so ausgesucht worden sind, dass sie Bestätigungen der Theorie begünstigen. Oder nehmt im Beispielsfall die Vorgaben bei der Belastungseinschätzung oder bei den Copingskalen – wer sagt denn, dass die standardisierten, normierten und dimensioniert ausgewählten Skalen auch tatsächlich für Bewältigungsversuche der Arbeitssituationen, denen die Studienteilnehmer ausgesetzt sind, auch passen!" Eckart hustete, sagte aber immer noch nichts. Ich wagte Kira nicht zu unterbrechen, wäre aber fast in ein begeistertes „Ja!" ausgebrochen, wusste es aber nicht genau zu begründen und hielt meinen Gefühlsausdruck zurück.

Kira nicht – sie steigerte sich noch: „Selbst wenn wir einmal annehmen, dass für einige Forschungssujets die brachiale Kontrolle und Simplifizierung der Phänomene und Ereignisse wegen aktuell mangelnder Alternativen noch als einigermaßen akzeptabel durchgehen könnten, dann bliebe die umfassende Phänomenrepräsentanz noch immer ebenso vage, verzerrt und ungeklärt wie die Beziehungen der seelischen Prozesse untereinander und deren sich daraus ergebenden Entwicklungsphasen. Welchen Ausschnitt dieser gesamten, unbestimmt und uneinsichtig gebliebenen Komplexität haben wir denn untersucht und mit welchem Geltungsbereich der Ergebnisse abgeschlossen? Die hier dringend notwendige Analyse von Wechselwirkungen ist – wie festzustellen war – außerordentlich begrenzt, sodass Detail- und Ganzheitsbetrachtungen gar nicht angemessen oder aufeinander bezogen durchgeführt werden können. Was also verstehen wir letztlich wirklich von dem komplexen seelischen Geschehen? – So! Ich brauche jetzt erst einmal einen Spaziergang, dann einen Kaffee und einen stichfesten Erdbeer-Joghurt".

Ich war entzückt, Eckart nickte mit dem Kopf (was immer das auch heißen mochte), und Kira krönte ihren mit so viel Verve vorgetragenen Beitrag mit der Bemerkung: „Also – jetzt seid ihr dran!"

Das Ergebnis war, dass die kritischen Punkte zur empirischen Forschung auf der Basis quantitativer Daten aufgenommen und mit Eckart eine Einigung zur Darstellung wenigstens zweier weiterer Forschungsmethoden der akademischen Psychologie hergestellt wurde: Erfassung psychologischer Merkmalskomplexe und Prozessverläufe durch Interviews, erzählende (narrative) Rekonstruktionen, bildliche Beispiele oder nichtreaktive Dokumentation (z. B. Tagebücher) sowie Evaluationsmethoden.

Psychologische Forschung mithilfe qualitativer Methoden

Bei manchen Überblicksdarstellungen ist der Eindruck vorherrschend, psychologische Wissenschaftler würden sich durch Bildung von Gegensatzpaaren darum bemühen, sich deutlich von anderen Kollegen oder Konkurrenten abzugrenzen. Damit in Zusammenhang stehen manchmal auch Versuche, einen Alleinvertretungsanspruch einer wissenschaftlichen Position (noch) zu verbergen. Empirisch versus geisteswissenschaftlich, quantitativ versus qualitativ, positivistisch versus kritisch-rational, erklären versus verstehen oder nomothetisch versus ideografisch sind Beispiele solcher zweiteilig (dichotom) angelegten Darstellungen, die schon dadurch negativ auffallen, dass sie Zwischenstadien ausblenden oder Mehrebenenbetrachtungen nicht miteinbeziehen. Inzwischen haben sich manche Wogen geglättet, weil die Vor- und Nachteile der unterschiedlichen wissenschaftstheoretischen

Positionen und der verwendeten Methoden in den (teilweise konkurrierenden) Forschungsansätzen und ihren Projektumsetzungen bereits sehr deutlich wurden.

Immer wieder heftig gestritten wurde – und wird teilweise auch gegenwärtig
noch – um die „richtige" Form der Erforschung psychologischer Sachverhalte,
insbesondere darüber, ob eine quantitative oder qualitative Datenerfassung
der „Königsweg" sei. Leider bleiben dabei oft sowohl die Begründungen der
eigenommenen wissenschaftstheoretischen Position im Unklaren als auch der
Nachweis methodisch gerechtfertigter Erfassung des zu erforschenden psychologischen Phänomens. Damit tauchen wieder die Fragen auf, wie die Seele
nach ihrem „eigentlichen Wesen" zu erforschen sei.

Wie in jeder anderen Wissenschaft herrscht auch in der Psychologie ein
grundsätzliches Bestreben, Gesetze und Regeln auffinden und etablieren zu
wollen (Nomothetik). Die Attraktivität, die die Naturwissenschaften für
die akademische Psychologie haben, resultiert auch aus der Orientierung
an nomothetischen Aussagemöglichkeiten. Besondere Zugkraft hat dabei
die Mathematik, deren Aussagen weder zeitlich noch situativ eingeschränkt
sind. Das gilt auch für die meisten formalen Festlegungen der Statistik. Eine
sehr einfache mathematisch beweisbare Feststellung besagt: Die Summe
der Differenzen aller Einzelwerte von ihrem zugehörigen arithmetischen
Mittelwert ist immer 0 und damit natürlich auch das arithmetische Mittel
dieser Differenzen. Um dennoch die *Tendenz der Einzelwerte ungleich dem
zugehörigen Mittelwert* ausdrücken zu können, wird der Varianzausdruck in
quadrierter Form dargestellt:

$$\text{Varianz: } s^2 = \frac{\sum_{i=1}^{N}\left(x_i - \overline{x}\right)^2}{N-1}$$

darin ist: Σ = Summenzeichen, $\overline{x}$ = Mittelwert, x_i = Einzelwert des Merkmalsträgers i, N = Anzahl der Merkmalsträger

Der kleine Rekurs auf ein Beispiel einer allgemeingültigen formalen Aussage
in der Statistik zeigt die universelle Zugriffs*möglichkeit,* die aber – und das ist
ein erheblicher Nachteil in der Psychologie – den jeweiligen Inhalt der psychologischen Variable (*x*) unberücksichtigt lässt. Die operationale Definition
hat vorher festgelegt, ob und wie das psychologische Phänomen nume-
risch erfasst wird. Liegen die quantitativen Daten vor, dann sind statistische
Kennzeichnungen und Analysen möglich. Dabei ist stets zu bedenken, dass
statistische Aussagen in aller Regel an Wahrscheinlichkeiten geknüpft sind
und damit keinen absoluten Wahrheitsanspruch haben oder einlösen können.

Die Gegenwahrscheinlichkeit ist unbedingt zu beachten – auch bei signifikanten Ergebnissen! Insofern ist die mit der Statistik erhoffte Annäherung an eine Allgemeingültigkeit und an eine Zeit- und Situationsunabhängigkeit lediglich formal, nicht jedoch inhaltlich bzw. jeweils phänomenbezogen zu erfüllen.

Damit rückt die Frage in den Vordergrund, ob es denn immer erstrebenswert sei, nach allgemeingültigen Gesetzen und Regeln in der Psychologie zu fahnden. Schon die Selbstbeobachtung lehrt uns oft über die eigene Seele: Was für andere gilt, muss für mich noch lange nicht gelten. Und die Beobachtung *intra*individueller Variationen psychologischer Zustände und Prozessabläufe macht nachdrücklich klar, dass die eigene Seele manche Überraschungen bereithält. Die bei den meisten formalen Systemen gegebene Zeit- und Situationsunabhängigkeit und ihr Anspruch eines generellen Geltungsbereiches erweist sich in der Psychologie häufig als kontraindiziert und wenig bis gar nicht phänomenentsprechend. Insofern stellt sich in der psychologischen Forschung und Praxis nachdrücklich die Frage nach alternativen Ansätzen und Methoden zu den bislang doch noch überwiegend bevorzugten empirischen Forschungsprojekten mit dominant quantitativer Basis.

Ohne Zweifel sind Forschungsvorhaben, die zu qualitativen (nichtnumerischen) Daten führen, eine durchaus überlegenswerte Alternative. Doch auch bei ihrer Durchführung wäre die entscheidende Frage, wie es um das Verhältnis von Phänomen und Methode bestellt ist. Um es auch gleich vorwegzunehmen, zielführend können Erwägungen sein, qualitative und quantitative Ausrichtungen miteinander zu kombinieren, so wie es in vielen aktuellen Forschungsprojekten schon gemacht wird. Aber auch solche Zusammenführungen sind nicht unproblematisch, denn es kann dabei zu Konstellationen kommen, die neben den alten noch neue Schwierigkeiten mit sich bringen (z. B. bei Transformationen von qualitativen in numerische Daten wegen des möglichen Verlustes von Phänomenrepräsentanz; Einhaltung des Unabhängigkeitskriteriums bei der Bildung von Zuordnungskategorien; mangelnde Beurteilerübereinstimmungen bei Textanalysen).

Den Nutzern der Statistik wurde in der Vergangenheit der Vorwurf gemacht, sie würden durch den Inferenzschluss (induktives Schließen von den Stichprobenverhältnissen auf die der Population) so stark auf die Allgemeingültigkeit fixiert sein, dass individuelle Daten als Zielergebnis kaum Beachtung finden würden. Dieses Argument ist zum einen veraltet und wird modernen, auch individuell zugeschnittenen, formalen Modellkonstruktionen nicht gerecht, zum anderen lässt sich sehr leicht der Nachweis führen, dass individuelle Relationen sehr wohl praktische Beachtung finden (vgl. z. B. eigenbezogene Daten, Profilvergleiche). Der kritische Punkt befindet sich auf einer ganz anderen Ebene. In der Statistik sind die auf das Individuum bezogenen Daten quantitativ, d. h. eine Transformation des psychologischen Merkmals in eine numerische Form hat schon stattgefunden. Insofern kommt die inhaltliche Betrachtungsweise, die Bedeutungszuschreibung, die Vermutung, die Reflexion, der Kontexteinbezug etc. durch das Individuum nicht zum Tragen. Die Einschränkung des psychologischen Phänomens wird nicht aufgedeckt, nicht analysiert, und folglich wird der so wichtige individuelle Bezug zur gestaltenden Seele bei der Quantifizierung gar nicht beachtet, sondern bleibt durch die bloße Angabe der Zahl nahezu ausgeschlossen. Dazu zwei Beispiele:

Beispiel

Soll eine Person in einer Untersuchung zur Bevorzugung einige Objekte (z. B. Fotos von Urlaubsorten) je paarweise im Hinblick darauf einschätzen, welches davon sie attraktiver findet, und werden die Paarvergleiche nachfolgend beispielsweise so verrechnet, dass sich eine Präferenzordnung abzeichnet, dann mögen die Zahlen zwar eine Information über die Rangabstufungen der Objekte herausbilden – mehr aber auch nicht. Die Person konnte keine anderen Vergleiche mit anderen Objekten, die ihren eigenen Vorstellungen (z. B. eines Urlaubsortes) näher gewesen wären, vornehmen, und sie konnte auch keine Angaben darüber machen, welche Präferenzkriterien sie für ihre jeweilige (!) Wahl angewendet hatte und ob es im Verlauf der Untersuchung immer die gleichen gewesen seien. Zudem konnte sie sich nicht zu den Inhalten der Präferenzkriterien und deren für sie ausschlaggebenden Bedeutungen äußern.

Eine Person wird gebeten, ein Eigenschaftsprofil von sich selbst zu erstellen, indem sie eine Reihe polar angeordneter Eigenschaften auf einer dazugehörigen Skala (z. B.: nachtragend 1 2 3 4 5 6 verzeihend) so ankreuzt, dass durch die Nähe der angekreuzten Zahl zu einer der beiden Eigenschaften für sie zum Ausdruck kommt, wie stark diese Eigenschaft auf sie zutrifft. Abgesehen von der Schwierigkeit, ob die polar vorgegebenen Eigenschaften auch tatsächlich für die urteilende Person diametrale Gegensätze auf einer Dimension sind, wird ihr Urteil in Inhalt und Form in eine von ihr nicht zu ändernde Vorgabe gepresst. Was sie bei den Eigenschaftseinschätzungen denkt, empfindet, zurückweisen würde oder sich gerade vorgenommen hat, für sich zu ändern, bleibt unbeachtet, sodass unter Umständen ein Profil von ihr entstehen kann, das mit ihrer eigenen Sichtweise von sich selbst kaum noch etwas zu tun hat.

Qualitative Forschung (Flick et al. 2008; Mayring 2015) ist hauptsächlich in der Soziologie, der Psychologie und der empirischen Bildungsforschung gebräuchlich. Gläser-Zikuda (2011, S. 109) führt dazu aus:

Qualitatives Forschen ist der Versuch herauszufinden, wie Menschen einen Sachverhalt sehen, welche individuelle Bedeutung er für sie hat und welche Handlungsmotive in diesem Zusammenhang auftreten [...]. Wichtige Grundsätze qualitativer Forschung sind Subjektbezogenheit, Alltagsorientierung, Ganzheitlichkeit, Kommunikation, Deskription, Offenheit sowie auf Verstehen ausgerichtete Interpretation.

Ein einführendes, sehr einfaches Beispiel soll den praktischen Aspekt qualitativer Forschungsplanung veranschaulichen und anhand des leicht verständlichen Verfahrens der Kategorienbildung einen kurzen Einblick in eine grundlegende Methode der Verarbeitung von qualitativem Datenmaterial gewähren. In Europa soll eine Studie durchgeführt werden, die erforscht, welche Zielsetzungen junge Erwachsene (20 bis 30 Jahre alt) zukünftig anstreben und erreichen wollen und wie sie ihre Vorstellungen begründen. In Deutschland (und anderen europäischen Ländern) wird dafür eine Pilotstudie (vorgezogene, unstrukturierte Erkundungsstudie) in Auftrag gegeben, mit der ermittelt werden soll, welche konkreten Perspektiven die Teilnehmer vorbringen und welche Begründungen sie dafür angeben können. Ihre Ansichten sollen sie in Form schriftlicher Beiträge dokumentieren.

Die Ergebnisse der Pilotstudie sind zunächst einmal als Hinweis darauf zu werten, welche zukünftigen Zielaspekte junge Erwachsene überhaupt für sich als erstrebenswert erachten und welche Begründungen und Orientierungen sie dafür angeben. Dafür sind die Texte der Studienteilnehmer zu sichten, die Textlänge ist zu protokollieren und eine Strukturierung der Inhalte wird erforderlich, um die Beiträge thematisch einschätzen und ordnen zu können. In nachfolgenden Phasen der Erkundung sollen die Ergebnisse der teilnehmenden Länder verglichen und dann zusammengeführt werden. Die Strukturierung der einzelnen Beiträge (Analyseeinheit) kann so vorgenommen werden, dass solche Textteile in definierten Kontexteinheiten (z. B. Sätze) fixiert werden, die themenrelevante Inhalte (Codiereinheit) aufweisen – also Angaben über zukünftige Ziele sind (desgleichen verfährt man mit den dazu geäußerten Begründungen). Danach werden Kategorien oder Klassen entwickelt, die als übergeordnete Einteilungen jeweils diejenigen Codiereinheiten zusammenfassen, die inhaltlich sehr ähnliche oder gleiche Angaben darstellen. Für die nachträglich noch geplanten Ländervergleiche, und generell für statistische Datenanalysen, ist es erforderlich, die Kategorien so anzulegen, dass sie voneinander unabhängig sind (disjunkt), also keine inhaltlichen Überschneidungen vorkommen und eindeutige Zuordnungen der Codiereinheiten gewährleistet sind. Die Kategorien sind als inhaltlich zu kennzeichnende Einteilungsaspekte aufzufassen, die sich als eine oder mehrere Strukturierungsdimensionen anordnen lassen.

Von methodischer Relevanz sind nicht nur die Zuordnungsvorschriften – die beispielsweise Mehrfachzuweisungen der gleichen Einheit (z. B. Textpassage) ausschließen sollten, wenn eine weiterführende quantitative Datenverarbeitung vorgesehen ist –, sondern auch die Sicherung einer zuverlässigen (reliablen) Klassifikationskonstruktion und die Zuweisungen der Codiereinheiten. Schließlich geht es für strukturierte Vergleichsanalysen darum, die Vielfalt subjektiver Äußerungen zu inhaltlich bedeutsamen Themen so durch angemessene Ordnungsschemata wiederzugeben, dass nicht nur ein Höchstmaß an Stabilität angestrebt wird, sondern auch an Übereinstimmung von mehreren, zur Einschätzung hinzugezogenen Forschern (Auswertungsobjektivität; Raterübereinstimmung).

Die hier zur Veranschaulichung gewählte, stark vereinfachende Darstellung verdeckt die schon bei der Kategorienbildung auftretenden zahlreichen Schwierigkeiten. Sie übergeht aber auch die vielfältigen Möglichkeiten der Codierung und Datenverarbeitung der eigenen, selbst geäußerten Ansichten, Pläne, Hoffnungen, Befürchtungen, seelischen Probleme, Bewältigung von Lebenskrisen, Glückserlebnisse etc. der Studienteilnehmer, die sich mit wissenschaftlich fundierten Inhaltsanalysen (*content analysis*) ergeben und in der Fachliteratur (Mayring 2015; Kuckartz 2016) eingehend abgehandelt werden. Damit wäre dann auch eine Beziehung zu den Bemühungen um das Verständnis der eigenen Seele hergestellt, wenn die eigenen Belange ausführlichen Analysen und Interpretationen zugänglich gemacht werden könnten. Aktuell wäre es wenigstens schon möglich, durch das Beispiel der Zielsetzungsforschung Vergleiche mit eigenen Vorhaben und Plänen anzustellen, Begründungszusammenhänge zu überdenken oder darüber nachzusinnen, welche Einflussfaktoren (z. B. Motive, berufliche Unsicherheiten, finanzielle Lage und Aussichten, Gesundheitszustand) begünstigende oder hemmende Wirkungen auf die Realisierung einer veränderten Lebensgestaltung hätten.

Qualitative Datenerhebungen, sofern sie zur Gruppe der Beschreibungen des individuellen Falls gehören, sind nicht vordringlich auf Allgemeingültigkeit ausgerichtet, sondern sie sind primär an der individuell erfahrbaren Realität der untersuchten Person interessiert. Es kommt nicht darauf an, welche äußeren Bedingungen in ihrer systematischen Variation welche Effekte im seelischen Geschehen vieler Menschen erklären, sondern die Zielrichtung ist das Verstehen der Sinnzusammenhänge, der Empfindungsqualitäten, der Bevorzugungs- und Begründungsargumentationen, der Selbstsicht, der Erlebnisverarbeitung, der Überwindung von Barrieren und Lebenskrisen etc. (alles Aspekte, die auch in der belletristischen Literatur eingehend thematisiert werden!) der untersuchten Person, und zwar vornehmlich in deren eigener sprachlicher, gestischer oder bildlichen Darstellungsform.

Für solche und ähnliche Zielsetzungen, die sich jedoch nicht nur auf den Einzelfall beschränken müssen, bedarf es geeigneter Erfassungsmethoden, die hier für die hauptsächlichen Zielbereiche qualitativer Datenerhebungen zusammengestellt sind:

- Schilderung und Analyse des Einzelfalls (z. B. für Diagnosen und Prognosen; Biografien),
- Zusammenstellung von Informationen über psychologische Merkmale und Prozesse zum Zweck der Hypothesengenerierung für weiterführende Studien und modifizierte Theoriebildung,
- Feldforschung zur möglichst authentischen Darstellung der Lebenswirklichkeit in definierten Zeiträumen und natürlichen Umgebungen,
- Bildungsforschung („ … fragt im Kern, wie Bildungsprozesse verlaufen, wer welche Qualifikationen und Kompetenzen im Bildungssystem erwirbt, wovon dieser Qualifikations- und Kompetenzerwerb abhängig ist, und welche Auswirkungen er hat", Gräsel 2011, S. 13),
- in der Sozialpsychologie beispielsweise: Aufbau und Entwicklung von Gruppenkohäsion (sprachliche Exploration über den Zusammenhalt einer Gruppe oder der Möglichkeit ihres Zerfalls), Aufdeckung von Sinnzusammenhängen sozialer Phänomene, Selektions- und Zuordnungsverfahren,
- Analyse kommunikativer Inhalte (beispielsweise bezüglich: Sinn, Kontexteinbindung, Bedeutung, Aussageziel, Wirkung); z. B. bei Texten durch Inhaltsanalyse.

Gebräuchliche qualitative Forschungsmethoden sind:

- *Sprachliche Exploration* (in der Regel ein wenig vorstrukturiertes Gespräch zu bestimmten Themen des Lebensalltags; Ziel: Überblick gewinnen, themenrelevante Bezüge aus der Sicht des Gesprächspartners ermitteln, Hinweise zur Hypothesengenerierung oder -strukturierung erlangen).
- *Befragungstechniken* zur qualitativen Datenerzeugung (Scholl 2015); Paradigma: Interviews (Misoch 2015). Ein Interview ist eine sprachliche Äußerungsform (typisches Muster: Gespräch mit Frage – Antwort) mit ein oder mehreren Personen, die eine Initiierungs- oder Leitungsfunktion haben (Interviewer), und ein oder mehrerer Personen, die um Auskünfte zu ein oder mehreren vorher vereinbarten Themen gebeten werden (Interviewte). Der Informationsaustausch kann auch schriftlich erfolgen und computergestützt ablaufen (Weichbold 2005). Da es sehr viele unterschiedliche

Formen der Interviewgestaltung gibt, folgen die Einteilungen mehreren differenzierenden Kriterien wie beispielsweise: direkter Kontakt oder telefonische Befragung, jeweils eine oder mehrere Personen aufseiten der Interviewer und/oder der Interviewten, zeitliche Eingrenzung (Episoden) oder Schilderung des Lebenslaufes (Biografie), offen oder detailzentriert geführtes Gespräch, kaum oder in Teilen strukturierter Ablauf (Beispiel: Leitfadeninterview), narrativ (Erzählform, bei der der Interviewer nicht dirigiert) oder geleitet, inhaltlicher Typus des Interviews (z. B. problemzentriert), Auswertungsstrategie: beschreibend oder zusammenführend oder analysierend.

- *Beobachtung* als Methode zur qualitativen Datenerzeugung (Martin und Wawrinowski 2014). Charakteristisch dafür sind: der Ort in Form der natürlichen Umgebung (vgl. Feldforschung: Breidenstein et al. 2015), die aktive Teilnahme des Beobachters und der Einbezug mehrerer Merkmale und Prozessverläufe in die Beobachtung. Eine präzise Definition hat Graumann (1966. S. 86) gegeben: „Die absichtliche, aufmerksam-selektive Art des Wahrnehmens, die ganz bestimmte Aspekte auf Kosten der Bestimmtheit von anderen beachtet, nennen wir Beobachtung. Gegenüber dem üblichen Wahrnehmen ist das beobachtende Verhalten planvoller, selektiver, von einer Suchhaltung bestimmt und von vorneherein auf die Möglichkeit der Auswertung des Beobachteten im Sinne der übergreifenden Absicht gerichtet." Unterschieden wird zwischen Selbstbeobachtung (Introspektion), die meistens vom Untersuchungsleiter angeregt wird, und Fremdbeobachtung (durch andere Personen als die zu beobachtende) sowie zwischen direkter und technisch vermittelter (z. B. Videoaufzeichnung), letztlich auch verdeckter oder offener Beobachtung. Sofern es sich nicht um aktuelle Gelegenheitsbeobachtungen handelt, werden wegen der vielen möglichen Fehlerquellen bei wissenschaftlich arrangierten Beobachtungen (z. B. störende Umgebungseinflüsse, mangelndes Beobachtungstraining, Verallgemeinerung von Beobachtungseindrücken) oft mehrere Wiederholungen durchgeführt.

- *Nonreaktive Verfahren* (Webb et al. 1985) sind eine Methodengruppe, bei denen bei der Datenerhebung keine Einflüsse auf den zu beobachtenden Vorgang vorgenommen werden können oder a priori ausgeschlossen sind (Beispiele: verdeckte Videoaufnahme; gefundene Tagebücher). Bei der Mehrzahl der Untersuchungen handelt es sich um die Registrierung nicht angewiesener Verhaltensweisen (z. B. Verkaufszahlen im Einzelhandel) oder hinterlassener Spuren (z. B. Abnutzung von Gegenständen; Briefe, die nach dem Tod einer Person aufgefunden wurden). Bei dieser Forschungsart sind ethische Richtlinien besonders differenziert zu beachten.

Man könnte nun meinen, durch Studien mit einem qualitativen Ansatz bei dem Bemühen um ein Verständnis der eigenen Seele die stets bessere und angemessene Informationsbasis und Methodik gewählt zu haben. Das würde sich aber bald als eine zu optimistische Verallgemeinerung und unzutreffende Einschätzung herausstellen. Wie bei der quantitativen Datenerzeugung, so ergeben sich auch bei den qualitativen Erhebungsverfahren und Auswertungsmethoden einige Nachteile und Fehlerquellen. Das beginnt schon damit, dass die ermittelten Ergebnisse schwer miteinander zu vergleichen sind, weil allzu oft das Besondere die Regel ist. Das wiederum liegt an der Schwierigkeit, Zusammenfassungen der thematischen Äußerungen (Elemente) in eigenständigen Klassen erstellen zu können. Denn dazu müssten Probleme, wie Definition vertretbarer Kategoriengrenzen, Erfüllung des Disjunktionskriteriums (also Unabhängigkeit der einzelnen Zuordnungsklassen bzw. Kategorien voneinander) und dem Suffizienz-Kriterium, d. h. alle Elemente müssen zugeteilt werden, gelöst sein. Letzteres ist eine Forderung, die oftmals in der Praxis dazu führt, dass die Kategorie „Sonstiges" eine unverhältnismäßig hohe Zuweisungsrate erfährt und damit insgesamt in der Trennschärfe verringerte Zuordnungen und uneindeutige Ergebnisse gegeben sind.

Bei der überwiegenden Mehrzahl qualitativer Datenerhebungen handelt es sich um Sprachproduktionen. Daraus entsteht oft eine Abhängigkeit der erzielten Resultate von der Auskunftsfreudigkeit oder Wortgewandtheit der Untersuchungsteilnehmer, und damit ergeben sich unter Umständen hohe Hürden für vergleichende Analysen. Außerdem wäre zu beachten, ob die Wortbedeutungen, die Eindrucksschilderungen von Erlebnissen oder die gedanklichen Konstruktionen der Probanden sich auf der gleichen Verständnisebene des Gemeinten befinden. Sofern es die Menge der sprachlichen Äußerungen oder die Länge der Texte erlaubt, wären überprüfende Verfahren (z. B. Inhaltsanalysen, Textanalysen, Eindeutigkeits- und Übereinstimmungsnachweise bei der Kategorienbildung) angezeigt. Solche Bemühungen wären aber nur dann zielführend, wenn mehrere unabhängig voneinander urteilende Untersucher zu angenäherten oder gleichen Ergebnissen kämen (Übereinstimmungskriterium; Stabilität der Kategorien). Zudem ist zu bedenken, dass die Transformation von qualitativem Datenmaterial in numerische Relationen, die Gefahr in sich birgt, die inhaltliche Prägnanz, die Bedeutung und den Sinnzusammenhang der Äußerungen nur noch vage oder kaum noch erkennen zu können. Außerdem ist bei einigen Themen, insbesondere dann, wenn intime, aufdeckende, peinliche oder komplizierte Sachverhalte zur Sprache kommen sollen, mit unklaren Darstellungen oder Auskunftsverweigerungen zu rechnen, sodass Vorgaben auch in numerischer Form besser einzusetzen wären.

Kira fragte uns mit einem strahlenden Lächeln und einem nur ganz leicht herablassenden Unterton: „Was ist eigentlich aus der einst so hoffnungsvoll begonnenen Aktionsforschung geworden?" Ich wusste damit nichts anzufangen und fragte zurück: „Was ist damit denn gemeint?" Eckart murrte etwas unverständlich: „Hat sich nach meiner Meinung inzwischen weitgehend erledigt und wird in neueren geschichtlichen Abhandlungen zur Psychologie nicht einmal erwähnt. Aber wenn ihr euch dafür interessiert, kann ich euch wenigstens ein Buch dazu ausleihen: Haag und Kollegen (1986) Aktionsforschung. Forschungsstrategien, Forschungsfelder und Forschungspläne. Sehr viel durchsetzungsfähiger erwies sich hingegen die Evaluationsforschung, auf die wir jetzt eingehen sollten."

Evaluationsforschung

Als die Idee aufkam, subjektive Bewertungen in Forschungsprogramme, wissenschaftliche Planungen und umfängliche praktische Umsetzungen aufzunehmen und in eigenen Studien nach wissenschaftlichen Kriterien zu überprüfen, begann die Entwicklung der Evaluationsforschung.

> Evaluationsforschung beinhaltet die systematische Anwendung empirischer Forschungsmethoden zur Bewertung des Konzeptes, des Untersuchungsplanes, der Implementierung und der Wirksamkeit sozialer Interventionsprogramme (Bortz und Döring 1995, S. 96).

Der explizite Einbezug subjektiver Bewertungen in wissenschaftliche Forschungsprogramme – in Deutschland systematisch Anfang der 1970er-Jahre – war ein viel beachtetes Novum. Die Aussicht, Projekte, Planungen, Entscheidungsargumentationen, Machbarkeitsanalysen und Programmentwicklungen wissenschaftlich strukturieren und bewertend analysieren zu können, war sehr attraktiv, und zwar nicht nur bezüglich Kosten-Nutzen-Erwägungen, sondern durchaus auch im Hinblick auf Durchführungssicherheit und Nachhaltigkeit. Hinzu kam die Möglichkeit, durch Daten, die nach wissenschaftlichen Kriterien erhoben werden sollten, Erfolgs- bzw. Misserfolgswahrscheinlichkeiten für die Vorhaben, wenigstens als Annäherungswerte, einzuschätzen.

Ein Blick in die Standardwerke der Evaluationsforschung (Stockmann 2006; Gollwitzer und Jäger 2014; Holling et al. 2015) informiert über deren wichtigste Zielsetzungen:

- Optimierung von Sachverhalten, Prozessen, Programmen, Projekten sowie Objekten, Materialien und Handlungsweisen,
- Stützung und Klärung von anstehenden Entscheidungen (inklusive ihrer zu erwartenden Konsequenzen),

- Bedeutungseinschätzung und Beschreibung von gegebenen Zuständen,
- Beschreibung von Richtungsverläufen bevorstehender Veränderungen (Trends),
- ökonomische Analysen der Effektivität und Wirtschaftlichkeit der zu bewertenden Vorhaben,
- Bedarfsanalysen (z. B. über zukünftige Interventionen),
- Legitimierung öffentlicher Planungen,
- Programmverbesserungen und Implementationskontrolle bei bereits laufenden Projekten,
- Konstruktion von Evaluationsmodellen,
- Entwicklung von wissenschaftlichen Standards der Evaluationsforschung (Nützlichkeit, Durchführbarkeit, Fairness und Präzision),
- Adaptation und Neuentwicklung statistischer Modelle für die Evaluationsforschung,
- Evaluierung der Prozesse der Bewertung.

Die eingesetzten Evaluationsverfahren und konstruierten Evaluationsmodelle unterscheiden sich in mehreren Punkten. Zunächst einmal ist der Komplexitätsgrad der beabsichtigten Intervention (z. B. Gestaltung der Module, beteiligte Personengruppen, Anzahl und Umfang von Serienteilabschnitten) zu definieren und zu modellieren. Ferner wird entschieden, ob auch die Sichtweisen und Beurteilungen derjenigen Personen, die selbst die Maßnahmen durchführen (interne Evaluation), herangezogen werden oder nur diejenigen dazu beauftragt werden, die eine einschätzende Bewertung von außen (externe Evaluation) vornehmen, also als unabhängig gelten können. Zielt die *formative* Evaluation auf die Optimierung bereits laufender Prozesse oder Programme, so wird mit der *summativen* Evaluation als letztendliches Ergebnis die Wirkung und Zielerreichung der Intervention beurteilt. Diese Einschätzung ist dann auch für die Erstellung, Entwicklung und Prüfung von Programmtheorien zur Effektivität der evaluierten Maßnahmen von Bedeutung. Natürlich muss die Evaluationsforschung dafür wissenschaftliche Kriterien – z. B. psychometrische Gütekriterien der klassischen Testtheorie (Lienert und Raatz 1998; Eid und Schmidt 2014) oder Normenerstellung, Flexibilität in der Programmänderung etc. – bereitstellen und überprüfen.

Die konkrete Umsetzung der Evaluation ist aus mehreren Gründen nicht ganz einfach. Da es sich meistens um interdisziplinäre Projekte handelt, die an jeweilige Auftraggeber gebunden sind, müssen Probleme zwischen praktischen und forschungsimmanenten Erfordernissen zur hinreichenden Zufriedenheit aller

Beteiligten gelöst werden. Insbesondere sollte der Auftragsstellung (*briefing*) hohe Aufmerksamkeit und besondere Prüfung zukommen. Ausschlaggebend für einen Erfolg oder Misserfolg eines Evaluationsprojektes sind insbesondere auch die Evaluatoren, deren Verfügbarkeit, Kompetenz und persönliche Eignung gegeben sein muss. Darüber hinaus ist die Kompatibilität von evaluiertem Objekt oder Prozess und eingesetzter Operationalisierungsform (Technik) unabdingbar.

Die wichtigsten Moderationstechniken der Evaluation, die teilweise sehr bekannt geworden sind, dienen nicht nur dazu, die Auftragsstellung (Mitarbeiter, Finanzen, Zeitbudget etc.) genauer zu fassen und Entscheidungshilfen zu geben, sondern sie spezifizieren außerdem die Studienziele. Darüber hinaus präzisieren sie die Evaluationsobjekte und die Planungsschritte und klären ab, mit welchen Methoden und über welche Indikatoren sich der Grad der Zielerreichung bestimmen lässt. Sie versuchen auch psychologische Faktoren aufzudecken, z. B. welchen subjektiven Theorien die verschiedenen Gesprächspartner folgen und welche Ziele von den Probanden über welche Teilschritte und mit welcher Bedeutungsgewichtung verfolgt werden.

Wottawa und Thierau (2003) haben einige der Techniken zusammengestellt. Sie werden hier in einer Auswahl kurz skizziert:

- *Brainstorming:* eine Technik zur kreativen Problemlösung. Bei diesem Verfahren werden zu einer Eingangsfrage oder einem themenrelevanten Schlagwort die dazu von den Gesprächsteilnehmern assoziierten Einfälle gesammelt und strukturiert. Alle eingehenden Ideen zur Problemlösung werden zunächst aufgenommen und weder positiv noch negativ kommentiert, sondern nach Kriterien wie Einfachheit, Realisierbarkeit und Schwierigkeit eingeschätzt.
- *Szenariotechnik:* Antizipation zukünftiger Veränderungen und späterer Verwertungssituationen (Szenarien; Zukunftsbilder). Der Ablauf dieser Technik erfolgt in acht Schritten, die Wottawa und Thierau (2003, S. 90) folgendermaßen auflisten:

(1) Strukturierung und Definition des Untersuchungsfeldes
(2) Identifizierung und Strukturierung der wichtigsten Einflußbereiche auf das Untersuchungsfeld
(3) Ermittlung von Entwicklungstendenzen und kritische Beschreibung der Umfelder
(4) Bildung und Auswahl konstanter Annahmebündel
(5) Interpretation der ausgewählten Umfeldszenarien
(6) Einführung und Auswirkungsanalyse signifikanter Störereignisse

(7) Ausarbeitung der Szenarien bzw. Ableiten von Konsequenzen für das Untersuchungsfeld

(8) Konzeption von Maßnahmen und Planungen

- *Metaplanmethode:* Gesprächs-, Vorschlags- und Diskussionstechnik – meistens unter Leitung eines Moderators in Kleingruppen zur kreativen Bearbeitung von Problemen. Vorschläge werden auf Karten geschrieben, gesammelt und geordnet. Ergebnisdarstellung und Diskussion in der Gruppe und Feedback.
- *Strukturlegetechnik:* Rekonstruktion subjektiver Theorien. Aufdeckung individueller Argumentationsstruktur vermittels Legestruktur von Begriffen und Konzepten. Vergleich der vom Untersuchungsleiter aufgrund von Interviewinformationen rekonstruierten Theoriestruktur mit der des Probanden. Angestrebtes Ergebnis: Integration beider Strukturen. Aufwendiges Verfahren.
- *Goal-Attainment-Scaling:* Anwendungsbereiche: Klinische Psychologie (Abstimmung von Therapiezielen mit dem Therapeuten); Bildungsforschung; soziale Projekte. Ermittlung der Prozessschritte und damit zu erreichenden persönlich erwünschten Ziele. Beurteilung anhand von Punktwertskalen sowohl von erwünschten als auch weniger erwünschten Zielen.

Die meisten Studien beinhalten eine Kombination aus Interventions- und Evaluationsanteilen, sodass die Entwicklung von Maßnahmekatalogen auch einer Bewertung nach wissenschaftlichen und praktischen Kriterien unterzogen werden kann. Ob die Interventionsplanung und Beurteilung immer auch von einem Evaluator durchgeführt werden kann, hängt neben seiner fachlichen Kompetenz auch von der Art und dem Umfang des Evaluationsobjektes ab. Grundsätzlich ist davon auszugehen, dass Evaluationsprojekte eine sehr ähnliche oder gleichartige Phasenfolge aufweisen, die Döring (2015) in fünf Abschnitte einteilt: Initiierung, Konzeptionsentwicklung, Planung, Realisierung und Abschluss. Das sollte aber nicht darüber hinwegtäuschen, dass Evaluationsstudien sehr unterschiedlich in Inhalt, Entwicklung und Methodik sein können. Interessenten können Beispiele durchgeführter Evaluationsprojekte in der Fachliteratur beispielsweise bei Stoklossa (2005) oder Böttcher et al. (2006) finden.

Die Frage nach der Bedeutung, dem Nutzen und der Verwendbarkeit von Evaluationsverfahren für das Verständnis der eigenen Seele führt zunächst zu einer allgemeinen Antwort. Zu erfahren, wie Entscheidungshilfen und Handlungsoptimierungen auf wissenschaftlicher Basis durch Interventions- und Bewertungsprozesse möglich werden, kann auch für das eigene Berufsleben vorteilhaft sein, und möglicherweise die Motivation stärken, sich neuen

Lösungen für Problemfelder oder Konfliktstrukturen zuzuwenden. Ferner ergibt sich aus der Kenntnis über die Art und Weise, wie Evaluationsstudien konzipiert werden, eine hilfreiche, kriterienorientierte Perspektive für fundierte Einschätzungen anstehender Projekte aus unterschiedlichen Lebensumfeldern (z. B. Politik, Bildung, Gesundheit, Bauvorhaben, Sozial Arbeit), die große Veränderungen mit sich bringen. Dadurch entstehende Einstellungsbestätigungen oder -veränderungen sind beachtenswerte psychologische Prozesse.

Direkter mit dem Verständnis der eigenen Seele verbunden sind psychologisch basierte Evaluationsprojekte, wie sie Holling (1999), Kokavecz et al. (1999) oder Weller (2013) vorstellen. Dabei geht es um die Evaluation eines Stressbewältigungstrainings, um die bewertende Einschätzung von computergestützten Lern- und Lehrprojekten und um Unterrichtsevaluation durch Schüler. Das sind Themen und Untersuchungen der akademischen Psychologie, die von allgemeinem Interesse sind, die aber auch im eigenen Leben einen bedeutsamen Part einnehmen können. In diesem Zusammenhang ist die Nähe zu einem Überprüfungs-, Reflexions- und Beratungsformat erwähnenswert, das auf dem Gebiet der Psychotherapie unerlässlich geworden ist und als ein äußerst nützlicher und praktisch korrigierender Faktor wie ein Seitenzweig der Evaluationspraxis erscheint: die Supervision (grundlegend: Belardi 2002; Schreyögg 2004; spezieller als psychodynamische Supervision: Binder-Klinsing 2016). Darunter ist ein Verfahren zu verstehen, bei dem unter Leitung eines Supervisors beispielsweise die Arbeit eines Therapeuten kritisch in den Blick genommen wird. Dabei werden bestimmende Faktoren seiner Tätigkeit wie Sozialkompetenz, Beziehungsdynamik oder Handlungsreflexion genauer analysiert, bewertet und auf Möglichkeiten zur Verbesserung untersucht, sodass insgesamt ein begleitender Optimierungsprozess seiner therapeutischen Arbeit vorgenommen wird, der dann den Klienten und Patienten zugutekommt.

Von Kira und Eckart bekam ich zu hören, dass sie sich getroffen hätten, um sich als Wissenschaftler über ein Resümee zur Forschung auszutauschen. Kira wäre – so Eckarts mehrdeutiger Kommentar – wenig moderat und eher forsch bis angriffslustig gewesen. Manchmal, so hätte sie etwa betont, komme ihr die empirische Forschung in der Psychologie wie ein Körper vor, der zwar ein Skelett hätte, dem aber das Fleisch fast bis zur Neige abhandengekommen wäre (sie als Soziologin hätte leicht reden, meinte Eckart). Kira hätte die Notwendigkeit von Isolation und Kontrolle bestimmter Bedingungen zum Zweck der Ermittlung ihrer einzigartigen Wirkung auf wenige ausgewählte, meistens isolierte Merkmale und Prozesse zwar eingesehen, denn sonst wären ja eindeutige

Analyseergebnisse nicht zu erreichen gewesen. Aber das seien doch nur Teile, die in realen Lebensabläufen zwar auch vorkämen, die aber eben nicht deren miteinander verbundenen Ebenen und interagierenden Prozesse repräsentieren würden; ein Umstand, der sich besonders beim Bemühen um das Verständnis der eigenen Seele sehr negativ und nachteilig auswirken würde. Systematik, Präzision, Beschränkung, Prüfalgorithmen, Replikationen – alles schön und gut, aber doch nicht nur! Weder die phänomenologische noch die holistische Betrachtung und deren Integration in die psychologische Forschung seien hinreichend realisiert. Damit kämen wichtige lebenspraktische Aspekte viel zu kurz, und dann wäre es kein Wunder (Kira hätte sich nun richtig ereifert, so Eckart), dass kaum noch Theoriebezüge zu finden seien. Außerdem existierten in der Psychologie fast alle Theorien nebeneinander und eine Gesamtkonzeption sei nicht zu entdecken und werde wohl auch nicht angestrebt.

Ich wäre gerne dabei gewesen, denn ich kann mir vorstellen, wie Kira …

3.2.2   Theorien – wozu sind sie gut?

Theorien sind – nach landläufiger Meinung – grau, „trocken", langweilig und praxisfern. Theorien sind, so versichern Personen, die sich damit beschäftigen, notwendig, nützlich, anregend und erkenntnisfördernd. Theorien sind, so sagen viele Forscher, die Kernaussagen von Untersuchungen, bringen neue Vermutungen in den Forschungsprozess und helfen, irrige Auffassungen zu revidieren.

> Eine *Theorie* ist ein System widerspruchsfreier Sätze zur Beschreibung, Erklärung und Prognose von Phänomenen, mit der Möglichkeit der Überprüfung.

Die meisten Menschen haben das Bedürfnis, für Sachverhalte, die sie nicht oder noch nicht verstehen, nach Erklärungen zu suchen. Ganz ähnlich ist ihr Streben, an tragfähige Vorhersagen für die Entwicklung von Ereignissen zu gelangen, die gerade ablaufen oder bald eintreten werden und die für sie von Bedeutung sind. Aus dieser Suche ergeben sich durch Erfahrungen, Deutungen und Überzeugungen subjektive Theorien (manchmal auch Verschwörungstheorien), die kaum je einen Anspruch auf Allgemeingültigkeit erheben können, zumal sie bei gleicher Ereignisgrundlage häufig sehr unterschiedlich ausfallen – also eher „bunt" als grau, aber auch beliebig sind. Allerdings können aus subjektiven Theorien leicht hartnäckige Gerüchte, Spekulationen oder Vorurteile entstehen, deren Zutreffen oder Angemessenheit noch immer sehr fragwürdig bleibt, deren Verbreitung aber in den meisten Fällen schnell und weitläufig erfolgt. Da ihnen aber aufgrund mangelnder Belege die Verbindlichkeit fehlt, sind sie für Erklärungsansätze psychologischer Phänomene fast durchweg ungeeignet.

Wissenschaftliche Theorien hingegen müssen, um anerkannt zu werden, bestimmte, nachzuprüfende Kriterien erfüllen. Dazu zählen beispielsweise logische Konsistenz und Stringenz, Strukturiertheit, Verbindlichkeit, hohe Allgemeingültigkeit, Einfachheit, Genauigkeit, Nachprüfbarkeit und Eindeutigkeit. Die Aussagen von wissenschaftlichen Theorien werden in aller Regel in Form von Gesetzen ausgeführt, die über Zusammenhänge und Beziehungen innerhalb und zwischen Gegenstands- und Ereignisbereichen (Wirklichkeitsausschnitte, Sachverhalte) bestehen. Handelt es sich bei den Aussagen um die Form „Wenn …, dann immer", so wird von deterministischen Gesetzen gesprochen, andernfalls, wenn der Wenn-Komponente nur eine wahrscheinliche Dann-Komponente folgt, nennt man sie probabilistisch. Für die praktische Verwertbarkeit einer Theorie ist ihre Erklärungsstärke ausschlaggebend. Um dafür ein möglichst hohes Niveau zu erreichen, ist Präzision in der Begriffsverwendung und in den Bezugssetzungen erforderlich. Zudem muss ein möglichst weiter Geltungsbereich ausgewiesen sein, der sowohl die Bedingungskonstellationen innerhalb definierter Grenzen als auch die einzubeziehenden Merkmalsebenen und Prozessvariablen einschließt, wodurch gleichzeitig Einschränkungen der Theoriegültigkeit angegeben werden können (d. h. wann und wofür die Theorie *nicht* gilt).

Die Entwicklung einer Theorie beginnt mit Postulaten, Axiomen oder Hypothesen. Unter einem Postulat ist eine erforderliche Denksetzung zu verstehen, die (noch) nicht bewiesen ist, die aber hohe Plausibilität besitzt. Aus einem Postulat wird ein geltender Grundsatz, der keinen Beweis erforderlich macht (Axiom), wenn sich andere Sätze (Theoreme) daraus herleiten lassen. Axiome sind als formalisierte gesetzmäßige Aussageform aus der Mathematik bekannt. Sie bilden die Quelle für die weiteren Sätze, die als abgeleitete Theoreme bestimmend für die Theorie sind. Wissenschaftliche Hypothesen lassen sich als Vermutungen über noch nicht oder nicht hinreichend geprüfte Sachverhalte kennzeichnen. Sie können inhaltlich oder formal (z. B. in der Statistik), singulär oder allgemein, einseitig oder zweiseitig, hierarchisch gestuft oder ungeordnet etc. konzipiert sein und bilden in der Forschung die Grundlage für die Prüfung der erklärenden Argumente oder der Vorhersagen.

Theorien müssen logisch einwandfreie Verknüpfungen von Sätzen enthalten. Das geschieht in einfachster Form durch zwei Aussagen (Prämissen), aus denen sich eine dritte durch Schlussfolgerung (Konklusion) logisch ergibt. Die Prämissen sollten sparsam sein, und zwar im Sinne knapper und mit wenigen

Einschränkungen versehener Annahmen. Sie repräsentieren Argumente, mit denen die Erklärung der Phänomene erfolgt. Sie werden Explanans genannt und terminologisch vom zu erklärenden Phänomen, dem Explanandum, unterschieden. Dafür – und für die gesamte Theorieerstellung – sind eindeutige Definitionen von Begriffen oder verwendeten Zeichen erforderlich, um keine Unsicherheiten, Missverständnisse oder beliebige Bedeutungszuweisungen aufkommen zu lassen. Terminologische Unschärfen entwerten oft die Präzision und Erklärungskraft von Theorien, weil sie zu inadäquaten Prüfungen führen und beliebige Auslegungen nach sich ziehen. Genaue begriffliche Differenzierungen sind notwendig, damit auch kleine Variationen in den Bedeutungen für die Erklärungszusammenhänge nicht übersehen werden, denn dadurch könnten die Sinnverbindungen entscheidend gestört und verfälscht werden. Das lässt sich durch einen Selbstversuch der Unterscheidung von „Angst" gegenüber „Furcht" ganz eingängig veranschaulichen, wenn man das Konzept der Erwartung miteinbezieht.

Ich habe es probiert – es geht!

Bei der Skizze über empirisch angelegte Forschung wurde darauf hingewiesen, wie wichtig eine genaue Darstellung der zu untersuchenden Phänomene ist und wie sorgfältig und angemessen Operationalisierungen in diesem Kontext vorzunehmen sind, um nicht mit der Bezeichnung oder der Methode die Phänomene unklar, verzerrt oder nicht mehr erkennbar werden zu lassen. Insofern kommt der Funktion der Beschreibung in der Theorie eine außerordentliche Bedeutung zu. Die Empfindung, dass alle Theorien grau seien, rührt wahrscheinlich daher, dass die in den Theorien vorgenommenen Abstraktionen so „blutleer" erscheinen. Sie sind aber notwendig, um komprimierte Aussagen über komplexe Sachverhalte machen zu können und um Struktur- und Prozessrelationen auch ohne den Rückgriff auf direkte Beobachtungen aufstellen zu können. „Die Beschreibung der Wahrnehmung der eigenen Person und der Umgebung ist ein selbst konstruierter Vorgang" – dieser Satz, der in der Theorie der persönlichen Konstrukte (Kelly 1955) seinen Platz hätte, ist ein einfaches Beispiel theoretischer Begrifflichkeit.

Eine zentrale Funktion der Theorie betrifft die Erklärung. Wenn ich grundsätzliche Aussagen über das Verstehen des seelischen Geschehens – unter Einschluss der eigenen Seele – machen möchte, dann sind dafür allgemeingültige Erklärungen, eingebettet in eine Theorie, erforderlich. Nun ist nicht jede Erklärung die Komponente einer Theorie. Baecker (2016, S. 7) erläutert dazu:

Die Tasse ist zerbrochen, weil du sie fallen gelassen hast. Das ist eine Beobachtung, die eine Erklärung liefert, aber keine Theorie. Eine Theorie ist also nicht identisch mit einer Erklärung, es kommt ein Moment hinzu. Dieses Moment besteht darin, dass die Theorie der Erklärung, die sie liefert, misstraut. Sie formuliert sie als Hypothese. Und sie formuliert sie mit zusätzlichen Hinweisen darauf, unter welchen Bedingungen sie Geltung hat, mit welchen Methoden diese Bedingungen überprüft werden und unter welchen Bedingungen man die Theorie wieder fallen lassen kann [...] Es kann sich lohnen, einer Theorie nachzugehen, weil man nur so der Möglichkeit einer anderen Theorie auf die Spur kommt.

Theorien beziehen sich auf Realitätsausschnitte, die meistens komprimiert sind. Diese Einschränkung muss bei theoriebezogenen Erklärungen berücksichtigt werden – auch im Fall des eigenen Seelenlebens. Im theoretischen Kontext werden über Erklärungen in erster Linie Sinnzusammenhänge, Bedeutungszuweisungen und Begründungskonzeptionen gestiftet. Für das Verständnis der eigenen Seele hat man schnell Erklärungen zur Hand, die aber selten über den Status von Vermutungen oder Spekulationen hinausreichen. Die dabei in Gang gesetzte Selbstreflexion nutzt selten Möglichkeiten zu kritischem Perspektivwechsel und folgt kaum einer gründlichen Überprüfung des einmal aufgestellten Sinn-, Bedeutungs- und Begründungsgefüges, das den selbstgefertigten Erklärungen zugrunde liegt. Um nicht in schnelle Selbstgenügsamkeit und positiv eingefärbte Selbstrechtfertigungen zu verfallen, wird für eine fundierte Auseinandersetzung zum Verständnis der eigenen psychischen Merkmale und Prozesse ein Theoriebezug hergestellt werden müssen, der die Notwendigkeit der Beschäftigung mit Bereichen wie Komplexität, Selbstorganisation, Systemdynamik, Wechselwirkungen, Selbstreferenz, Perspektivwechsel, Unsicherheit nachdrücklich einfordert (s. dazu: Kap. 5).

Der Theorie zugehörige Erklärungen beziehen sich nicht nur auf die Gegenwart, sondern sie verweisen durchaus auch auf die Zukunft, haben also das Potenzial zu Vorhersagen. In der Medizin kann gelten, dass jeder Diagnose eine immanente Prognose zugesprochen werden kann. Ob allerdings die Psychologie bezüglich ihrer theoretischen Fundierung als prognosefähig beurteilt werden kann, ist mit einem Fragezeichen zu versehen, denn der erklärende und vorausschauende Umgang mit der Psyche hat differenziert und feinfühlig zu erfolgen und ebenso die Prognosen für psychologische Prozesse, deren Bewährung empirischer Nachweise bedarf, und zwar sowohl für nomothetische wie ideografische Formen.

Die Möglichkeit, Aussagen über zukünftige Ereignisse machen zu können (und dazu gehören die eignen seelischen Vorgänge), hat die Menschen schon immer fasziniert, angeregt und – auch verführt. Mit Vorhersagen werden ganz unterschiedliche Vorstellungen hervorgerufen und verbunden. Delphi, Teresias, Kassandra, Kopernikus, die Wirtschaftsweisen, Allensbach oder Infratest-Dimap sind ebenso dabei wie der Wetterbericht, das Fischfangpotenzial in Nordseegebieten, Horoskope, Tarotkarten oder unzulässige und naive Generalisierungen wie „Alles wird gut!". Bei einem derartig vielfältigen Angebot erscheint es ratsam, genauer festzulegen, worüber Prognosen zu erstellen sind und was genau der Zukunft entnommen werden soll. Theorie und Kriterien fundierte Prognosen wären klar zu trennen von:

- Spekulationen (nicht hinreichend belegte Ahnungen über zukünftige Entwicklungen),
- Prophezeiungen (intuitiv gedeutete, in die Zukunft weisende Aussagen von Propheten) und
- subjektiven Überzeugungen (individuelle Sicht- und Beurteilungsweisen mit hohem Grad der Beliebigkeit).

In der Regel sind Prognosen zeitbegrenzte Zukunftsbetrachtungen oder -aussagen auf der Grundlage vergangener und gegenwärtiger Beobachtungen oder Informationen – unter Einschluss ihrer Entstehungsbedingungen und Relationen. Das Ziel von Prognosen besteht gemeinhin darin, durch Wahrscheinlichkeitseinschätzungen Informationen darüber zu erhalten, ob bestimmte Einflussnahmen (Interventionen, Behandlungen, Veränderungen etc.) – in Konkurrenz zu Zufallsprodukten – den vermuteten oder erwünschten Erfolg haben können oder haben werden. Das betrifft auch psychologische Beratungen und Therapien. Von einer theoretischen Basis ausgehend, lassen sich für die Erstellung von Prognosen globale Richtlinien angeben, die einen definierten Praxisbezug miteinschließen und bei Erkundungen zur eigenen Seele Beachtung finden sollten:

- Klärung der Komplexität und der Zeitperspektiven, Abschätzung der Unbestimmtheit (Prognosemodell entwerfen, gleichzeitige und indirekte Wirkungen besonders beachten, Störfaktoren aufspüren, Unschärfen per Wahrscheinlichkeitsanalysen und Nichtvorhersagbarkeit zulassen),
- Konkretisierung und wiederholte Prüfung von Prognosemodellen (Interaktionen der Prozesse im Modell mit aufnehmen, Entscheidung über formale oder nicht formale Modellform, Praxisrelevanz und Umsetzbarkeit der Prognosen prüfen),
- Zweck und Zieldefinition der Prognose (Prognose: Worüber? Bei wem? Zu welchem Zweck? In welchem Zeitraum? Mit welchen Konsequenzen? Mit welchen Kosten?),

- Entwicklung von Planungs- und Entscheidungsszenarien mit Prüfverfahren und Bewährungskontrollen (z. B. Vergleich von vorhergesagtem mit dem tatsächlichen Verlauf).

Solche Richtlinien können für das Verständnis eigener psychischer Vorgänge nützlich sein. Beispielsweise ließen sich Vorhersagen darüber anstellen, wie man zukünftig auf frustrierende (enttäuschende, verhindernde) Ereignisse reagieren wird, denn bisher war die aus dem Freundeskreis kommende Kritik zum eigenen Verhalten in solchen Situationen nicht gerade schmeichelhaft. Die akademische Psychologie hat dazu eine Hypothese anzubieten, die als Folge von Frustration ein aggressives Verhalten prognostiziert. Ob die Erklärung hinreichend ist, dass auf die Blockierung von Unternehmungen zur Zielerreichung Aggressionen auftreten werden, wäre durch Untersuchungen zu klären, die von einer doppelten Perspektivrichtung ausgehen würden. Es wäre demnach nicht nur zu erforschen, ob auf Frustration Aggression folgt, sondern auch, in welchem Ausmaß aggressives Verhalten mit vorangegangener Frustration verbunden ist. Allerdings dürfte ein Eigenversuch sehr bald die Erfahrungen aus der Vergangenheit wieder zutage fördern. Die würden unmissverständlich darauf hinweisen, dass nicht jeder Frustration mit Aggression begegnet wurde, sondern Resignation, Ersatzhandlungen in Form von Eigenbelohnungen oder verharmlosende Bedeutungszuschreibungen ebenfalls gängige Reaktionen gewesen waren. Bei manchen Menschen wurden auch Verhaltensweisen nach Frustrationen beobachtet, die eher von Kindern zu erwarten sind, wie beispielsweise regressive (auf kindliches Niveau zurückfallende) Formen beim Schmollen.

Auf der Suche nach dem Verständnis eigener Verhaltensweisen in oder nach frustrierenden Situationen wird eine Theorie mit einem Erklärungsprinzip erforderlich sein, das präzise angelegt ist, das auf mehrere systematische Variationen (Situationen, beteiligte Personen, Reaktionsmodalitäten und Zeitintervalle) rekurriert und das der Komplexität der beteiligten, mit eingeschlossenen Prozesse Rechnung trägt. Die Selbsterfahrung wird nämlich belegen, dass es erst einmal von der Situation abhängt, ob und in welcher Intensität Frustration hervorgerufen wird. Manche Hindernisse können geradezu lähmende Wirkung erzeugen, andere haben nur mindere Bedeutung und folglich wenig Frustrationspotenzial. Wie im alltäglichen Berufsleben immer wieder zu erfahren ist, spielt es bei der Auslösung von Frustration eine Rolle, welche Person die Blockade der Zielerreichung maßgeblich in Gang gesetzt hat und welche der möglichen Reaktionen darauf die größte Wahrscheinlichkeit hat. Die auf Frustrationserlebnisse infrage kommenden

Verhaltensweisen hängen von den zu erwartenden Konsequenzen ab, die wieder Rückwirkungen auf die Einschätzungen der Situation und der konfrontierenden Person haben.

Eine zum Phänomen Frustration (und natürlich auch anderen Erscheinungsweisen) heranzuziehende Theorie hätte zunächst eine klare, begrenzende und differenzierte Beschreibung zu liefern, was für eine Frustration kennzeichnend ist. Ebenso eindeutig wären dabei Feststellungen zu treffen, was als *nicht* dazugehörig gelten muss (z. B. einschränkende Bedingungen). Die Theorie hätte dann zu diskutieren und zu begründen, welche Hypothesen über frustrierende Wirkungen und ihre Konsequenzen überhaupt in Betracht zu ziehen seien, und welche mit welcher Begründung der höhere Erklärungswert zukäme. Dabei müssten dann auch Überlegungen konkretisiert werden, ob bestimmte Reaktionsweisen überhaupt mit Frustrationserlebnissen in Verbindung gebracht werden könnten bzw. welche Indikatoren dafür als valide (Geltung beanspruchend) einzustufen seien. Zu berücksichtigen wären ferner zeitliche Verhältnisse. Abgesehen von der Aufeinanderfolge und Häufung von stattfindenden Frustrationen in einem Zeitabschnitt, sind die Dauer der Frustrationswirkung und ihre Kopplung an bestimmte Reaktionen in der Theorie zu beachten und zu erläutern.

Von einer Theorie darf erwartet werden, dass sie logisch stringent entwickelt, widerspruchsfrei formuliert und mit hinreichenden Belegen ihrer Aussagen ausgestattet ist. Dafür müsste sie wiederholte Überprüfungen möglich machen. Meistens stößt man dabei aber auf bekannte Planungs- und Umsetzungsprobleme. Normalerweise können bei empirischen Prüfungen nur Teilaspekte, reduzierte Bedingungsvariationen, vorläufige oder eingeschränkte Reaktionen, ein Rekurs auf nur einige deklarierte Personenstichproben und ausgewählte Zeitverhältnisse Berücksichtigung finden. Daraus entsteht die Schwierigkeit, die Komplexität der situativen, wirkungsbezogenen, reaktiven und personenzentrierten Verbindungen der Strukturen und Prozessverläufe mit ihren Vernetzungen und Wechselwirkungsdynamiken realitätsgerecht einzuschätzen und zu konkretisieren. Insofern sind Replikationen von Studien und Zusammenfassungen ihrer Ergebnisse und theoretischen Konsequenzen in Metaanalysen (Gewinnung thematischer Übersicht, Ergebnisvergleiche, Bedeutungseinschätzungen, Hinweise auf kritische Punkte) erforderlich – auch wenn dadurch die Komplexität der Zusammenhänge wahrscheinlich nur angenähert widergespiegelt werden kann. Dabei wird jedoch deutlich und erklärbar, dass Theorien Modifikationen und Ersetzungen unterliegen und andere Erklärungen ihren Platz in Wissenschaft und Praxis für sich begründet reklamieren.

3.2.3 Psychotherapie – was passiert da?

Viele Menschen, die bisher kaum oder wenig nachdrücklich mit der Klinischen Psychologie oder der Psychiatrie in Kontakt getreten sind, gehen dazu auf Distanz oder geben zu, dass ihnen beide Bereiche eher unzugänglich, wenig vertraut, gelegentlich sogar etwas unheimlich oder mysteriös vorkommen, weil sie nicht wüssten, was dort vor sich geht und was in einer Psychotherapie passiert. Genau genommen sind ihnen nicht nur die Inhalte und Abläufe psychotherapeutischer Maßnahmen unklar, sondern durchaus auch deren Randbedingungen. So entstehen einige Fragen, die beispielsweise die verschieden Formen und die Indikation zur Psychotherapie betreffen oder die sich auf die Diagnostik beziehen und die Therapieziele betreffen. Hauptsächlich wird aber ein Mangel an Information, eigenem Wissen und Erfahrung über die Inhalte, Methoden und Durchführungsprozeduren bei der Psychotherapie für die reservierte Haltung und die Zuschreibung als einerseits ungewohnt, geheimnisvoll und andererseits als durchschauend, aufdeckend zur Begründung angeführt. Inzwischen konnten schon durch Berichte, Reportagen und Dokumentationen in den gedruckten und elektronischen Medien einige Klarstellungen und Revisionen ermöglicht werden – auch wenn dabei gelegentlich die sachliche durch die sensationelle Zielorientierung ersetzt wurde.

Welche Formen der Psychotherapie gibt es, wer verordnet sie und wer trägt die Kosten für die Behandlung? Welche seelischen Probleme oder Krankheiten sind therapiebedürftig? Welche Ziele werden mit einer Psychotherapie verfolgt und wer bestimmt sie? Was passiert bei einer Psychotherapie? Was kommt dabei auf den Patienten zu? Das sind typische Fragen, für deren Beantwortung es ausgezeichnete Fachliteratur gibt, die auch überwiegend verständlich und praxisnah abgefasst ist (Bastine 1992; Grawe 2004; Wittchen und Hoyer 2006; Kriz 2014). Für die nachfolgend gegebene kurze Skizze zur Psychotherapie dienten diese Fachbücher als grundlegende inhaltliche Quelle sowie zur maßgebenden Strukturierung und Prozessbeschreibung.

Die Frage nach den heute gebräuchlichen Psychotherapieformen lässt sich mit der von Kriz (2014, S. 7–14) übersichtlich und einfach gestalteten Einteilung beantworten. Den vier übergeordneten Bereichen werden einzelne Therapieformen zugeordnet:

1. Psychodynamische Psychotherapie
   - Psychoanalyse,
   - Individualpsychologie,

- Analytische Psychologie,
- Bioenergetische Körperpsychotherapien,
- Transaktionsanalyse.

2. Verhaltenstherapie
- Grundkonzepte der Verhaltenstherapie,
- Lerntheoretisch begründete Verhaltenstherapie,
- Kognitive Verhaltenstherapie,
- Rational-emotive Therapie.

3. Humanistische Psychotherapie
- Geschichte der humanistischen Psychotherapie,
- Personenzentrierte Psychotherapie,
- Gestalttherapie,
- Logotherapie und Existenzanalyse,
- Psychodrama.

4. Systemische Therapie
- Grundlagen systemischer Therapie,
- Systemische Therapie mit Familien,
- Systemische Therapie gestörter Kommunikation und Paarbeziehung.

Zur ersten Orientierung sollen zwei Definitionen dazu dienen, zu erläutern, was allgemein – ohne Berücksichtigung spezifischer Auffassungen verschiedener Therapieschulen – unter Psychotherapie zu verstehen ist. So postuliert Bastine (1992, S. 180):

> „Eine allgemeine Definition wird davon ausgehen, daß Psychotherapie eine spezifische Art einer interpersonellen Beziehung darstellt, in der Klienten oder Patienten eine professionelle psychologische Hilfe bei der Bewältigung ihrer psychischen Störungen oder psychischer Aspekte körperlicher Erkrankungen erhalten. Die erwünschten Veränderungen im Erleben, Verhalten und in den Beziehungen zu ihrer (sozialen) Umwelt sollen durch ein zielgerichtetes und wissenschaftlich begründetes Vorgehen herbeigeführt werden."

Bei Wittchen und Hoyer (2006, S. 4) findet sich unter Verweis auf Strotzka (1969, S. 32):

„Psychotherapie, als ein Teilgebiet der Klinischen Psychologie, lässt sich definieren als [...] ein bewusster und geplanter interaktionaler Prozess zur Beeinflussung von Verhaltensstörungen und Leidenszuständen, die in einem Konsensus (möglichst zwischen Patient, Therapeut und Bezugsgruppe) für behandlungsbedürftig gehalten werden, mit psychologischen Mitteln (durch Kommunikation) meist verbal, aber auch averbal, in Richtung auf ein definiertes, nach Möglichkeit gemeinsam erarbeitetes Ziel (Symptomminimalisierung und/oder Strukturänderung der Persönlichkeit) mittels lehrbarer Techniken auf der Basis einer Theorie des normalen und pathologischen Verhaltens. In der Regel ist dazu eine tragfähige emotionale Bindung notwendig."

Obwohl sich beide Definitionen in der Hervorhebung einzelner Punkte unterscheiden, vermitteln sie doch einen in der Gesamtausrichtung ähnlichen Sachverhalt. Bei Wittchen und Hoyer (bzw. Strotzka) sind allerdings mehr Verfahrenshinweise in die Definition eingeschlossen. Wichtig bleibt festzuhalten, dass es bei der Psychotherapie um die Behandlung von psychischen Störungen, Leidenszuständen und bestimmten seelischen Komponenten körperlicher Beschwerden geht, die angestrebte Veränderungen im Erleben, Verhalten und in den sozialen Beziehungen des Patienten durch den Einsatz wissenschaftlich basierter Verfahren bewirken soll und damit einer Symptomreduktion und Persönlichkeitsdifferenzierung genügen kann.

Die Wege dorthin sind allerdings recht unterschiedlich. Das ist nicht weiter überraschend, sind doch beispielsweise Auffassungen darüber, was als normal, gesund, seelische (in Abhebung von körperlicher) Störung, behandelbares Symptom bzw. Teil eines Syndroms, Krankheitsursache, Therapieziel, erfolgbringende Methodik zu gelten hat, sehr unterschiedlich. Insofern ist das Entstehen psychotherapeutischer „Schulrichtungen", denen mitunter sehr starre Positionen nachgesagt werden, nicht verwunderlich. Es kann allerdings nicht übersehen werden, dass die damit einhergehenden Abgrenzungen und Dissonanzen gegenwärtig nicht mehr die Bedeutung haben wie noch vor ein paar Dekaden, weil Bemühungen um Integration und Übernahme neuerer Konzeptionen (z. B. bei Grawe 2004; Petzold 2004; Kriz 2014; Strunk und Schiepek 2014) gegenwärtig immer mehr in den Vordergrund rücken.

Die einzelnen psychotherapeutischen Verfahren, die in den vier übergeordneten Bereichen (Psychodynamische Psychotherapie, Verhaltenstherapie, Humanistische Psychotherapie und Systemische Therapie) aufgelistet sind, können hier nicht alle bezüglich ihrer prozessualen Methodik in Betracht gezogen werden. Die ausgewählten Beispiele stehen aber für die Grundrichtungen der Verfahren und sie geben einen ersten Einblick in mögliche Abläufe psychotherapeutischer Behandlungen.

Aus historischen Gründen wird die Psychoanalyse als psychodynamische Psychotherapie an den Anfang gestellt. Die ersten und grundlegenden Konzepte sowie einige früh nachfolgende theoretische Modifikationen stammen von Sigmund Freud (*Sigmund Freud – Gesammelte Werke in achtzehn Bänden.* Herausgegeben von A. Freud et al. 2001). Kernpunkte der theoretischen Konzeption und des Behandlungsmodells sind die Untersuchung und Erklärung unbewusster oder schwer erreichbarer psychischer Prozesse (z. B. Konflikte, Wünsche, Fantasien), die Trieblehre (mit der Libido als Energie des Sexualtriebes; Phasenkonzept sexueller Entwicklung), der Rekurs auf nicht verarbeitete Erlebnisse (z. B. Traumata) in der Kindheit und die Behandlung von seelischen Störungen (vgl. Abschn. 1.2). Zur Grundvereinbarung in der Psychoanalyse führt Kriz (2014, S. 49) aus:

> Entscheidendes Kennzeichen der Psychoanalyse ist nach Freud, dass sich der Therapeut mit dem durch Es und Überich geschwächten Ich des Patienten verbündet, um das Verdrängte freizulegen. Dies führt zu einem Therapievertrag in Form der sogenannten „Grundregel": Kernpunkt des Vertrages, den der Therapeut mit dem Ich des Patienten schließt, ist die Forderung, dass der Patient alles so, wie es ihm in den Sinn kommt, äußern soll – gleichgültig, ob es unwichtig, sinnlos, peinlich oder wie immer erscheinen mag, ob sich die Inhalte auf die Therapiesituation selbst, vergangene Erlebnisse, zukünftige Befürchtungen usw. beziehen mögen. Selbstverständlich sichert der Therapeut – wie bei jeder anderen Therapieform auch – strengste Diskretion zu.

Die typische Konstellation in der Therapie ist so gewählt, dass der Patient auf einer Couch liegend, den hinter ihm sitzenden Therapeuten nicht sieht und somit seine Assoziationen frei und ohne direkten Augenkontakt äußern kann. Die Anordnung bleibt unverändert, wenn der Patient seine Träume schildert, die der Therapeut dann einer Deutung unterzieht, weil die Konfliktinhalte, die aus dem Es stammen, in verwandelter Form (z. B. Bildvermischung) erscheinen und einer Klärung (zusammen mit dem Patienten) bedürfen. Wie bei jeder Psychotherapie spielt die Beziehung von Patient und Therapeut eine herausragende Rolle für den Ablauf und den Erfolg der Behandlung. In der Psychoanalyse werden zwei Komponenten hervorgehoben und mit besonderer Aufmerksamkeit bedacht: Übertragung und Gegenübertragung. Unter Übertragung ist zu verstehen, dass der Patient Emotionen, Wünsche oder Begehrlichkeiten mit unangemessener Ausdrucksstärke auf den Therapeuten richtet, der sozusagen die „falsche" Person ist, da sie aus der Vergangenheit stammen und eigentlich einer anderen Person galten. Gegenübertragungen meint die seitengewechselte Form, die die Gefühle betreffen, die der Therapeut bei der Übertragung gegenüber dem Patienten aufgreift und erlebt.

Kriz (2014; S. 50; in Bezug auf Hoffmann 1983) hat die wichtigsten Maßnahmen (Interventionen) zusammengestellt, die vom Therapeuten in der Psychoanalyse eingesetzt werden können:

• Instruktion über das analytische Verfahren.
• Deutungen unbewusst produzierten Materials – insbesondere von Träumen.
• Konfrontationen, in denen der Patient auf sein Verhalten (im weitesten Sinne – also auch von Übertragungsreaktionen) aufmerksam gemacht wird.
• Klärungen, in denen durch präzises Fragen, der Konfrontation ähnlich, das Thema herausgearbeitet wird.
• Durcharbeiten, das nach der Einsicht des Patienten einen Zusammenhang herstellt und zur Veränderung führen soll.
• Rekonstruktion von Lücken im Material des Patienten, das verdrängt ist, aber ins Gesamtbild des Konfliktes und seiner Symptome gehört.

Vonseiten des Patienten geht es oft darum, seine Fähigkeiten zur Mentalisierung zu entwickeln und auszuweiten, d. h. das Verhalten anderer Menschen ebenso einschätzen und begrifflich differenzieren zu können, wie das eigene. Eine Fähigkeit also, die für das Verständnis der eigenen Seele von ausschlaggebender Bedeutung sein dürfte.

Gegenwärtig gehört die Psychoanalyse zu einem größeren Pool von Therapieverfahren, die unter dem Namen Psychodynamische Psychotherapie firmieren (vgl. Kriz 2014, S. 119) und zu denen erweiternde und spezifizierte Behandlungsformen gehören.

Nicht jede Person, für die eine umfängliche Psychotherapie angezeigt wäre, befindet sich in einem Zustand, der eine solche aufwendige Behandlung erfolgversprechend erscheinen lassen würde. Andere Patienten wiederum benötigen medikamentöse Unterstützung, um für eine derartige Intervention gerüstet zu sein. Im Kontext der Verhaltenstherapien (Lehrbuch in 4 Bänden: Margraf und Schneider 2008; Bd. 1 und 2; Schneider und Margraf 2009; Bd. 3, 2011; Bd. 4) gibt es Behandlungstechniken, die für sich selbst stehen, die aber auch günstigere Voraussetzungen für längerfristige und intensive Psychotherapien schaffen und somit zum Bestandteil eines komplexen Behandlungskonzeptes werden können.

Psychoedukation, systematische Desensibilisierung und Biofeedback sind dazugehörige Verfahren, die auf lerntheoretischen Grundlagen aufbauen. Unter Psychoedukation sind Maßnahmen zu verstehen, die über die psychische Störung oder die Krankheit sowie über die indizierte Behandlungsform sowohl den Patienten als auch seine Angehörigen angemessen informie-ren. Schwerpunkte sind ferner eine Motivationsstärkung zur vollständi-gen Durchführung der Psychotherapie, zur Ausbildung eines strukturier-ten und funktionierenden Selbstmanagement und zur Therapiemitarbeit (Compliance). Die Technik der systematischen Desensibilisierung wird meis-tens zur Minderung von Ängsten eingesetzt und umfasst drei Stadien (Casper 2013): progressive Muskelentspannung (nach der Jacobson-Methode) zur Angsthemmung – hierarchische Staffelung durch Patient und Therapeut bezüglich der Wirkung der angstauslösenden Einflussgrößen – Exposition der angstauslösenden Faktoren (vom schwächsten zum stärksten gesteigert) unter Entspannung und jeweilige Überprüfung der (noch vorhandenen) sub-jektiven Erregung. Biofeedback (Birbaumer und Schmidt 2003) ist bezüg-lich der körperlichen Einwirkungsmöglichkeiten sehr viel weiter gefasst. Es handelt sich dabei um systematische Veränderungen physiologischer Prozesse (z. B. Herzschlagrate, Hauttemperatur, Muskelspannung) gemäß lernpsy-chologischen Prinzipien (operantes Konditionieren). Der Patient lernt über die direkte Rückmeldung durch Signale, einen bestimmten Pegel oder ein angestrebtes Niveau der physiologischen Variable zu erreichen und beizu-behalten, sodass er eine Belohnung erhalten (positive Verstärkung) oder das Auftreten eines aversiven Reizes abwenden kann (negative Verstärkung). Die Auswahl der physiologischen Parameter richtet sich nach der jeweiligen psy-chischen Störung des Patienten (z. B. elektrodermale – auf die Haut bezo-gene – Aktivität bei Angstzuständen).

Die kognitive Verhaltenstherapie, der gegenwärtig sehr viel Beachtung zukommt, verbindet auf der theoretischen Basis die weitgefächerte Ebene mentaler Prozesse (wie Wahrnehmungsverarbeitung, Erinnern, Entscheiden, Abstrahieren, Vergleichen, Integrieren, Urteilen, Bewerten) mit den jeweiligen Besonderheiten von verschiedenen Lernkonzepten (z. B. Konditionierung, Lernen am Modell, Einsicht, Konzeptbildung, Sozialisation) und integriert Emotions-, Motivations- und Zuschreibungstheorien (Attributionstheorien). In der Therapie werden daher sehr viele verschiedene Perspektiven einge-nommen und unterschiedliche Lernprogramme angewandt. Die wesentliche Grundannahme besteht darin, dass menschliches Verhalten und Emotionen unter dem Einfluss kognitiver Faktoren, wie Gedanken, Vorstellungen, Bewertungen, Zukunftserwartungen, Selbstbetrachtungen (Selbstbild), mit sich selbst geführten „inneren Dialogen", stehen.

Im Zuge kognitiver Lernprozesse wird den Patienten in der Therapie „ver-mittelt, ihre Gedanken und Interpretationen zu erkennen, zu hinterfragen, zu beurteilen und zu ändern. Dysfunktionale Gedanken und logische Fehler sollen abgebaut und durch hilfreichere Gedanken ersetzt werden" (Wittchen und Hoyer 2006, S. 100). Da die kognitive Verhaltenstherapie insbesondere bei affektiven Störungen (z. B. ängstliche Bedrückung, Depression) erforscht, eingesetzt und umfänglichen Bewährungskontrollen unterzogen wurde, verwundert es nicht, dass in kombinierten Behandlungsplänen wie der Rational-Emotiven Therapie von Ellis (1977; Ellis und Grieger 1979) auch andere Techniken wie die systematische Desensibilisierung verwendet werden. Zu den bewährten älteren Vorgehensweisen, wie (nach Bastine 1992)

- induktive Widerlegung (Suche nach empirischen Belegen und Nachweisen dafür, dass die zu negative Sichtweise des Patienten von ihm selbst korrigiert werden kann),
- Selbstregulation und Gedankenkontrolle (durch Selbstbeobachtung, Selbstbewertung und Selbstbelohnung mit Änderung selbst gestellter Kriterien wie subjektives Anspruchsniveau),
- rationale Problemanalyse (wodurch schwierige Problemkonstellationen in gangbare Schrittfolgen zerteilt werden sollen),
- sophistischer Disput (richtet sich darauf, für sich selbst gebildete, unbedingt einzuhaltende Regeln, überhöhte Erwartungen oder realitätswidrige Einschätzungen, Werthaltungen und Glaubensprinzipien durch korrigierende Argumente zu revidieren),

sind andere und neuere Interventionsformen der kognitiven Verhaltenstherapie hinzugekommen. Beispielsweise:

- kognitive Umstrukturierung (Übernahme von Perspektivwechseln zum gleichen Tatbestand),
- Kompetenztraining (Mängel im – z. B. sozialen – Verhalten werden durch Trainingsprogramme gebessert oder behoben),
- Stressimpfungstraining (selbständige Bewältigung von Stresssituationen),
- Selbstinstruktions- und Selbstmanagementtraining (Änderung von Gedanken und Verhaltensweisen).

Um das Vorgehen an einem Beispiel etwas zu konkretisieren wird die Behandlung einer psychischen Störung (z. B. Depression) im Rahmen einer kognitiven Therapie (nach Beck et al. 2010) und in Anlehnung an die Darstellung von Kriz (2014) kurz vorgestellt. Grundsätzlich geht es zunächst einmal um den Schutz der „persönlichen Domäne" (Selbstbild und positive Umgebung wie Familie, Freunde, Anerkennung, materielle Verfügung etc.). Negative Gefühle und Reaktionen stellen sich ein, wenn die persönliche Domäne bedroht oder unerwünschten Veränderungen ausgesetzt werden würde. Ein negatives Selbstbild, eine ebensolche Interpretation der bisherigen Lebenserfahrungen und die Einnahme einer düsteren Zukunftsperspektive hängen als „kognitive Trias" zusammen mit selbstzerstörerischen Einschätzungen, Bewertungen und Denkfehlern, auf denen emotionale Störungen beruhen. Typische Denkfehler (nach Beck) sind:

- Personalisieren (externe Ereignisse werden in extremer Form auf die eigene Person bezogen),
- polarisiertes Denken (durch dichotome Denkform – z. B. gut versus schlecht – entsteht ein Differenzierungsmangel),
- selektive Abstraktion (Überbewertungen von Ereignissen und Konditionen werden hervorgehoben und determinieren Verhalten und Empfindungen),
- Übergeneralisierung (unzulässige Verallgemeinerung bestimmter Details),
- Übertreibung (verzerrte Bedeutungszuschreibungen).

Die nach Beck für die kognitive Therapie konstitutiven Prozessphasen hat Kriz (2014, S. 156) zusammengestellt und erläutert:

- Beobachten: Nach einer Einführung in das Therapiekonzept (demzufolge Probleme insbesondere mit „automatischen Gedanken" und Bewertungen verbunden sind) lernt der Klient, sich selbst zu beobachten und seine automatisch aufkommenden Gedanken zu notieren.
- Identifizieren: Anhand dieses vom Klienten erstellten Materials werden die inneren Selbstgespräche und ihre selbstzerstörerische Tendenz im Hinblick auf die oben genannte Trias analysiert.
- Hypothesenüberprüfung: Hier lernt der Patient, die implizit mit seinen automatischen Gedanken verbundenen Hypothesen über sich selbst und seine Umwelt differenziert wahrzunehmen und auf ihren Wahrheitsgehalt hin zu überprüfen. Auf diese Weise lernt der Patient, dass seine Bewertungen und Schlussfolgerungen nicht immer unbedingt zwingend sind, und er erkennt zunehmend differenzierter seinen Anteil an der kognitiven Gestaltung seiner Lebenswelt.
- Training der alternativen Erklärungen: Mit dem Therapeuten zusammen werden alternative kognitive Strukturierungen entwickelt und in realen Situationen erprobt. Es handelt sich hier um Gegenkonzepte zu den automatischen Gedanken.

Eine gelistete Übersicht über die inzwischen zahlreichen Techniken der Verhaltenstherapie(n) findet sich bei Kriz (2014). Aus der Gruppe der neu entwickelten Verhaltenstherapien wird das CBASP (Cognitive Behavioral

Analysis System of Psychotherapy; McCullough 2003, 2006; Schramm 2007) ausgewählt, weil es zur Behandlung von schweren Depressionen und Borderlinestörungen, die beide gegenwärtig sehr viel diskutiert werden, eingesetzt wird. Im Zusammenhang mit dem hier abgehandelten Thema des Verständnisses der eigenen Seele sind nach McCullough (2006) für die Entstehung der Depression zwei Faktoren besonders effektiv: erstens eine depressive Tendenz im jungen Erwachsenenalter, die sich durch erfahrene Ablehnung, Zurücksetzung und mangelnde Anerkennung bildet, sodass sich starre Haltungen und unflexible Verhaltensweisen entwickeln; zweitens eine Abkapselung von der umgebenden Lebenswirklichkeit und eine Fixierung auf Verhaltensweisen, die schädlich (dysfunktional) sind, jedoch vom Betroffenen gar nicht so wahrgenommen werden. Im Fokus der Therapieziele (vgl. Brakemeier 2013) steht die Abkehr von der Hilf- und Hoffnungslosigkeit, das Erlernen oder Wiederaufnehmen von Möglichkeiten zur Bewältigung von sozialen Problemen und von Empathie im interdependenten persönlichen Umgang. Zu den Interventionen führt Kriz (2014, S. 174) aus:

> [Es] wird u. a. mit dem Patienten eine Liste prägender Bezugspersonen erstellt und die interpersonellen Beziehungserfahrungen zu diesen im Sinne psychodynamischer Übertragungshypothesen genau eruiert und analysiert. Es geht also um eine spezifische Steuerung von Übertragungsthemen und -prozessen, die als Hypothesen formuliert und hinterfragt werden. Damit sollen die negativen, oft traumatisierenden Erfahrungen in der Vergangenheit bearbeitet werden. Bei dieser Arbeit soll sich der Therapeut möglichst oft bewusst persönlich einbringen – also seine eigenen positiven und negativen Gefühle und Reaktionen als Konsequenz auf das Verhalten des Patienten in möglichst authentischer Weise einsetzen.

Aus dem Block der humanistischen Psychotherapien wird hier das Psychodrama vorgestellt, dem eine besondere Position zugeschrieben werden kann. Zum einen handelt es sich um eine ältere, recht bekannt gewordene Therapieform, die Moreno (1932, 1959) entwickelt hat, zum anderen lassen sich Teilkonzeptionen (z. B. Begegnung, Empathie) und einige Verfahrensweisen (z. B. Rollenwechsel, leerer Stuhl, d. h. Platzhalter für Personen, die problemrelevant, aber abwesend sind) in mehreren anderen psychologischen Behandlungsmethoden wiederfinden. Eine einführende Übersicht geben von von Ameln und Kramer 2015). Die Grundlagen des Psychodramas sind im Theaterspiel verwurzelt, wobei es darum geht, in Szenen bestimmte Rollen zu übernehmen und sie im Gegenwartsbezug (jetzt und hier) vor den Augen der Zuschauer spielerisch darzustellen. Neben den verbalen Repliken ist die Handlungsausführung von Konflikten, Imaginationen, sozialen Begebenheiten und psychodramatischen Prozessen entscheidend. Es werden aktuell vier Phasen im Psychodrama unterschieden. In der Erwärmungsphase (Initialphase) geht es vornehmlich um die Problembestimmung, in der nachfolgenden Aktionsphase wird die Problemebene bearbeitet und in der Abschlussphase (Integrationsphase) in Gesprächen zusammengefasst und teilweise erzieherisch interpretiert, sodass in einem vierten – von Petzold (1993) hinzugefügten – Abschnitt der Neuorientierung neue Handlungsabläufe entworfen und ausprobiert werden können. Soziale Interaktionen lassen sich anders bewerten und gestalten als bisher, verzerrte Sichtweisen können korrigiert und durch Perspektivwechsel geändert werden, blockierte Gefühle werden auslebbar. Durch die Übernahme einer Rolle und ihrer Darstellung im Spiel lassen sich negative Erlebnisse aus der Vergangenheit noch einmal aufnehmen, szenisch durchleben, verändern und sich davon befreien (kathartische Wirkung). Wesentlich sind dabei nach Moreno die vier Determinanten der menschlichen Lebenswelt: Raum (physische und psychische situative und prozessuale Gegebenheiten des Lebens), Zeit (Vergegenwärtigung), Kosmos (Kontext der Selbstentwicklung und Selbstverwirklichung) sowie Realität (raum-zeitlicher Wirklichkeitsbezug; im Spiel als szenische Realität zu erfahren).

Im Psychodrama gibt es auf der Spielfläche verschiedene Requisiten, mit denen die Akteure Psychodramatechniken durchführen. Dazu gehören z. B. szenische Aktion, Spiegeln, Doppeln (Austauschprozess zwischen dem problemstellenden Protagonisten und seinem „Doppel", einem Hilfstherapeuten, der den Protagonisten in Wort und Handlung wiederholt), leerer Stuhl, die die sechs Bestandteile des Psychodramas (Bühne, Protagonist, Regisseur, Mitspieler und Hilfstherapeuten, Gruppenteilnehmer als gelegentliche Zuschauer sowie die verschiedenen Techniken) ausmachen. Der Protagonist als Hauptakteur spielt in spontan entwickelten Szenen, solche Aktionen, Emotionen, Vorstellungen, Handlungsentwürfe etc., die bestimmend für seine Probleme, Konflikte, Schwierigkeiten, Fehler und Mängel sind. Da das Psychodrama zumeist als Gruppentherapie eingesetzt wird, sind Anwendungen bei Selbsterfahrungsgruppen (Öffnung gegenüber anderen Personen, die Rückmeldungen auch zu bisher verdeckten Seiten geben, sodass Einstellungs- und Verhaltensänderungen möglich werden) oder bei Trainingsgruppen, die soziale Kompetenz und Selbstvertrauen stärken wollen (z. B. Durchsetzungsvermögen), häufig indiziert.

Als wir uns den systemischen Therapieformen zuwenden wollten, kam ein energischer und nachdrücklicher, aber charmant vorgetragener Einspruch von – Kira. Wer auch sonst hätte mit so viel Kompetenz und Sachverstand uns ermahnend darauf hinweisen und begründen können, dass dazu ja wohl erst einmal einige Erklärungen zu der theoretischen Basis erforderlich seien. Ohne wenigstens einführende und orientierungsweisende Erläuterungen zur Systemtheorie und zum systemischen Denken zu geben, seien Ausführungen zur systemischen Therapie eher als verbale Luftballons oder Seifenblasen anzusehen. Sie als Soziologin müsse darauf bestehen, dass wenigstens einige grundlegende Gedanken zum systemtheoretischen Kontext mitaufgenommen werden. Breites Schmunzeln bei Eckart. „Na, dann leg mal los!", meinte er. Ich wagte einen Vorstoß: „Für mich wäre damit die Darstellung, was bei Psychotherapien eigentlich abläuft, etwas abrupt unterbrochen, und es ist doch besser, Kiras Vorschlag an anderer Stelle – zum Beispiel über variables Denken – zu positionieren. Oder, Kira? Auf jeden Fall solltest du das schon mal ausarbeiten!" Kira lächelte zu mir herüber, ich dankte mit Augenzwinkern. Eckart jedoch gab jetzt zu bedenken: „Auf die systemischen Therapieformen können wir wohl im Rahmen unseres Vorhabens nicht wirklich grundlegend und verständnisfördernd eingehen, denn dafür sind Kenntnisse in der Systemtheorie tatsächlich unumgänglich. Ein erster, überblickmäßiger Eindruck lässt sich aber durch die Darstellung bei Kriz (2014) gewinnen."

Am Beispiel des Psychodramas lässt sich ablesen, dass einige Verbindungen zwischen den gängigen Therapieformen bestehen. Das kommt den aktuell immer stärker in den Vordergrund rückenden Bemühungen um Integration und Kooperation bei den psychotherapeutischen Verfahren entgegen und stabilisiert die gemeinsamen Zielsetzungen der Psychotherapie, die Bastine (1992, S. 195) angibt als:

- Abbau der psychischen Störungen, Behinderungen und Probleme
- Förderung des subjektiven Wohlbefindens

Ergänzend weist er auf spezielle Behandlungsziele hin:

- die Förderung persönlicher Fähigkeiten, Fertigkeiten und Kompetenzen, beispielsweise durch Wissensvermittlung, Übung und Training;
- die Förderung von Funktionsfähigkeit und Einsicht, z. B. durch von Blockaden, Hemmungen oder Fixierungen auf Grund von intrapsychischen Konflikten oder pathologischen Verarbeitungsprozessen;
- die Förderung psychischen Wachstums und leib-seelischer Integration durch Selbstverwirklichung, Sinnfindung und die Verarbeitung körperlicher Befindlichkeiten;
- die Förderung interpersoneller Beziehungen durch die Entwicklung ungestörter und wechselseitig befriedigender Beziehungen.

Als definierte Ziele einer Psychotherapie nennen Wittchen und Hoyer (2006, S. 415) die Reduktion von seelischem Leidensdruck und von Symptomatik (Beschwerdekomplex), die Veränderung kritischer belastender Verhaltens-,

Emotions- und Einstellungsmuster, die für sich und andere Personen als gefährlich einzustufen sind, sowie die Entwicklung der Fähigkeit zur erfolgreichen Lebens- und Problembewältigung. Auf die Frage, welche psychotherapeutischen Veränderungsprozesse angestrebt werden, kann mit Bastine (1992, S. 231) auf vier Bereiche hingewiesen werden:

• Emotionsverarbeitung (z. B. durch emotionale Selbsterfahrung),
• kognitive Verarbeitung (z. B. durch Einsicht),
• Kompetenzerweiterung (z. B. durch Aufbau sozialer Stützsysteme und Ressourcen),
• Selbstakzeptanz (z. B. Integration verschiedener Veränderungen).

Selbstverständlich sind für die Zuschreibung von Störungen oder Defiziten sorgfältige und fachkompetent durchgeführte Diagnosen eine Grundvoraussetzung (Informationen dazu z. B. bei Wittchen und Hoyer 2006). Auf die einzelnen Störungsbilder, die im Rahmen der Klinischen Psychologie behandelt werden, kann im Kontext der hier abgehandelten Themenstellung nicht eingegangen werden. So muss eine Aufzählung der bei Wittchen und Hoyer (2006) sehr genau dargestellten Störungen genügen: Aufmerksamkeitsdefizit-/Hyperaktivitätsstörungen, Störungen durch Substanzkonsum, Drogenmissbrauch und -abhängigkeit, Alkoholmissbrauch und -abhängigkeit, Nikotinabhängigkeit, psychotische Störungen und Schizophrenie, depressive Störungen: Major und minor Depression, Panik und Agoraphobie (Platzangst), generalisierte Angststörung, soziale Phobie, spezifische Phobien, posttraumatische Belastungsstörungen, Zwangsstörungen, somatoforme Störungen (körperbezogene Beschwerden; z. B. Schmerzen), stressabhängige körperliche Beschwerden, Essstörungen, sexuelle Störungen und Persönlichkeitsstörungen.

Auch die inzwischen zahlreichen psychotherapeutischen Verfahren, ihre theoretischen Grundlagen und Basiskonzeptionen, Verfahrensbeschreibungen, Zusammenhänge, Indikationen, Wirksamkeitsnachweise, Modifikationen und Nuancierungen lassen sich hier nicht in angemessener Form darstellen, sodass der Hinweis auf die übersichtlichen und detaillierten Abhandlungen dazu, beispielsweise bei Wittchen und Hoyer (2006), hinreichend sein mag. Für die Beantwortung der Frage „Psychotherapie – was passiert da?" können wohl Beispiele ausreichen, die die Zielsetzung und das Procedere ausgewählter Psychotherapiemethoden veranschaulichen, wie sie bei Bastine (1992, S. 221 ff.) zu finden sind:

Entspannungsverfahren:
  Ziele: Reduktion der körperlichen und psychischen Erregungsbereitschaft/
    Anspannung
  Vorgehen: Beispiel Progressive Muskelrelaxation (Jacobson): systematische
    Anspannung/Lockerung einzelner Muskelpartien in Armen, Kopf,
    Oberkörper, Rumpf, Beinen. Klient lernt, Anspannung zu
    identifizieren und sich selbst gezielt zu entspannen.
Problemlösen:
  Ziele: Bewältigung konkreter Probleme im Alltag des Klienten. Vermitteln
    allgemeiner Problemlösungs-Kompetenz
  Vorgehen: Sechs Schritte des Problemlösens

  (1)   Problembewusstsein wecken
  (2)   Benennung und Beschreibung des Problems
  (3)   Sammlung von Lösungsalternativen
  (4)   Treffen von Entscheidungen
  (5)   Verwirklichen von Entscheidungen
  (6)   Bewertung der Entscheidung

Rollenspiel:
  Ziele: Klären (interpersoneller) Probleme. Erproben/Einüben sozialer
    Verhaltensweisen. Training professionellen Verhaltens
  Vorgehen: Vorbereitung es Rollenspiels: Festlegen der zu spielenden
    Aufgaben. Nachspielen interpersonellen Handelns in verschiedenen
    Rollen. Auswertung: verschiedene Formen von Feedback;
    zahlreiche unterschiedliche Anordnungen, z. B. Rollentausch,
    Doppeln, Beiseitereden
Konfrontation (verbal)/Provokation:
  Ziele: Festigen des Selbstwertes und eigener Entscheidungsfreiheit.
    Realistische Selbst- und Situationsbeurteilung. Vermitteln von
    Erfahrungen für Veränderungsmöglichkeiten
  Vorgehen: verbale Konfrontation, Auffordern zur Realitätsprüfung, negative
    Modelle ausarbeiten („im schlimmsten Fall"), rationale
    Begründungen herausfordern; immer vor dem Hintergrund einer
    wohlwollenden, verständnisvollen Haltung gegenüber dem Klienten.
Exposition und Reaktionsverhinderung:
  Ziele: Reduktion von Ängsten in konkreten Situationen. Entwickeln
    realitätsgerechten Verhaltens
  Vorgehen: andauernde und direkte Konfrontation mit angstauslösenden Reizen,
    bei der ein Vermeiden der Angstsituation unterbunden wird, bis ein
    Abbau der Angstreaktion einsetzt.
Hypnose, imaginative Techniken:
  Ziele: Unterbrechen unerwünschter Handlungsmuster. Bearbeiten negativer
    Erfahrungen. Erarbeiten neuer Lösungsmöglichkeiten

Vorgehen: Herstellen eines Zustandes der Entspannung, in dem durch verschiedene Techniken (z. B. Dissoziieren, Beiläufigkeit, indirektes Formulieren, Metaphern) ein hypnoider Zustand hervorgerufen wird.

Zum Verständnis der eigenen Seele gehört auch und in besonderem Maße die Fähigkeit, die Gefahr der Annährung an Grenzbereiche oder deren Überschreitung selbst zu erkennen, d. h. Störungen und Defizite rechtzeitig zu bemerken und nach Abhilfen zu suchen. Neben einer sensitiven Achtsamkeit und dem Eingeständnis, dass „etwas nicht stimmt", sind möglichst zeitnah fachkompetente Diagnosen darüber einzuholen, wie die bemerkten Veränderungen bzw. Mängel zu bewerten und erforderlicher Weise zu therapieren sind. Erworbene Grundeinschätzungen über Psychotherapien können dabei behilflich sein, sich gegebenenfalls professioneller Unterstützung und Behandlung anzuvertrauen. Dabei wäre auch in Betracht zu ziehen, sich darüber zu informieren, welche neueren Entwicklungen in der Psychodiagnostik und Psychotherapie gerade diskutiert oder als erfolgversprechend deklariert werden.

Gegenwärtig stehen vor allem zwei Verfahren im Fokus: systemische Therapie und Neuropsychotherapie. Im Rahmen dieses Buches kann wegen der umfänglich erforderlichen Vorkenntnisse keine wirklich praktisch dienliche Darstellung abgehandelt werden. Jedoch sollen Verweise auf geeignete Fachliteratur für die systemischen Therapie nützliche Wegweiser sein: Einstieg: Kriz (2014); Konzeption: Schlippe und Schweitzer (2013); psychotherapeutische Beziehung: Strunk und Schiepek (2014) sowie Wirksamkeit: Sydow et al. (2006).

Bezüglich der der Neuropsychotherapie dokumentiert Grawe (2004) die bisher bekannt gewordenen neuronalen Korrelate psychischer Störungen und entwickelt eine beeindruckende Konzeption der „Konsistenzregulation als Grundprinzip des psychischen Funktionierens". Dabei ist Konsistenz als gleichzeitiges Sich-Miteinander-Verändern (synchrone Kovariation) neuronaler und psychischer Prozesse anzusehen. Ferner verweist er darauf, dass die Wirksamkeit von Psychotherapie dadurch nachgewiesen werden kann, dass alle psychotherapeutisch hervorgerufenen Veränderungen auf Aktivierung und Bahnung neuronaler Erregungsmuster zurückzuführen sind. Im Kern geht es – ganz nah an der hier abgehandelten Thematik – um das Verstehen menschlicher Grundbedürfnisse (Grawe 2004, S. 183):

Wir wissen jetzt recht viel über das Gehirn, aber wir wissen noch wenig, was uns helfen könnte, einen Menschen zu verstehen. Um einen Menschen zu verstehen, müssen wir etwas darüber wissen, was ihn im Positiven wie Negativen bewegt, was seine Wünsche, Ziele, Pläne, Werte, was seine Befürchtungen und Abneigungen sind. Es ist zwar für einen Psychotherapeuten sehr nützlich, genaue Vorstellungen darüber zu haben, wie das psychische Geschehen abläuft und wie das auf neuronaler Ebene verwirklicht wird, aber ohne Vorstellung darüber, worauf die psychischen Prozesse ausgerichtet sind, fehlt der Aspekt, der den Inhalten des menschlichen Lebens ihre Bedeutungen verleiht. Die Welt der Bedeutungen erschließt sich erst unter motivationalem Aspekt.

Das ist sicher eine Perspektive, die in der belletristischen Literatur eingenommen und in zahlreichen Varianten dargestellt wird. Darüber wird im nächsten Kapitel mehr zu erfahren sein.

Fachliteratur und Sachbücher

Adorno, T. W., Dahrendorf, R., Habermas, J., & Popper, K. R. (1976). *Der Positivismusstreit in der deutschen Soziologie.* Darmstadt, Neuwied: Sammlung Luchterhand.

Backhaus, K., Erichson, B., & Weiber, R. (2013). *Fortgeschrittene Multivariate Analysemethoden. Eine anwendungsorientierte Einführung* (2. Aufl.). Berlin: Springer (Gabler).

Baecker, D. (2016). *Wozu Theorie?* Berlin: Suhrkamp.

Bamberg, E., Busch, C., & Ducki, A. (2003). *Stress und Ressourcenmanagement. Strategien und Methoden für die neue Arbeitswelt.* Bern: Hans Huber.

Bamberg, E., Keller, M., Wohlert, C., & Zeh, A. (2006). BGW-Stresskonzept: Das Arbeitspsychologische Stressmodell. Hamburg. Herausgegeben von: Berufsgenossenschaft für Gesundheitsdienst und Wohlfahrtspflege. https://www. bgw-online.de/.../bgw .../EP-SKM1_Stresskonzept_Das_arbeitspsychologische Stresskonzept (2016).

Bandura, A. (1977). Self-efficacy: Toward a unifying theory of behavior change. *Psychological Review, 84,* 191–215.

Bastine, R. (Hrsg.). (1992). *Klinische Psychologie. Band 2.* Stuttgart: Kohlhammer.

Bastine, R. (1998). *Klinische Psychologie. Band 1.* (3. Aufl.). Stuttgart: Kohlhammer.

Beck, A. T., Rush, A. J., Shaw, B. F., & Emery, G. (2010). *Kognitive Therapie der Depression.* Weinheim: Beltz.

Belardi, N. (2002). *Supervision. Grundlagen, Techniken, Perspektiven.* München: Ch. Beck.

Benesch, M., & Raab-Steiner, E. (2013). *Klinische Studien lesen und verstehen.* Wien: Facultas WUV.

Berking, M., & Rief, W. (2012). *Band I: Klinische Psychologie und Psychotherapie. Grundlagen und Störungswissen. Band II: Therapieverfahren.* Berlin: Springer.

Bierhoff, H.-W., & Petermann, F. (2013). *Forschungsmethoden in der Psychologie.* Göttingen: Hogrefe.

Binder-Klinsing, G. (2016). *Psychodynamische Supervision.* Göttingen: Vandenhoeck & Ruprecht.

Birbaumer, N., & Schmidt, R. F. (2003). *Biologische Psychologie* (5. Aufl.). Berlin: Springer.

Bischof, N. (1998). *Struktur und Bedeutung. Eine Einführung in die Systemtheorie* (2. Aufl.). Bern: Huber.

Blech, J. (2016). *Die Psychofalle. Wie uns die Seelenindustrie zu Patienten macht.* Frankfurt a.M.: Fischer Taschenbuch Verlag.

Bortz, J., & Döring, N. (1995). *Forschungsmethoden und Evaluation für Sozialwissenschaftler.* Berlin: Springer.

Bortz, J., & Schuster, C. (2010). *Statistik für Human- und Sozialwissenschaftler* (7. Aufl.). Berlin: Springer.

Böttcher, W., Holtappels, H. G., & Brohm, M. (2006). *Evaluation im Bildungswesen. Eine Einführung in Grundlagen und Praxisbeispiele.* Weinheim: Beltz (Juventa).

Brakemeier, E.-L. (2013). Cognitive Behavioral Analysis of Psychotherapy (CBASP). In T. Heidenreich & J. Michalak (Hrsg.), *Die „dritte Welle" der Verhaltenstherapie.* Weinheim: Beltz.

Breidenstein, G., Hirschauer, S., Kalthoff, H., & Nieswand, B. (2015). *Ethnographie. Die Praxis der Feldforschung* (2. Aufl.). Konstanz: UVK Verlagsgesellschaft.

Caspar, F. (2013). Systematische Desensibilisierung. In M. A. Wirtz (Hrsg.), *Dorsch-Lexikon der Psychologie* (16. Aufl.). Bern: Huber.

Döring, N. (2015). Phasen der Evaluationsforschung. In H. Holling, N. Birbaumer, D. Frey, J. Kuhl, W. Schneider, & R. Schwarzer (Hrsg.), *Grundlagen und statistische Methoden der Evaluationsforschung. Enzyklopädie der Psychologie. Serie IV: Evaluation.* Göttingen: Hogrefe.

Döring, N., & Bortz, J. (2015). *Forschungsmethoden und Evaluation in den Sozial- und Humanwissenschaften* (5. Aufl.). Berlin: Springer.

Dubben, H. H., & Beck-Bomholdt, H. P. (2006). *Der Hund, der Eier legt.* Reinbek bei Hamburg: Rowohlt Verlag.

Eid, M., & Schmidt, K. (2014). *Testtheorie und Testkonstruktion.* Göttingen: Hogrefe.

Ellis, A. (1977). *Die rational-emotive Therapie. Das innere Selbstgespräch bei seelischen Problemen und seine Veränderung.* München: Pfeiffer.

Ellis, A., & Grieger, R. (Hrsg.) (1979). *Praxis der rational-emotiven Therapie.* München: Urban & Schwarzenberg.

Erdmann, G., & Janke, W. (2008). *Stressverarbeitungsfragebogen (SVF)* (4. Aufl.). Göttingen: Hogrefe.

Fahrenberg, J. (2004). *Annahmen über den Menschen: Menschenbilder aus psychologischer, biologischer, religiöser und interkultureller Sicht: Texte und Kommentare zur Psychologischen Anthropologie.* Heidelberg: Asanger.

Fahrmeir, L., Künstler, R., Pigeot, I., & Tutz, G. (2012). *Statistik. Der Weg zur Datenanalyse* (7. Aufl.). Berlin: Springer.

Falk, G., Heintel, P., & Krainz, E. E. (Hrsg.) (2005). *Handbuch Mediation und Konfliktmanagement.* Wiesbaden: VS Verlag für Sozialwissenschaften.

Flick, U. v., Kardorff, E., & Steinke, I. (Hrsg.) (2008). *Qualitative Forschung.- Ein Handbuch.* Reinbek bei Hamburg: Rowohlt Verlag.

Flückiger, C., & Wüsten, G. (2016). *Ressourcenaktivierung* (2. Aufl.). Göttingen: Hogrefe.

Freud, A., Bibring, E., Kris, E., & Isakower, O. (Hrsg.). (2001). *Sigmund Freud – Gesammelte Werke in achtzehn Bänden (und Nachtragsband)*. Frankfurt: Fischer Taschenbuch.

Frey, D. (2016). *Psychologie der Werte. Von Achtsamkeit bis Zivilcourage – Basiswissen aus Psychologie und Philosophie*. Berlin: Springer.

Furnham, A. (2010). *Psychologie. 50 Schlüsselideen*. Heidelberg: Spektrum Akademischer Verlag (Imprint von Springer).

Gadenne, V. (1994). Theorien. In T. Herrmann & W. H. Tack (Hrsg.), *Enzyklopädie der Psychologie, Serie I: Forschungsmethoden der Psychologie. Band 1: Methodologische Grundlagen*. Göttingen: Hogrefe.

Gadenne, V. (2004). *Philosophie der Psychologie*. Bern: Huber.

Galliker, M. (2016). *Ist die Psychologie eine Wissenschaft? Ihre Krisen und Kontroversen von den Anfängen bis zur Gegenwart*. Wiesbaden: Springer Fachmedien.

Geider, F. J. (1995). Basiskarte: Hypothesen. In K.-E. Rogge (Hrsg.), *Methodenatlas. Für Sozialwissenschaftler*. Berlin: Springer.

Geider, F. J., & Rogge, K.-E. (1995). Basiskarte: Statistische Hypothesen. In K.-E. Rogge (Hrsg.), *Methodenatlas. Für Sozialwissenschaftler*. Berlin: Springer.

Gigerenzer, G. (2013). *Risiko. Wie man die richtigen Entscheidungen trifft*. München: Bertelsmann.

Gigerenzer, G. (2015). *Das Einmaleins der Skepsis: Über den richtigen Umgang mit Zahlen und Risiken*. München: Piper.

Gläser-Zikuda, M. (2011). Qualitative Auswertungsverfahren. In H. Reinders, H. Ditton, C. Gräsel, & B. Gniewosz (Hrsg.), *Empirische Bildungsforschung. Strukturen und Methoden*. Wiesbaden: VS Verlag (Springer Fachmedien).

Gollwitzer, M., & Jäger, R. S. (2014). *Evaluation* (2. Aufl.). Weinheim: Beltz.

Gräsel, C. (2011). Was ist Empirische Bildungsforschung?. In H. Reinders, H. Ditton, C. Gräsel, & B. Gniewosz (Hrsg.), *Empirische Bildungsforschung. Strukturen und Methoden*. Wiesbaden: VS Verlag (Springer Fachmedien).

Graumann, C. F. (1966). Grundzüge der Verhaltensbeobachtung. In E. Meyer (Hrsg.), *Fernsehen in der Lehrerbildung*. München: Manz.

Grawe, K. (2004). *Neuropsychotherapie*. Göttingen: Hogrefe.

Greif, S., Bamberg, E., & Semmer, N. (1991). *Psychischer Stress am Arbeitsplatz*. Göttingen: Hogrefe.

Groeben, N., & Westmeyer, H. (1981). *Kriterien psychologischer Forschung* (2. Aufl.). München: Juventa.

Haag, F., Krüger, H., Schwärzel, W., & Wildt, J. (1986). *Aktionsforschung. Forschungsstrategien, Forschungsfelder und Forschungspläne*. München: Juventa.

Habermas, J. (1985). *Zur Logik der Sozialwissenschaften*. Frankfurt a.M.: Suhrkamp.

Hager, W. (1987). Grundlagen einer Versuchsplanung zur Prüfung empirischer Hypothesen in der Psychologie. In G. Lüer (Hrsg.), *Allgemeine experimentelle Psychologie*. Stuttgart: Fischer.

Hautzinger, M., & Thies, E. (2009). *Klinische Psychologie: Psychische Störungen. Kompakt*. Weinheim: PVU.

Heinrichs, M., Stächele, T., & Domes, G. (2015). *Stress und Stressbewältigung*. Göttingen: Hogrefe.

Hoffmann, S. O. (1983). Psychoanalyse. In R. J. Corsini (Hrsg.), *Handbuch der Psychotherapie. Band 2*. Weinheim: Beltz.

Hofstätter, P. R. (1957). *Das Fischer Lexikon. Psychologie*. Frankfurt a.M.: Fischer Bücherei.

Hofstätter, P. R. (1965). Was man von Psychologen erwartet. In F. P. Hardesty & K. Eyferth (Hrsg.), *Forderungen an die Psychologie*. Bern und Stuttgart: Huber.

Hohmann, C., & Schwarzer, R. (2009). Selbstwirksamkeitserwartung. In J. Bengel & M. Jerusalem (Hrsg.), *Handbuch der Gesundheitspsychologie und Medizinischen Psychologie*. Göttingen: Hogrefe.

Holling, H. (1999). Evaluation eines Stressbewältigungstrainings. In H. Holling & G. Gediga (Hrsg.), *Evaluationsforschung*. Göttingen: Hogrefe.

Holling, H., & Gediga, G. (2011). *Statistik – Deskriptive Verfahren*. Göttingen: Hogrefe.

Holling, H., Birbaumer, N., Frey, D., Kuhl, J., Schneider, W., & Schwarzer, R. (2015). *Grundlagen und statistische Methoden der Evaluationsforschung. Enzyklopädie der Psychologie. Serie IV: Evaluation*. Göttingen: Hogrefe.

Holzkamp, K. (2006). *Schriften III: Wissenschaft als Handlung*. Hamburg: Argument Verlag.

Kaluza, G. (2015). *Stressbewältigung. Trainingsmanual zur psychologischen Gesundheitsförderung* (3. Aufl.). Berlin: Springer.

Kelly, G. A. (1955). *The psychology of personal constructs*. New York: Norton.

Kokavecz, I., Lammers, F., & Holling, H. (1999). Evaluation von computergestützten Lern- und Lehrprojekten. In H. Holling & G. Gediga (Hrsg.), *Evaluationsforschung*. Göttingen: Hogrefe.

Kriz, J. (2014). *Grundkonzepte der Psychotherapie* (7. Aufl.). Weinheim: Beltz.

Kriz, W. C. (2000). *Lernziel: Systemkompetenz. Planspiele als Trainingsmethode*. Göttingen: Vandenhoeck & Ruprecht.

Kriz, W. Ch., & Nöbauer, B. (2008). *Teamkompetenz. Konzepte, Trainingsmethoden, Praxis*. Göttingen: Vandenhoeck & Ruprecht.

Kuckartz, U. (2016). *Qualitative Inhaltsanalyse. Methoden, Praxis, Computerunterstützung* (3. Aufl.). Weinheim: Beltz (Juventa).

Lazarus, R. S. (1966). *Psychological stress and the coping process*. New York: McGraw Hill.

Lazarus, R. S., & Launier, R. (1981). Stressbezogene Transaktionen zwischen Personen und Umwelt. In J. R. Nitsch (Hrsg.), *Stress, Theorien, Untersuchungen, Maßnahmen*. Bern: Huber.

Levi, L., & Anderson, L. (1975). *Psychological stress: Population, environment and quality of live*. New York: Spectrum Halsted Press.

Lienert, G. A., & Raatz, U. (1998). *Testaufbau und Testanalyse*. Weinheim: PVU.

Linden, M., & Hautzinger, M. (Hrsg.). (2015). *Verhaltenstherapiemanual*. (8.Aufl.). Berlin: Springer

Ludewig, K. (2015). *Systemische Therapie. Grundlagen, klinische Theorie und Praxis.* Heidelberg: Carl-Auer.

Luhmann, N. (2002). *Einführung in die Systemtheorie.* Heidelberg: Carl-Auer.

Margraf, J., & Schneider, S. (2008). *Lehrbuch der Verhaltenstherapie. Band 1: Grundlagen, Diagnostik, Verfahren, Rahmenbedingungen. Band 2: Störungen im Erwachsenenalter, spezielle Indikationen, Glossar* (3. Aufl.). Berlin: Springer.

Martin, E., & Wawrinowski, U. (2014). *Beobachtungslehre: Theorie und Praxis reflektierter Beobachtung und Beurteilung* (6. Aufl.). Weinheim: Beltz (Juventa).

Mayring, P. (2015). *Qualitative Inhaltsanalyse. Grundlagen und Techniken* (12. Aufl.). Weinheim: Beltz.

McCullough, Jr., J. P. (2003). *Patient's manual for CBASP.* New York: Guilford.

McCullough, Jr., J. P. (2006). *Treating chronic depression with disciplined personal involvement: CBASP.* New York: Springer Press.

McGrath, J. E. (1970). *Social and psychological factors in stress.* New York: Holt, Rinehart & Winston.

Misoch, S. (2015). *Qualitative interviews.* Berlin: de Gruyter (Oldenbourg-Verlag).

Mohr, G., Rigotti, T., & Müller, A. (2007). *Irritations-Skala zur Erfassung arbeitsbezogener Beanspruchungsfolgen.* Göttingen: Hogrefe.

Montada, L., & Kals, E. (2001). *Mediation. Lehrbuch für Psychologen und Juristen.* Weinheim: PVU.

Moosbrugger, H., & Kelava, A. (2011). *Testtheorie und Fragebogenkonstruktion.* Berlin: Springer.

Moreno, J. L. (1932). *Application of the group method to classification.* New York: National Committee on Prisons & Prison Labor.

Moreno, J. L. (1959). *Gruppenpsychotherapie und Psychodrama.* Stuttgart: Thieme.

Müller, H. (1995). Basiskarte: Widrige Umstände. In K.-E. Rogge (Hrsg.), *Methodenatlas. Für Sozialwissenschaftler.* Berlin: Springer.

Petzold, H. G. (1993). *Angewandtes Psychodrama* (4. Aufl.). Paderborn: Junfermann.

Petzold, H. G. (2004). *Integrative Therapie. Modelle, Theorien und Methoden einer schulenübergreifenden Psychotherapie* (2. Aufl.). Paderborn: Junfermann.

Popper, K. R. (1984). *Logik der Forschung* (8. Aufl.). Tübingen: Mohr.

Popper, K. R. (1994). *Alles Leben ist Problemlösen.* München: Piper.

Pritzel, M. (2016). *Die akademische Psychologie. Hintergründe und Entstehungsgeschichte.* Berlin: Springer.

Reinecke, J. (2014). *Strukturgleichungsmodelle in den Sozialwissenschaften.* München: De Gruyter (Oldenbourg Wissenschaftsverlag).

Reuter, H. (2014). *Geschichte der Psychologie.* Göttingen: Hogrefe.

Roediger, E. (2016). *Schematherapie* (3. Aufl.). Stuttgart: Schattauer.

Rogge, K.-E. (Hrsg.). (1977). *Steckbrief der Psychologie* (3. Aufl). Heidelberg: Quelle & Meyer

Rogge, K.-E. (Hrsg.) (1995a). *Methodenatlas. Für Sozialwissenschaftler.* Berlin: Springer.

Rogge, K.-E. (1995b). Basiskarte: Grundzüge der Statistik. In K.-E. Rogge (Hrsg.), *Methodenatlas. Für Sozialwissenschaftler.* Berlin: Springer.

Rogge, K.-E. (2016). *Systemkompetenz und Dynamiken in Partnerschaften. Fähigkeiten zum Aufbau und Erhalt von Paarbeziehungen.* Berlin: Springer.

Rohmert, W. (1984). Das Belastungs-Beanspruchungskonzept. *Zeitschrift für Arbeitswissenschaft, 38*(4), 193–200.

Satow, L. (Hrsg.). (2012): Stress- und Coping-Inventar (SCI). In Leibniz-Zentrum für Psychologische Information und Dokumentation (ZPID), Elektronisches Testarchiv. Trier: ZPID. https://www.zpid.de/pub/tests/6508_Satow_2012.pdf. (2017).

Schaarschmidt, U. (2006). AVEM – ein persönlichkeitsdiagnostisches Instrument für die berufsbezogene Rehabilitation. In Arbeitskreis Klinische Psychologie in der Rehabilitation BDP (Hrsg.), *Psychologische Diagnostik – Weichenstellung für den Reha-Verlauf.* Bonn: Deutscher Psychologen Verlag.

Schaarschmidt, U., & Fischer, A. W. (2001). *Bewältigungsmuster im Beruf. Persönlichkeitsunterschiede in der Auseinandersetzung mit der Arbeitsbelastung.* Göttingen: Vandenhoeck & Ruprecht.

Schaarschmidt, U., & Fischer, A. W. (2003). *AVEM – Arbeitsbezogenes Verhaltens- und Erlebensmuster. Handanweisung* (2. Aufl.). Frankfurt: Swets & Zeitlinger. (Computerform: Mödling b. Wien: Schuhfried.).

Schmidt-Atzert, L., & Amelang, M. (2012). *Psychologische Diagnostik* (5. Aufl.). Berlin: Springer.

Schneider, S., & Margraf, J. (2009). *Lehrbuch der Verhaltenstherapie. Band 3: Störungen im Kinder- und Jugendalter.* Berlin: Springer.

Schneider, S., & Margraf, J. (2011). *Lehrbuch der Verhaltenstherapie. Band 4: Materialien für die Psychotherapie (mit DVD).* Berlin: Springer.

Scholl, A. (2015). *Die Befragung* (3. Aufl.). Konstanz: UVK Verlagsgesellschaft.

Scholl, N. (2016). *Glauben im Zweifel. Der moderne Mensch und Gott.* Darmstadt: Wissenschaftliche Buchgesellschaft: Lambert Schneider Verlag.

Schramm, E. (2007). Das „Cognitive Behavioral Analysis System of Psychotherapy" für chronische Depression. In H. Schauenburg & N. Hoffmann (Hrsg.), *Psychotherapie der Depression.* Stuttgart: Thieme.

Schreyögg, A. (2004). *Supervision. Ein Integratives Modell. Lehrbuch zu Theorie und Praxis* (4. Aufl.). Wiesbaden: VS Verlag für Sozialwissenschaften.

Schwab, G. (1991). *Fehlende Werte in der angewandten Statistik.* Wiesbaden: Deutscher Universitätsverlag.

Selye, H. (1957). *Stress beherrscht unser Leben.* Düsseldorf: Econ.

Spieß, M. (2009). *Missing Data: Techniken zur Analyse von Daten mit fehlenden Werten.* Münster: LIT Verlag.

Steyer, R., & Eid, M. (2000). *Messen und Testen* (2. Aufl.). Berlin: Springer.

Stockmann, R. (Hrsg.). (2006). *Evaluationsforschung. Grundlagen und ausgewählte Forschungsfelder* (3. Aufl.). Münster: Waxmann

Stoklossa, C. (2005). *Gesundheitsökonomische Evaluationsstudien als Instrument in der sozialen Krankenversicherung – am Beispiel ausgewählter Länder.* Göttingen: Cuvillier.

Strotzka, H. (1969). *Psychotherapie und soziale Sicherheit*. Bern: Huber.

Strunk, G., & Schiepek, G. (2006). *Systemische Psychologie. Eine Einführung in die komplexen Grundlagen menschlichen Verhaltens*. München: Elsevier.

Strunk, G., & Schiepek, G. (2014). *Therapeutisches Chaos. Eine Einführung in die Welt der Chaostheorie und der Komplexitätswissenschaften*. Göttingen: Hogrefe.

van Belzen, J. A. (Hrsg.). (2013). *Musik und Religion. Psychologische Zugänge*. Wiesbaden: Springer.

van Belzen, J. A. (2015). *Religionspsychologie. Eine historische Analyse im Spiegel der Internationalen Gesellschaft*. Berlin: Springer.

von Ameln, F., & Kramer, J. (2015). *Einführung in das Psychodrama. Für Psychotherapeuten, Berater, Pädagogen, soziale Berufe*. Berlin: Springer (essentials).

von Schlippe, A., & Schweitzer, J. (2013). *Lehrbuch der systemischen Therapie und Beratung I. Das Grundlagenwissen* (2. Aufl.). Göttingen: Vandenhoeck & Ruprecht.

von Sydow, K., Beher, S., Retzlaff, R., & Schweitzer-Rothers, J. (2006). *Die Wirksamkeit der Systemischen Therapie/Familientherapie*. Göttingen: Hogrefe.

Walach, H. (2013). *Psychologie. Wissenschaftstheorie, philosophische Grundlage und Geschichte*. Stuttgart: Kohlhammer.

Webb, E. J., Campbell, D. T., & Schwartz, R. D. (Hrsg.). (1985). *Nichtreaktive Messverfahren*. Weinheim: Beltz.

Weichbold, M. 2005. *Touchscreen-Befragungen. Neue Wege der empirischen Sozialforschung*. Frankfurt a.M.: P. Lang Verlag.

Weller, A. (2013). *Unterrichtsevaluation durch Feedback der Schüler. Geschlossene und offene Verfahren in der Praxis*. Norderstedt: GRIN.

Werner, J. (Hrsg.). (2005). *Zeitreihenanalysen mit Beispielen aus der Psychologie*. Berlin: Logos Verlag.

Willke, H. (2006). *Systemtheorie: Systemtheorie 1. Grundlagen*. Stuttgart: Fischer.

Wittchen, H.-U., & Hoyer, J. (2006). *Klinische Psychologie und Psychotherapie*. Berlin: Springer.

Wolf-Kühn, N., & Morfeld, M. (2016). *Rehabilitationspsychologie*. Wiesbaden: Springer.

Wottawa, H., & Thierau, H. (2003). *Evaluation* (3. Aufl.). Bern: Huber.

4

Die Seele verstehen durch belletristische Literatur

Inhaltsverzeichnis

Wenn wir Balladen, Gedichte, Erzählungen, Novellen, Romane, Theaterstücke oder Briefe lesen, dann durchstreifen wir meistens geheimnisvolle Ecken, entdecken unbekannte Wege, staunen über faszinierende Möglichkeiten, folgen spannungsreichen Ereignissen, werden mit berührenden Schicksalen konfrontiert – und es ist als wären wir Teil des Geschehens. Unsere Seele nimmt die Beschreibungen, Erzählungen und dramatischen Schilderungen auf und gestaltet anregende, oft bedeutsame Eindrücke. Wir werden hineingezogen, empfinden uns dabei selbst und nähern uns dem Verständnis der eigenen Seele.

© Springer-Verlag GmbH Deutschland, ein Teil von Springer Nature 2018
K.-E. Rogge, *Verstehen Sie Ihre Seele?*,
https://doi.org/10.1007/978-3-662-56623-7_4

217

4.1   Ein Kaleidoskop von Perspektiven für das Verstehen psychologischer Prozesse

„Schau doch mal nach *deiner* Seele!", hatte die Mutter ihrer Tochter geraten, die wieder mit drei Büchern aus der Bibliothek nach Hause gekommen war. „Aber das tue ich doch", antwortete die Tochter, „ich bin doch immer dabei, wenn ich lese. Die Faszination von Büchern besteht für mich darin, dass ich durch sie auf so viele unterschiedliche Wege gelange, die ich gehen kann – Wege, die verlockend sind, die sich verengen, die abweichen, die ausgetreten sind, über die ich zu bekannten und unbekannten Zielen kommen kann oder die mich in die Irre führen, die Spuren hinterlassen, die schwierig sind und von denen ich nicht immer weiß, wohin sie mich bringen. Was ich lese, nehme ich mit meinen Augen auf, ich fange an, Gedanken wahrzunehmen, die mich anregen, tauche in eine unbekannte Atmosphäre ein, spüre die Berührungen von Seite zu Seite mehr, was ich erfahre, verändert mich, was ich bewahre, schafft neue Möglichkeiten. Ich schaue meiner Seele zu, wenn ich lese!"

Diese kleine Begebenheit lässt eine Ahnung davon entstehen, was belletristische Literatur in Aussicht stellt, was sie bewirken kann und wie stark die Seele eingebunden ist. Die angesprochene Vielfalt ist ein Fächer von Möglichkeiten, der bei jedem gelesenen Buch mehr von seinen feinen Gliedern öffnet und von seiner Farbigkeit entfaltet. Die Seele wird angesprochen und reagiert mit *resonare* (Resonanz, Widerhall) auf erfahrene Zuneigung, auf Spannung, auf Tröstungen, auf Glauben, auf Vergänglichkeit, auf Leiden, auf Ablehnung, auf Intrigen, auf überwältigendes Glück, auf erträumte Zukunft … Das aufgenommene psychische Geschehen mischt sich in die psychischen Prozesse des eigenen Lebens. Für ein durchdringendes Verständnis der eigenen Seele ist es erforderlich, diese nuancierten Literaturkompositionen zu entdecken, gedanklich zu begleiten und nachzuempfinden. So entwickelt sich ein selbst kreierter Sinn.

Unter belletristischer Literatur wird das weit gesteckte Feld von nicht-wissenschaftlichen Texten verstanden. Genauer gesagt umfasst Belletristik ein breites Spektrum an Genres, nämlich Balladen, Gedichte, Erzählungen, Novellen, Romane, Theaterstücke und Briefe. Die hier getroffene subjektive Werkauswahl orientiert sich an drei einfachen Kriterien: Eignung als Beispiel, psychologische Relevanz und Impressionsstärke. Zusätzlich werden „Findlinge" aufgenommen, die als empfehlenswerte literarische Kleinode gelten können, die vielen Menschen aber leider oft verborgen bleiben und die zu neuartigen, verändernden oder besonders nachhaltigen Erkenntnissen über die eigene Seele führen können.

Balladen (auch: Erzählgedichte) sind als längere Gedichte zu beschreiben, in denen Dramatik, Zeitgeschichte, Moral, Trauer, aber auch Humor in Handlungsmustern eingebunden und manchmal auch musikalisch dargeboten werden (vgl. Preußler und Pleticha 2000; Zumbach 2016 und die Tonproduktion: „Die schönsten deutschen Balladen" 2004). Wie Pleticha im Rückblick auf früher durchaus übliche Darstellungen durch Schauspieler bemerkt, können Balladen mit dem Zusatz „Theater im Kleinen" charakterisiert werden. Geschildert werden abgeschlossene Szenen über Naturereignisse, Schicksalsschläge, Tod, Gewalt, Mord, Zuflucht, Liebe, Unglücke, Treue, Freundschaft, Versagen, Gewinnsucht etc. Balladen enthalten in ihrer Mehrzahl Aussagen oder Botschaften, die sich aus den Handlungsvollzügen herleiten lassen und die damit vor allem Hinweise auf die daraus folgenden Konsequenzen liefern. Insofern reflektieren sie psychologische Komponenten von Verhaltensmustern, in denen Werthaltungen, Risikobereitschaft und Glauben zum Ausdruck kommen. So lässt sich beispielsweise aus den Balladen entnehmen, dass wir die Konsequenzen bedenken sollten, bevor wir die Wünsche unserer Seele realisieren; vorhandene Erfahrungen sollten wir dabei mit aufnehmen, sie dürfen aber nicht zur absoluten Richtschnur avancieren.

Es gibt viele sehr bekannte Balladen, die in der zurückliegenden Schulzeit oft als bevorzugte Texte zum Auswendiglernen herhalten mussten und von denen einige Passagen noch immer im Gedächtnis geblieben sind oder als geflügelte Worte Einzug in die alltägliche Kommunikation gehalten haben. Dazu gehören Werke wie „Das Lied von der Glocke" (Schiller), „Erlkönig" (Goethe), „Der Zauberlehrling" (Goethe) „Der Feuerreiter" (Mörike), „Barbarossa" (Rückert), „Prinz Eugen, der edle Ritter" (Freiligrath), „Herr von Ribbeck auf Ribbeck im Havelland" (Fontane) oder „O Falladah, die du hangest" (Brecht). Die als exemplarische Skizze für psychologische Aspekte und Bezüge ausgewählte Ballade „Die Bürgschaft" (Schiller) ist den meisten Lesern wohl ebenfalls vertraut.

„Die Bürgschaft" (Schiller; Ausgabe: Preußler und Pleticha 2000, S. 280 ff.) handelt von Opferbereitschaft, Freundschaft und Verantwortungsübernahme im Kontext von List, Grausamkeit, Todesdrohung und einer durch beispielhafte Freundestreue herbeigeführte Wandlung eines Feindes zum Partner. Zu Beginn erfährt Damon (Möros) durch den Tyrannen Dionys, den er umbringen wollte, von seinem Todesurteil:

> Zu Dionys, dem Tyrannen schlich/Damon, den Dolch im Gewande/ihn schlugen die Häscher in Bande./„Was wolltest du mit dem Dolche, sprich!"/entgegnet ihm finster der Wüterich./„Die Stadt von Tyrannen befreien!"/„Das sollst du am Kreuze bereuen."

Damon bittet vor der Vollstreckung des Urteils um drei Tage Aufschub, um seine Schwester zu verheiraten. Als Bürgen für seine Rückkehr gibt er seinen Freund an. Dionys gewährt die Frist und merkt an, dass der Freund sterben müsse, sollte Damon nicht rechtzeitig zurückgekehrt sein. Der treue Freund nimmt die Bürgschaft an.

Am dritten Tag, auf dem Weg von der Hochzeit zurück, gerät Damon in einen so starken Regen, dass die Bäche anschwellen und eine Brücke zerstört wird, sodass er nicht an das andere Ufer gelangen kann und fürchtet, die Stadt Syrakus nicht mehr rechtzeitig zu erreichen, um den Freund vor dem Tod bewahren zu können.

> Da treibt ihn die Angst, da fasst er sich Mut/und wirft sich hinein in die brausende Flut/und teilt mit gewaltigen Armen/den Strom, und ein Gott hat Erbarmen.

Es folgt ein Überfall auf ihn durch Räuber, die er aber mit letzter Kraftanstrengung niederschlagen und vertreiben kann. Entkräftet sinkt er zu Boden, kann sich aber wieder aufrichten, weil er durch Quellwasser gestärkt wird. Es ist schon spät, fast zu spät, denn als er der Stadt entgegeneilt, hört er, dass der Freund jetzt wohl ans Kreuz geschlagen wird. Und vom Hüter seines Hauses wird er gewarnt:

> „Zurück! Du rettest den Freund nicht mehr,/so rette das eigene Leben!" Damon jedoch erwidert: „Und ist es zu spät und kann ich ihm nicht/ein Retter willkommen erscheinen, so soll mich der Tod ihm vereinen./Des rühme der blutge Tyrann sich nicht,/dass der Freund dem Freunde gebrochen die Pflicht,/er schlachte der Opfer zweie/und glaube an Liebe und Treue."

Im allerletzten Augenblick kann er die Kreuzigung des Freundes verhindern und beide liegen sich in den Armen. Als sie vor Dionys treten, spricht der König:

> Ihr habt das Herz mir bezwungen,/und die Treue, sie ist doch kein leerer Wahn,/so nehmet auch mich zum Genossen an,/ich sei, gewährt mir die Bitte,/ in eurem Bunde der Dritte.

Die spannungsgeladene, dramatische Schilderung hat mehrere psychologische Facetten, die auch in einem so idealisierenden Text Geltung beanspruchen können. Da eine Bürgschaft sehr häufig ein Wagnis darstellt, ist die notwendige Opferbereitschaft eines Freundes nicht selbstverständlich, sondern Demonstration und Zeugnis von Vorschub leistender Treue. Man muss sich der Freundschaft schon sehr sicher sein, um Bürgschaften zu übernehmen – noch dazu solche, die lebensbedrohende Folgen haben können. Der die Bürgschaft einfordernde Part trägt eine sehr hohe Verantwortung, da er unter allen Umständen, mit vollem Einsatz und allen zur Verfügung stehenden Ressourcen Schaden von seinem Bürgen abwenden muss. Risiken gehen fast immer beide ein, und daher sind Seelenzustände von Unbehagen, Angst, quälender Unsicherheit und Zweifel nicht auszuschließen und verständlich.

Damon handelt leichtsinnig, denn er kann die Ereignisse nicht hinreichend voraussehen, weiß also nicht wirklich, ob er die gewährte Frist auch einhalten kann. Insofern geraten sein Mut, seine Tatkraft und sein Vertrauen in die eigene Seelenstärke in das Spannungsfeld der Unwägbarkeiten, die dann auch tatsächlich als außerordentlich gefährliche Ereignisse eintreten. Die Ankündigung, auch das eigene Leben opfern zu wollen, wenn der Freund sterben sollte, fußt auf Schuldübernahme, unbedingter Pflichterfüllung und der Vereitelung des Triumphes eines Feindes. Die von Dionys so rasch vollzogene Änderung der Werthaltung würde im wirklichen Leben wohl so nicht stattfinden, da ein einziges Ereignis – noch dazu eines, das den eigenen Zielen und Anordnungen konträr entgegensteht – normalerweise nicht dazu ausreicht, sich vom Saulus zum Paulus zu wandeln. Jedenfalls entwickeln sich seelische Prozesse meistens sehr viel langsamer.

Gedichte zählen, wie auch die Balladen, zur Lyrik, also einer Dichtungsform, die besonders seelisches Geschehen – wie Stimmungen, Naturvorgänge, Emotionen, philosophische Gedanken, persönliches Erleben, subjektiv geprägte Vorstellungen, Erinnerungen – aufnimmt und beschreibt. Keine andere Literaturgattung kommt wohl der Seele so nahe, beschreibt ihr Geschehen so treffend und lässt doch so viel Raum für verschiedenartige Verständniszugänge, Auffassungen und die Entwicklung eigener Empfindungen wie die Lyrik. Deshalb sind bei Gedichtinterpretationen Zurückhaltung und Vorsicht geboten, um die subjektiven Eindrücke des Rezipienten nicht zu zerstören. Gedichte müssen die Gelegenheit haben, aus sich selbst heraus zu wirken, sich zu entfalten und die Seele in deren Eigenart zu berühren. Die nachfolgende Gegenüberstellung zweier Gedichte zum Thema „Leben" von Rainer Maria Rilke (Ausgabe: 2006a) und Konstantin Wecker (1994) mag vermitteln, was damit gemeint ist:

(Rainer Maria Rilke)

Abend
Der Abend wechselt langsam die Gewänder,
die ihm ein Rand von alten Bäumen hält;
du schaust: und von dir scheiden sich die Länder,
ein himmelfahrendes und eins, das fällt;

und lassen dich, zu keinem ganz gehörend,
nicht ganz so dunkel wie das Haus, das schweigt,
nicht ganz so sicher Ewiges beschwörend
wie das, was Stern wird jede Nacht und steigt –

und lassen dir (unsäglich zu entwirrn)
dein Leben bang und riesenhaft und reifend,

so daß es, bald begrenzt und bald begreifend,
abwechselnd Stein in dir wird und Gestirn.

(Konstantin Wecker)

Liebes Leben
Liebes Leben, fang mich ein,
halt mich an die Erde.
Kann doch, was ich bin, nur sein
wenn ich es auch werde.
Gib mir Tränen, gib mir Mut
und von allem mehr:
Mach mich böse oder gut,
nur nie ungefähr.

Liebes Leben, abgemacht?
Darfst mir nicht verfliegen.
Hab noch soviel Mitternacht
sprachlos vor mir liegen.

Wer sich nun auf den Weg macht, Gedichte, die er einmal gekannt hat, in der
Erinnerung zu suchen oder neue zu entdecken, der wird ihnen wahrscheinlich
begegnen: den Zeilen von Joseph von Eichendorff (2003; „Schläft ein Lied …"),
der rät, das Zauberwort zu treffen, damit die Welt zu singen beginnt, oder den
Worten von Gottfried Benn (2003; „Abschied"), der in den Abschied die eigene
Sage stellt, die Erinnerungen daran, was du warst, was deine Frage und was dein
zerstörtes Himmelslicht war, oder Rainer Maria Rilkes (2006b) „Der Panther",
der hinter tausend Stäben keine Welt mehr sieht und seine Geschmeidigkeit
und Kraft nicht mehr ausspielen kann, oder Heinrich Heines (1994) „Donna
Clara", die ihren vorurteilsbeladenen Hass auf die Juden ihrem Geliebten preis-
gibt, nicht ahnend oder wissend, dass er der Sohn eines Rabbi ist.

Das sind Sichtweisen und Begebenheiten, die Hinweise und Erläuterungen
enthalten, in welchen Beziehungen der Status und die Vorgänge der eigenen
Seele zu den Inhalten der Gedichte stehen könnten. Kann man beispielsweise
retrospektiv den Seelenzustand einer zarten Liebesempfindung eindringlicher veranschaulichen und verständlich machen, als es Bertolt Brecht (2002)
in seiner „Erinnerung an die Marie A." gelingt, wenn er zwar das Gesicht
des Mädchens vergessen hat, jedoch nicht den Kuss unter einem jungen
Pflaumenbaum? Aber auch der wäre aus seinem Gedächtnis verschwunden,
wäre da nicht die weiße Wolke „ungeheuer oben" gewesen, die nur kurze Zeit
zu sehen war und sich dann im Wind auflöste.

Der Weg zu den Gedichten aus der eigenen Vergangenheit kann möglicherweise Abzweigungen haben, die zu Werken führen, die dem Suchenden

bisher unbekannt waren. Dazu könnten Gedichte von Paul Celan gehören (Tonproduktion 2009a, b; z. B. „Nächtlich geschürzt", „Todesfuge") oder von Sarah Kirsch (2013; z. B. „Ich wollte meinen König töten") oder von Ingeborg Bachmann (2003; z. B. „Die gestundete Zeit"). Es wäre auch möglich, dass Findlinge am Wegesrand liegen wie die brutale, wütende Anklage und Abrechnung mit ihrem Vater in „Daddy" von Sylvia Plath (1974) oder das Gedicht „Anna", dem Mädchen mit der Hasenscharte, von Jan Wagner (2014). Wer sich dann wünscht, noch mehr Gedichte lesen oder hören zu wollen, die ihn etwas über seine Seele erfahren lassen, der sei auf Conrady (2003) *Der Neue Conrady. Das große deutsche Gedichtbuch* oder auf Simm (2009) *Deutsche Gedichte* verwiesen. Ganz besonders ist auf zwei außergewöhnliche und umfangreiche CD-Tonproduktionen aufmerksam zu machen: Collorio et al. (2009) *Die Bibliothek der Poeten. Lyrikstimmen* und Schönherz und Fleer (2001–2004) *Rilke Projekt*. Letztlich überzeugen auch einige gewagtere Zusammenführungen von Lyrik und Musik – wie sich exemplarisch bei *Jazz und Lyrik: Heinrich Heine* (1993) überprüfen lässt.

Erzählungen und Novellen sind in der Regel kürzer als Romane und enthalten weniger Ereignis- und Handlungsebenen (meistens Konflikte). Für das Verständnis der eigenen Seele ist es besonders förderlich, zu versuchen, sich in den Fortgang der Geschichte hineinzuversetzen und die Motivationsstränge aufzuspüren, die erklären, warum ein Geschehen so abläuft, wie es erzählt wird. Bei der sich annähernden Übertragung auf die eigenen psychischen Belange ist es sehr wichtig, auf die Nuancen zu achten, die in vielen Erzählungen und Novellen entscheidende Verständnisfaktoren für die Wechselbeziehungen der Personen und Handlungen sind. Zudem kommt es darauf an, die geschilderte Atmosphäre aufzunehmen und die eigenen Empfindungen mit denen der Protagonisten zu vergleichen.

Das mag dann einem Eindringen in die Seele gleichkommen, etwa so, wie es Fjodor Dostojewski überaus sensitiv in seinen Romanen, Erzählungen und Novellen gelingt (vgl. dazu: Werkausgabe: 1996). „Ich bin ein lächerlicher Mensch. Jetzt nennen sie mich sogar verrückt" (S. 8), so beginnt die Erzählung *Traum eines lächerlichen Menschen* von Dostojewski (2004), in der er außergewöhnliche Feststellungen trifft. Der Ich-Erzähler träumt von einer paradiesischen Welt, die sich jedoch bald in Verhältnisse wandelt, wie sie auf der Erde auch gegenwärtig anzutreffen sind. Zu den merkwürdigen Aussagen des Erzählers gehört, dass alles auf der Welt einerlei sei und es außer ihm tatsächlich nichts gibt und auch in Zukunft nicht geben wird. Da ihm deshalb alles egal ist, beschließt er, sich zu erschießen. Bevor er sein Vorhaben aber durchführen kann, trifft er auf ein kleines Mädchen, das um Hilfe ruft, da sich seine Mutter in einer Notlage befindet. Er aber schreit das Mädchen an, das dann schnell fortläuft. Zu Hause angekommen, geht ihm die Begegnung mit dem Mädchen nicht aus dem Kopf und er sinniert darüber, dass sein Mitleid und Schamgefühl erlöschen würden, wenn er seinen Tod herbeiführte (S. 16):

> es war mir in jenem Augenblick vollkommen klar, daß das Leben und die Welt gleichsam nur von mir abhängen. Ja, ich kann es sogar so sagen: daß die Welt gleichsam für mich allein geschaffen ist – erschieße ich mich, so hört die Welt auf zu sein, wenigstens für mich.

Er will sein irdisches Leben, mit all dem Leid, den Qualen, der Scham, den Schmerzen beenden – und träumt, dass er den Revolver nimmt und sich in sein Herz schießt. Er träumt von seiner Beerdigung und – getragen in den Armen eines unbestimmbaren Wesens – von einem Flug, bei dem er die Sonne entdeckt (S. 22):

> Ein süßes, belebendes Gefühl des Entzückens erklang in meiner Seele: die vertraute Kraft desselben Lichts, das mich hervorgebracht, fand einen Widerhall in meinem Herzen und belebte es von neuem, und ich fühlte wieder Leben, das frühere Leben in mir, zum erstenmal nach meinem Begräbnis.

Das erinnert stark an die von Markolf Niemz (2007) in seinem Buch *Lucy im Licht. Dem Jenseits auf der Spur* so eindrucksvoll geäußerten Gedanken zum schwierigen Thema des Sterbegeschehens und der damit verbundenen Bedeutung des Lichts. Doch der „Traum eines lächerlichen Menschen" ist noch nicht zu Ende: Sein Reisegefährte begleitet ihn zu einer Erde, auf der paradiesische Zustände herrschen, Feierstimmung, kein Sündenfall; Menschen, die sich nichts wünschen, die in der Liebe leben, die nicht nach Wissen streben und keine Erkenntnis über das Leben zu ergründen suchen. Kurzum: friedliche Vollkommenheit.

Der über Jahrtausende hinweg dauernde Traum führt den Erzähler zu der Einsicht, dass er der Sündenfall war, der alles verdarb, der die Bewohner dieser Erde quasi mit Empfindungen wie Sehnsucht, Neid, Eifersucht, Schmerz, Unterwerfung, Leid angesteckt hatte. Es ereigneten sich Kriege (S. 32):

> … es kamen Hochmütige und Wollüstige, die offen entweder alles oder nichts verlangten. Um alles zu erlangen, griff man zum Verbrechen und wenn es mißlang, zum Selbstmord.

Das sind erstaunlich aktuelle Sichtweisen, die dem erbarmungslosen Terror der Gegenwart ganz nahe kommen. Der Erzähler bittet die Menschen dieser Erde, die sich so gänzlich verändert hatten, ihn umzubringen, er wolle dabei Qualen erleiden, Qualen, weil er ihnen Unheil gebracht hat. Sie töten ihn nicht und sagen (S. 33), sie hätten bloß das bekommen, was sie sich selbst gewünscht, und daß alles, was sie nun besäßen, überhaupt nicht hätte ausbleiben können. Und zum Schluß erklärten sie mir, ich würde für sie gefährlich und sie würden mich in ein Irrenhaus einsperren, wenn ich nicht endlich schwiege. Da drang der Schmerz mit solcher Gewalt in meine Seele, daß mein Herz sich zusammenkrampfte und ich zu sterben glaubte, und da … da erwachte ich.

Sind wir Menschen tatsächlich so geprägt, dass wir auch die Neuauflage eines Paradieses alsbald in eine Welt verwandeln würden, die den uns gewohnten Verhältnissen sehr nahe käme? Gilt noch immer die alte Dualität, wonach Glück nur empfunden werden kann, wenn auch Leid erlebt wurde? Sind idealisierte Zustände und Ziele nicht Trugbilder, die eher Verwirrung stiften und sich nicht realisieren lassen? Da wir nicht sicher wissen, in welchen seelischen Landschaften wir leben wollen oder können, ist gelegentlich zur Mäßigung zu raten. Und wir müssen begreifen, dass es nicht lächerlich ist, wenn wir sagen, dass weder aus großen noch aus kleinen Kriegen jemals ein Sieger hervorgehen wird, so sehr manche auch danach trachten.

Wie oft verstehen wir uns selbst, unsere Handlungen, Stimmungen, Gefühlsausbrüche, Wünsche und Bedeutungszuschreibungen nur ungefähr oder gar nicht – und dies gilt natürlich erst recht für die seelischen Prozesse anderer Personen! Dafür hat Judith Hermann (2003) mit ihrer Erzählung *Ruth (Freundinnen)* ein markantes Beispiel geliefert. Es geht dabei um so vielfältig ineinandergreifende seelische Gegebenheiten und Abläufe wie innige Freundschaft, Vertrauen und Hintergehen, Missverstehen, Ahnungen und Realitätskonfrontation sowie eklatante Verzerrungen durch falsche Erwartungen und unzutreffende Bilder, die man sich von einer anderen Person gemacht hat.

Die Ich-Erzählerin muss ihrer langjährigen Freundin Ruth versprechen, nichts mit deren Freund, dem Schauspieler Raoul, anzufangen. Die Freundin hätte dieses Versprechen nicht einfordern sollen, denn es ist völlig unbestimmt, was die Zukunft bringen wird. Ruths Beziehung mit Raoul intensiviert sich nur sehr zögerlich und mit größerer Hoffnung bei ihr als bei ihm. Bei einem Treffen zu dritt entwickelt sich folgendes kurzes Gespräch zwischen der Protagonistin und Raoul, als Ruth gerade Getränke holt (S. 30 f):

Er hatte gesagt „Weißt du, wer du bist?", und ich hatte zuerst gezögert und dann doch geantwortet – „Ja." Er sagte „Bist du die, für die ich dich halte?", und ich sagte „Ich weiß nicht", und er sagte „Doch. Du weißt" und dann kam Ruth an den Tisch zurück, und die Worte waren gefallen in eine genau abgemessene Zeit, es waren genug Worte gewesen.

Kurz darauf verabschiedet Ruth die Freundin, die zu einer Reise nach Paris aufbricht, und fragt nach (S. 32):

> „Du hast mir noch nicht gesagt, was du von ihm hältst." Ihre Stimme klang nicht anders als sonst. Der Schaffner pfiff, die Türen schlugen zu. Ich holte Luft und dann sagte ich „Ich glaube, daß er nicht der Richtige für dich ist", Ruth sagte „So", ich war nicht sicher, ob sie mich wirklich verstanden hatte, der Zug fuhr an.

In Paris angekommen, wird die Seele nachdrücklich (S. 34):

> Ich dachte seinen Namen und versuchte, etwas zu verstehen – ihn, mich selbst, Ruth, das Schwierige der Situation. Ich hätte noch nicht einmal sagen können, was eigentlich schwierig war. *Ich vermisse dich.* Ich vermißte ihn, ich dachte unentwegt an ihn, an jemanden, den ich nicht kannte, aber den ich mir vorstellen wollte, immer und immer wieder, ich konnte noch nicht einmal mehr sein Gesicht in der Erinnerung zusammenfügen, es gab nur Splitter, seine Augen, sein Mund, eine Bewegung mit der linken Hand, seine Stimme, vielleicht am ehesten die.

Solche drängenden, sprunghaften Gedankengänge, unbestimmte, vage Bilder und Mischungen aus Hoffnung tragenden Vorstellungen und schwieriger Situationsbewältigung kennen wohl viele Menschen durch eigenes Erleben. Dann wird es schwer, die Seele zu verstehen. Die Ich-Erzählerin versucht sich Klarheit zu verschaffen, über Raoul und vor allem über sich selbst. Sie fährt zu ihm und weiß sofort „und mit auswegloser Sicherheit, daß ich mich getäuscht hatte"(S. 46). Sie übernachtet bei ihm und das Ineinander der Köper geschieht wie ein Vollzug, der gerade so ansteht, ohne innere Beteiligung. Ihre Abreise wird von Raoul nicht einmal bedauert (S. 58):

> Später habe ich gedacht, ich hätte ihm nur richtig zuhören müssen. Ich weiß nicht, ob das etwas geändert hätte, ob ich mich anders entschieden hätte, dennoch, ich hätte ihm richtig zuhören müssen. Er hatte gesagt „Bist du die, für die ich dich halte?", und ich hatte etwas völlig anderes verstanden als das, was er gemeint hatte. Erkannt hat er mich trotzdem. Er hatte eigentlich gesagt „Bist du eine Verräterin, eine, für die nichts gilt und von der man kein Versprechen fordern kann?" Er hatte gefragt „Würdest du Ruth verraten für mich?", ich hatte geantwortet „Ja".

Auch diese festgefügte Freundschaft ist gegen Verrat und Hintergangenwerden nicht gefeit. Die Bindung bekommt Brüche, wenn Neugier, Hoffnungen und Wünsche der Ich-Erzählerin sich auf den Freund der Freundin richten und sich mit Unsicherheit, vagen Sehnsüchten und vorübergehender Realitätsverkennung paaren. Der Raum für alles oder nichts, der sich für sie auftut, ist viel zu groß, dies kann die Seele nicht schaffen, und die voneinander entworfenen Bilder sind Fiktion. Das gedanklich gezeichnete Wunschbild von dem noch unvertrauten Partner täuscht etwas vor, was nicht erfüllbar sein wird, und das Missverständnis, was gemeint war, aber so nicht gehört wurde, durchdringt den seelischen Prozess einer möglichen Annäherung. Aufmerksam zuhören und versuchen, zu klären, welche Botschaft wirklich vermittelt werden sollte, sind Verhaltensweisen, die wie Wegweiser durch die Wirrnisse einer suchenden Seele führen können. Mit alles oder nichts im Sinn wird ein zu großes Vakuum geschaffen, aus dem sich weder Zielgerichtetheit noch Stabilität entwickeln können. Doch es bleibt fraglich, ob nicht auch eine auf Wettbewerb ausgerichtete (kompetitive) Haltung die Freundschaft gefährdet, denn diese allein wäre ein Motiv, sich mit dem Freund der Freundin einzulassen, um zu triumphieren, etwas zu bekommen, das du nicht erreichst.

Es gibt sie, die literarische Geschichte des Alleinseins, der Zurückgezogenheit, einer Lebensform, die despektierlich der „grauen Maus" zugeschrieben wird. Sie stammt von Karl Krolow (1986) und trägt den Titel *Melanie. Geschichte eines Namens*. Aus Befangenheit und Scheu, aus Trägheit und Antriebsschwäche, aus Passivität und Rückzug, aus Gefühlen der Unterlegenheit und mangelnder Selbstsicherheit erwächst bei Melanie ein Streben nach einer Lebensbalance, die sich in sozialer Distanzierung, Inaktivität und genügsamen Selbstbezug manifestiert. Dahinter verbirgt sich eine Kernfrage zum Verständnis der eigenen Seele: Was soll und was könnte überhaupt einer sinnfördernden Umgestaltung der Lebensgewohnheiten und Abläufen unterzogen werden? Dafür ist ein variables, möglicherweise auch gründlich verändertes Denken erforderlich und nützlich, von dem noch die Rede sein wird (s. Kap. 5).

Die Zahl herausragender literarischer Erzähler ist außerordentlich groß, sodass ein variantenreiches Repertoire von Geschichten und Novellen zur Verfügung steht, auf das für das Bemühen, die eigene Seele zu verstehen, zurückgegriffen werden kann. Angesprochen werden immer wieder psychologische Themenbereiche wie Sozialisation, Vereinsamung, Sehnsucht, familiäre Beziehungen, Lebenssinn, ungewöhnliche Ereignisse und Schicksale, beispielsweise bei Annette von Droste-Hülshoff *Die Judenbuche* (2014), Ernest Hemingway *Cat in the rain* (1956), Heinrich von Kleist *Die Marquise von O …* (2013), Siegfried Lenz *Schweigeminute* (2008), John Steinbeck *Der rote Pony* (2000), Peter Stamm *Der Lauf der Dinge* (2016) oder Maarten 't Hart *Magdalena* (2015). Es lohnt sich auch, in Sammelbänden von Erzählungen, Geschichten oder Novellen zu stöbern, etwa von Heinrich Böll (2006), Thomas Mann (2005) oder Siegfried Lenz (2015) bzw. in Editionen, zum Beispiel von Bellmann und Hummel (2015), Reich-Ranicki (2012) oder Winter (2002a, b).

Es war eine der turbulentesten Zusammenkünfte, die wir hatten. Bevor wir uns an die Auswahl der Bücher machen wollten, die den Inhalt des Teilabschnittes „Romane" ausmachen sollten, konnte jeder zu einem vorgezogenen Treffen alle Werke mitbringen, die nach seiner Meinung dafür geeignet waren. Was folgte war: Chaos! Ein vor Büchern überquellender Tisch, lautes Durcheinanderreden, ironisches Lächeln (vor allem von Eckart), große Gesten des Abwinkens, verschütteter Kaffee. „Keine Ahnung von nichts!", warf Kira ein, ich gab zu bedenken: „Bei dieser riesigen Auswahl findet doch kein Mensch durch!" Zwei Bücher wurden plötzlich vermisst, Eckarts Hund verfolgte uns aufmerksam – mit verächtlichem Blick. Fenster auf, Fenster wieder zu, Fenster wieder auf … und dann ging es erst richtig zur Sache: Jeder verteidigte seine Vorschläge. Eckart wollte Leo Kaplan *(von Leon de Winter 2001) unbedingt aufnehmen, weil es von der Einsicht in das Scheitern des eigenen Lebens handelt, und fügte sogleich noch fünf andere Vorschläge hinzu.* Kira *wollte sich noch nicht entscheiden zwischen* Javier Marias Alle Seelen *(1997; und erwähnte eine verheißungsvolle Annonce auf dem Klappentext: „Liebe, Tod, Treue, Angst, Ehrgeiz, Begierden und Leid bevölkern diesen Roman – keine schlechten Ingredienzen") und* Marlen Haushofer Die Wand *(2003) – die Konfrontation mit sich selbst im menschlichen Alleinsein. Mir schwebte* Elf Minuten *von* Paulo Coelho *(2003) vor oder* Rausch *von* John Griesemer *(2003), weil in diesem Roman eine ungeheure Idee (das erste Transatlantikkabel) verfolgt und realisiert wurde oder … Eckart ging dazwischen: „So geht das nicht! So kommen wir nicht weiter. Ich schlage vor, dass sich jeder von uns für das nächste Treffen auf vier Bücher beschränkt, die er vorschlägt und seine Auswahl begründet. Da mehrere Aspekte eine Rolle spielen werden, können wir auf einer Skala von 1 bis 10 ein Urteil für jeden Vorschlag einbringen und dann schauen, welche drei Bücher die meisten Punkte von uns erhalten haben, die wir dann in die Kategorie ‚Romane' aufnehmen. Okay?" Konstruktiver Vorschlag – also Zustimmung.*

Spannung beim nächsten Treffen. Wieder heftige Diskussionen. Kira meinte: „Wenn uns die Leute so erleben und hören könnten … !" Wir haben Teile unserer eigenen Seelen ausgebreitet. Schließlich die punktebasierte Einigung: Ingeborg Bachmann Malina, Manfred Bieler Still wie die Nacht. Memoiren eines Kindes *und* Pascal Mercier Der Klavierstimmer *(muß Kira aber noch lesen).*

Romane sind oftmals für das Verständnis der eigenen Seele sehr wichtige Informationsquellen. Dafür sprechen mehrere Gründe, von denen zwei besonders hervorzuheben sind: Zum einen kommt die in Romanen dargestellte Komplexität den realen Lebensvorgängen sehr nahe, zum anderen werden häufig durch die Kombination mehrerer Erzählstränge verschiedene Ebenen einbezogen (z. B. Situationsbezug, Persönlichkeitsaspekte, dramatische Entwicklung, sozialer Kontext, Varianten von Handlungsvollzügen und deren Konsequenzen, komische Attributionen, historische Rahmensetzung, Schicksalsschläge), womit Perspektivwechsel einhergehen. Beide Faktoren – Komplexität und Perspektivwechsel – sind kardinale Bestandteile seelischen Geschehens. Komplexität (s. auch Kap. 5) bezieht sich nicht nur auf strukturelle Gegebenheiten, sondern auch auf Funktionszusammenhänge. Durch ineinander verschlungene Betrachtungsebenen, miteinander vernetzte Prozessabläufe, Rückkopplungen, simultane Vorgänge und indirekte Wirkungen kann bei der Romanlektüre der Eindruck entstehen: Genau so ist es bei mir auch – oder eben bei mir nicht. Durch den Perspektivwechsel kommt die Vielfalt, aber auch die Diskontinuität, Ambivalenz und Sprunghaftigkeit psychischer Abläufe und Befindlichkeiten zum Ausdruck. Wir können nachvollziehen, warum eine bestimmte Aktion der Romanfigur von uns selbst nur mit sehr geringer Wahrscheinlichkeit ausgeführt worden wäre – wundern uns dann aber später manchmal, warum wir nun plötzlich doch auf die gleiche Weise handeln.

Zu bestimmten Zeiten können rasch wechselnde Präferenzen oder Planungsalternativen unsere Seele bedrängen, weil wir unsicher sind und uns nicht entscheiden können, was gerade „richtig" wäre. Wir suchen in der Psyche nach Fixpunkten, die uns helfen könnten, Gewissheit zu erlangen, warum wir von einer bestimmten Sichtweise nicht lassen können oder nun doch die vorher abgelehnte Alternative bevorzugen oder immer neue Pläne entwickeln, statt die bisherigen gründlich zu durchdenken. In der akademischen Psychologie zum Konfliktgeschehen gibt es eine Modellvariante, die den Annäherung-Annäherungs-Konflikt (Appetenz-Appetenz-Konflikt) veranschaulicht. Der schon „klassisch" zu nennende Fall bezieht sich auf eine Person, die sich nicht entscheiden kann, mit welchem von zwei Partnern sie eine feste Beziehung eingehen soll. Solche Konstellationen werden dann auch in eine Telenovela wie „Sturm der Liebe" (ARD) aufgenommen: Tina kann sich nicht zwischen David und Oskar entscheiden. Der Unsicherheitsprozess wird aktionistisch überdeckt oder verklebt. Ihr wird geraten, doch „auf ihr Herz zu hören". Doch was sagt so ein Herz? Tina versteht es nicht. In Romanen darf man erwarten, dass die Spannungen, die Zweifel, die plötzliche Entscheidung, die, kaum getroffen, gleich wieder rückgängig gemacht wird, die erfahrene Hilflosigkeit, die sich hinziehende Konfliktbedrängung ausführlich und hinreichend verständlich abgehandelt werden.

Nun könnte der Eindruck entstehen, Romane seien stets hilfreiche, erklärende und verlässliche Informanden für seelische Befindlichkeiten. Das ist nicht so. Für manche Menschen können gerade Romane unverträglich, manchmal sogar giftig sein. Das ist dann von größerer Wahrscheinlichkeit, wenn zum Beispiel in Teilen der sogenannten Trivialliteratur (meistens in Liebesromanen) realitätsferne Lebensformen so überzeugend als geheime Wunscherfüllungen, lohnende Zielvorstellungen und nachahmenswerte Beispiele dargestellt werden, dass manche Personen meinen, ihre eigene Lebensgestaltung daran orientieren zu können – und damit scheitern. Luftschlössern mangelt es an Bestand, sie verwehen. Negativ zu bewerten sind auch Texte, die komplizierte Sachverhalte einer so erheblichen Vereinfachung unterwerfen, dass sie mit der Wirklichkeit nicht mehr sehr viel gemein haben (z.B. Aufbau und Erhalt von Beziehungen). Solche Darstellungen sind Täuschungen, die sich besonders nachteilig bei Schilderungen zu seelischen Zuständen, ambivalenten Empfindungen und schwierigen Lebensprozessen auswirken, die nur über detaillierte Beschreibungen, klare Differenzierungen und notwendige Kontextbezüge hinreichend und sachangemessen zu verstehen sind. Noch einmal: Die Seele zu verstehen, verlangt die Einsicht, dass sie sowohl komplex als auch kompliziert und manchmal eben auch nicht zu verstehen ist.

Dies wird besonders im Roman *Malina* von Ingeborg Bachmann (Ausgabe: 1980) deutlich. Der Roman weist zwar keine durchgängige Handlungsführung auf, repräsentiert aber eine so umfängliche und kompromisslose Offenlegung seelischer Zustände und Entwicklungen, bei der auch fiktive Momente nicht ausgeschlossen sind, dass die Differenzierungen der Gedankengänge, der Empfindungen und der bildhaften Vorstellungen der Ich-Erzählerin eine geradezu magische Anziehung und sehr nachhaltige Eindrücke erzeugen. Mitunter wird die persönliche Situation (Dreiecksbeziehung von Ich-Erzählerin, Ivan und Malina) mit dem Zweiten Weltkrieg in Beziehung gesetzt, weil das Geflecht der beschriebenen kritischen Liebesbeziehungen Komponenten kriegerischer Auseinandersetzungen enthält (Dominanz, Unterdrückung, Verletzungen, Zerstörung, Verlust). Aufgrund dieser Querverbindung entstehen verschiedene, einander durchdringende Erzählperspektiven, die von persönlicher Betroffenheit und kriegerischer Gewalt geprägt sind.

Malina ist ein Roman über psychische Zerrissenheit, Identitätssuche, aussichtslose Liebe, Albträume, Leid, seelische Verletzungen und Selbstauflösung. Er enthält viele unklare Bedeutungszuweisungen und lässt mehrere Auslegungen zu. So entsteht beispielsweise zunächst der Eindruck, Malina sei eine männliche Person, mit der die Ich-Erzählerin auf einer rein rationalen Ebene kommuniziert – aber könnte es sich nicht auch um ihr Alter Ego handeln, mit dem sie spricht (S. 14)?

Meine Beziehung zu Malina hat jahrelang aus mißlichen Begegnungen, den größten Mißverständnissen und einigen dummen Phantastereien bestanden – ich will damit sagen aus viel größeren Mißverständnissen als die zu anderen Menschen. Ich war allerdings von Anfang an *unter* ihn gestellt, und ich muß früh gewußt haben, daß er mir zum Verhängnis werden müsse, daß Malinas Platz schon von Malina besetzt war, ehe er sich in meinem Leben einstellte.

Zu Ivan äußert sie sich folgendermaßen (S. 43):

Ich denke an Ivan.
Ich denke an die Liebe.
An die Injektionen von Wirklichkeit.
An ihr Vorhalten, so wenige Stunden nur.
An die nächste, die stärkere Injektion.
Ich denke in der Stille.
Ich denke, daß es spät ist.
Es ist unheilbar. Und es ist zu spät.
Aber ich überlebe und denke.

Und ich denke, es wird nicht Ivan sein.
Was immer auch kommt, es wird etwas anderes sein.
Ich lebe in Ivan.
Ich überlebe nicht Ivan.

Die beiden Männer meiden einander. Im Weiteren skizziert die Ich-Erzählerin ihre Beziehung zu ihnen (S. 105):

Ivan ist nicht gewarnt vor mir. Er weiß nicht, mit wem er umgeht, daß er sich befasst mit einer Erscheinung, die auch täuschen kann, ich will Ivan nicht in die Irre führen, aber für ihn wird nie sichtbar, daß ich doppelt bin. Ich bin auch Malinas Geschöpf.

Und sie präzisiert eine Du-Beschreibung (S. 130):

Mein Du für Malina ist genau und geeignet für unsere Gespräche und unsere Auseinandersetzungen. Mein Du für Ivan ist ungenau, es kann sich verfärben, ver-dunkeln, lichten, es kann spröde, mild oder zaghaft werden, unbegrenzt ist die Skala seiner Expressionen, es kann auch ganz allein, in großen Intervallen, gesagt werden und viele Male sirenenhaft, immer wieder verlockend neu, aber immer noch ist es nicht mit dem Ton, mit jenem Ausdruck gesagt worden, den ich in mir höre, wenn ich unfähig bin, vor Ivan ein Wort herauszubringen. Vor ihm nicht, aber inwendig werde ich eines Tages das Du vollenden. Es wird das Vollkommene sein.

Das könnte ein Eingeständnis sein, die grenzenlose, obsessive (wie eine Zwangsvorstellung, Besessenheit) Liebe zu Ivan nicht offenbaren zu können. „Sind Ivan und ich eine dunkle Geschichte? Nein, er nicht, ich allein bin eine dunkle Geschichte" (S. 171).

Ihre Liebe zu Ivan erfährt keine entsprechende Resonanz, findet keine Erfüllung und führt letztlich zur Zerstörung. Die Ich-Erzählerin leidet unter Ivans häufiger Abwesenheit, die wie eine wohldosierte Abkehr wirkt. Ihre ratio-nalen Auseinandersetzungen mit Malina, die auch eine Art Selbstreflexion – eine Suche nach Identität – darstellen, geben keinen Halt. So werden Sehnsüchte, Hoffnungen, Bestätigungswünsche und Selbstwertempfindungen allmählich zerstört. Ängste entstehen, Verpflichtungen werden immer mehr vernachlässigt. Die Ich-Erzählerin kämpft mit sich selbst. Und: statt durch die Beziehung die erhoffte Ich-Stärkung zu erfahren, wird ihr Ich durch die männliche Dominanz erdrückt. Daraus ergibt sich die Einsicht, dass nicht jede Beziehung Lebenskraft gibt, sondern auch gänzlich andere, negative Ereignisse und Entwicklungen ein-treten können: „Ich habe in Ivan gelebt und ich sterbe in Malina" (S. 354).

Die in dem Roman eingesetzten Stilmittel (Aufzeichnungen von Telefonaten, Dialoge, Korrespondenzen, märchenhafte Skizzen) bringen die Ausdruckskraft belletristischer Darstellungen über psychische Gegebenheiten und sie hervorrufende konditionale Zusammenhänge hervor. Ein eindrucksvolles Beispiel ist die Schilderung der (wohl geträumten) Begegnungen mit dem Vater, der als paradigmatische Figur für Männlichkeit zu verstehen ist (S. 181 f.):

> Mein Vater steht neben mir und zieht seine Hand von meiner Schulter zurück, denn der Totengräber ist zu uns getreten. Mein Vater sieht befehlend den alten Mann an, der Totengräber wendet sich furchtsam, nach diesem Blick meines Vaters, zu mir. Er will reden, bewegt aber nur lange stumm die Lippen, und ich höre erst seinen letzten Satz: Das ist der Friedhof der ermordeten Töchter. Er hätte es mir nicht sagen dürfen, und ich weine bitterlich.

Noch intensiver in der szenischen Gestaltung und Sprache ist die Saalszene, in der der Vater die Tochter in einem tür- und fensterlosen Raum eingeschlossen hat (S. 182 f.):

> Ich begreife schon, da gibt es nichts, keine Öffnung, jetzt keine Öffnungen mehr, denn an allen sind schwarze Schläuche angebracht, angeklebt rings um die Mauern, wie riesige angesetzte Blutegel, die etwas aus den Wänden heraussaugen wollen [...]. Mein Vater nimmt ruhig einen ersten Schlauch von der Wand ab, ich sehe ein rundes Loch, durch das es hereinbläst, und ich ducke mich, mein Vater geht weiter, nimmt einen Schlauch nach dem anderen ab, und eh ich schreien kann, atme ich schon das Gas ein, immer mehr Gas. Ich bin in einer Gaskammer, das ist sie, die größte Gaskammer der Welt, und ich bin allein darin. Man wehrt sich nicht im Gas. Mein Vater ist verschwunden, er hat gewußt, wo die Türe ist und hat sie mir nicht gezeigt, und während ich sterbe, stirbt mein Wunsch, einmal zu sehen und ihm das Eine zu sagen.

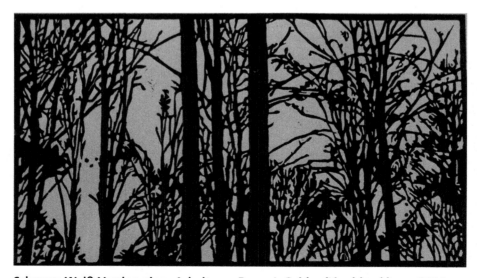

Schwarz-Weiß-Version einer Arbeit von Franz J. Geider (Linoldruck) von 2014

Dies sind fantasiegeleitete Beschreibungen männlicher Dominanz und Gewalt gegenüber einer weiblichen Person. Die Gewalt bricht über die Erzählerin herein, sie kann nichts dagegen ausrichten, ist wehrlos und wird letztlich ausgelöscht. Eine solche sprachlich intensive und treffsichere Darstellung psychischer Zusammenhänge, die für ein Verständnis der Seele sehr förderlich ist, kann die akademische Psychologie mit ihren Theorien und Berichten nicht leisten.

Der Roman *Still wie die Nacht. Memoiren eines Kindes* von Manfred Bieler (1989) greift die bekannte psychologische These auf, dass Ereignisse und Empfindungen in der Kindheit entscheidende Auswirkungen für das Erleben und Handeln im Erwachsenenalter haben (s. dazu kritisch: Abschn. 6.4). Der fünfzigjährige Protagonist schreibt die Memoiren seiner Kinderzeit, berichtet eindrücklich von erlebten Angstträumen, Grausamkeiten, Enttäuschungen, mangelnder Liebe, Zurücksetzungen, Demütigungen, ambivalenten Zuwendungen und harscher Zurückweisung eigener Wünsche. Was ergibt sich daraus für das Verständnis der eigenen Seele? Der Roman macht deutlich, wie sehr Kinder malträtiert werden können und was sie manchmal erdulden müssen – vielleicht mussten auch wir in unserer Kindheit viel ertragen. Das Gehirn ist ein empfindlich eingestellter Registrator mit einer enormen Speicherkapazität. Deshalb sind es ja nicht nur die erfahrenen groben Verletzungen und Gehässigkeiten in der Kindheit, denen Schädigungen im Erwachsenenalter zugeschrieben werden, sondern auch die vielen kleinen Gemeinheiten und Lügen, Demütigungen, die abrupten, nicht zu verstehenden Wechsel von Zuneigung und zorniger Zurechtweisung, die Missachtungen, die vielen erlebten Widerwärtigkeiten und der Spott, die den Sohn auch nach vielen Jahren das Verhältnis zur Mutter in der Retrospektive folgendermaßen beschreiben (Bieler, S. 295) lassen:

> Ich bin ein Nichts in ihren Augen, wertlos und überflüssig. Als ich ihr die Illustrierte gebe, verzieht sie nur den Mund. Ich habe sie gestört, diese Schlampe. Ich störe sie immer noch. Ich bin ihr im Weg. Aber was soll ich tun? Abhauen? Wohin? Ich kann mich nicht in einen Däumling verwandeln und unter Wurzeln kriechen.

Dies erinnert an den bedenklichen und bedenkenswerten Satz von Tankred Dorst: „Wer lebt – stört!"

Die Verwundungen der Seele erfolgen nicht immer absichtlich und manche entstehen sogar, weil die Eltern „nur das Beste" für ihre Kinder wollten – eine einseitige Haltung, die zu Starrheit führen kann. Wird die Rückschau auf Einflussfaktoren nicht nur – wie in Bielers Roman – auf die frühe Kindheit beschränkt, sondern auch auf die Pubertät und das Erwachsenenalter bezogen, dann wäre es überlegenswert, über bestimmte Ereignisse des eigenen Lebens

kommentierte Protokolle, also sozusagen „Selfies von der eigenen Seele",
anzufertigen. In diese schriftlichen Dokumentationen von Erlebnissen sollten
auch die zugehörigen Gedanken und Empfindungen aufgenommen werden.
Der Vorteil für das Verständnis der Psyche wäre in mehrerer Hinsicht gegeben:
Neben der Reduzierung von Erinnerungsfehlern (z. B. Ergänzungen im Sinne
der Erwartung), die Retrospektionen mit langen Zeitintervallen allemal
anhaften, wäre hierbei die Wahrscheinlichkeit eines Abbruchs viel geringer
als beim Führen eines Tagebuchs, weil nur bedeutungsvolle Begebenheiten
notiert würden. Zudem könnten nicht nur die eigenen seelischen Abläufe
besser nachvollzogen werden, sondern es könnte sich auch ein Verständnis
dafür entwickeln, warum sich Sichtweisen auf eigene Stärken und Schwächen,
Befindlichkeiten, Ansichten, Werthaltungen und Handlungsbegründungen
im Laufe der Zeit ändern.

Man folgt der eigenen Spur und ahnt zumindest, wohin sie führen könnte.
Dann wären auch stärker fundierte Antworten auf die zentralen Fragen in
Bielers Roman (S. 87) möglich:

> Wie groß ist die Seele? Wie umfangreich? Welche verborgenen Zimmer gibt es
> darin? Wo liegen die Schlüssel zu den geheimen Kammern? Ich frage danach,
> weil ich oft nicht begreifen kann, was alles im Gemüt dieses Kindes, das meinen
> Namen trägt, Platz findet? Wie zum Beispiel, gelingt es einem Dreijährigen,
> sowohl vor Fremden wie vor sich selbst zu verschweigen, daß seine Mutter
> ein Verhältnis mit dem Freund ihres Mannes hat? Wohin gerät ein solches
> Geheimnis? An welchen unzugänglichen Ort wird es aufbewahrt, um das Herz
> zu vergiften? Wohin flüchtet sich die Not eines Jungen, der vom Vater verprü-
> gelt und von der Großmutter mit leidenschaftlicher Eifersucht verwöhnt wird?
> Vertraut er den Menschen, die ihn umgeben, oder wird er verfolgt von der
> ständigen Angst, sich selbst und die Eltern zu verraten? Findet er jemals den
> Schlüssel zu dem verborgenen Zimmer, oder bleibt es ihm auf ewig versperrt?

Einen ganz anderen Zugang zum Verständnis psychischer Prozesse ermöglicht der Roman „Der Klavierstimmer" von Pascal Mercier (2006). Das auf
verschiedenen Erzählebenen aufgebaute Werk beinhaltet mehrere Motive,
die psychisches Geschehen in seinen Verflechtungen verständlich machen.
Dazu gehören: unterschiedliche Positionen zum gleichen Sachverhalt,
Loslösung und Abgrenzung voneinander nach einer zu nahen Beziehung, der
Verlust des unterstützenden, verstehenden und korrigierenden Gegenübers,
die Emanzipation zum Selbst, die Wahrheitssuche in der wechselseitigen
Reflexion, die Suche nach der Motivation für ein Verbrechen im Familienkreis,
die Einsicht in die Determinanten und Dynamiken des Versagens, zerbre-
chenden Hoffnungen und Rache.

Der Vater des Zwillingspaars Patrice und Patricia, ein hervorragender Klavierstimmer, aber erfolgloser Opernkomponist, soll während einer Aufführung einen berühmten Operntenor erschossen haben. Das ist das Rahmenereignis, das erhebliche Konsequenzen nach sich zieht. Die Zwillinge sind einige Jahre zuvor aus verschiedenen Gründen aus dem Elternhaus geflohen: Patricia, weil sie die vorhersehbaren Abhängigkeiten, die sich aus ihrer inzestuösen Beziehung zu ihrem Bruder ergeben hätten, nicht ertragen konnte, und Patrice, weil er die Trennung von seiner geliebten Schwester nicht in dem für ihn lieblosen Elternhaus ausgehalten hätte. Um die unbegreifliche Tat eines Mordes nachvollziehen zu können, kehren sie ins Elternhaus zurück. Dort beschließen sie, ihre eigene Geschichte aufzuarbeiten und die Beweggründe für die Erschießung des Opernstars zu finden. Sie verabreden für beide Vorhaben, getrennt voneinander und absolut wahrheitsgemäß, ihre eigenen Sichtweisen in Berichtsheften zu schildern, die sie sich später gegenseitig aushändigen wollen.

Patrice formuliert schon im ersten Berichtsheft, worum es bei dem Bemühen um eine verspätete Klärung ihrer Beziehung gehen wird:

> Jetzt, da alles vorbei ist, wollen wir aufschreiben, wie wir es erlebt haben. Wir werden den Erinnerungen allein gegenübertreten, ohne die Verführung durch die Gegenwart des anderen. Die Berichte sollen wahrhaftig sein, ganz gleich, wie groß der Schmerz sein mag beim Lesen. Das haben wir uns versprochen. Nur so, hast du gesagt, vermöchten wir den Kerker unserer Liebe zu zerschlagen, die mit der gemeinsamen Geburt begann und bis zum heutigen Tag gedauert hat. Nur so können wir frei werden voneinander.

Durch indirekte, adressierte Kommunikation führt Patricia ihrem Zwillingsbruder vor Augen, dass sie ihre Liebe als bedrohliche Gefangenschaft empfand. Daneben steht das Nachsinnen und Ringen um ein Verständnis für die dem Vater angelastete mörderische Tat.

Schon zu Beginn des Romans werden viele feine seelische Regungen dargestellt, die wie Wegweiser das Verständnis für die Handlungen, Emotionen und Einsichten der Protagonisten entscheidend fördern. Die Heiserkeit des Vaters beispielsweise befremdete und störte den Sohn so außerordentlich, dass er zu ihm auf Distanz ging – Empfindungen, die nach der Verhaftung des Vaters einen erheblichen Wandel erfahren. Dies ist ein ausgezeichnetes Beispiel dafür, wie scheinbar unbedeutende Merkmale dazu führen, dass man sich von einer Person abwendet. Die äußerst sensible und treffende Darstellung von seelischen Ereignissen wie Vorahnungen, Tröstungen, Einsamkeit, Enttäuschung und Erstarrung im Roman helfen, auch die eigenen seelischen Regungen zu verstehen, einzuordnen und in ihrer Bedeutung einzuschätzen. Drei Beispiele sollen dafür als Beleg dienen:

Tröstung (Patrice zum Vater, S. 30):

Es war unmöglich, dich zu trösten [...] Nimm das Urteil der anderen nicht so wichtig, du schreibst deine Musik doch vor allem für dich selbst. Als Feststellung stimmte das natürlich nicht; ich hätte es als Empfehlung sagen wollen. Aber ich spürte: Das war etwas, was man dir nicht sagen konnte. Dir den Vorschlag zu machen, die Dinge so zu sehen – das hätte dir wie Hohn geklungen. Denn es war falsch, und wir beide wußten, daß es falsch war. Es wäre die billigste aller Tröstungen gewesen, die Tröstung durch Lüge.

Einsamkeit und Zeit (Patricia, S. 69 f.):

Zum erstenmal erlebe ich jene Form der Einsamkeit, die mir später lieb und teuer wurde: Sie ist voller Abschied und Trauer, zugleich aber auch voller Zukunft und Neugier. Überhaupt hat sie viel mit Zeit zu tun, diese – wie soll ich sagen – schöpferische Einsamkeit … Es war wunderbar, und immer wenn es mir später schlechtging, fuhr ich zum Jardin und versenkte mich in das rätselhafte, traumgleiche Garn der Zeit.

Erstarrung (Patrice, S. 37 f):

Ich fühlte mich von der eigenen Seele verlassen. Nur im Traum, wenn ich vergaß, wo ich war und daß dies ein Ort ohne dich war, erhaschte ich manchmal einen Blick auf sie. Doch kaum war dieses träumende Vergessen vorbei, hatte ich mich wieder ganz und gar verloren. Ich war mir so fremd wie jemand, der unter vollständiger Amnesie leidet … Losgeworden bin ich diese Erstarrung nie … Ich gewöhnte mich an die Erstarrung und achtete seltener darauf. Ich hatte bis dahin nicht gewußt, daß einen Gefühle, auch die stärksten, nach einiger Zeit langweilen.

Ein entscheidender Gewinn für das Verständnis der eigenen Seele liegt bei diesem Roman darin, dass Paul Mercier den Entwicklungsprozess des psychischen Geschehens offenlegt, so als folge er einem dynamischen Modell, dessen charakteristische Merkmale Verlaufsentwicklung, Gleichzeitigkeit, Verzweigung, Rückkopplung, Perspektivwechsel und Komplexität sind und das durchaus auch für andere Lebensereignisse die adäquate Referenzebene darstellen könnte (vgl. Kap. 5). Dies gilt für die Beschreibung der Steigerung der Liebe des Zwillingspaares bis zu einer inzestuösen Beziehung ebenso wie für die allmähliche Aufdeckung der Motivstränge und den tatsächlichen Ablauf des Mordes.

Im Gegensatz zu den eher seelenleeren literarischen Versuchen einiger Autoren, die sich mit voyeuristischen Schilderungen sexueller Praktiken hervortun wollen, schafft Mercier einen Raum für die allmähliche Entwicklung des Verbotenen, des Gewagten und der Ungewissheit über die Folgen, der tiefe Einblicke in seelische Prozesse erlaubt. Die Spur, die zum Tabubruch führt, wird offengelegt. Am Anfang sind es Blicke, die zwar eine Ahnung zwischen dem Paar entstehen lassen, die aber konkrete Absichten noch kaschieren. Ein Kuss in den Nacken ist eine minimalistische Geste, die als Indikator für ein stärkeres Begehren gelten kann. Allerdings wird diese Intimität der Geschwister von der Mutter beobachtet, was zu erheblichen Konsequenzen auch im Mutter-Sohn-Verhältnis führt. Erst einige Zeit später kommt es beim Tanz der Zwillinge auf dem Abiturientenball zu einem erneuten Aufflammen sexueller Gefühle und dem Wunsch nach körperlicher Vereinigung (S. 70):

> Beide zusammen haben wir uns forttragen lassen von diesem Wunsch, der alles Bisherige mit so wunderbarer, unwiderstehlicher Logik besiegelte. Weder du noch ich haben Widerstand geleistet, als die Vertrautheit in Verlangen umschlug.

Und weiter heißt es (S. 73):

> Wir wußten, daß es nicht passieren durfte und doch passieren würde […] Es war, als kochte die Zeit.

Solche Beschreibungen verdeutlichen, dass seelische Abläufe kaum zu beeinflussen sind, die sich selbst soweit steigern, dass die Forderungen zu handeln, übermächtig werden. Der immer stärker anwachsende psychische Druck, der zu Taten drängt, lässt sich auch spüren, wenn es darum geht, sich auf waghalsige, aber hoch attraktive Unternehmungen einzulassen. Die dann fälligen kognitiv-emotionalen Auseinandersetzungen mit der eigenen Seele dauern oft lange und führen anschließend meistens zu einer situationsabhängigen abrupten Entscheidung.

Die Komplexität eines psychischen Prozesses in Struktur und Dynamik wird am Beispiel des Vaters durch die Beschreibung der unterdrückten Wut, der allmählichen Steigerung des Drucks und dem Drang nach Vergeltung deutlich sichtbar. Es beginnt mit dem Einsetzen von Irritationen, gefolgt von einer allmählich wachsenden Verzweiflung, die im Inneren als zerstörerischer Impuls der Seele weiter wuchert bis zur vorgestellten Annäherung an eine mörderische Tat. Die Ereignisse, die schließlich zur Tragödie führen, verbinden sich miteinander wie Zuflüsse zu einem Strom, der stetig anschwillt, sich reißend entwickelt und nur noch in eine Richtung und zu einem Ziel fließt. Die Seele staut eine Energie, die, wenn sie überbordet, alle bisherigen Grenzen einreißt.

Zunächst empfindet der Vater das Einbauen einer schalldämpfenden Tür in seinem Arbeitszimmer, die die Mutter und die Zwillinge gefordert hatten, als eine Kränkung: „Ist meine Musik jetzt still genug?" (S. 170). Die gleichen Emotionen werden bei ihm immer stärker hervorgerufen, wenn er wieder und wieder seine von ihm eingereichten Opernkompositionen mit ablehnenden Bescheiden zurückgeschickt bekommt. Der nach innen gerichtete, starrköpfige Vater (der wie ein Gegenentwurf zu Alexis Sorbas geschildert wird), der sich abkapselt und dem die Sympathien anderer Leute gleichgültig sind, leidet unter dem fluchtartigen Verlassen des Elternhauses von Patrice und Patricia, ohne den wahren Grund zu kennen. Er isoliert sich immer mehr, erfindet eine Figur (Caesare Cattolica), deren leidgeprüfter Lebensweg und nicht nachlassende Auflehnung für ihn zum nachahmenswerten Paradigma wird, und komponiert bezeichnenderweise eine Oper zu Kleists Novelle *Michael Kohlhaas*, die den großen Durchbruch bringen sollte.

Tatsächlich scheinen sich seine Hoffnungen, erträumten Vorstellungen und Wünsche zu erfüllen, als er einen Brief aus Monaco erhält, der ihn als Preisträger des Jahres eines Wettbewerbes für Opernkomponisten ausweist. „Zu gegebener Zeit" würde er über die nachfolgenden Formalitäten und Vorbereitungen informiert werden. Es beginnt eine elende Periode des Wartens, der ineinandergreifenden Zweifel, Hoffnungen und Enttäuschungen. Vergeblich versucht er, zusammen mit seiner Frau auf einer Reise nach Monaco der Sache auf den Grund zu gehen und die Verantwortlichen zur Rede zu stellen. Nach leidvoller Wartezeit, in der die Verbitterung zunimmt, erhält er einen lapidaren Brief aus Monaco: „Es werde in diesem Jahr keine Preisverleihung und keine Aufführung geben" (S. 338) – aus nicht vorhersehbaren Gründen. Das ist für ihn der Gipfel der Demütigung auf der Suche nach Anerkennung. Durch einen Zeitschriftenartikel wird er gewahr, dass Antonio Malfitano, den er als Gesangskünstler so sehr verehrte, dass er ihn für die Hauptrolle in seiner Oper „Michael Kohlhaas" vorgesehen hatte, hinter der Verhinderung der Preisverleihung und der Aufführung steckt. Außerdem gesteht er seiner Frau, dass er die ganze Wahrheit über ihr Verhältnis zu diesem Sänger gewusst hatte. „Er hat uns betrogen, dich und mich. Betrogen hat er uns" (S. 351) und ergänzt (S. 354):

> Er hat uns um die Zukunft betrogen. [...] Die Oper, das war die Zukunft. Unsere Zukunft ... Es geht nicht, dass er eine Zukunft hat und wir nicht. Es geht nicht.

Beide vereint der Hass auf diesen Mann und entwickeln einen stummen, mörderischen Vorsatz. Seine Frau denkt rückblickend:

> Vielleicht war uns nicht nur der rächende Vorsatz, sondern auch die Oper zum Kerker geworden (S. 356).

Kira war außerordentlich gespannt, das Ende des Romans zu erfahren. Eckart und ich, die Der „Klavierstimmer" gelesen hatten, weigerten uns aber, es ihr zu erzählen, denn das sei erstens nicht fair gegenüber Lesern, die das Buch selbst noch lesen wollten und zweitens käme es nicht so sehr auf die Story an, sondern auf die damit verbundenen Beschreibungen und Erläuterungen der seelischen Befindlichkeiten und Regungen. Kira war fortan etwas weniger gesprächig. Schade, ich hatte sie nicht enttäuschen wollen. Wir versuchten, sie mit einer psychologischen Darstellung aus dem Roman zu überzeugen.

Die Frau des Klavierstimmers erklärt (S. 343 f.):

> Es dauerte, bis ich in Panik geriet. Das gibt es: Du weißt, daß du in Panik geraten wirst, sobald du eine bestimmte Überlegung angestellt hast, du weißt, daß dir alles zur Verfügung steht, um sie zu vollziehen, und nun stellst du dich, ohne es eigentlich zu wollen, dumm und taub in der Hoffnung, es werde alles vorübergehen, du weißt nicht wie, du glaubst es eigentlich auch nicht wirklich, aber du tust so als ob. Ich machte Tee, ließ ihn viel zu stark werden und goß ihn in den Abfluß. Ich tat, als kümmerte ich mich um die Blumen. Erst als ich den Hörer abnahm und die Nummer meines Coiffeurs wählte, wurde es zuviel, ich legte auf und stellte mich der Angst.

Veranschaulicht werden die Angst vor der Realisierung einer gedanklichen Konstruktion, der Versuch, der Angst vor der Angst Herr zu werden und die hilflosen Ersatzhandlungen, die letztlich zu der Einsicht führen, die Angst zuzulassen. Solche seelischen Abläufe kennen viele Menschen aus eigener Erfahrung, und sie können oft im Nachhinein die einzelnen Komponenten dechiffrieren.

Die Konfliktstruktur des Vaters wird durch das Spannungsfeld zwischen ersehntem Erfolg und befürchtetem Misserfolg definiert. Das unbedingte, alles überdeckende Bestreben nach Erfolg entwickelt eine eigene, geradezu brutale Dynamik. Im Laufe der Zeit steigert sich das Drängen der Seele nach Erfolg bis hin zur Besessenheit. Der Vater probt heimlich die Verbeugungen beim unbedingt zu erwartenden Applaus des Publikums und erfindet eine Farbnomenklatur für verschiedene Grade des Erfolges und Misserfolges bei anderen Komponisten. Er ist nicht in der Lage, auch bei sich stets wiederholendem Misserfolg von seinem Streben abzulassen oder es zu mindern. Im Gegenteil, er verbeißt sich immer mehr darin, den Erfolg zu erzwingen. Die Seele treibt ihn immer weiter an, und es gibt kein Anhalten oder Aufgeben.

Solche psychischen Abläufe sind durchaus auch im wahren Leben bei Menschen festzustellen, die nicht aufhören können, dem Erfolg in bestimmten Situationen nachzujagen, und die ihre Handlungen ausschließlich darauf ausrichten, sich also dem Erfolg quasi unterwerfen. Misserfolge werden mit noch höherem Einsatz beantwortet. Die Resultate ähneln einander. Einsamkeit stellt sich ein, Verbitterung dominiert bei den Emotionen, Schuldzuweisungen werden auf andere Personen projiziert, und das Empfinden, Unrecht zu erleiden, nimmt zu. Die Hinwendung zum Abbruch der Bestrebungen ist schon deshalb ein gewagtes Spiel, weil Planung, Organisation und Kontrolle nicht gelingen werden und weil die Seele sich wahrscheinlich dem Unterfangen entgegenstellen wird.

Die psychologische Darstellung der Trennungsbemühungen der Zwillinge voneinander ist eine Hauptthematik des Romans. Es ist der paradoxe Versuch einer geänderten Zuwendung, die keine neue Gemeinsamkeit (Wiederaufleben) kreieren will und eine Trennung, die nicht zerstört sondern Eigenständigkeit erzeugen soll. Patricia ist darin sehr viel entschlossener als Patrice, der Schwierigkeiten hat, sich ohne seine geliebte Schwester in einer neuen Umgebung und einem veränderten Lebensablauf zurechtzufinden. Die Abgrenzung und Distanzierung voneinander soll dazu führen, Eigenständigkeit, Selbstverantwortung und Selbstbestimmung zu erlangen und auszuweiten. Das ist das Ziel, wenn das Herauslösen aus einer fesselnden Bindung, die einer besitzenden Liebe gleichkommt, unabdingbar wird. Dies wird mitunter schwierig zu realisieren sein, wie den an Patrice gerichteten Wünschen von Patricia zu entnehmen ist (S. 54):

> Meine Worte mögen in dich hineinfallen, wie in einen stillen Teich, sie mögen Kreise ziehen und Wellen werfen, und ich möchte, daß du diesem Geschehen alle Freiheit einräumst, sich zu entfalten; daß du nicht nur äußerlich, sondern auch im Inneren mit deiner Antwort wartest, bis die Wirkungen sich ausgesponnen haben und du wirklich verstanden hast, was ich sage. Wirst du das tun, Patrice? Für mich tun? Wirst du einmal, ein einziges Mal, den Schutzschild deiner Wortgewandtheit beiseite schieben, um dich treffen und, wo es unvermeidlich ist, auch verletzen zu lassen? Damit wir frei werden können voneinander?

Wird die Inzestvariante ausgeklammert, dann gilt auch für andere Liebesbeziehungen, dass das Gelingen, Gestalten und Bewahren einer Partnerschaft davon abhängig ist, wie gut eine Balance zwischen Wir und Ich im Hinblick auf Ansprüche, Wünsche, Entscheidungen, Sinngebung, Werthaltung, Erwartungen, Alltagsgestaltung etc. von dem Paar erreicht und gehalten werden kann. Eine Anforderung dabei betrifft das Bemühen, sich nicht selbst in einer allzu festen Verklammerung (*neurotic clinch*) zu verlieren, sondern im Zuge der Autonomiebewahrung Selbständigkeit einzufordern und vom Partner auch gewährt zu bekommen. Abgrenzung in der Liebe ist wichtig, so schwer es auch fallen mag.

Theaterstücke, die aufgeführt werden, weisen alle eine gewisse Ambivalenz auf. Einerseits lassen sie die seelischen Regungen der Akteure direkt vor den Augen der Zuschauer ablaufen, sodass ein intensives Miterleben möglich wird. Andererseits werden die eigenen Vorstellungen und Bilder vom psychischen Geschehen, die sich die Zuschauer machen, in den aktuellen Umsetzungen überdeckt oder durch die Regie abgelenkt, verändert oder überlagert. Fast alle

Theaterstücke zeigen direkt oder indirekt, was in der Seele vorgeht oder wie sie Handlungen bedingt. Insofern sind die Aufführungen Lehrstücke für das Verständnis der Psyche. In den Texten und besonders im Spiel wird berichtet bzw. gezeigt, was sich seelisch in der handelnden Person abspielt, welche Wendungen dabei zutage treten und welche Auswirkungen auf das gesamte Geschehen damit verbunden sind. Das gilt insbesondere für solche Stücke, in denen Konflikte und Wechselfälle des Lebens zur Sprache kommen. Ein sehr beeindruckendes Beispiel dafür ist das Drama *The Gift of the Gorgon* von Peter Shaffer (1993), in dem die Dynamik des Konfliktes von Rache versus Vergebung (s. dazu auch Walczack 2016) eindringlich und grandios dargestellt wird. „Rache vs. Vergebung ist eine Polarität, die neben der grundsätzlichen Entscheidungsforderung vor allem bezüglich der jeweiligen Konsequenzen unter Einschluss der betreffenden Personen, der involvierten Situationen und der zeitbezogenen Dynamik zu überdenken ist" (Rogge 2016, S. 148) – und genauso wird es von Shaffer in Szene gesetzt.

Ebenso extrem und geradezu explosiv in der psychologischen Entwicklung ist das sehr bekannte Stück *Wer hat Angst vor Virginia Woolf?* von Edward Albee (Ausgabe: 1982). Der Autor betont, „er wolle Stücke schreiben, die so tief unter die Haut gehen, daß es fast unerträglich ist" (zit. n. Harenberg Schauspielführer 1997, S. 32). Das ist ihm – wie sich in der Filmversion von 1966 mit Richard Burton und Elizabeth Taylor in den Hauptrollen nachempfinden lässt – außerordentlich mitreißend und bis ins Detail enorm ausdrucksstark gelungen.

Im ersten Akt („Gesellschaftsspiele") kommt das Ehepaar Martha und George etwas angetrunken zu nächtlicher Stunde nach Hause. Sie beginnen sogleich einen lapidaren Streit um einen Film und um Schauspieler. Sie erwarten noch Gäste, die sie auf dem Fest kennengelernt haben. Bevor der Besuch eintrifft, entwickelt sich der Streit des Ehepaares zu einem gegenseitig herabwürdigenden Wortwechsel (beispielsweise S. 14):

> George: „Du säufst wie 'n Loch."
> Martha: „Du bist ein Nichts, Nulpe … ein Loch in der Natur."
> George: „… Und reiß dir bitte nicht die Kleider vom Leib, ja … Es gibt kaum einen widerlicheren Anblick als dich, mit ein paar Gläsern intus und dem Rock über dem Kopf."

Auch als die Gäste, Nick und Putzi, zu später Stunde eingetroffen sind, setzen Martha und George ihre beleidigenden und demütigenden Attacken fort und verschonen die Besucher nicht mit ihren Lästerungen. Zwischendurch beginnt Martha aufreizend zu singen „Wer hat Angst vor Virginia Woolf?" und wird gegenüber Nick grob, während George versucht, seinen neuen Kollegen zu provozieren. Schließlich nennt Martha ihren Ehemann vor den Gästen einen Versager, der den Direktorenposten im Historischen Seminar nicht erreicht hat. Alle vier Personen sprechen weiter dem Alkohol zu, machen sexuelle Anspielungen und deuten in ihren verbalen Gefechten schon Problemfelder an, die im weiteren Verlauf des Dramas noch mehr zur Sprache kommen werden.

Der zweite Akt („Walpurgisnacht") beginnt wieder mit bösartigen Vorhaltungen, mit denen Martha und George unentwegt versuchen, sich gegenseitig herabzuwürdigen. In Abwesenheit der beiden Frauen, die sich in der Küche Kaffee zubereiten, loten Nick und George in ironischen Repliken aus, welche Strategie für wen zur Erlangung des Direktionspostens im Historischen Seminar die besten Erfolgsaussichten haben könnte. Indes zieht Martha die Aufmerksamkeit wieder auf sich, indem sie den Gästen ausführlich von Georges katastrophalem Misserfolg mit seinem Buch berichtet. Allmählich gehen die Beleidigungen von George, der in Nick eine Konkurrenz für die Direktorenstelle wittert und der Lust hat, Putzi zu veralbern, auch auf die Gäste über. Es kommt zu kurzen Handgreiflichkeiten. Die gegenseitigen Verunglimpfungen steigern sich. Martha provoziert Nick zu Intimitäten, und George sinnt darüber nach, wie er sich am besten rächen könnte.

Im dritten Akt („Die Austreibung") gibt Martha zunächst einen Einblick in ihr Seelenleben und schließt George gleich mit ein (S. 78 f.):

Ich weine auch immer-immerzu. Aber nur ganz tief in meinem Innern, damit niemand es hört … Und George weint auch immerzu. Wir weinen beide immerzu … Und dann, weißt du, was wir tun? Wir weinen, stellen unsere Tränen in den Eisschrank … bis sie zu Eis gefroren sind … und dann … tun wir sie in unseren Whisky. … Und wir schütten die gefrorenen Tränen in unsere durstige Seele, die ein trockener Schwamm ist … und weg sind sie, tot, vergessen. Der Schwamm ist unersättlich, er wird immer größer, wie ein giftiger Pilz … und eines Tages gehen wir an ihm ein.

Dann wird Nick von Martha als Schlappschwanz bezeichnet, der den Hausburschen spielen soll. Es folgt der Vorschlag von George, jetzt doch noch ein letztes Spiel „Wie sag ich's meinem Kinde" zu spielen – und zwar zu viert, damit Putzi auch dabei ist. George erwähnt den (fiktiven) Sohn, und Martha ahnt die grausame Abrechnung. Martha und George überbieten sich in den konträren Interpretationen der verschiedenen Handlungsweisen des Sohnes ihnen gegenüber und spiegeln damit ihre eigenen Eigenschaften. George treibt die Dramatik auf den Höhepunkt, indem er berichtet, dass ein Telegrafenbote die Nachricht vom Unfalltod des Sohnes überbracht habe. Martha begreift, dass George damit eine gemeinsame Lebenslüge ans Licht zerrt und auslöscht (S. 98):

George: „Ich kann ihn jederzeit töten, wenn ich will, Martha."
Martha: „Er ist unser Kind!"
George: „Und ich habe ihn getötet!"
Martha: „Nein!"
George: „Doch!"

Schließlich wird auch offenbar, warum Putzi und Nick ebenfalls in ihren Lebenslügen verstrickt sind. Putzi, weil sie ihren Kinderwunsch aus Angst nicht verwirklichen konnte und eine Schwangerschaft nur vortäuschte, und Nick, weil er sie nur wegen ihres Geldes und der Schwangerschaft geheiratet hat. Die Party endet, und es bleibt offen, ob beiden Paaren ein Neuanfang gelingen könnte.

In diesem Drama sind die psychologischen Einsichten markant herausgearbeitet. Schonungslos werden mit Wirkung des Alkohols Demütigungen, Beleidigungen, Drohungen, Verunglimpfungen, Abscheu und Hass offengelegt und ausgetauscht. Wie ein reißender Fluss steigern sich die gegenseitigen Anwürfe bis zur Aufdeckung der Lebenslüge (erfundener Sohn), in die nun auch die Gäste eingeweiht sind. Aber auch deren wahrheitswidrige Darstellungen eigener seelischer Prozesse aus der Vergangenheit bleiben nicht unangetastet, sondern werden enttarnt. Nun gibt es kein Halten mehr: mit den Anschuldigungen, den Lügen, den herabwürdigenden Tiraden zwischen den vier Personen. Höflichkeit, Respekt und Zurückhaltung zerbrechen immer mehr und machen für Unterdrückung, Verhöhnung und Verlogenheit den Weg frei.

Zwei Aspekte sind im Kontext des eigenen Seelenverständnisses wert, besonders hervorgehoben zu werden: Die Motive für die brutale Form der Auseinandersetzung und die im Prozessverlauf nicht mehr zu bändigende Steigerungsrate der Demütigungen. Bei Martha und George dominieren die bisherigen Enttäuschungen und Verletzungen im Berufs- wie auch im Zusammenleben. Sie sieht in George den Versager, aber auch den (S. 81),

> der den scheußlichen, schmerzenden, beleidigenden Fehler begangen hat, mich zu lieben … und der nun dafür bestraft wird. … Der alles duldet, was mir unerträglich ist … der gütig ist, – was mich zu Tode quält … der immer alles versteht, – was jedes Verständnisvermögen übersteigt.

Das ist eine psychische Bilanz, die einen Anflug von Selbstkritik durchschimmern lässt. George hingegen hadert damit, stets der Bestrafte und der Betrogene sein zu sollen, und wehrt sich dagegen mit der Zerschlagung des von beiden erfundenen Lügengebäudes als „den einzigen Lichtblick, in dieser hoffnungslosen Finsternis … unseren Sohn" (Martha, S. 95) – Rache als

Sprengstoff für eine gemeinsame Illusion, die wie eine Brücke das fehlende Empfinden der Zusammengehörigkeit ersetzen sollte.

Auf die Frage, warum der Steigerung der Demütigungen nicht Einhalt geboten werden konnte, lässt sich die von Gottmann (2014) erwähnte Metapher der apokalyptischen Reiter anführen, weil damit korrespondierende Phasen der Schädigung einer Beziehung veranschaulicht werden können (Rogge 2016, S. 94):

1. Kritik: Tadeln, Anklagen, Beschuldigen, Verunglimpfen des Partners, ihn demütigen, ihm Vorwürfe machen.
2. Rechtfertigen: sich selbst aus der Schuld nehmen und den anderen dafür bezichtigen, abstreiten, fadenscheinige Argumente verwenden, falsche Lösungen vorspielen.
3. Rückzug: der Kommunikation ausweichen, schweigen, Distanz zum Partner schaffen, erhöhte Arbeitsbelastung vortäuschen.
4. Verachtung: Herabsetzen, Entwürdigen, allgemein Erniedrigen, Respekt verweigern, Gefühl der Ohnmacht beim Partner auslösen.

Alle vier Stufen werden in diesem Drama durchlaufen und vorgeführt. Um solche grausamen Zerstörungen partnerschaftlicher Beziehung zu vermeiden, bedarf es rechtzeitiger (!) konstruktiver Kommunikation, in der beispielsweise unklare Botschaften korrigiert, Versprechen eingehalten, Anerkennungen ausgesprochen und Lügen und Vertuschungen vermieden werden, sodass eine Vertrauensbasis aufgebaut werden kann.

Die Enttarnung von Lebenslügen geschieht manchmal aus Verzweiflung und Hilflosigkeit, weil der zunehmende Strom von Halbwahrheiten, Täuschungen, Verbergen, Betrug, Verdrängung und Verboten nicht mehr einzudämmen ist. Man hat sich genug verbogen, hat sich der Dynamik verlogener Ereignissequenzen lange genug unterworfen und sieht das Unheil bereits auf sich zukommen. Nachträgliche Korrekturen sind nicht mehr möglich. Vor dem Absturz muss die Lüge aufgebrochen werden. Ganz ähnliche Konstellationen werden in Sam Shepards Drama *Vergrabenes Kind* (1980) beschrieben. Das am besten gehütete Familiengeheimnis führt nicht nur zur Verleugnung der Kenntnis verwandter Personen sondern besteht im Kern aus der Ermordung eines Kleinkindes, die die Familie völlig ausblendet, bis das Familienoberhaupt die Tat letztendlich kurz vor seinem Tod gesteht. Auch hier sind Nichtwahrhabenwollen und Verdrängung die Charakteristika einer Lebenslüge.

Briefe sind in der belletristischen Literatur ebenfalls Zeugnisse psychischer Zustände und Prozesse. In Briefe werden Begebenheiten des Alltags oder außergewöhnliche Situationen aufgezeichnet. Beispielsweise rankt sich die Familiengeschichte *Pawels Briefe*, die Monika Maron (1999) verfasst hat, hauptsächlich um Briefe ihres jüdischen Großvaters Pavel, die er aus dem Ghetto Belchatow, kurz bevor er umgebracht wurde, geschrieben hatte. Solche Dokumente sind immer an die jeweils aktuelle Lebenssituation des Schreibers gebunden – es sind meistens Momentaufnahmen, die in der vorherrschenden Atmosphäre der Abfassung entstehen. Darin liegt zwar eine zeitgebundene Authentizität, diese hat aber den Nachteil, dass der Adressat beim Empfang des Briefes in einer ganz anderen Stimmung sein kann, die ihn sogar zu Missdeutungen der Briefbotschaften veranlassen könnte. Auch die Sinngebung hat durchaus ihre Eigenheiten (S. 13):

> Ich neige dazu, den Zufällen und spontanen Entscheidungen der Vergangenheit zu unterstellen, sie seien insgeheim schon immer einem sich viel später offenbarenden Sinn gefolgt, und ich befürchte, es könnte ebenso umgekehrt sein: weil man das Chaos der Vergangenheit nicht erträgt, korrigiert man es ins Sinnhafte, indem man ihm nachträglich ein Ziel schafft, wie jemand, der versehentlich eine Straße ins Leere gepflastert hat und erst dann, weil es die Straße nun einmal gibt, an ihr beliebiges Ende ein Haus baut.

Sehr persönlich gehalten sind die Briefe von Annemarie Schwarzenbach an Erika und Klaus Mann (1930–1942) (als Tonträgerversion: Schwarzenbach 2003; als Buchversion herausgegeben von Fleischmann 2010). Es sind teilweise alltägliche Berichte (z. B. von Spaziergängen, Reiseplänen, Krankheit), aber auch sehr viel Reflexionen und Empfindungen einer jungen Frau über sich und die politischen Verhältnisse, die sie ihren Freunden Erika und Klaus Mann anvertraut. In der chronologisch aufgebauten Hörbuchversion wird schon in ihren ersten Briefen deutlich, welche facettenreiche Persönlichkeit die Schreiberin ist. Sie äußert, ein geringes Selbstbewusstsein zu haben, zweifelt an ihrer Normalität, sieht sich – wie auch die anderen Menschen – als trostbedürftig, sie empfindet eine „Trübsal persönlicher Natur", leidet am Alleinsein, hält sich für einen „unbegnadeten Menschen", der nicht weiß, was zu tun ist, wenn jede Begabung versagt, und spielt nach ihrer Ansicht den „Lehrling des Lebens". An Erika Mann gewandt, schreibt sie (CD 1/12):

> Es ist doch recht seltsam, dass man mit den besten und jedenfalls leidenschaftlichsten seiner Gefühle so gänzlich unmotivierte Umwege macht, dass ich, gerade heraus, auf keinen fremden Menschen so recht eingehen kann und ihn immer schon um deinetwillen irgendwie hasse und zur Rede stelle [...] wohingegen ich doch gerade diese Leute notwendig in Anspruch nehme für alle in Unordnung geratenen Gefühle, die ich aus tausend Hemmungen gerade dir, E, niemals zumuten würde.

Die Freundin Erika Mann ist nicht nur ihre Vertraute, sondern sie soll auch ihre Kritikerin für einen Roman („Freunde um Bernhard") sein, den sie für Erika geschrieben hat. Es ist ein Hilfeersuchen an die Freundin, durchsetzt mit der Sehnsucht, sie in ihrer Nähe zu haben: „Ich will nichts anders als dich" (CD 1/3), „Ich schreie nach dir" (CD 1/13), „… dass es glücklich und tröstlich ist, dich auf der Welt zu wissen" (CD 1/18) – und unterschreibt die meisten Briefe mit „dein Kind A".

Die Freundin wird als Insel, als Anker, als Fixpunkt gesehen. Erika erfährt auch die negativen Ereignisse, die Flucht in die Krankheit, den Nervenzusammenbruch, die wiederholt heftige Grippe und die Alkoholvergiftung der Briefautorin. Deren Selbsteinsichten sind ebenso erstaunlich wie ihre Klaus Mann gegenüber brieflich geäußerten Ansichten zum Aufkommen der Nationalsozialisten, das sie als abscheulich, inhuman, abstoßend und erschreckend charakterisiert, der „geistigen Angleichung" wolle sie sich widersetzen. Solche Dokumente der Einsicht in ein psychisches Geschehen der Selbstbetroffenheit, Einsamkeit, Not und Hilflosigkeit, wie sie Annemarie Schwarzenbach in ihren Briefen ausbreitet, sind sehr selten so anschaulich und berührend verfasst worden.

In ihren Briefen an Klaus Mann beklagt Annemarie Schwarzenbach immer wieder die räumliche Trennung von Erika und reflektiert die Notwendigkeit von Veränderungen in dieser Freundschaft (z. B. sich aus der Abhängigkeit von der Freundin zu lösen). Sie vertraut Klaus Mann ihre Überlegungen und Zweifel an, ob sie einen Freund heiraten soll oder nicht, und sie teilt ihm außerdem mit, wie sehr sie das Aufkommen der Nationalsozialisten verabscheut. Beeindruckend ihre Ausführungen zu ihrer immer stärker werdenden Drogensucht (deklariert als „Fisch" oder „Thunfisch"), mit der sie versucht, ihre Panikstimmungen zu überdecken. Sie berichtet von ihrer Angst vor dem Alleinsein, ihrer Unruhe, Überempfindlichkeit, niedergedrückten Stimmung, von Heimweh und ihrem Lebensmut, der manchmal stark abnimmt, dann wieder steigt, und resümiert: „Ich könnte mich nie auf mich verlassen" (CD 2/24). Sie gewährt durch ihr Geständnis der Selbstsicht auf die eigene Seele im Kontext ihrer Drogenabhängigkeit einen eindrucksvollen Blick auf ihre psychische Befindlichkeit (CD 2/25):

> Ich bin mir diesmal des ganzen Ernstes bewußt […] am Ende der Welt hatte ich zum ersten Mal einen der seltenen Augenblicke fast hellseherischer Klarheit, wobei man sich plötzlich deutlich im komplizierten Netz der Umwelt und seines Schicksals sieht und dieses Netz mit seinen Ursachen und Folgen, Vergangenheit, Gegenwart und Zukunft begreift. Nur hab' ich damals das Gefühl, verschleppt worden zu sein, wenn nicht gegen so doch ohne meinen

Willen, und entsprechend schien mir die Rettung von außen möglich. Jemand müsse mir helfen, mich nach Hause holen und wieder an den richtigen Ort stellen im Netz der Schicksalswege. Diesmal ist es anders, denn ich habe mich gehen lassen, ganz freiwillig und offenen Auges, und sehr deutlich weiß ich deshalb, dass ich mich selbst entschließen, mir selbst helfen muss.

Annemarie Schwarzenbach verdeutlicht noch einmal ihren seelischen Zustand, als sie über die Alternativen schreibt, bei den Drogen zu bleiben oder zu entsagen, und zwar mit selbstkritischen Einsichten (CD 2/25):

> Nun, der Schwerpunkt der Entschlüsselung ist ein moralischer. Andere können sich's vielleicht eher leisten als ich meine Labilität und Instinktlosigkeit gegenüber meinen Kräften, meine ohnedies schwache Vitalität, der nicht sehr kräftige Wille zur Selbsterhaltung. Das sind Faktoren, die die Morphium Versuchung unterstützen und sie gefährlicher machen und deshalb habe ich keine Wahl. Dem Entschluss und Willen zum Leben steht als zweite Möglichkeit etwas gegenüber, was keine Möglichkeit ist, sondern eine schlichte Selbstverurteilung, die ich nicht mehr bemänteln und bagatellisieren darf: krank zu sein, den abseitigen Dämmerungstraum mehr lieben als das Leben.

Das ist nicht nur eine imposante, sondern auch sehr lehrreiche Dokumentation seelischer Prozesse über ein Ich, das mit sich selbst hadert und das unter schwankendem Lebensmut leidet.

Eine vitale, heiter-ironische Variante psychologischer Einblicke ist der Briefwechsel von Stella Patrick Campbell und George Bernard Shaw, der von Jerome Kilty (2006) als Bühnenstück herausgebracht wurde. Das ist ein „Findling", der zwar schon etwas Patina angesetzt, aber nichts von seiner Faszination der bestechenden seelischen Betrachtungen eingebüßt hat. Zwei empfindsame, verheiratete Künstler – die Schauspielerin und der Dramatiker – schreiben sich (mit Unterbrechungen) über viele Jahre hinweg bis ins hohe Alter Briefe voller Wortwitz, Enthusiasmus, sanfter Ironie, aber auch Spott, Gehässigkeit und harscher Kritik (S. 26 f.):

> Gott segne Sie für das Lächeln, zu dem Sie uns alle zwingen, und er verzeihe Ihnen Ihre literarischen Taktlosigkeiten, bei denen man sich förmlich krümmen muß, Ihre ergebene Beatrice Stella Campbell.

Shaw: „Oder fürchten Sie, Sie könnten Ihr Herz an diesen süßholzraspelnden irischen Lügner und Schauspieler verlieren ... wie er seines an Sie verlor? Oder fürchten Sie, Sie könnten nicht?" Campbell: „Ich fürchte gar nichts. Sie sind ein Spuk. Wer könnte sich in einen Spuk verlieben" (S. 29). Sehr amüsant sind die Versuche der beiden, vom jeweils anderen herauszukriegen, was hinter den Worten steckt, was er/sie wirklich meint. Es geht darum, Absichten zu durchschauen und Vorspiegelungen zu enttarnen. Dazu schreibt Stella: „Ihre Briefe sind ein Karneval von Worten" (S. 34) und – nun duzen sie sich – Stella: „Du hast einen Verstandeshochmut" (S. 49). Sie macht ihm Vorhaltungen, weil er wesentliche Passagen aus ihrem Buch, in dem ihre Briefwechsel enthalten sind, gestrichen hat: „Du willst vor der Welt gerade das zu verstecken suchen, was sie interessant gemacht hätte: Die erotischen Spielereien eines Löwen ohne Begierde" (S. 50). Die Briefe bekommen später, als der Krieg ausbricht und beide älter geworden sind, ernste Untertöne. Doch es bleiben noch immer die teils offenen, teils maskierten „Wort-Schachspiele" ihrer sehnsüchtig-leidenschaftlichen Beziehung, die tiefe Einblicke in das Seelenleben zweier mental und emotional sich füreinander öffnenden Künstler erlauben.

Modernere Fassungen solcher Anbahnungen komplizierter Beziehungen liegen bereits vor. Die sehr bekannt gewordenen E-Mails mit den geistreichen, humorvollen, zärtlichen und scharfzüngigen Dialogen von Emmi Rothner und Leo Leike in den Hörbuchversionen *Gut gegen Nordwind* (2006) und *Alle sieben Wellen* (2009) von Daniel Glattauer sind dafür die besten Beispiele.

4.2 Besondere Darstellungsformen psychologischer Vorgänge

In der Literatur werden seelische Abläufe gelegentlich unter bestimmten Perspektiven betrachtet oder als Mischung aus fachspezifischen Argumenten und komplexer Berichterstattung dargestellt. Weiterhin gibt es Abhandlungen, die in einer eher essayistischen Form Themenbereiche aufgreifen, die in der akademischen Psychologie kaum bzw. noch nicht hinreichend gewürdigt wurden. Diese drei besonderen Aspekte sollen nachfolgend durch Beispiele belegt und mehr in den Fokus gestellt werden.

Psychologische Vorgänge unter einem ganz bestimmten Gesichtspunkt zu betrachten, hat den Vorteil, von den allgemeinen Strukturen und Regeln wissenschaftlicher Publikationen einmal absehen zu können und freiere Gestaltungen zu wagen. Das Buch von Christine Brückner (1994) *Wenn du geredet hättest, Desdemona* ist dem Feminismus zuzuordnen. Der Untertitel macht deutlich, worum es geht: „Ungehaltene Reden ungehaltener Frauen." Die Verbindung wissenschaftlicher Aussagen mit Krankheitsberichten in einem eingängigen Erzählstil hat Oliver Sacks in mehreren Büchern – u. a. *Der Mann, der seine Frau mit einem Hut verwechselte* (1988), *Migräne* (1994), *Der einarmige Pianist* (2009) – sehr eindrucksvoll dokumentiert. Erstaunlich, aber nicht zu übersehen, ist die vergleichsweise geringe Auseinandersetzung der akademischen Psychologie mit Fragen, wissenschaftlichen Problemstellungen, Einordnungen und Beurteilungen zur Religion und zum Glauben (Religionspsychologie, die an deutschen Universitäten bisher kaum als eigenständiges Fachgebiet vertreten ist), obwohl beide Bereiche einen sehr hohen Stellenwert im menschlichen Alltagsleben einnehmen. Nobert Scholl (2016) füllt hier mit seinem Buch *Glauben im Zweifel* eine Lücke, sodass viele Leser zu ganz neuen Einsichten im Hinblick auf die mit dem Glauben verbundenen seelischen Zustände und Ereignisse gelangen können.

Brückner (1994) stellt in elf Reden klar, was die Protagonistinnen in ihren teilweise prekären, teilweise schwer erträglichen Lebenssituationen hätten sagen sollen, können oder gar müssen, d. h., wie sie ihre Wut, erlebtes Ungemach und Bedrohungen hätten bewältigen können. Psychologisch betrachtet ist dies ein Appell zur Entwicklung von Resilienz, also zur Stärkung der Widerstandsfähigkeit, um widrige oder bedrohliche Situationen besser meistern zu können. Daraus sollten mehr Selbstachtung und ein besseres Selbstwertgefühl entstehen. Desdemona hätte Othello folgendermaßen zur Rede stellen können (S. 21):

> Schweig und sei still! hast du gesagt. Nein, Othello, nein! Ich werde nicht schweigen. Hier in unserem Schlafgemach, habe ich mitzureden. Willst du aus unserem Liebeslager ein Schlachtfeld machen? Muß denn alles blutig enden?

Dem so unbezähmbar eifersüchtigen Gemahl wäre entgegenzuhalten (S. 25):

> Kennst du deinen Wert nicht, Othello? Hat mein Bekenntnis zu dir dich nicht wertvoller gemacht? […] Man hat mich nicht gelehrt, über meine Gefühle zu sprechen. Eine Frau soll zurückhaltend und verschwiegen sein. Wie dumm das ist! Wie tödlich kann das enden!

Eine richtige, aber bekanntlich viel zu späte Einsicht.

Die Einsamkeit von Effi Briest ist bei Brückner (1994) so groß, dass sie sich dem tauben Hund Rollo anvertrauen muss: „So hat Mutter mich erzogen: Jeder Mann ist der Richtige. Gutes Aussehen, Adel, gute Stellung" (S. 75) sind die Kriterien für Effi, wenn es um Beziehungen zum anderen Geschlecht geht. Sie heiratet sehr jung Baron Innstetten, den sie gar nicht näher kennt, und wird mit siebzehn Jahren Mutter. Die Ehe mit dem Baron ist für Effi ein Unglück, denn beide leben in gegensätzlich anderen Welten. Er will nur Karriere machen, und sie ist die träumerische „Tochter der Lüfte", wie ihre Mutter sie nannte. Ihre Liebelei mit Major Crampas wird entdeckt, und Effi wird von ihrem Mann in „lebenslange Verbannung" geschickt. Was sie jetzt dem schlafenden Hund erzählt, hätte sie einst besser Innstetten vorhalten sollen: „Ich war dein liebes Spielzeug, das hast du selber gesagt, und so ein Spielzeug holt man hervor, zeigt es, spielt damit und legt es zurück in die Schublade" (S. 76). Der Austausch von Zärtlichkeiten wurde von ihm bestimmt und Effi vermisste das Innige darin: „Es muß doch auch Leidenschaft dabei sein, und man muß schwindelig werden, und die Erde muß sich drehen, und es muß sein wie auf der Schaukel, man fliegt und der Strick reißt" (S. 77). Jetzt, im Nachhinein, lässt Brückner sie ihre Seele öffnen: „Ich bin eine sehnsüchtige Natur. Ich hatte soviel Zeit zum Träumen und zum Mich-Sehnen" (S. 75), „Meine Angst war größer als mein Zorn. Zorn macht stark, Angst macht schwach. Ich sank in mich zusammen" (S. 78), „Ich gerate vom Hundertsten ins Tausendste, das kommt von den Wirren in mir und dem Dunklen" (S. 88), „Ich habe lauter Nebenrollen gespielt und meine Hauptrolle nicht bekommen" (S. 89). Solche Einsichten und Geständnisse lassen die Verlorenheit und Resignation eines Menschen erkennen, der sich in seinen Lebensbedingungen und in sich selbst nicht geborgen fühlt, der sich von Vorwürfen überhäuft sieht und der weder Mut noch Kraft aufbringen kann, sich dem Ehemann zu offenbaren. Das sind erste Anzeichen für Vereinsamung und Depression.

Zum Verständnis der Seele gehört es auch, herauszufinden, welche Faktoren in der Lage sind, die Seele in besonderem Maße zu berühren, sodass Gefühle wie Begeisterung, Freude, Spannung, Sehnsucht und Trauer hervorgerufen werden. Das ist sicherlich eine Domäne der Musik, zumal wohl jeder Mensch in irgendeiner Form davon angeregt wird. Musik macht uns heiter, gelöst, traurig, melancholisch, verstimmt, erregt, zufrieden – oder still. Wir hören Musik und einige sehen dabei auch Farben (Synästhesie), wir bewegen uns zur Musik oder schlagen den Takt mit, wir lassen uns von der Musik trösten und wir erzeugen eine Stimmung, in der sich unsere seelischen Regungen ausdrücken.

> Unser Gehör, unsere Nervensysteme, sind nämlich ausgezeichnet auf Musik eingestellt. Allerdings wissen wir noch nicht, inwieweit das an den besonderen Merkmalen der Musik selbst liegt – ihrem komplexen Klangteppich, in die Zeit eingebetteten Klangmustern, ihrer Logik, ihrem Schwung, ihren unauflöslichen Sequenzen, ihren eindringlichen Rhythmen und Wiederholungen, der geheimnisvollen Weise, in der sie Gefühl und „Willen" verkörpert – und inwieweit an bestimmten Resonanzen, Synchronisationen, Schwingungen, wechselseitigen Erregungen oder Rückkoppelungen in dem ungeheuer komplexen, vielschichtigen neuronalen Schaltkreis, der der musikalischen Wahrnehmung und Wiedergabe zugrunde liegt.

So formuliert es Oliver Sacks (2009, S. 12 f.) in seinem Buch *Der einarmige Pianist*. Das sind Überlegungen, die verdeutlichen, wie komplex die Verbindungen der durch die Musik angebotenen Reizkonfiguration und dem korrespondierenden psychischen Geschehen sind. Auf Analysen solcher Strukturen und Funktionen von Beziehungen bezüglich einiger Wirkfaktoren mit darauf folgenden seelischen Äußerungen basieren systemtheoretische Konzepte, die allerdings variables Denken einfordern (s. Kap. 5).

Sacks (2009) unternimmt anhand von neurologischen und psychiatrischen Darstellungen von Krankheitsbildern seiner Patienten den Versuch einer Klärung der Abläufe, der Koordination und der Störungen von verschiedenen Hirnarealen beim Hören von Musik. Dabei wird eine ganze Reihe von medizinischen und somatopsychischen Phänomenen – z. B. plötzlich auftretende Musikempfindung (Musikophilie), Musik im Kopf (Vorstellungvermögen von Musik), durch Musik ausgelöste epileptische Anfälle, musikalische Halluzinationen, mangelnde Fähigkeit, Musikstücke zu erkennen oder zu reproduzieren, absolutes Gehör, kortikale Reorganisation, Phantombewegungen von Armstümpfen – beschrieben und hirnanatomisch und -physiologisch näher erläutert. Die sehr bekannten Ohrwürmer (Sacks bevorzugt den Ausdruck „Hirnwürmer"), wie beispielsweise Kinder- oder Weihnachtslieder, die immer wieder und unverändert auftreten und uns nicht aus dem Kopf gehen wollen, können so lästig werden, dass sie ärgerliche Reaktionen hervorrufen. Das liegt zum Teil an unseren Fehlversuchen, sie abzustellen. Dazu argumentiert Sacks (S. 68):

> Doch während die unwillkürliche Wiederholung von Bewegungen, Geräuschen oder Wörtern in der Regel nur bei Menschen mit Tourette-Syndrom, Zwangsstörung oder Schädigung der Frontallappen auftritt, ist die automatische oder zwanghafte Wiederholung von musikalischen Phrasen fast universell – deutliches Anzeichen für die überwältigende und gelegentlich hilflose Empfänglichkeit unseres Gehirns für Musik.

Ein Grund dafür könnte sein, dass bei der visuellen Wahrnehmung Auswahl- und Konstruktionsvorgänge von uns vorgenommen werden; beim Hören von kurzen, prägnanten Musikteilen ist das aber nicht erforderlich, weil sie bereits konstruiert sind (z. B. Melodiefolge, Rhythmus, Klangfärbung). Musik ist jedenfalls Nahrung für die Seele, ob sie uns nun gefällt oder nicht.

In seinen Büchern stellt sich Sacks wiederholt die Frage, welche Handlungen, Denkakte und Empfindungen als *normal* anzusehen sind und wie Abweichungen davon zu verstehen wären. *Der Mann, der seine Frau mit einem Hut verwechselte* und *Der einarmige Pianist* sind Buchtitel, die zweifellos geeignet sind, unsere Aufmerksamkeit und Neugier zu erregen, weil wir uns sagen, das kann doch nicht sein, man muss doch seine Frau von einem Hut unterscheiden können, und mit einem Arm kann doch niemand wirklich Piano spielen. Wir werden unsicher, weil wir uns eine so gravierende

Abweichung nicht wirklich vorstellen können, und wir fragen uns, wenn wir auf einen solchen Menschen treffen, was kommt noch von ihm, was verwechselt er noch – und wir halten Distanz.

Das lässt sich noch etwas verallgemeinern, denn wenn Gewohnheiten, Selbstverständlichkeiten, Normen und Regeln angezweifelt, hinterfragt oder sogar außer Kraft gesetzt werden, fühlen wir oft eine Bedrohung des sozialen Gefüges und wissen nicht so recht, wie damit umzugehen sei. Ein Ausscheren auf unbekannte Wege führt häufig zu skeptischer Zurückhaltung oder Kritik gegenüber der Innovation. Im Einzelfall spielt die Risikobereitschaft zur Übernahme bislang noch nicht erprobter Ideen eine entscheidende Rolle. Zweifel müssen überwunden werden, und Unwägbarkeiten auf dem Weg zum Ziel sind sehr wahrscheinliche Begleitumstände. Neues erfordert Anpassungsleistungen, die selten klar definiert sind und deren Ziele sich nicht immer eindeutig ausmachen lassen. Jedoch sind Veränderungen auch attraktiv, weil sie Fortschritte bringen und neue Lebensperspektiven eröffnen können. In mehreren Schauspielstücken und in einigen Opern hat der Narr bzw. der Buffo die Aufgabe oder die Gelegenheit, Ansichten zu äußern, die von den üblichen Standards entfernt sind. Heute werden Innovationen meistens über multimediale Wege verbreitet, teilweise in Sozialisationsprozesse einbezogen und gelegentlich wie Moden aufgebaut und wieder verworfen. Für die Seele wird es dann schwierig, zu entscheiden, was übernommen werden kann und was zurückzuweisen ist, weil es oft keine erprobten Richtlinien gibt, Fehlerwahrscheinlichkeiten kaum abzuschätzen und Unklarheiten hinsichtlich der jeweiligen Konsequenzen eher die Regel sind. Deshalb kann man die eigene Seele verstehen, wenn sie ins Schwanken gerät und bereits getroffene Entscheidungen ändert.

Für viele Menschen gibt es eine sehr enge Beziehung zwischen (religiösem) Glauben und psychischen Vorgängen. Grundsätzliche Fragen zum Leben warten auf verlässliche Antworten. Beispiele: Wie ist die Welt entstanden? Wer oder was bestimmt mein Leben? Ist mein Schicksal vorbestimmt, und muss ich es einfach annehmen? Gibt es einen allmächtigen, eingreifenden, richtenden, gütigen, verzeihenden, vergebenden, ewigen Gott? In welcher Verbindung steht Gott mit meiner Seele? Was geschieht mit meiner Seele nach meinem Tod? Ist die Vorstellung der Sünde gekoppelt an mein schlechtes Gewissen? Liegt der Sinn des Lebens im Glauben? Wie stark wirkt sich mein Glaube auf meine Gedanken, Empfindungen, Gefühle und Verhaltensweisen aus? Kann ich Gott verstehen? Darf man, muss man oder soll man als gläubiger Mensch zweifeln dürfen? Wie regelt mein Glaube das Verhältnis von Schuld und Sühne?

Die von den Kirchen gegebenen Aussagen basieren grundsätzlich auf Bibeltexten und sind für viele Menschen Orientierungspunkte im Alltagsleben, die stützende (z. B. Tröstungen), aber auch bedrohliche (z. B. Strafen)

Funktionen haben können. Allerdings stehen viele Verkündigungen der Kirchen im Gegensatz zu den Erkenntnissen moderner Wissenschaften (kritische Position bei: Drewermann 1999). Es wäre zu erwarten, dass die akademische Psychologie, in Kooperation mit der Philosophie, Pädagogik und der Theologie, wissenschaftlich fundierte Antworten zu derartigen Fragen des Lebens parat hätte oder in breit angelegten Forschungsprojekten und theoretischen Erörterungen dazu Stellung beziehen würde (s. dazu: Überblick und historische Bezüge der Religionspsychologie bei van Belzen 2015). Die akademische Psychologie ist aber auf dem Gebiet des Glaubens in ihrem Forschungsengagement und in der Ausarbeitung lebenspraktischer Bezüge eher zurückhaltend.

Umso willkommener und in hohem Maße verständnisfördernd ist das Buch des Theologen und Religionspädagogen Norbert Scholl (2016). Seine Ausführungen in *Glauben im Zweifel. Der moderne Mensch und Gott* beantworten exemplarische Fragen unter zwei Hauptaspekten: Ansätze der Naturwissenschaften und Ansätze der Theologie. Man versteht durch vereinfachende Darstellungen die Kontroverse um das duale Verhalten des Lichts als Welle und als Teilchen, die Bedeutung der Energie (vielleicht etwas Göttliches?) und der Zeit, die „ziellose Zielgerichtetheit" der Evolution, die materielle und spirituelle Sichtweise auf das Bewusstsein etc. – und zwar schon im ersten (naturwissenschaftlichen) Teil des Buches unter Einbezug von religiöser Bedeutung und Glaubensebene (S. 38 f.):

Naturwissenschaftliches Wissen und (christlicher) Glaube stehen nicht unversöhnlich einander gegenüber. Sie schließen sich nicht gegenseitig aus. Im Gegenteil: Sie bedingen sich geradezu. Angesichts einer sich rapide beschleunigenden Vermehrung des Wissens über die Natur und ihre Geheimnisse erscheint ein Gespür für das Eigentliche und Letztliche der Natur, für etwas die Natur Transzendierendes, für das Göttliche, fast geboten. (Christlicher) Glaube ist ja nicht eine irrationale, unkritische Gegenmacht gegen das Wissen, sondern vielmehr ein wohlbegründetes Ahnen, dass es noch etwas „hinter" dem vordergründig Wahrgenommenen zu geben scheint, ein Gefühl, das Menschen stärken und erheben kann.

Auf die unterschiedlichen Definitionsversuche von Leben wird ebenso eingegangen wie auf Hypothesen seiner Entstehung, seinen Zweck und den Drang zum (Über-)Leben.

Noch einmal zurück zum Bewusstsein, dem Kern unserer Seele, den wir versuchen zu verstehen. Die naturwissenschaftliche Sichtweise, insbesondere der Neurowissenschaften, reicht nicht aus, die psychischen Phänomene hinreichend zu erklären. Was sehen wir denn in den manchmal farbig hervorgehobenen Hirnarealen bei bildgebenden Verfahren? Wir erkennen gegenüber anderen Hirngebieten eine erhöhte Aktivität – aber keine Freude, Sehnsüchte, Verzweiflung oder Gedankenspiele. Zwei bisher noch nicht geklärte Problemfelder rücken in den Vordergrund: Auf welche Art und Weise werden physikalische und chemische Reize, die nachweislich Hirnpotenziale verändern, in Empfindungen, Vorstellungen und Gedanken umgewandelt und wie entstehen aus Nervenimpulsen differenzierte Wahrnehmungen? Scholl (2016, S. 105) kommentiert: „Wir erleben ja in uns selbst keine neuronalen Prozesse, sondern wir erleben Bewusstsein." Auch im Schlaf lassen sich verschiedene Stadien hirnelektrischer Aktivität unterscheiden, und im Traum entwickeln sich manchmal – losgelöst von raum-zeitlichen Ordnungen – so heftige Erlebnisse, dass wir davon aufwachen und uns an die Trauminhalte sogar noch erinnern können. Möglicherweise lassen sich die Phänomene als psychische Transformationen auffassen. Sie ließen sich dann beschreiben, aber eben (noch?) nicht erklären. Wir müssen uns damit abfinden, gegenwärtig wesentliche Vorgänge unseres Seelenlebens nicht erklären zu können (übrigens eine Tatsache, die uns auch bei anderen komplexen Prozessen begegnet; s. Kap. 5). „Die Naturwissenschaften schauen nur von außen auf das Subjekt, während ihnen die mentale Innenwelt, das geheimnisvolle Universum des Selbstempfindens, unbegreiflich bleibt" (Scholl 2016, S. 108). Diese spirituelle Sichtweise ist eng mit dem religiösen Glauben verbunden.

Bei den theologischen Ansätzen steht zunächst der Glaube im Fokus. Für viele Menschen entsteht in diesem Kontext ein sich wiederholender, dynamischer Konflikt zwischen Glaube und Zweifel. Bei Scholl (2016, S. 126) finden sich explizite Kriterien, die wie psychologische Indikatoren formuliert sind:

- Mündigkeit (Eigenverantwortlichkeit),
- Individualität (Ich-Bezogenheit des Glaubens),
- harmonische Beziehungen mit anderen (Nächstenliebe),
- Dialogfähigkeit (gegenseitiges Zuhören und Diskutieren),
- Konfliktfähigkeit (im Sinne einer Streitkultur).

Treten Zweifel am Glauben auf, dann sind sie meistens in dichotomes Denken eingebettet, wie beispielsweise: kann sein – kann nicht sein, sinnvoll – sinnlos oder richtig – falsch. Sie werden von Bedenken bis hin zu Ängsten begleitet. Es könnte doch sein, dass man sich einem Irrglauben zugewandt hat und auf das Unmögliche, Falsche vertraut. Für die seelische Verarbeitung und das verständnisvolle Zulassen aufkommender Zweifel an den Glaubensinhalten gibt Scholl (2016, S. 120) zu bedenken:

Der Zweifel ist kein Feind des Glaubens, sondern sein Schutz:

- Er schützt davor, Geltungsansprüche oder Heilsversprechungen zu schnell und kritiklos zu akzeptieren.
- Er schützt davor, Aussagen ungeprüft zu übernehmen und bloße Behauptungen mit Argumenten zu verwechseln.
- Er schützt vor allzu selbstsicherem Auftreten und vor übertriebener (Schein-) Gewissheit, denn er lehrt, dass sich dahinter nicht selten Unsicherheit oder gar gähnende Leere verbergen.

In Anlehnung an Scholl (2016) wäre als Resümee bezüglich der natur-wissenschaftlichen und theologischen Ansätze zu konstatieren, dass die Naturwissenschaften mit ihrer Selektion, Isolation und ihrem Objektivierungs- und Wiederholbarkeitskriterium zwar wesentliche, aber bei Weitem nicht hinreichende Erkenntnisse zutage fördern. Und somit wären ergänzende und ganzheitlich orientierte Konzepte und Aussagen notwendig, die nicht nur auf empirischen Grundlagen fußen. Betrachtet man die spirituelle Seite, dann wird man wohl feststellen können, dass weniger allgemeine Thesen in den Vordergrund rücken als vielmehr die individuelle Ausgestaltung des Glaubens.

Insgesamt erscheinen die Beiträge der akademischen Psychologie zum Verständnis der Seele wie starre Puzzleteile, die zwar wesentliche Informationen aus dem Gesamtbild enthalten, deren Komposition zu einer Ganzheit jedoch noch geleistet werden müsste. Die belletristische Literatur kann nicht nur eine Erweiterung des Erfahrungshorizontes ermöglichen, sondern auch eine größere Lebensnähe herstellen, weil sie beispielsweise verschiedene Betrachtungsebenen verbindet, unterschiedliche Ereignisstränge im gleichen Zeitraum oder in einer bestimmten Sequenz abhandelt, Prozessrelationen aufdeckt, Einzelschicksale miteinander in Beziehung setzt und die Dynamik von Lebensabläufen beschreibt und veranschaulicht. Außerdem fordert sie dazu auf, seelische Vorgänge sehr genau zu beobachten, einzuordnen und auf Bedeutungsvariationen hin zu untersuchen. So kann im Liebesroman eine gön-nerhafte Hilfsbereitschaft sich als aufdringliches Imponiergehabe entpuppen oder im Kriminalroman eine emotionale Bagatelle zum Schlüsselverständnis der Ereignisse werden. Den Sinn im psychischen Geschehen zu entdecken und damit sein Verständnis zu fördern, heißt, Zusammenhänge herstellen, Bedeutungen erkennen, Unterscheidungen treffen und Perspektiven wechseln zu können. Dabei gilt es, sich einem Dilemma konstruktiv zu stellen, das darin besteht, dass beim genauen Blick auf Einzelheiten der Überblick verloren gehen kann und umgekehrt, bei der ganzheitlichen Sicht die Besonderheiten im Detail nicht mehr hinreichend eingeschätzt und gewürdigt werden können.

Fachliteratur und Sachbücher

van Belzen, J. A. (2015). *Religionspsychologie.* Berlin: Springer.

Drewermann, E. (1999). *... und es geschah so. Die moderne Biologie und die Frage nach Gott* (Serie: Glauben in Freiheit, Bd. III). Ostfildern: Patmos-Verlag (Walter Medien).

Gottmann, J. M. (2014). *Die Vermessung der Liebe: Vertrauen und Betrug in Paarbeziehungen.* Stuttgart: Klett-Cotta.

Niemz, M. H. (2007). *Lucy im Licht. Dem Jenseits auf der Spur.* München: Droemer Verlag.

Rogge, K.-E. (2016). *Systemkompetenz und Dynamiken in Partnerschaften.* Berlin: Springer.

Sacks, O. (1988). *Der Mann, der seine Frau mit einem Hut verwechselte.* Reinbek bei Hamburg: Rowohlt.

Sacks, O. (1994). *Migräne.* Reinbek bei Hamburg: Rowohlt.

Sacks, O. (2009). *Der einarmige Pianist. Über Musik und das Gehirn.* Reinbek bei Hamburg: Rowohlt.

Scholl, N. (2016). *Glauben im Zweifel. Der moderne Mensch und Gott.* Darmstadt: Lambert-Schneider.

Walczack, M. (2016). Vergeben. In D. Frey (Hrsg.), *Psychologie der Werte. Von Achtsamkeit bis Zivilcourage – Basiswissen aus Psychologie und Philosophie.* Berlin: Springer.

Belletristische Literatur

Albee, E. (1982). Wer hat Angst vor Virginia Woolf? In *Spectaculum VII* (Reprint). Frankfurt a.M.: Suhrkamp Taschenbuch.

Bachmann, I. (1980). *Malina.* Frankfurt a.M.: Suhrkamp Taschenbuch.

Bachmann, I. (2003). *Sämtliche Gedichte* (daraus: Die gestundete Zeit). München: Piper.

Bellmann, W., & Hummel, Ch. (2015). *Deutsche Kurzprosa der Gegenwart.* Stuttgart: Reclam jun.

Benn, G. (2003). Abschied. In K. O. Conrady (Hrsg.), *Der neue Conrady. Das große deutsche Gedichtbuch* (3. Aufl.). Düsseldorf: Artemis & Winkler.

Bieler, M. (1989). *Still wie die Nacht. Memoiren eines Kindes.* Hamburg: Hoffmann und Campe.

Böll, H. (2006). *Erzählungen* (J. Schubert, Hrsg.). Köln: Kiepenhauer & Witsch.

Brecht, B. *Liebesgedichte* (daraus: Erinnerung an die Marie A.). Ausgabe: 2002. Frankfurt a.M.: Insel Verlag.

Brückner, Ch. (1994). *Wenn Du geredet hättest, Desdemona. Ungehaltene Reden ungehaltener Frauen.* Hamburg: Hoffmann & Campe.

Coelho, P. (2003). *Elf Minuten*. Zürich: Diogenes.

Conrady, K. O. (2003). *Der neue Conrady. Das große deutsche Gedichtbuch* (3. Aufl.). Düsseldorf: Artemis & Winkler.

Dostojewski, F. M. (1996). *Werkausgabe in 10 Bänden*. München: Piper.

Dostojewski, F. M. (2004). Traum eines lächerlichen Menschen. Eine phantastische Erzählung. In M. Kenklies (Hrsg.), *Die schönsten Geschichten für alle, die Bücher lieben*. München: Piper.

von Droste-Hülshoff, A. (2014). *Die Judenbuche*. Stuttgart: Reclam jun.

von Eichendorff, J. (2003). Schläft ein Lied in allen Dingen …. In K. O. Conrady (Hrsg.), *Der neue Conrady. Das große deutsche Gedichtbuch* (3. Aufl.). Düsseldorf: Artemis & Winkler.

Fleischmann, U. (Hrsg.). (2010). *Wir werden es schon zuwege bringen, das Leben: Annemarie Schwarzenbach an Erika und Klaus Mann. Briefe 1930 – 1942* (4. Aufl.). Freiburg: Centaurus Verlag.

Griesemer, J. (2003). *Rausch*. Hamburg: marebuchverlag.

Harenberg Schauspielführer. (1997). Dortmund: Harenberg Kommunikation.

Haushofer, M. (2003). *Die Wand* (5. Aufl.). München: Deutscher Taschenbuch Verlag.

Heine, H. *Gesammelte Gedichte und Verse* (daraus: Donna Clara) Ausgabe: 1994. Schweiz: Lechner Verlag.

Hemingway, E. (1956). *The first 49 Stories* (9. Aufl.). London: J. Cape.

Hermann, J. (2003). *Nichts als Gespenster* [daraus: Ruth (Freundinnen)]. Frankfurt a.M.: S. Fischer Verlag.

Kilty, J. (2006). Geliebter Lügner. In *Spectaculum Band 77*. Frankfurt a. M.: Suhrkamp Verlag.

Kirsch, S. (2013). *Sämtliche Gedichte* (daraus: Ich wollte meinen König töten). Stuttgart: Deutsche Verlagsanstalt.

von Kleist, H. (2013). *Die Marquise von O …*. Hamburg: Reclam jun.

Krolow, K. (1986). *Melanie. Geschichte eines Namens*. Frankfurt a.M.: Fischer Taschenbuch Verlag.

Lenz, S. (2008). *Schweigeminute*. Hamburg: Hoffmann & Campe.

Lenz, S. (2015). *Die Erzählungen*. Hamburg: Hoffmann & Campe.

Mann, Th. (2005). *Die Erzählungen*. Frankfurt a.M.: S. Fischer.

Marias, J. (1997). *Alle Seelen*. Stuttgart: Klett-Cotta.

Maron, M. (1999). *Pavels Briefe*. Frankfurt a.M.: S. Fischer Verlag.

Mercier, P. (2006). *Der Klavierstimmer*. München: btb.

Plath, S. (1974). *Ariel* (daraus: Daddy). Frankfurt a.M.: Suhrkamp.

Preußler, O., & Pleticha, H. (Hrsg.). (2000). *Das große Balladenbuch*. Stuttgart: Thienemann Verlag.

Reich-Ranicki, M. (2012). *Die besten deutschen Erzählungen*. Berlin: Insel.

Rilke, R. M. (2006a). *Die Gedichte* (daraus: Abend). Frankfurt a.M.: Insel Verlag.

Rilke, R. M. (2006b). *Die Gedichte* (daraus: Der Panther). Frankfurt a.M.: Insel Verlag.

Schiller, F. (2000). Die Bürgschaft. In O. Preußler & H. Pleticha (Hrsg.), *Das große Balladenbuch*. Stuttgart: Thienemann Verlag.

Shaffer, P. (1993). *The Gift of the Gorgon*. London: Viking.

Shepard, S. (1980). *Fluch der verhungernden Klasse. Vergrabenes Kind. 2 Theaterstücke*. Frankfurt a.M.: S. Fischer Verlag.

Simm, H.-J. (2009). *Deutsche Gedichte*. Berlin: Insel-Verlag.

Stamm, P. (2016). *Der Lauf der Dinge. Gesammelte Erzählungen* (daraus: Der Lauf der Dinge). Frankfurt a.M.: Fischer Taschenbuch.

Steinbeck, J. (2000). *Der rote Pony*. Stuttgart: Deutsche Verlagsanstalt.

't Hart, M. (2015). *Magdalena*. München: Piper.

Wagner, J. (2014). *Regentonnenvariationen. Gedichte*. Berlin: Hanser.

Wecker, K. (1994). *Schon Schweigen ist Betrug. Die kompletten Liedtexte* (daraus: Liebes Leben …). Heidelberg: Palmyra Verlag.

Winter, H. (2002a). *Deutscher Erzählungen. Von Droste-Hülshoff bis Raabe*. München: Piper.

Winter, H. (2002b). *Deutscher Erzählungen. Von Goethe bis Eichendorff*. München: Piper.

de Winter, L. (2001). *Leo Kaplan*. Zürich: Diogenes.

Zumbach, F. T. (2016). *Das Balladen Buch* (3. Aufl.). München: Artemis & Winkler (Patmos Verlagsgruppe, Düsseldorf).

Tonproduktionen (CD)

Celan, P. (2009a). Nächtlich geschürzt. In Ch. Collorio, P. Hamm, H. Hartung, & M. Krüger (Hrsg.), *Lyrikstimmen. Die Bibliothek der Poeten*. München: Der Hörverlag

Celan, P. (2009b). Todesfuge. In Ch. Collorio, P. Hamm, H. Hartung, & M. Krüger (Hrsg.), *Lyrikstimmen. Die Bibliothek der Poeten*. München: Der Hörverlag

Collorio, Ch., Hamm, P., Hartung, H., & Krüger, M. (Hrsg.). (2009). *Lyrikstimmen. Die Bibliothek der Poeten*. München: Der Hörverlag

Die schönsten deutschen Balladen (2004). *Audio CDs*. Düsseldorf: Patmos-Verlag.

Glattauer, D. (2006). *Gut gegen Nordwind*. Hamburg: Hörbuch-Hamburg.

Glattauer, D. (2009). *Alle sieben Wellen*. Hamburg: Hörbuch-Hamburg.

Heinrich Heine: Jazz und Lyrik (1993). *Das Attila-Zoller-Quartett und G. Westphal*. Hamburg: Litraton.

Schönherz & Fleer (2001–2004). *Rilke Projekt*. Berlin: BMG Ariola Classics.

Schwarzenbach, A. (2003). *Wir werden es schon zuwege bringen, das Leben* (Briefe an Erika & Klaus Mann. 1930–1942. Herausgabe und chronologische Anordnung der Briefe: Uta Fleischmann. Zürich: Kein und Aber Records). Hamburg: EFA Medien.

5

Die Seele verstehen durch variables Denken

Inhaltsverzeichnis

Kennen Sie das Gefühl, wenn Sie den Eindruck haben, ausgebootet worden zu sein? Jedenfalls ging es mir so. Eckart und Kira hockten zusammen, tuschelten miteinander und vertieften sich immer mehr in Gespräche, bei denen ich offensichtlich nicht gebraucht wurde. Irgendwann muss Kira etwas gemerkt haben. „Was ist denn mit dir los? Du sitzt da, als ginge dich nichts mehr an. Bist wie abwesend und still!" Was sollte ich ihr sagen? Sie war doch der Grund für meine Isolation. Eckart drängte darauf, zu wissen, was mir so durch den Kopf ging. Wenn der wüsste …

Mir taten die Zuwendungen aber gut, und folglich fragte ich beide, was sie denn so Wichtiges miteinander auszumachen hätten. Wenn man sich noch einmal vergegenwärtigt, was Sacks zur musikalischen Wahrnehmung gesagt hat – Schwingungen, Rückkoppelungen, komplexe Schaltkreise etc. –, und wenn man sich die Diskussionen über Glaubensfragen ebenfalls wieder ins Gedächtnis ruft und überhaupt die Komplexität seelischer Vorgänge verstehen will, dann müsste man doch auch klären, welche Formen des Denkens für solche Fragen wirklich geeignet oder schlicht notwendig wären. So lautete Kiras Antwort, und dass sie mich nicht gleich miteinbezogen haben, hätte sich einfach so ergeben. Sie begleitete diese – von mir als Ausflüchte verstandenen – Worte mit jenem selbstbewussten Lächeln, das mich immer wieder faszinierte und weiteres Nachforschen verhinderte.

© Springer-Verlag GmbH Deutschland, ein Teil von Springer Nature 2018
K.-E. Rogge, *Verstehen Sie Ihre Seele?*,
https://doi.org/10.1007/978-3-662-56623-7_5

Immerhin, ich war wieder mit von der Partie. Wir waren uns einig, im Weiteren Formen moderner Denkweisen zu skizzieren, um uns näher auf komplexe Prozesse einlassen zu können, wie es für das Verständnis des psychischen Geschehens erforderlich ist. Kira kritisierte erst einmal das häufig unpassende Ursache-Wirkungs-Denken, war kaum zu bremsen und beschwor gleich die Gefahr eines dabei auftretenden unendlichen Regresses herauf, der beispielweise dann auftreten könnte, wenn es gelte, herauszufinden, was die Ursache für genau den einen Blechschaden sei, den das Auto nun nach dem Unfall aufwies. Eckart und ich hörten ihren Ausführungen ganz aufmerksam zu. „Ursache ist doch im strengen Sinn die Letztbegründung eines Ereignisses. Ich weiß, dass es auch Fälle gibt, die mehrere Gründe einschließen – Multikausalität eben. Dann hat man aber auch noch Schwierigkeiten mit der Bestimmung der Verhältnisse (Zeit, Wirkungsgrad, Sequenz, Gewichtung etc.) und den Zusammenhängen bzw. Abhängigkeiten der determinierenden Faktoren untereinander. Also bei dem Auto, da könnte man doch in dem Aufprallwinkel die Ursache für die sichtbaren Kratzer und Blechdeformationen sehen. Der Zusammenstoß mit der Wand wäre aber nicht passiert, wenn der Fahrer eine der Situation angemessene Gegenlenkbewegung ausgeführt hätte. Er war aber unaufmerksam, also kann dies als Grund für die entstandenen Schäden angesehen werden. Seine Nachlässigkeit lässt sich aber weiter auf einen Streit zurückführen, den er mit seinem Vater kurz vorher hatte und möglicherweise auch noch auf die besorgte Mitteilung seiner Frau, dass die jüngste Tochter krank geworden sei. Damit nicht genug, musste er die Benutzung des Autos noch energisch einfordern, da seine Frau damit die Tochter in der Klinik aufsuchen wollte. Mögliche Ursache folgt auf mögliche Ursache folgt auf mögliche Ursache … Regressive Ursachenverkettung nennt man so etwas!" Eckart nickte Kira freundlich zu, und ich war erst einmal begeistert – aber so richtig überzeugt war ich noch nicht.

Beschluss: Wir versuchen mal die Komponenten modernen Denkens zu beschreiben; sozusagen „Tools" für das Verständnis seelischer Befindlichkeiten und Prozesse.

Bei einigen seelischen Vorgängen ist es sehr schwierig herauszufinden, wie sie entstanden sind, welche Empfindungen dabei eingetreten sind, welche Absichten das Verhalten gesteuert haben, welche Kontrollmechanismen eingesetzt wurden, welche Gefühle zugelassen und welche unterdrückt wurden, welche Annahmen für welche Ereignisausgänge herangezogen wurden – kurz: wie die seelischen Prozesse abliefen und warum. Zur Veranschaulichung lassen sich mehrere klassische Beispiele anführen: Mir ist selten klar, warum ich manchmal sehr reizbar bin und zu anderer Zeit Gelassenheit an den Tag lege. Nach bestandener Prüfung wollte ich doch vor Freude in die Luft springen und feiern, feiern, feiern. Doch jetzt fühle ich fast nichts, bin also auch in das bekannte Loch gefallen, habe noch nicht einmal die Eltern angerufen oder meine Freundin aufgesucht. Vor dem sehr entscheidenden Fußballspiel habe ich mir viele Gründe ausgedacht, warum unsere Mannschaft bestimmt nicht gewinnen wird, eigentlich gar nicht gewinnen kann. Dies sind alles Gedanken, um eventuelle Enttäuschungen möglichst klein zu halten. Die Liebesbeziehung zu meiner Freundin hat sich genauso abgespielt, wie sie Heinrich Heine (Ausgabe: 1979, S. 285 f.) in *Reisebilder* beschrieben hat:

> Was Prügel sind, das weiß man schon; was aber die Liebe ist, das hat noch keiner herausgebracht. Einige Naturphilosophen haben behauptet, es sei eine Art Elektrizität. Das ist möglich; denn im Momente des Verliebens ist uns zumute, als habe ein elektrischer Strahl aus dem Auge der Geliebten plötzlich in unser Herz eingeschlagen. Ach! diese Blitze sind die verderblichsten, und wer gegen diese einen Ableiter erfindet, den will ich höher achten als Franklin [...] Außerdem wirkt nicht jede Liebe blitzartig, manchmal lauert sie, wie eine Schlange unter Rosen, und erspäht die erste Herzenslücke, um hineinzuschlüpfen; manchmal ist es nur ein Wort, ein Blick, die Erzählung einer unscheinbaren Handlung, was wie ein lichtes Samenkorn in unser Herz fällt, eine ganze Winterzeit ruhig darin liegt, bis der Frühling kommt und das kleine Samenkorn aufschießt zu einer flammenden Blume, deren Duft den Kopf betäubt.

Aber warum hat sich das so bei mir und ihr entwickelt und ergeben? Was hat meine Seele die ganze Zeit über angestellt, bis ich meine Freundin liebevoll umarmen konnte?

Um die Seele zu verstehen, bedarf es einiger Denkansätze, die zunächst das Phänomen und die zugehörigen Abläufe begrenzen, dann in Detailbetrachtungen übergehen und interagierende Kreisläufe ausmachen, die ineinandergreifen, sich verbinden und als große Zusammenhänge jene Ganzheit bilden, die Struktur und Funktionsbezüge des Phänomens beinhaltet. Hinzu kommen noch Einflüsse von außen, die sowohl direkte als auch indirekte (!) Wirkungen erzielen und die simultan oder zeitversetzt, offen oder maskiert auftreten können. Für uns erschließen sich die seelischen Regungen und deren Sinn aus den Zusammenhängen der Konditionen und der miteinander vernetzten Abläufe. Das lässt sich an einem Beispiel konkretisieren:

Beispiel

Mein Chef beschwert sich bei mir, dass eine wichtige Arbeit noch nicht erledigt ist. Ich merke, wie langsam Wut in mir aufsteigt, weil ein Termin mit ihm abgesprochen war, bis zu dem – von jetzt an gerechnet – noch drei Wochen Zeit ist. Ich warte noch auf die Zulieferungen eines Mitarbeiters, die sich verzögern, weil er dringende persönliche Probleme zu klären hat. Das möchte ich dem Chef aber nicht sagen, um meinen Kollegen nicht in Schwierigkeiten zu bringen. Außerdem bin ich mir selbst auch noch nicht klar, wie die Arbeitsschritte zu vollziehen sind. Der Chef fragt nach, was los sei. Zu meiner Wut gesellt sich Unsicherheit, weil ich unschlüssig bin, ihn an die Terminvereinbarung zu erinnern, denn er hat es nicht gern, korrigierende Hinweise von Mitarbeitern zu bekommen. Andererseits mahnen mich meine früheren Erfahrungen in vergleichbaren Angelegenheiten daran, den richtigen Zeitpunkt für einen Einwand nicht zu verpassen und die Wut abzumildern und nicht nach außen dringen zu lassen. Eine befriedigende Antwort muss her. Zu spät! Der Chef zieht sich mit der Erwartung zurück, die Arbeitsresultate umgehend vorliegen zu haben. Unruhige Gedanken plagen mich. Einmal denke ich an vorläufige Lösungen für die Arbeit, dann wieder spiele ich mit dem Gedanken, den Chef doch noch an den Zeitaufschub zu erinnern, zumal mir in den Sinn kommt, dass meine Frau mich gelegentlich auffordert, mich zur Wehr zu setzen, Mut zu zeigen und mich nicht kleinkriegen zu lassen. Sie hat gut reden. Ich hingegen stehe unter dem Druck der Emotionskontrolle, der eigenen Unsicherheit, die geforderte Arbeit überhaupt bewältigen zu können, eine drohende Auseinandersetzung mit dem Chef zu riskieren und den Kollegen heimlich zu unterstützen. Angst breitet sich aus, vermischt sich mit meiner Wut, steigert die Bedenken und mündet erst einmal in der Vorstellung, bei den anderen Betriebsangehörigen als Versager dazustehen, falls ich kein Arbeitsergebnis liefern kann. Ich merke, wie sich die Gedanken immer mehr verwirren und die bedrängenden Gefühle so zunehmen, dass ich fürchte, im Chaos zu versinken …

Klar ist nur: Ich sollte meine seelischen Aktivitäten verstehen lernen, um einigermaßen verlässliche Prognosen für zukünftige Reaktionsweisen stellen zu können. Dies wird nur der Fall sein, wenn ich in ruhigerer Gemütslage zu Überlegungen gelangen kann, die sich mit einfachen, dynamischen und komplexen Systemen befassen und auf eine Theorie stützen, die die Zusammenhänge der miteinander verwobenen Einflussfaktoren erklären kann. Für das so feingliedrige, auf mehrere Ebenen bezogene, selbstwirksame, komplexe, differenzierte und oft nur durch Rückschlüsse, Deutungen und Sinnsuche näherungsweise zu erfassende Phänomen Psyche sind grundsätzliche und systematische Reflexionen über Denkmodalitäten anzustellen, die dafür passend und notwendig sind. Variables Denken heißt die Maxime!

Von René Descartes (1596–1650) stammt der bekannte Ausspruch: „ego cogito, ergo sum" („Ich denke, also bin ich"), womit bekundet wird, dass sich aus meinem Denken meine Existenz folgern lässt. Diese Gewissheit ist im Kontext einer Betrachtung über die Seele von besonderer Bedeutung, weil damit auch die den Menschen auszeichnende Denkform, das Nachsinnen über sich selbst (Selbstreflexion), angesprochen ist. Denkend kann ich also auf mich selbst Bezug nehmen (Selbstreferenzialität) und mich darüber hinaus mit meiner Umwelt auseinandersetzen. Dabei nehme ich Informationen auf, gliedere sie ein, strukturiere sie, fahnde nach ihrer Funktion und versuche, herauszufinden, was sie im gegebenen Fall bedeuten. Neben der weitgehend geordneten Informationsverarbeitung gibt es auch Denkanstöße durch einen plötzlichen Einfall, eine spontane Idee, die gedanklich fixiert und möglicherweise in Handlungspläne überführt wird.

Einzelne *Denkschritte* sind im weitgefassten Sinn hauptsächlich folgende:

- Informationsaufnahme (z. B. Lesen eines Gedichtes),
- Gliederung (z. B. Bildung von Sinneinheiten; „Eselsbrücken"),
- Speicherung (z. B. Einprägen; Lernen durch Wiederholung),
- Wiedererkennung (z. B. Bekanntheit von Konzepten),
- Zuordnung (z. B. Zuweisung innerhalb von gebildeten Ordnungsstrukturen),
- Strukturbildung (z. B. Erstellen einer thematischen Gliederung),
- Identifizierung (z. B. Merkmalsbestimmung zur Kennzeichnung nur einer Person),
- Entdeckung oder Erfindung (z. B. kreativer Lösungsweg für eine gestellte Aufgabe),
- Begriffsbildung (z. B. neue Bezeichnung für die Tätigkeit, Kurznachrichten zu versenden: „simsen"),
- Interpretation (z. B. Auslegung des Textes eines Gedichts).

Bei den *Denkoperationen* im engeren Sinn handelt es sich hauptsächlich um:

- Assoziieren (Zusammenhänge herstellen; z. B. mit Wattenmeer verbinde ich Ebbe und Flut),
- logische Folgerung (z. B.: wenn der kürzeste Weg zwischen zwei Punkten eine Gerade ist, dann ist ein Bogen nicht die kürzeste Verbindung zweier Punkte),
- Ausschließen durch logischen Schluss (z. B. wenn alle Fußbälle rund sind, dann ist der ovale kein Fußball),
- induktive Schlussfolgerung (vom Speziellen zum Allgemeinen; z. B. wenn das tiefe Stechen mit der Nadel in die Haut wehtut, dann werden alle weit eindringenden Stiche in die Haut mit spitzen Gegenständen wehtun),
- deduktive Schlussfolgerung (vom Allgemeinen zum Speziellen; z. B. da alle einjährigen Kinder noch nicht Fahrrad fahren können, kann auch die einjährige Ramona noch nicht Fahrrad fahren),
- Komparation (z. B. Vergleich der Aussagen: auf Frustration folgt Aggression versus auf Frustration folgt Regression).

Die *Denkmethodik* kennt insbesondere folgende unterschiedliche Verfahrensweisen:

- Beschreibung (der kennzeichnenden und ausschließenden Merkmale; z. B. *wie* ein Phänomen beschaffen ist),

- Erklärung (Begründung; z. B. *warum* ein Phänomen so beschaffen ist, wie es sich darstellt),
- Ebenenwechsel (Betrachtung eines Phänomens auf verschiedenen Ebenen, um feststellen zu können, welche neuen oder zusätzlichen Informationen durch die jeweils andere Sichtweise hinzukommen oder wegfallen; z. B. Prüfung: Angst zu versagen – Aufwand der Vorbereitung),
- Aspektwechsel (Änderung der Wahrnehmungsperspektive, um möglichst viele Informationen über Struktur und Funktionen des Phänomens erfahren oder erkennen zu können; Klärung, was ein Phänomen zu verstehen gibt, beinhaltet, umfasst, meint, darstellt oder – letztlich – kennzeichnet, d. h. Wesensbestimmung; z. B. Streit: Sichtweise des jeweils anderen einnehmen, birgt die Chance zu erkennen, worum es überhaupt geht oder was mit dem Disput beabsichtigt ist),
- Definition (Begriffsbestimmung, wobei begrifflich Unbekanntes durch Bekanntes ersetzt wird; Festlegung einer Bedeutung, nicht nur des Wortes, sondern auch des Zusammenhanges, in dem das Wort gebraucht wird; z. B. Schloss bedeutet Bauwerk oder Türverriegelung. Unterscheidung verschiedener Definitionsarten: nominale, reale, operationale und heuristische Definition; vgl. Abschn. 2.4),
- Konstruktion (aus Teilen ein Ganzes bilden – entweder als „Nachbau" oder als „Neubau"; z. B. aus Worten einen Satz bilden; Teilaspekte des Denkens beim Konstruieren sind: Gemeinsamkeiten und Unterschiede finden, zeitbedingte Variationen berücksichtigen und auf mögliche Emergenzen – d. h. Qualitäten oder Ereignisse, die sich nicht aus der Summe der Einzelteile oder Einzelvorgänge ergeben, sondern neuartig entstehen – achten),
- Umstrukturieren (Strukturänderung oder Dimensionsverlagerung; z. B. gegeben sind sechs Streichhölzer; die Aufgabe besteht darin, damit vier gleichseitige Dreiecke herzustellen, wobei gilt, dass sich die Streichhölzer nicht überkreuzen dürfen und alle Streichhölzer Verwendung finden müssen),
- Argumentieren (Denken in Sprachform; mit anderen Personen, gelegentlich auch mit sich selbst, sprachlich Gedanken austauschen, und zwar meistens in Form von Argument und Gegenargument).

Wird danach gefragt, worauf Denkprozesse ausgerichtet sind, dann sind nach Betsch et al. (2011) Urteilen, Entscheiden und Problemlösen die ausschlaggebenden Komponenten. Urteilen beinhaltet z. B. die Zuweisung eines Wertes auf einer Einschätzungsskala, und zwar meistens aufgrund von vorangegangenen Erfahrungen oder Werthaltungen. Liegen keine geeigneten Indikatoren vor, dann wird auf Wahrscheinlichkeiten zurückgegriffen, die in der alltäglichen Praxis überwiegend in Worten (z. B. Abstufungen von „sehr sicher" bis „ganz unsicher") und seltener durch Zahlen ausgedrückt werden. Bei Entscheidungen spielen die Zielsetzungen im Verbund mit den vorfindbaren oder gedachten Alternativen eine zentrale Rolle, weil sie nicht nur das Wahlverhalten mitbestimmen, sondern auch die Konsequenzen. Problemlösungen gehen Aufgabenstellungen voraus, für die weder hinreichende Ressourcen noch erprobte, erfolgversprechende, zielorientierte Lösungen zur Verfügung stehen. Dann sind psychologische Aktivitäten wie Informationsbeschaffung, systematisches Probierverhalten, Nachdenken, Mangel- oder Fehleridentifikation und Einsicht gefordert. Reichen auch diese Bemühungen um eine Zielerreichung (Aufgabenlösung) nicht aus, müssen völlig neuartige, auch fantasievolle Denkprozesse in Gang gesetzt werden, die sich als nützliche Kreationen erweisen sollten.

Für ein fundiertes Verständnis seelischer Zustände und Vorgänge ist es sicher vorteilhaft, sich mit den verschiedenen Denkmodalitäten vertraut zu machen, vor allem dann, wenn es um Vorhaben und Prognosestellungen geht. Das folgende Beispiel soll zunächst die Verflechtungen des Denkens veranschaulichen.

Beispiel

Die theoretische Prüfung für den PKW-Führerschein steht für Herrn Meier an und muss vorbereitet werden. Sie ist sehr wichtig, weil davon abhängig ist, ob er eine Arbeitsstelle bekommen kann, die eine höhere Einstufung mit sich bringt als bisher. Zweifellos lässt sich einfach feststellen, dass von heute bis zum Tag der Prüfung Zeitdruck bestehen wird. Die stichprobenartige Überprüfung des bisherigen Wissens – Feststellung der Ist-Sollwert-Differenz – ist nicht unproblematisch, da sie zwar die Erinnerung an die geforderten Antworten festigt, jedoch auch bemerkt werden kann, dass der gegenwärtige Kenntnisstand noch erhebliche Lücken aufweist und deshalb noch mehr gelernt werden muss.
So wird ersichtlich, dass die eigene Überprüfung sowohl förderlich für das Behalten sein kann als auch demotivierend, weil die bestehenden Mängel nicht mehr zu leugnen und in der zur Verfügung stehenden Zeit kaum noch zu beheben sind. Da auch die Steuererklärung umgehend termingerecht zu erledigen ist, muss die Hilfe von anderen Personen in Erwägung gezogen werden. Das könnte aber einen Verlust für die Lernzeit mit sich bringen, weil die Hilfskraft ja erst eingewiesen werden müsste, sodass die erhoffte Entlastung durchaus noch unsicher ist. Außerdem müssen Gedanken unterdrückt werden, die die Versagungsangst steigern könnten – denn wenn die Bedenken und die Angst zunehmen, lässt die Konzentration beim Lernen nach, wodurch die Befürchtung aufkommt, das geforderte Pensum nicht mehr schaffen zu können. Das hätte negative Auswirkungen auf die Lernmotivation, ebenso auf die Ausgleichsbemühungen um die Ist-Sollwert-Differenz und würde weitere Zweifel an der effektiven Entlastung durch eine Hilfskraft entstehen lassen.

Die im Beispiel erkennbaren Denkmodalitäten sollen nun allgemeiner gefasst und kurz erläutert werden, damit sie im Weiteren für das Verständnis psychologischer Gegebenheiten und Erkenntnisse über sich selbst zur Verfügung stehen.

Zu den *klassischen Denkweisen* zählen:

- *Dialektisches Denken:* Einer These (Ausgangsbehauptung oder Leitsatz) wird eine Antithese (Entgegensetzung) gegenübergestellt; der Lösungsversuch des Widerspruches erfolgt durch eine Synthese.
- *Wenn-dann-Denkform:* Sehr beliebte und häufig verwendete Denkweise; einfacher und multipler Determinismus (Bestimmtheit); Bedingungen (Wenn-Komponente) führen zu Wirkungen oder Resultaten (Dann-Komponente); Beispiel: Wenn ich den Text gelesen habe, dann weiß ich mehr als vorher.
- *Kausalität (in der Medizin auch Ätiologie):* Strenger Determinismus als Ursache-Wirkungs-Prinzip; Beispiel: Wenn das Herz des Menschen zu schlagen aufhört, dann stirbt er; Formen schwacher und starker Kausalität bei Stegmüller (1986).
- *Lineares Denken:* Schritt für Schritt auf der gleichen Dimension (so wie man eine gerade Linie zieht); zeitlich: „Immer eins nach dem anderen"; strengste Form: linear-kausale Folge, beispielsweise eine abbrennende Zündschnur; attraktive Denkweise aufgrund ihrer Einfachheit, Eindeutigkeit und Detailgenauigkeit, häufig aber unangemessene Verwendung (s. a. Abschn. 5.1).
- *Denken in Wahrscheinlichkeiten (Probabilismus):* Denkweisen über nicht sichere Ereignisse; unterschieden werden: logische Wahrscheinlichkeit (z. B. bei Münzwurf), empirische Wahrscheinlichkeit (z. B. relative Häufigkeit), bedingte Wahrscheinlichkeit (an Konditionen gebunden) und subjektive Wahrscheinlichkeit (Selbsteinschätzung).

Von *neueren bzw. gegenwärtig häufiger verwendeten oder für Studien über die Psyche besonders angezeigten Denkformen* – von denen manche bereits im vorangegangenen Text namentlich erwähnt wurden – sollen hier folgende skizziert werden:

- *Sowohl-als-auch-Denken:* Non-Determinismus; Beispiel: Eine Prüfung kann sowohl Herausforderung (am Anfang) als auch Stress sein (im Verlauf). Diese Denkmodalität ist für neuere Denkansätze wichtig, weil sie simultane und indirekte Wirkungen berücksichtigt.

- *Nichtlineares Denken:* Sehr bedeutende Denkweise für das Verständnis seelischer Gegebenheiten. Das ergibt sich auch aus einer Beschreibung von Taleb (2014; S. 26): „Nichtlinear' bedeutet: Wenn man die Dosis, beispielsweise in der Medizin, oder die Zahl der Mitarbeiter in einer Fabrik verdoppelt, erzielt man nicht das Doppelte des ursprünglichen Effekts, sondern sehr viel mehr oder sehr viel weniger […]. Wenn die Reaktion in einem Diagramm dargestellt wird, ist das Ergebnis nicht linear […], sondern eine Kurve. In einer solchen Umgebung sind einfache kausale Zuordnungen fehl am Platz, man kann nicht erkennen, wie ein Mechanismus funktioniert, wenn man sich nur auf einzelne Teile konzentriert." Genau solche Verhältnisse sind bei den Beziehungen von Motivation und einigen Leistungen gegeben. Die umgekehrte U-Funktion (∩) zeigt, dass zu geringe und auch überstarke Motivation das Leistungsniveau senkt. Bei mittlerer Motivation ist das Leistungshoch zu erwarten. Typisch für nichtlineare Verläufe sind Prozesse, die eine Zeit innerhalb eines engen Wertebereiches variieren und die dann plötzlich unvorhergesehen in die Höhe schießen (z. B. bei aufgestautem Ärger), sich plötzlich verringern (z. B. Leistungsabfall) oder sich grundlegend verändern (z. B. platzender Luftballon).
- *Berücksichtigung zeitlicher Variabilität:* Sehr wichtige Überlegungen zur Konstanz oder Veränderbarkeit psychischer Gegebenheiten; verhindert vorschnelle Ansichten über die Zeit*in*varianz bestimmter psychischer Merkmale („So war es immer, so ist es auch jetzt, so wird es auch bleiben"). Zeitverhältnisse spielen in der modernen psychologischen Modellbildung (z. B. Wachstumsprozesse, Systemdynamik, Therapieverläufe) die oftmals entscheidende Rolle.
- *Nachdenken über Interaktionseffekte (Wechselwirkungen):* Überlegungen zu den Auswirkungen beim Zusammentreffen bestimmter Bedingungen, Personen und/oder Prozessen. Herausgefunden werden soll, auf welche Art und Weise diese Einflussgrößen interagieren, d. h. mit welchen Effekten (z. B. Minderung, Steigerung, Aussetzung, Zerstörung, Verzögerung) zu rechnen ist (z. B. im Zusammenspiel erheblich *gesteigerte* Wirkung gegenüber der Summe der je für sich ermittelten Wirkungen der einzelnen Faktoren). Für das Verständnis seelischer Abläufe, bei denen fast immer mehrere Prozesse interagieren, sind Gedanken zu Wechselwirkungsmodalitäten von herausragender Bedeutung (z. B. wie Lügen entstehen).
- *Denkmodelle zu Regelkreisen und Kopplungsprinzipien* (negatives und positives – beide Worte nicht wertend gemeint! – Feedback, Rückkopplung und Mitkopplung): Die einfachste Form eines negativen Feedbacks besteht im schematischen Ablauf: Test-Operation-Test-Ende (TOTE), wobei ein

Ist-Zustand (Ausgangslage) mit einem Soll-Zustand (Zielzustand) verglichen wird, sodass bei Vorliegen einer Differenz regulierende Operationen in Gang gesetzt und solange fortgesetzt werden, bis die Testung eine Ist-Soll-Gleichheit ergibt und der Regulierungsprozess beendet werden kann. Das Funktionsprinzip der negativen Rückkopplung ist eine Gegenkopplung von Output und Input, d. h., das Ergebnis der Regelung wird wieder zum Eingang für eine möglicherweise erforderliche weitere korrigierende Operation. Psychologisches Beispiel: Tröstungen werden solange fortgesetzt, bis die leidende Person aufhört zu weinen. Mentale Prozesse sind nicht ausgeschlossen, denn der Ehrgeiz treibt manche Menschen dazu, noch immer höhere und umfänglichere Ziele anzustreben und das selbst gesteckte, subjektive Niveau weiter zu steigern – ein möglicherweise gefährlicher Umgang mit der eigenen Seele, wie Burnoutvorfälle erkennen lassen. Von positiver Kopplung (Mitkopplung; *feedforward*) wird gesprochen, wenn selbstbezogene Verstärkungs- und Bekräftigungsfunktionen den Prozessverlauf ausmachen. Das ist für die Entstehung von Süchten typisch: Eine Wirkungsintensität wie bisher ist daran gekoppelt, das vorhergehende Ausgangsniveau jedes Mal steigern zu müssen.

- *Fuzzy-Logik (Logik der Unschärfe;* einführend: McNeill und Freiberger 1996): Dient der Modellierung von Unbestimmtheiten, Prozessschwankungen, Unklarheiten, Biegsamkeit. Das gilt für sprachliche Formen wie „ziemlich", „in gewisser Weise", „manchmal", „weit entfernt", „unregelmäßig" bei Beschreibungen von Eigenschaften, Ähnlichkeiten, Häufungen, Entfernungen oder nicht trennscharfen Prozessvorgängen etc. ebenso wie bei technischen Abläufen (z. B. Waschmaschinengleichlauf, Auslenkungen beim Autofahren). Beispiel: Variable Handschriften sollen vom Computer erkannt und gelesen werden können. Anzumerken ist, dass die Fuzzy-Logik sehr brauchbare Anwendungen bei komplexen dynamischen Systemen haben kann und dass sie mit dem Sowohl-als-auch-Denken kompatibel ist. In eine ähnliche Richtung argumentiert auch Dörner (1998; S. 21) in seinem an technischen Modellen orientierten Buch *Bauplan für eine Seele*: „Meine These ist, dass sich Denken, Fühlen, Wollen, Bewusstsein und was wir sonst an seelischen Prozessen unterschieden mögen aus den Merkmalen eines Steuersystems ergeben, bei dessen Entwicklung der Natur […] lediglich vorschwebte, uns an bestimmte Anforderungen anzupassen."

Plötzliche Einfälle und spontane Ideen hängen in manchen Fällen mit dem Phänomen der Intuition zusammen: Kurz gefasst, lässt sich Intuition als „inneres Betrachten" mit biologischer Resonanz verstehen. Gibt es zu viele

Informationen oder wird eine sehr schnelle Reaktion gefordert, übergehen viele Menschen die Vielfalt möglicher Gedankengänge und sie entscheiden – nach eigenem Bekunden – „aus dem Bauch heraus" (man könnte auch sagen „aus der Seele heraus").

Intuitiven Entscheidungen wird inzwischen eine deutlich größere Bedeutung beigemessen, und einige der teilweise polemisch vorgetragenen negativen Einschätzungen, wie fehlerhaft, flüchtig, leichtfertig getroffen, nicht hinlänglich durchdacht, kaum zu begründen, sind inzwischen revidiert worden. Mit dazu beigetragen haben Forschungsarbeiten von Kahneman (2016), die intuitive Prozessabläufe mit bis ins Detail durchdachten Abwägungen vergleichen und zwei kognitiven Systemen, schnellem Denken und langsamem Denken, zuordnen. Rogge (2016, S. 37 f.) beschreibt die beiden Kahneman-Denksysteme folgendermaßen:

System 1 (schnell)

1. assoziatives oder metaphorisches Gedächtnis,
2. angeborene Fähigkeiten,
3. unwillkürliche Einfälle,
4. Hauptquelle der Erzeugung von Eindrücken und Gefühlen,
5. unbewusste Operationen,
6. ausreichende Kraft zur Veranlassung von Handlungen,
7. mühelose Übernahme von einfachen, meistens emotionalen Heuristiken (= Verfahren, Probleme zu lösen; vgl. Faustregeln),
8. schnelles, gelegentlich auch ungewolltes Denken.

System 2 (langsam)

1. Übernahme und Verarbeitung der von System 1 gebildeten raschen Einfälle, Eindrücke und Gefühle,
2. steuert oder verwirft Impulse aus System 1,
3. Aufmerksamkeitslenkung auf mentale Aktivitäten und bewusste Entscheidungen,
4. bewusste zielgerichtete und strukturierte Operationen,
5. mühevolle Überlegungen und Abwägungen,
6. Probleme werden oft isoliert betrachtet (herausgelöst),
7. langsames Denken.

Gigerenzer (2013, S. 147) betont die unterschiedlichen Positionen:

Intuition ist dem logischen Denken nicht unterlegen. Meistens sind beide erforderlich. Intuition ist unentbehrlich in einer komplexen, ungewissen Welt, während Logik in einer Welt ausreichen kann, in der alle Risiken mit Gewissheit bekannt sind.

Beispiel

Das Beispiel der theoretischen Prüfung zum PKW-Führerschein beinhaltet mehrere Betrachtungsebenen und verschiedene Gedankengänge. Eindeutig und ziemlich sicher ist die Erwartung eines permanenten Zeitdrucks, der zu kontinuierlich steigerndem Stress führt (*lineares Denken, zeitliche Variabilität*). Die selbsttätig vorgenommene, stichprobenartige Wissensüberprüfung und auch die Möglichkeit, eine Hilfskraft einzustellen, haben beide ambivalente Ereignisausgänge (*Sowohl-als-auch-Denken*). Der zu einem gegebenen Zeitpunkt erreichte Kenntnisstand determiniert dann als Ausgangsniveau das Pensum der nachfolgenden Lernphase (*negatives Feedback; Ist-Sollwert-Ausgleich*). Die im gleichen Zeitintervall zu erledigende Prüfungsvorbereitung und die aktuell fällige Abfassung der Steuererklärung bestimmen die Arbeitsbelastung durch den sich wechselseitig erhöhenden Druck, denn Aufwand und Zeit für die eine Tätigkeit beeinflusst direkt Umfang und Dauer der jeweils anderen (*Interaktionseffekte*). Ob es gelingen kann, die aufkommenden Intensitätsschwankungen der Versagensangst (*nichtlineares Denken*) in den Griff zu bekommen, ist nicht sicher, sondern kann nur als wahrscheinliche Einschätzung in die Überlegungen eingebracht werden (*probabilistisches Denken*). In welcher Form und Ausprägungsstärke die beschriebenen seelischen Denkmodalitäten und emotionalen Vorgänge miteinander zusammenhängen, wird unter anderem davon abhängen, welche Kompositionen sich aus ihnen bei welchen Zielsetzungen (*subjektive Standards*) entwickeln.

Damit wird ein Punkt gestreift, der zu einer Klärung beitragen kann, was uns das Verständnis des eigenen seelischen Geschehens einbringt. Wie sich schon aus wenigen Beispielen erahnen lässt, ist die Vielfalt der sich eröffnenden Möglichkeiten enorm. Wenn wir unsere psychischen Zustände und Vorgänge wenigstens graduell verstehen können, dann werden wir beispielsweise nachteilige Entwicklungen in unseren persönlichen Beziehungen wahrscheinlich rechtzeitig erkennen und versuchen, sie abzuwenden. Wir werden uns davor hüten, leichtfertig und zu risikoreich zu handeln. Es sollte uns gelingen, Ängste anzunehmen und zu bewältigen. Wir müssten in der Lage sein, auch in kritischen Situationen verantwortungsvoll und sozial kompetent zu reagieren. Unsere Leistungsfähigkeit würden wir dann wohl weder unternoch überschätzen. Wichtige Vorhaben würden wir nicht so schnell wieder aufgegeben, sondern mit hinreichender Motivation durchführen, auch wenn dabei Hindernisse auftreten. Prognosen über unser zukünftiges Verhalten und die Entwicklung unserer Wertvorstellungen wären zumindest manchmal möglich. Die Schwankungen in unserer Stimmungslage könnten von uns wahrscheinlich als gängige Erscheinung akzeptiert werden. Wir kämen besser mit uns selbst zurecht und könnten die Unterschiede, die wir zu anderen Personen aufweisen, genauer erkennen, beurteilen und einordnen. Glückliche und schreckliche Fügungen könnten die Einsicht in den Lebenssinn vertiefen.

5.1 Verschiedene Betrachtungen: Analysen, Ganzheitlichkeit, Systeme

Zu Beginn der Bemühungen um ein Verständnis der eigenen Psyche sind Überlegungen darüber angebracht, welche Voraussetzungen und Strukturierungen notwendig sind, um sich auf fester Grundlage der erfahrbaren Realität anzunähern und Irrwege möglichst zu vermeiden. Zunächst sind drei Positionen näher zu betrachten (die in Abschn. 5.2 noch ergänzt werden): analytisches Denken, ganzheitliche Phänomenbestimmung und systemtheoretische Überlegungen.

Das Erkunden der eigenen Seele geschieht im Alltagsleben in der Regel durch Beobachtungen und Reflexionen überschaubarer akuter Gegebenheiten. Das Analysieren betrifft dann Einzelheiten der konkret vorgefundenen psychischen Zustände oder der sich gerade entwickelnden seelischen Abläufe und verweilt dann manchmal bei Vorkommnissen, die sich vom Gewohnten abheben und unerwartet eintreten. Es erfolgen Versuche, die neuartigen Eindrücke zu deuten. Meistens werden singuläre Merkmale oder Ereignisse näher erforscht. Solche an Einzelheiten orientierten Analysen sind von Vorteil, da man zu genaueren Ergebnissen gelangen kann – denn der „Teufel steckt oft im Detail". So kann es sein, dass kleinste Abweichungen entdeckt werden müssen, um äußerst gefährliche Situationen zu vermeiden. Fraglich bleibt dann aber häufig, ob der richtige „Teufel" ermittelt werden konnte, denn es wirkt sich mitunter sehr nachteilig aus, wenn mehrere miteinander kombinierte Faktoren zu Schädigungen führen, wichtige Vorhaben blockieren oder Vermutungen in die Irre leiten, weil nur einzelne von ihnen ohne zusammenhängende Wirkungsprüfungen untersucht wurden.

Bei unseren selbst konzipierten Analysen von Merkmale und Dynamiken der eigenen Seele können wir nicht, wie in der wissenschaftlichen Forschung, isolieren, systematisch variieren oder modellieren (vgl. Kap. 3), sondern wir sind an einzigartige, aktuelle Konstellationen gebunden. Auch der gelegentliche Rückgriff auf Erfahrungen ist nicht sehr vertrauenswürdig, da Erinnerungen oft im Nachhinein verändert werden. Selbst Vorlieben sind nicht immer zeitbeständig. Insofern sind die selbst durchgeführten Analysen nicht nur in ihrem Geltungsbereich eingeschränkt sondern unterliegen auch der Beschränkung der Aussagegültigkeit durch Variationen in der Zeit.

Natürlich sind für eine ganze Reihe von psychischen Phänomenen einfache, linear ausgerichtete eigene Analysen durchaus angemessen (z. B. bei Trennungsschmerz). Problematisch werden solche Denkansätze dann, wenn sie auf komplexe Gegebenheiten angewandt werden (z. B. Selbstzweifel, der mit depressiven Phasen einhergeht) oder wenn sich die Tendenz durchsetzt, sich mit einfachen Argumenten oder vorschnellen Kausalaussagen zu begnügen, selbst wenn sich nachträglich diese gewohnte Denkform als unangemessen oder unzulänglich herausstellen sollte. Linear einfaches Denken ist unter anderem deshalb so attraktiv, weil es von strenger Ordnung ist und ohne Verzweigungen in immer weiter verschlungenen gedanklichen Windungen auskommt.

Es gibt Gründe, warum wir immer wieder auf sehr einfache Denkweisen zurückgreifen. So bevorzugen wir aus Angst vor möglichem Versagen eine Denkart, die sich in der Vergangenheit bewährt hat und die die Bewahrung eines positiven Eigenbildes ermöglicht. Dabei wird aber leicht übersehen, dass eine bestimmte Lösungsstrategie nicht ohne weiteres auch für die aktuelle Situation die richtige ist. Solche Perseverationstendenzen (gleichartige Wiederholung) offenbaren einige Quellen: Bequemlichkeit, mangelnde Sensitivität, fehlende Differenzierungsfähigkeit, Unachtsamkeit, Gleichgültigkeit, geringe gedankliche Strukturierung und die Haltung: „Was einmal richtig und erfolgreich war, wird es wieder sein". Verweigerungen, Auslassungen oder Verdrängung sind dabei gängige Verhaltensweisen, die Probleme negieren, die man vermeintlich nicht hat oder haben sollte.

Als Strategiefehler im Umgang mit unbekannten oder komplexen Lebenssituationen führt Dörner (1976; zit. n. Vester 1984; S. 25) sechs Punkte an, die hier etwas modifiziert wiedergegeben werden:

* *Mangelhafte Zielerkennung:* Der Denkende und Handelnde weiß nicht oder noch nicht, wohin ihn der eingeschlagene Weg führen wird.
* *Beschränkung auf Teilgebiete der Gesamtsituation:* Die reduzierte Betrachtung lässt Verbindungen der Teile miteinander (Konnektivität) unbeachtet und übersieht externe Einflüsse und dynamische Änderungen.
* *Einseitige Schwerpunktbildung:* Diese Strategie missachtet mögliche Deutungsirrtümer und Konsequenzen.
* *Unbeachtete Nebenwirkungen:* Gradliniges Denken und Planen wird bevorzugt, in der Meinung, „zielstrebig" zu sein.
* *Tendenz zur Übersteuerung:* Erst wird vorsichtig probiert, dann „beherzt" eingegriffen bis hin zu zerstörerischen Versuchen.
* *Tendenz zu autoritärem Verhalten:* Man wird sich der Aufgabe stellen und sie auch meistern. Davon ist man überzeugt – selbst dann, wenn man noch keine Ahnung hat, was einen erwartet. Diese Selbstsicht führt zu autoritärem Verhalten und bei Weitem nicht immer zu angemessenen Einsichten oder gar Lösungen.

Kira wollte hier den Eintrag: „siehe Donald Trump"!

Das Fazit aus derartigen Fehleranalysen könnte lauten: Man muss durch Beobachtung und genaues Durchdenken dahinterkommen, wie Lebensvorgänge gestaltet sind, sich entwickeln und zukünftig wahrscheinlich sein werden, um ihre seelischen Anteile verstehen zu können. Dafür dürften isoliert bleibende Eigenbetrachtungen aus mehreren Gründen (z. B. Reduktion, subjektiv eingefärbte Informationsquelle, mangelnder Umweltbezug) nicht ausreichend sein. Die Beschäftigung mit den Lebensvorgängen anderer Personen hat nicht nur eine begleitende Funktion, sondern kann durch Vergleiche mit den eigenen psychischen Zuständen und Vorgängen die Einsichten und Erkenntnismöglichkeiten des eigenen Seelenlebens entscheidend erweitern. Neben der wissenschaftlichen ist die belletristische Literatur dafür eine ausgezeichnete Informationsquelle, vor allem deshalb, weil sie uns in bewegenden Schilderungen auch die Bedeutung von Gefühlen vor Augen führt und damit ein eindrückliches Nachempfinden möglich macht.

Eine Kernforderung wäre in diesem Zusammenhang die Klärung der Frage, welche Teile sich auf welche Art und Weise zu einer Ganzheit zusammenführen lassen. Dies zielt auf eine holistische Betrachtung, die im seelischen Bereich neben Abgrenzungsproblemen und Zuordnungsschwierigkeiten von Elementen auch noch zeitliche Verschiebungen zu berücksichtigen hat. Was als Ganzheit gelten soll, lässt sich nicht so einfach angeben. Entscheidend sind die eingenommene Perspektive, mögliche Fusionskriterien und notwendige Begrenzungen. Hauptsächlich aus Gründen der Unterscheidbarkeit sind Limitierungen meistens in mehrfacher Hinsicht erforderlich. Mit räumlichen, zeitlichen, mengenmäßigen oder funktionalen Beschränkungen lassen sich Eingrenzungen vornehmen, die dann auch Hinweise festlegen, welche Elemente, Teile, Gebiete, Bereiche, Intervalle, Pro- und Kontraargumente etc. zur Ganzheit zuzurechnen sind und welche nicht (Zuordnungsregeln). Dabei spielen auch Zielsetzungen, Absichten, Ereignisverläufe, Quotierungen, Prozessverbindungen, Herkunft etc. mitunter eine ganz entscheidende Rolle. Das gilt auch für zeitliche Verhältnisse, die vor allem im psychischen Bereich Hinweise auf sensible Änderungen geben können, die zu unerwarteten Konsequenzen führen können. Beispielsweise können die in einer Paarbeziehung anfänglich noch so ersehnten Zärtlichkeiten und Intimitäten nach einiger Zeit aus der Ganzheit „liebevolle Zuwendung" herausfallen und eher als irritierende Aufdringlichkeit empfunden werden.

Als empirisch gesichert kann gelten, dass das Ganze – wenn es denn hinreichend zu definieren ist – etwas anderes darstellen oder ergeben kann als die Summe der zugehörigen Teile (s. Abschn. 1.2 und 1.3). Dafür entscheidend sind die strukturellen und funktionalen Verbindungen. Damit verknüpft ist die Problemstellung für den konkreten Fall, wie weit die Zerstückelung in Teile gehen kann und wie umfassend Zusammenführungen zu einem Ganzen sein können. Für beide Konstruktionsebenen lassen sich keine allgemeingültigen Kriterien oder Regeln aufstellen, da sie vom jeweiligen Inhalt der untersuchten Phänomene abhängig sind. Was im Einzelfall als zusammengehörig deklariert und zu einer Einheit gefügt werden kann, ist eine Frage der Definition, die in Bezug auf die Psyche nicht einheitlich ausfallen dürfte, sondern jeweils darauf ausgerichtet sein wird, wie die Einheitsbildung und Gestaltung des Seelischen vorgenommen werden soll (z. B. Ist „Sympathie" eine Einheit?). Ganzheitliche Betrachtungen sind stets erforderlich, wenn es nicht um bloße Anhäufungen oder Aufzählungen geht (z. B. Blätterhaufen, Namensliste), sondern um Verbindungen, Wechselwirkung, Geschlossenheit, Zeitgrenzen, Zuordnungen, Stabilität und Fragilität, Regelung und Steuerung, Normierung und Ebenenbezug bzw. Dimensionierung. Dabei wird wieder das bereits erwähnte (s. Abschn. 2.4) Dilemma auftreten, wonach bei detailgetreuer Analyse die Beziehungen zum Ganzen oft unklar bleiben oder übersehen werden, und andersherum der Blick auf das Ganze die Genauigkeit im Einzelnen häufig vermissen lässt. Von einem Lösungsweg wäre zu verlangen, dass sowohl analytische Präzision als auch die Vielfalt der Verbindungen und Wirkungsgefüge im Ganzen berücksichtigt und in einen Erklärungszusammenhang gestellt würden. Auf eine interdisziplinäre Theorie, die solche Forderungen aufnimmt und durch Kombination verschiedener Denkformen Kriterien der Detailgenauigkeit und der strukturellen wie funktionalen Zusammengehörigkeit aufzudecken und zu erklären versucht, ist schon hingewiesen worden und wird nachfolgend noch etwas genauer eingegangen werden: die Systemtheorie (Einführungen: Kriz 1999; Strunk und Schiepek 2006; Willke 2006; Luhmann 2011).

Die Worte „System" oder „systemisch" sind gegenwärtig in aller Munde. In den meisten Fällen – vor allem in der nichtwissenschaftlichen Literatur und in einigen Medien – werden aber keine sachangemessenen Definitionen oder Erläuterungen der zugehörigen Begriffe oder Konzepte gegeben, sodass jeder Adressat seine eigenen Vorstellungen und Bedeutungszuweisungen entwickeln kann, also Beliebigkeit herrscht. Verzerrte, vage, widersprüchliche, vereinfachte und nichtssagende Darstellungen sind keine Ausnahme und konterkarieren seriöse Bemühungen um begriffliche und konzeptuelle Klarheit. Die theoretische Fundierung und praktische Bedeutungseinschätzung von Komplexität, Ebenenbezug, Wechselwirkungen höherer Ordnung, Selbstorganisation, Chaos, Attraktoren (angestrebter Systemzustand), vernetzten Regelkreisen etc. ist keine einfache Unternehmung, die bei unbedenklicher Nutzungsempfehlung erhebliche Missverständnisse hervorrufen und beträchtlichen Schaden anrichten kann. Insofern ist Zurückhaltung und der Verweis auf fundierte wissenschaftliche Abhandlungen geboten, die sich mit systemtheoretischen Überlegungen auseinandersetzen (kritisch z. B. Lenk und Ropohl 1978). Das gilt auch für die hier vorgenommenen Konzeptübernahmen aus dieser Theorie, die im vorliegenden Themenkontext nur knapp skizziert werden können.

Die gegenwärtige Zurückhaltung der akademischen Psychologie mit der Nennung und argumentativen Verwendung des Begriffes „Seele" spielt wahrscheinlich auch in der zögerlichen Aufnahme systemtheoretischer Darlegungen eine mitbegründende Rolle. Das hängt vermutlich damit zusammen, dass noch Unsicherheiten und differente Auffassungen darüber bestehen, ob die Seele als ein komplexes, dynamisches, selbstorganisiertes System aufzufassen ist, das offenen Austausch mit der Umwelt und verschiedenartige Betrachtungsebenen zulässt, das selbstreferenziell, immateriell und spirituell ist. Vieles spricht dafür, aber für einige Punkte ist die Diskussion noch nicht abgeschlossen (z. B. für die Frage, ob *stets* von einer Körper-Seele-Ganzheit auszugehen sei).

> Unter einem komplexen dynamischen System soll eine Konfiguration aus definierten Elementen mit deren Prozessrelationen auf gleichen oder verschiedenen Ebenen und Zeiten verstanden werden, die sich eindeutig von ihrer Umgebung abgrenzt.

Die allgemeinen Betrachtungen zu dynamischen Systemen sind mit zwei grundlegenden Feststellungen zu eröffnen (Rogge 2016, S. 32):

> Systeme werden nicht eo ipso als objektive Gegebenheiten aufgefasst, sondern sie sind maßgeblich an die aktive Realitätskonstruktion des Betrachters und an die jeweils eingenommene Perspektive gebunden.

Damit ist eine Verbindung zum Konstruktivismus (Boghossian 2013; Watzlawick 2015) geschaffen, der davon ausgeht, dass der Mensch sich die Wirklichkeit selbst konstruiert, sodass seine Wahrnehmung kein passives Aufnehmen, sondern ein aktives Gestalten (Fokussierung, Perspektiveinnahme, Bedeutungszuschreibung etc.) darstellt. Ferner ist komplexen Systemen eine Eigendynamik zuzuweisen, die sich zwischen Ordnung und Chaos, zwischen Stabilität und Labilität, zwischen Kontrolle und Irritation bewegt.

Das sind Feststellungen, die gerade bei den Bemühungen um ein Verständnis der eigenen Seele im Rahmen systemtheoretischer Gedankengänge Hinweise geben können, mit welchen Konstruktionsprinzipien und Erscheinungsweisen dabei zu rechnen ist. In der Systemtheorie werden Lebensvorgänge beschrieben,

deren Erklärungsansätze auf kennzeichnende Merkmale oder Vorgänge
wie Komplexität, Chaosentstehung, simultane, direkte und indirekte
Wirkungszusammenhänge, dynamische Veränderungen, Selbstorganisation,
Umweltkontakte und Mehrebenenbetrachtungen ausgerichtet sind. Für Dörner
(1996) hat das Psychische „Systemcharakter" und entsprechend fällt auch sein
Plädoyer für systemtheoretisch basierte Lernprozesse aus (S. 307):

> Wir Menschen sind Gegenwartswesen. Heutzutage aber *müssen* wir in
> Zeitabläufen denken. Wir *müssen* lernen, daß Maßnahmen „Totzeiten" haben,
> bis sie wirken. Wir *müssen* es lernen, „Zeitgestalten" zu erkennen. Wir *müssen*
> es lernen, daß Ereignisse nicht nur die unmittelbar sichtbaren Effekte haben,
> sondern auch Fernwirkungen. Weiterhin müssen wir es lernen, in *Systemen* zu
> denken. Wir müssen es lernen, daß man in komplexen Systemen nicht nur eine
> Sache machen kann, sondern, ob man will oder nicht, immer *mehrere* macht. Wir
> müssen es lernen, mit Nebenwirkungen umzugehen. Wir müssen es lernen ein-
> zusehen, daß die Effekte unserer Entscheidungen und Entschlüsse an Orten zum
> Vorschein kommen können, an denen wir überhaupt nicht mit ihnen rechneten.

Drei ausgewählte Schlüsselbegriffe der Systemtheorie – Komplexität,
Chaos und Selbstorganisation – werden kurz skizziert, um anhand dieser
Beispiele wesentliche Konzepte vorstellen zu können, die für systembe-
zogene Reflexionen über die eigene Psyche von zentraler Bedeutung sind.
Unternehmen wir den Selbstversuch, miteinander verbundene Anteile der
psychologischen Betrachtungsebenen Wahrnehmung, Entwicklung, Denken,
Planung, Entscheidung, Verhalten und Empfindungen auf ein Phänomen wie
„Schüchternheit" zu beziehen, dann ist es leicht, festzustellen, wie sehr die
auftretenden Gedanken miteinander und ineinander verschlungen sind. Das
führt zum Begriff der Komplexität, die als ein Geflecht von Verbindungen der
Elemente eines Systems (aufgefasst als sinnhaftes Beziehungsgefüge) anzusehen
sind, wobei die Relationen durchaus verschiedenartig sein können und nicht
unbedingt in großer Zahl auftreten müssen. Kennzeichnend sind vor allem inei-
nandergreifende Rückmeldekreise, verschiedene Kopplungsmöglichkeiten,
Wechselwirkungen, Bündelungen, gleichzeitige, direkte und indirekte
Wirkungsgefüge gleicher oder hierarchisch geordneter Ebenen, regulierende
Faktoren der Prozessgeschwindigkeit sowie der Stabilität bzw. Instabilität.
Die Vielfalt der Verbindungen kann so umfangreich sein, dass Begrenzungen,
Zerteilungen, Zentrierungen und Präferenzordnungen unbedingt erforder-
lich werden (Komplexitätsreduktion), um noch Sinnbezüge zu erkennen und
Entwicklungstendenzen ausmachen zu können. Der konkrete, gedankliche
Selbstversuch mit dem Phänomen „Schüchternheit" wird alle diese charakte-
ristischen Kennzeichen enthalten und sichtbar werden lassen.

Der Versuch, herauszufinden, welche Kompetenzen zum Aufbau und Erhalt einer Paarbeziehung förderlich, möglicherweise auch notwendig sind (Rogge 2016), kann dazu führen, sich im Netz der komplexen Vorstellungen zu verstricken. Solche misslichen Ergebnisse treten mit einiger Wahrscheinlichkeit ebenfalls ein, wenn nach Gründen gesucht wird, warum die Veränderungsvorhaben zu Neujahr oftmals rasch und kläglich scheitern. Das kann daran liegen, dass die Zielsetzungen zu hoch waren, das Durchhaltevermögen nicht ausreichte, Versuchungen vom eingeschlagenen Weg weglockten, die Macht der Gewohnheit einen Rückfall in alte Verhaltensmuster begünstigte, Zweifel am Sinn der Verhaltensänderungen die Motivation senkten oder Einflüsterungen von Freunden und Bekannten die Realisierung der Planungen durchkreuzten.

Die Systemtheorie bietet für seelische Vorgänge und Zustände viele Beschreibungsarten, Modellentwicklungen und Erklärungsmöglichkeiten an, was zugleich aber auch die Gefahr birgt, im konkreten Umsetzungsfall im Geflecht der denkbaren Alternativen und ihren Mischformen die Übersicht und Orientierung zu verlieren. Die Menge von strukturellen und funktionalen Verbindungsmöglichkeiten, Sinnbezügen und Entwicklungstendenzen im System führt zu einer Dynamik, die sich zwischen Ordnung und Chaos realisieren könnte. Chaos bedeutet dann jedoch nicht, wie im Alltagsleben oft behauptet, der sichere Weg zum Untergang, sondern lässt sich mit Strunk und Schiepek (2014, S. 63) in ganz anderer Weise charakterisieren:

- Bereits kleine und gut überschaubare Systeme können chaosfähig sein.
- Die Voraussetzungen für Chaos (Chaosfähigkeit) sind in Systemen fast immer gegeben.
- Chaos ist in technischen Systemen störend, in lebenden aber ein Funktionsmodus von Gesundheit.
- Da das Verhalten chaotischer Systeme nicht im Detail vorhergesagt werden kann, kann man sie als komplex bezeichnen. Man kann alles von einem System wissen und kann es dennoch nicht prognostizieren.

Ein weiteres zentrales Konzept zum Verständnis der eigenen Seele als System ist mit der Selbstorganisation gegeben. Darunter sind hauptsächlich Prozesse zu verstehen, die das System selbst erzeugt und kontrolliert, sodass selbsttätige Wechsel von Stabilität zu Labilität oder Kontinuität zu Veränderung oder Ordnung zu Chaos stattfinden. Oft sind auch regelnde Prozesse eingeschlossen, die dafür sorgen, dass ein konstanter Zustand vorübergehend oder andauernd erreicht werden kann. Ein selbstorganisiertes System kann von sich aus eine Eigendynamik entwickeln, die die notwendigen Regulierungen – beispielsweise Systementwicklungen, Musterbildung, Selbstreproduktion

(Autopoiesis), Herstellung emergenter Strukturen und Prozesse durch Interaktion, Ordnungsgestaltung – selbst ausführt, sofern die dafür notwendige Energie ausreicht bzw. zugeführt wird. Nichtlinearität in den Systemen und Unvorhersagbarkeit der Prozessverläufe sind Indikatoren für wirksame dynamische Komplexität oder Chaos.

Die Struktur- und Funktionsbeziehungen von Systemen bei Berücksichtigung von sich verändernden internen und externen Konditionen sowie Energiebeständen können durch ein Grundmodell der Synergetik (Abb. 5.1) veranschaulicht werden.

Rogge (2016, S. 74) erläuterte das Modell wie folgt:

Bei dem hier abgebildeten Modell sind zwei Komponenten besonders bedeutsam: Die Unterscheidung in eine Mikro- und eine Makro-Systemebene sowie das […] Prinzip der Versklavung. Die Elemente der Mikroebene konstituieren die Struktur des Systems, die der Makroebene bilden Ordnungsparameter bzw. dynamische Muster aus. Durch Selbstorganisation werden die Elemente der Mikroebene geordnet, sodass ihre Freiheitsgrade reduziert werden und Ordnungsmuster auf der Makroebene entstehen. Zwischen beiden Ebenen lässt sich eine Beziehung ausmachen, die als zirkuläre Kausalität bezeichnet werden kann: Die Vernetzung und das Zusammenwirken der Elemente der Mikroebene bringt Ordnungsmuster auf der Makroebene hervor. Deren dynamische Muster bestimmen aber selbst wieder die Dynamik der einzelnen Elemente der Mikroebne derart, dass von einer „Versklavung" (nicht wertend, sondern abhängigkeitsbezeichnend gemeint) gesprochen werden kann. Entstandene dynamische Muster können sich in Abhängigkeit von wechselnden Bedingungen und Energiezufuhr (Kontrollparameteralteration) wieder verändern, sodass dann neue und andere […] Ordnungs-Ordnungs-Übergänge vorliegen.

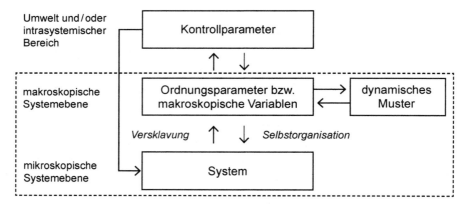

Abb. 5.1 Ein Grundmodell der Synergetik. (Aus: Strunk, G. und Schiepek, G.: Systemische Psychologie. München: Elsevier 2006, S. 81; © Asanger Verlag)

Elemente der Mikroebene können beispielsweise einfache Verhaltensweisen oder Zustände sein, die sich zur Struktur des Systems fügen (s. dazu: Abschn. 5.2), die der Makroebene bilden miteinander verschränkte körperlich-psychische Prozesse zu dynamischen Mustern aus.

Anhand dieser bildhaften Darstellung lässt sich leicht verstehen, warum es zum Beispiel in einem System schnelle Stimmungswechsel gibt, sich bestimmte Verhaltensmuster in Form von Stilen ausbilden, plötzliche Einfälle zu bislang unbeantworteten Fragen auftreten und es sinnvoll sein kann, bei einer wichtigen Entscheidung lieber noch einmal „eine Nacht darüber zu schlafen". Man kann einschätzen wie Motivationszyklen ablaufen, warum Hoffnungen sich nicht zurückdrängen lassen, Überredungsversuche Wirkung zeigen, Liebeskummer dazu führen kann, dass Leistungen rapide abfallen, während Glücksgefühle dafür sorgen, dass ein ganzer Tag verschönt wird, Eigenschaften sich bündeln können, einige Erinnerungen verblassen, während andere besonders plastisch hervortreten und bestimmte Prozesse ihre Wirkungsweise vorübergehend maskieren können. Neben den Ausgangsbedingungen sind die Anzahl und die Geschwindigkeit der Verbindungen und Prozesse die entscheidenden Faktoren für die sich ergebenden Auswirkungen der Systemdynamik. Systemisches Denken dürfte demnach ein Schlüssel zum Verständnis der eigenen Seele sein.

5.2   Wofür systemisches Denken hilfreich ist

Morgens [...] waren Spinnweben zwischen den Büschen. In den Fäden hingen Tautropfen, sie fingen die Sonne ein. Berührte man dann das Netz, selbst wenn man ganz vorsichtig war, kam die Spinne nicht. Man hatte sie hervorlocken wollen, doch ihre Empfindlichkeit war soviel größer als die eigene, sie wußte, man war zu groß und zu stark. Obwohl man ziemlich klein war [...] Wir hatten beschlossen, die Netze nicht zu zerreißen, das war eine Regel unter den Kindern. Das Netz war so groß und die Spinne so klein, man wußte, wie sie geschuftet haben mußte, um es zu bauen ... Die Netze waren so vollendet. So regelmäßig und dennoch unregelmäßig. Ganz gleich und immer verschieden. Bis ins Unendliche ...
Wenn die Spinne ihr Netz weiter ausbreitete, über die 75 Zentimeter hinaus, würde sie nach wie vor nur das wahrnehmen, was wahrzunehmen in ihrer und der Natur des Netzes liegt. Sie würde keine neue Wirklichkeit finden. Sie würde mehr von dem entdecken, was sie schon vorher kannte. In bezug auf das, was außerhalb liegt, Farben, Vögel, Gerüche, Maulwürfe, Menschen, Schwestern, Gott, die trigonometrischen Funktionen, das Messen von Zeit, die Zeit selbst, würde sie nach wie vor in absoluter Unwissenheit schweben. Das ist

das eine, was ich sagen wollte … Vielleicht waren die Spinnen im Garten des Diakonissenhauses klüger als der Mensch. Denn sie breiteten das Netz nie über eine gewisse Grenze hinaus aus. Was wäre passiert, wenn sie es getan hätten? Wenn das Spinnennetz ausgebreitet würde bis ins Unendliche, so weit über und unter die Schwellen des menschlichen Wahrnehmungsapparates, wie die Technologie ihre Sensoren ausbreitet?

Dann wäre folgendes passiert: Die Spinne wäre recht bald physisch nicht mehr in der Lage, all das aufzusuchen, was im Netz gefangen wurde. Und wenn das Netz sich noch mehr ausbreitete, weiter und weiter weg, dann würde die Spinne anfangen, Signale aus Gegenden mit anderen Insekten und einem anderen Klima als ihrem eigenen zu empfangen. Und sie würde weit mehr Signale empfangen, als sie verarbeiten könnte. Dann würde das abnorm große Netz und das, was es zur Folge hätte, in Konflikt mit dem Wesen der Spinne kommen, mit ihrer Natur. Und gleichzeitig würde das Netz anfangen, die Welt um sich zu verändern. Vielleicht würde es zu schwer werden, vielleicht würde es schließlich zur Erde fallen und im Fallen große Bäume mit sich reißen. Vielleicht würde es die Spinne mit sich ins Verderben stürzen. Das ist das zweite, was ich sagen wollte: Die Erforschung der Welt durch den Menschen, sein Netz, verändert auch diese Welt (Høeg 1998; S. 287 ff.).

Mit dieser literarischen Einsicht von Peter Høeg in die Natur der Spinnennetze und des menschlichen Einwirkens ist vielleicht eine Atmosphäre geschaffen, die den Einstieg in vernetztes (systemisches) Denken im Hinblick auf psychisches Geschehen und seine Folgen vorbereiten kann. Es ist eine Einstimmung auf die Möglichkeiten der Ausgestaltung individueller mentaler Netzkonfigurationen, die der physikalischen Bauweise der Natur ähnlich sind. Die Aufmerksamkeit richtet sich auf die filigranen Verästelungen, die Eingliederung in die Umgebung, die natürlichen Beschränkungen durch die Beschaffenheit der Sinnesorgane und die Modalitäten der neuronalen Verarbeitung, den Respekt vor den Netzkonstrukteuren und auf die Gefahr einer übertriebenen Ausweitung. Das sind Aspekte, die auch beim systemischen Denken eine wesentliche Rolle spielen.

Zum Verständnis der eigenen Seele drängen nicht nur aufdeckende Neugier und Hoffnung auf bessere Selbsterkenntnis, sondern insbesondere Zielsetzungen wie Vermeidung drohender Gefahren, Leistungssteigerung, Sinnfindung, Fähigkeit, das Wesentliche vom Unwesentlichen trennen zu können, selbstsicherer Umgang mit den eigenen Emotionen, erfolgreiche Konfliktbewältigung, Aufbau und eventuell auch Korrekturen von Werthaltungen, Erweiterung sozialer Kompetenzen, Festigung des Glaubens, Vermeidung von Selbstbetrug, Konkretisierung von Plänen sowie Bemühung um zuverlässige und tragfähige Prognosen für das eigene Verhalten. Dafür

sind jeweils bestimmte Denkformen abzurufen und miteinander zu kombinieren, Begrenzungen und Komplexitätsreduktionen vorzunehmen, sodass
über netzartig verbundene Überlegungen Beschreibungen, Erklärungsansätze
und Entwicklungstendenzen für das eigene psychische Geschehen dargestellt
und gefunden werden können.

Vor allem Publikationen wie die so klar und verständlich abgefassten Bücher
von Vester *Unsere Welt – ein vernetztes System* (1983), *Neuland des Denkens*
(1984) oder *Die Kunst vernetzt zu denken: Ideen und Werkzeuge für einen
Umgang mit Komplexität* (2002) haben vielen Lesern einen sicheren Zugang
zum vernetzten bzw. – bei Vorliegen definierter Systeme – zum systemischen
Denken ermöglicht. Viele seiner Aussagen haben auch für das Verständnis
psychischer Regungen eine übergeordnete Bedeutung. Zum Beispiel (Vester
1984, S. 39):

> Es gilt darüber hinaus die besondere Logik oder Unlogik von Systemen zu
> begreifen, die auch darin besteht, daß […] ein ganz bestimmtes Teilziel durch
> eine Vielzahl verschiedener Konstellationen erreicht werden kann. Und schließ-
> lich muß erkannt werden, daß die Ursache eines Ereignisses im Grunde
> immer eine solche Konstellation ist, ein Gesamtmuster, und nicht irgendein
> Einzelelement, das wir uns willkürlich als Ursache herauspicken. In der Realität
> hat jede Ursache viele Wirkungen und jede Wirkung viele Ursachen.

Und weiter (S. 40) schreibt Vester,

> … daß ein System mit zunehmender Komplexität eigentlich immer unstabi-
> ler werden müßte, also mit steigender Vernetzung seiner Elemente immer ver-
> wundbarer gegenüber äußeren Störungen. In Wirklichkeit ist dies jedoch nicht
> der Fall. Hier zeigt sich wieder, daß die *Zahl* der Vernetzungen offenbar nicht
> so wichtig ist wie die *Art* ihrer Anordnung.

Diese beiden Feststellungen sind wie zwei Eingangsportale, die den Zugang
zum systemischen Denken öffnen und ebnen.

Systemisches Denken lässt sich durch vier übergeordnete, charakteristische
konzeptuelle Bereiche beschreiben und erklären:

- *Denken in ganzheitlicher Betrachtung:* Abkehr vom Beharren auf
  Details (z. B. Daten, Spezifika, Ausnahmen, Vorschriften, bestimmte
  Gewohnheiten, dominante Eigenschaft) und Zuwendung zum Gesamten.
  In Bezug auf das Seelenverständnis ist damit gemeint, die psychischen
  Funktionen Wahrnehmen, Entwickeln, Denken, Planen, Entscheiden,
  Verhalten und Empfinden zu einer Ganzheit zusammenzuführen. Dabei ist
  eine differenzierende Bedeutungseinschätzung ebenso erforderlich wie eine

begründbare Auswahl, um das Ganze (System) weder zu klein, unwichtig oder ineffektiv noch zu umfänglich oder gar zerstörerisch werden zu lassen. Berücksichtigung von Entwicklungen (des ganzen Vorgangs).

- *Denken in Verbindungen und deren Wirkungsverflechtungen.* Klärung der im System gegebenen Strukturen (z. B. Paarung, Bündelung, Verkettung, ebenenübergreifende Anordnungen, Randständigkeit, Zerfallsprodukte, Netzverbindung) und funktionaler Relationen (z. B. Wechselwirkungen, Regelkreise, nichtlineare Wirkungsbeziehungen, Steuerung, Kreiskausalität). Zu beachten sind dabei simultane, direkte und indirekte Prozessverbindungen, die variantenreich auftreten können (z. B. getriggert, verzögert, maskiert, gelenkt, unterbrochen, verstärkt, verzweigt, rückläufig, verflochten, mit Umgebungseinbezug, wachsend, zerfallend). Der Teufelskreis ist ein viel zitiertes und treffendes Beispiel einer erstarrten, sich wiederholenden Verflechtung seelischer Prozesse.

- *Denken in Veränderungen:* Oft über Perspektivwechsel die Entwicklung neuer Strukturen, Ordnungen, Muster und Prozessverbindungen, deren Stabilisierung, Unterbrechung oder nachfolgende Veränderung (Modifikation). Das betrifft die Systemdynamik mit den Kernfunktionen Selbstorganisation und Prozesse im Austausch mit der Umwelt, insbesondere also die beidseitigen Abläufe zwischen der Mikro- und der Makroebene und den externen (sowie internen) Einflussfaktoren (Kontrollparameter) (s. Abschn. 5.1). Beispielsweise ergeben sich aus solchen Abläufen die Einschätzungen einer Person, welche Ereignisse oder Ziele für sie attraktiv sind und welche nicht – und zwar erst einmal für den Moment, späterer Sinneswandel ist allerdings nicht auszuschließen.

- Eine besondere Rolle kommt den Änderungen von Prozessen oder Zuständen zu, wenn sie von Unordnung in raum-zeitlich geordnete Verläufe oder Strukturen übergehen oder wenn sie nach Durchlaufen instabiler Phasen schließlich stabile neue Vorgänge oder Muster ausbilden. Man spricht dann von Phasenübergängen, die sich wiederholen und in Folgen miteinander verbinden können. Zu ihrer Veranschaulichung wird in einigen Publikationen die bildhafte Vorstellung einer Berg- und Talfahrt verwendet, wobei der Gipfel als aversiv (kippelige Unsicherheit, Instabilität), das Tal hingegen als attraktiv (sicher, stabil – wie ein Ruhepol) zu denken ist.

- *Denken mit Lösungsorientierung:* Einsatz vor allem auf den Gebieten der Arbeitsorganisation, der Problemlösungsstrategien, der Therapieprozesse, des Coaching. Oftmals erfolgt eine Entkopplung von Problemstruktur und Lösungsfindung durch Wechsel der Denkmodalität. Einbezug vorhandener oder erreichbarer Ressourcen. Verstärkte Energiezuführung zum System, beispielsweise durch Eigenaktivität, zielorientiertes Engagement,

Motivationsstärkung, Steigerung der Selbstwirksamkeit, kontrolliertes Probierverhalten. Entdeckung oder Antizipation von kritischen Knoten- oder Druckpunkten im vernetzten System, sodass Gefahrenmomente oder sich negativ auswirkende Einflüsse gemindert oder beseitigt werden können.

Für die praktische Umsetzung systemischer Gedankengänge gibt es für verschiedene Bereiche fachspezifische Literatur mit vielen ausgearbeiteten Anwendungsmöglichkeiten (z. B. für Management bei: Probst und Gomez 1993; für Teamkompetenz bei: Kriz und Nöbauer 2008; für Psychotherapie und Beratung bei: von Schlippe und Schweitzer 2013; für Personalführung in Organisationen und Coaching bei: König und Volmer 2016; für Fähigkeiten zum Aufbau und Erhalt von Paarbeziehungen bei: Rogge 2016). Hier mag ein Bespiel (aus: Vester 1984, s. auch Abschn. 1.3) genügen, das in vielen Lebensbereichen Anwendung finden kann. Es handelt sich um das bereits vorgestellte kybernetische Denken, das den Verlauf vom Start zum Ziel umdreht (Ziel → Start). Dabei wird untersucht, welche Bedingungskonstellation dem letzten Schritt *vorausgegangen* sein muss, um diese Zielposition zu erreichen. Weiter wird überlegt, unter welchen Voraussetzungen der vorletzte Schritt zum letzten führt und entsprechend wird auch, sozusagen im Rückwärtsgang, festgelegt, welche konkreten Anforderungen erfüllt sein müssen, um vom vorvorletzten zum vorletzten Schritt zu gelangen etc. Die Reihe wird so lange fortgesetzt, bis der Startpunkt erreicht ist. Die übliche Vorgehensweise – vom Start zum Ziel – ist nämlich nicht immer indiziert, weil das Ziel gelegentlich von der Startposition aus und über die notwendige Schrittfolge hinweg nicht klar genug gesehen und fixiert werden kann. Eine Zielverfehlung im Vorwärtsgang wird dann wahrscheinlich, wenn bereits am Anfang Abweichungen (Drifts) auftreten, und seien sie noch so klein, denn sie potenzieren sich auf dem Weg zum Ziel (wie man es aus dem bekannten Versuch, mit verbundenen Augen einen vorgegeben Punkt in gerader Linie zu erreichen, kennt). Beim kybernetischen Denken müssen bezüglich der Zwischenziele alle jeweils notwendigen Bedingungen zu ihrer Erreichung bekannt und erfüllt sein. Insofern sind Fehllandungen im Endzielbereich nahezu ausgeschlossen, denn schon leichte Abweichungen von den Zwischenzielen werden erkennbar und lassen sich korrigieren.

Unser abschließendes Treffen zu diesem Kapitel fand wieder bei Eckart statt. Wir tagen sehr gerne dort, denn es gibt immer etwas Gutes zu essen und zu trinken. Außerdem beschließen wir die Arbeit bei stimmungsvoller Musik und erzählen uns heitere Begebenheiten – meistens … Diesmal wollte Kira noch gar nicht aufhören. Wir hätten ja nun genug abstrakte Darstellungen geliefert; ihr fehle ein geeignetes Beispiel, das – praktisch und konkret – wenigstens einige Kernpunkte des systemischen Denkens zusammenfassend

*veranschaulichen könne. Eckart und ich schauten uns an. „Da hat sie mal wieder recht!",
meinte Eckart, „bloß, bitte, nicht mehr heute. Wir wollen doch noch die Weltbowle* pro-
bieren!" (* Rezept am Ende des Kapitels).*

*Kira ließ sich darauf ein und schlug mit einem nicht so klar zu entschlüsselnden Lächeln
vor, ich sollte mal ein Thema auswählen, das als Beispielfall passen könnte. Wir würden
dann wieder zu dritt den Text dazu verfassen.*

*Später, als Kira und ich noch im Abschiedsmodus zwischen den Autos standen und
redeten, meinte sie, dass sie durch die Diskussion zum systemischen Denken erst jetzt ver-
stünde, dass Erinnerung und Zukunft eine enge Beziehung hätten, jedenfalls manchmal.
Wie wir bei Filmen landeten, weiß ich nicht mehr. Und dann kam die Überraschung:
Kira erzählte, dass sie sich zwei DVDs – „Jules und Jim" von François Truffaut und „Il
Postino – Der Postmann" von Michael Radford – endlich gekauft hätte, weil sie beide
Filme unbedingt noch einmal sehen wollte. Wenn ich Lust hätte, könnten wir ja auch
einen Film zusammen ansehen. Ich könnte auch auswählen, welchen. Mir kam natürlich in den Sinn: am besten beide! Später recherchierte ich, worum es in den Filmen ging:
in einem um internationale Freundschaft zweier Männer und deren Liebe zur gleichen
Frau, im anderen um einen von dem Dichter Pablo Neruda engagierten Postboten, der
seine Schüchternheit ablegte, seine einzige Liebe fand und sich traute, selbst Gedichte zu
verfassen. Nun hatte ich Zeit, um nachzudenken und herauszufinden, ob Kira mir mit
den Filmen etwas sagen wollte – Gedanken, gemischt mit Empfindungen, die ich nicht so
recht zu deuten wusste.*

Das Beispiel! Ich hätte es fast vergessen. Das Thema fand ich dann aber schnell.

Beispiel

Die in letzter Zeit zunehmenden Beleidigungen, Diffamierungen und
Mobbingattacken im Internet und brutalen Gewalttaten an verschiedenen
Orten gingen mir nicht aus dem Sinn. Meine Vermutung verstärkte sich, dass
mangelnder Respekt diesen widerwärtigen Machenschaften und kriminellen
Handlungen zugrunde liegt. Ich tauschte meine Gedanken dazu mit meinem
langjährigen Freund Sören aus. Es entstand die Idee, darüber vielleicht zusammen ein Buch zu schreiben. Einige Zeit befasste sich jeder von uns mit themenre-
levantem Material. Der Zeitpunkt, ob ich mich für oder gegen eine Publikation
entscheiden sollte und ob ich diese mit Sören oder allein verfassen wollte,
rückte immer näher.

Als Gesamtheit vereint die Zielentscheidung zwei Teile: zum einen die Frage,
ob eine Publikation in Buchform zu dem Thema „Respektlosigkeit als Quelle
böswilliger und krimineller Taten" überhaupt erfolgen sollte, zum anderen
ob gegebenenfalls Sören miteinzubeziehen sei oder nicht. Wird die gesamte
Problemstellung mit systemischem Denken bearbeitet, dann resultieren aus
den gegebenen Wahlalternativen einige schwierige Überlegungen, komplexe
Problemstrukturen und komplizierte Entscheidungsverläufe.

Am Beginn sollte im Rahmen eines kybernetischen Denkansatzes eine Antwort auf die Frage gesucht werden, was mit einer Publikation zu einer solchen Hypothese erreicht werden könnte (*Zielantizipation*). Bevor genauer an Ergebnisse und Konsequenzen zu denken wäre, müsste zunächst aber die Voraussetzung geprüft werden, mit welcher Wahrscheinlichkeit die Vernutung, Respektlosigkeit sei als Grundübel auszuweisen, zu belegen und abzusichern wäre (*probabilistische Denkweise*). Sollte sich herausstellen, dass es konträre oder konkurrierende Erklärungen für die Zunahme von Diffamierungen und Gewaltentstehung geben würde, dann hätten solche Feststellungen Rückwirkungen (*Feedback*) auf die Planungen und die eventuelle Herstellung einer thematisch relevanten Publikation. Die erforderlichen mehrfachen Vergleiche würden Änderung des Soll-Wertes bewirken, d. h., die aktuell ermittelte, neue Sachlage würde Modifikationen der zu publizierenden Konzepte nach sich ziehen, die sich unter Umständen an ganz veränderten Inhaltbezügen und Niveaustufen der Textausarbeitung orientieren würden. Möglicherweise ergibt sich aus den teilweise entgegengesetzten Argumenten eine Wechselwirkung auf die zeitabhängige Motivationslage, die Publikation ernsthaft in Erwägung zu ziehen und nun damit zu beginnen oder sie aufzugeben. Um die beabsichtigte Textabfassung auf eine gesicherte Grundlage stellen zu können, müssten die dafür verwendeten Materialien (z. B. Berichte, Studiendokumentationen, Dossiers) vorab auf methodische und inhaltliche Vertrauenswürdigkeit geprüft werden (Sicherung der Voraussetzungen für den nächsten Schritt). Dabei könnte der Fall eintreten, dass die bis dahin entwickelte lineare Argumentationsreihe plötzlich nicht mehr haltbar wäre und einer völlig anderen Sichtweise weichen müsste, die den bisherigen Gedankengang sprunghaft verändern würde (*nichtlineares Denken in Veränderungen*).

Lohnt sich der Aufwand, können also die bisherigen und die wahrscheinlich darüber hinaus auftretenden Probleme in ihren Verzweigungen, Verbindungen und ganzheitlichen Bedeutung überhaupt angemessen eingeschätzt und bewältigt werden? In die textbezogenen, motivationalen und änderungssensitiven Problemfelder mischen sich noch die ausschlaggebenden externen Einflussfaktoren der familiären, beruflichen und gesundheitlichen Gegebenheiten, die auf den Beginn und die weitere Gestaltung der geplanten Veröffentlichung simultane, direkte oder indirekte Wirkungen ausüben (*Effekte der Kontrollparameter*). Die Entscheidung für oder gegen ein Buch mit dem Themenbezug Respektlosigkeit als Quelle von Verunglimpfungen und sogar Gewaltausübung hat im einen wie im anderen Fall erheblichen Einfluss auf die Familie (z. B. Zeiten für die gemeinsame Lebensgestaltung, Verfügbarkeit für häusliche Arbeitsaufteilungen, Freizeitsicherung, Kinderbetreuung). Auch die berufliche Tätigkeit bleibt davon nicht unbeeinflusst, denn die

Verknappung der familiären Begegnungen als Folge der anspruchsvollen Arbeit am Buch wirkt sich belastend auf die dann ohnehin komprimierten beruflichen Arbeitsgänge aus und der Stress wirkt auf die familiären Beziehungen zurück. So droht ein Teufelskreis aus reduzierten familiären Kontakten, Arbeitsdruck und Arbeitsvermehrung, Stresserhöhung mit Rückwirkung auf das Familienleben, was bei längerer Dauer zu gesundheitlichen Schädigungen führen dürfte (*Ebenenwechsel der Betrachtung*).

Was passiert, wenn die Entscheidung für das Buch im Laufe des Schreibens bereut wird oder die Lust, weiter zu schreiben, abnimmt? Hier kommen Erfahrungen und Erinnerungen ins Spiel, die eine Vernetzung von Vergangenheit, Gegenwart und Zukunft dokumentieren. Derartige Bedenken sind nicht aus der Luft gegriffen, denn die beruflichen, familiären und verlegerischen Anforderungen können sich zu einem undurchdringlichen Wirrwarr zusammenfügen und einen bedrohlichen Charakter annehmen, denen ein schneller Handlungsvollzug entgegenzusetzen wäre, wenn man nur wüsste wie, wann und womit zu beginnen sei. Eingegangene Verpflichtungen können nicht einfach ausgesetzt werden, sondern verlangen eine Fortsetzung und Einhaltung (*zeitabhängige Wirkungen*). Dann wäre es allerdings auch notwendig, über ein tragfähiges Krisenmanagement zu verfügen, mit dem die Kontrolle über die ineinandergreifenden Prozesse auf den verschiedenen Ebenen wieder zu gewinnen ist (*Perspektivwechsel*).

Damit verbunden sind Entscheidungen über die Kooperation mit Sören (als zusätzliche Komponente der Dynamik seelischer Vorgänge). Bei zurückliegenden gemeinsamen Aktionen mit ihm kam es schon wiederholt zu Verstörungen, die auch Grenzüberschreitungen (z. B. Beleidigungen, Intrigen) nach sich zogen. Andererseits sind seine kreativen Ideen, seine zupackende Art, seine oft heitere Gelassenheit und sein außerordentlicher Fleiß günstige Faktoren für eine erfolgversprechende Zusammenarbeit. Allerdings bleibt verbindlich zu klären, wie eine Optimierung der Arbeitsteilung zu bewerkstelligen wäre (zielführende Absprachen, Lösungsorientierung im systemischen Denken). Mal überwiegen erhebliche Zweifel, die dann aber von Zuversicht auf eine gedeihliche Kooperation abgelöst werden, der dann aber prompt weitere Bedenken folgen, die sich zwar abmildern, aber nicht aufheben lassen: Phasenübergänge, die sich in rascher Folge ablösen. Ihre Wirkung besteht vor allem darin, dass die Unsicherheiten zunehmen, sich Versagungsängste einstellen, getroffene und schnell revidierte Entscheidungen zur Regel werden und die Suche nach einer Hilfe bringenden Zuflucht einsetzt. Wie selbstverständlich setzt die Erinnerung an einen Spruch der Großmutter ein: „Ja, du kannst es ruhig wagen, wenn sich Kopf und Herz vertragen." Und auch einige

Formen der Rationalisierung im Sinn der Erfindung des „guten" anstelle des „tatsächlichen" Grundes für eine Handlung treten auf. Etwa entsteht der Einfall, lieber ein Buch mit Beiträgen verschiedener Autoren herauszugeben, um das Problem „Sören" zu umgehen und Konflikte zu vermeiden (*„guter"* *Grund*), anstelle des Eingeständnisses, mit Sörens Art der Zusammenarbeit nicht klarzukommen und – vorschnell – ein Debakel zu befürchten (*„tatsächlicher" Grund*). Die Seele jedoch ist schlau und entlarvt die falsche, selbstgeschaffene Argumentation durch emotionale Wechselbäder aus Erregung, Beruhigung und chaotischen Empfindungen wie ängstlicher Unsicherheit, schwankender Zuversicht und penetrantem Zweifel.

Morgen, morgen wird die Entscheidung getroffen!

* Rezept der „Weltbowle" (als beste Bowle der Welt in der Zeitschrift Stern *vor langer Zeit prämiert) für vier Personen. Es handelt sich für die Zutaten um ungefähre Mengenangaben, die individuell variiert werden können:*

- *Drei oder vier Limetten werden in dünne Scheiben geschnitten und in einer großen Schüssel ausgebreitet. Über die Scheiben wird weißer Kandiszucker gelegt, sodass sie völlig bedeckt sind.*
- *Die Limettenscheiben und der Kandiszucker werden mit weißem Rum übergossen, sodass die Flüssigkeit sie noch gerade überdeckt.*
- *Die Schüssel mit den Limetten, dem Kandiszucker und dem Rum wird abgedeckt und einen Tag, bevor die Gäste kommen, zur Seite gestellt.*
- *Am gleichen Tag wird ein Schwarztee bereitet mit sieben Teelöffel Tee pro Liter Wasser. Der Tee wird – nachdem er ca. 5 Minuten gezogen hat – in Eiswürfelbereiter gefüllt (etwa drei bis vier Schalen), die nach erster Abkühlung des Tees in das Eisfach des Kühlschranks gestellt werden. Sind die Eiswürfel fest zu Würfeln gefroren, werden sie in einen Beutel gefüllt, der im Eisschubfach aufbewahrt wird, damit der Frost erhalten bleibt.*
- *Am nächsten Tag hat sich der Kandiszucker aufgelöst. Wenn die Gäste kommen, wird eine Teilportion der Eiswürfel (etwas mehr als die Hälfte aus dem Beutel) in das gläserne Bowlengefäß zu den nun dort befindlichen Limetten, dem aufgelösten Kandiszucker und dem Rum eingefüllt, und darüber wird Sekt (ca. zwei 0,75-Liter-Flaschen) gegeben, sodass das Bowlengefäß gefüllt ist.*
- *Nach etwa 90 Minuten ist der Tee weitgehend aufgetaut, und an der gläsernen Gefäßwand bilden sich perlende Tropfen. In dem Gefäß wartet die nun fertige Weltbowle darauf, getrunken und als köstlich gelobt zu werden.*

Fachliteratur und Sachbücher

Betsch, T., Funke, J., & Plessner, H. (2011). *Denken – Urteilen, Entscheiden, Problemlösen*. Berlin: Springer.

Boghossian, P. (2013). *Angst vor der Wahrheit: Ein Plädoyer gegen Relativismus und Konstruktivismus*. Frankfurt a.M.: Suhrkamp.

Dörner, D. (1976). *Problemlösen als Informationsverarbeitung*. Stuttgart: Kohlhammer

Dörner, D. (1996). *Die Logik des Mißlinges. Strategisches Denken in komplexen Situationen*. Reinbek bei Hamburg: Rowohlt Taschenbuch.

Dörner, D. (1998). *Bauplan für eine Seele*. Reinbek bei Hamburg: Rowohlt Taschenbuch Verlag.

Gigerenzer, G. (2013). *Risiko. Wie man die richtigen Entscheidungen trifft*. München: Bertelsmann.

Kahneman, D. (2016). *Schnelles Denken, langsames Denken*. München: Penguin-Verlag.

König, E., & Volmer, G. (2016). *Einführung in das systemische Denken und Handeln*. Weinheim: Beltz.

Kriz, J. (1999). *Systemtheorie für Psychotherapeuten, Psychologen und Mediziner*. Wien: Facultas.

Kriz, W. C., & Nöbauer, B. (2008). *Teamkompetenz. Konzepte, Trainingsmethoden, Praxis* (4. Aufl). Göttingen: Vandenhoeck & Ruprecht.

Lenk, H., & Ropohl, G. (1978). *Systemtheorie als Wissenschaftsprogramm*. Königstein: Athenäum.

Luhmann, N. (2011). *Einführung in die Systemtheorie*. Heidelberg: Auer.

McNeill, D., & Freiberger, P. (1996). *Fuzzy-Logic. Die „unscharfe" Logik erobert die Technik*. München: Knaur.

Probst, G. J. B., & Gomez, P. (Hrsg.). (1993). *Vernetztes Denken. Ganzheitliches Führen in der Praxis* (2. Aufl.) Wiesbaden: Gabler.

Rogge, K.-E. (2016). *Systemkompetenz und Dynamiken in Partnerschaften. Fähigkeiten zum Aufbau und Erhalt von Paarbeziehungen*. Berlin: Springer.

von Schlippe, A., & Schweitzer, J. (2013). *Lehrbuch der systemischen Therapie und Beratung I. Das Grundlagenwissen*. Göttingen: Vandenhoeck & Ruprecht.

Stegmüller, W. (1986). *Rationale Rekonstruktion von Wissenschaft und ihrem Wandel*. Stuttgart: Reclam jun.

Strunk, G., & Schiepek, G. (2006). *Systemische Psychologie. Eine Einführung in die komplexen Grundlagen menschlichen Verhaltens*. München: Elsevier.

Strunk, G., & Schiepek, G. (2014). *Therapeutisches Chaos. Eine Einführung in die Welt der Chaostheorie und der Komplexitätswissenschaften*. Göttingen: Hogrefe.

Taleb, N. N. (2014). *Antifragilität. Anleitung für eine Welt, die wir nicht verstehen*. München: btb.

Vester, F. (1983). *Unsere Welt – ein vernetztes System*. München: Deutscher Taschenbuch Verlag.

Vester, F. (1984). *Neuland des Denkens. Vom technokratischen zum kybernetischen Zeitalter*. München: Deutscher Taschenbuch Verlag.

Vester, F. (2002). *Die Kunst vernetzt zu denken: Ideen und Werkzeuge für einen neuen Umgang mit Komplexität.* München: Deutscher Taschenbuch Verlag.

Watzlawick, P. (Hrsg.). (2015). *Die erfundene Wirklichkeit. Wie wir wissen, was wir zu wissen glauben? Beiträge zum Konstruktivismus* (9. Aufl.). München: Piper.

Willke, H. (2006). *Systemtheorie. Systemtheorie 1. Grundlagen.* Stuttgart: Fischer.

Belletristische Literatur

Heine, H. (1979). *Reisebilder. Die Bäder von Lucca. Kap. VII.* Berlin: Aufbau-Verlag.

Høeg, P. (1998). *Der Plan von der Abschaffung des Dunkels.* Reinbek bei Hamburg: Rowohlt Taschenbuch Verlag.

6

Beispiele für Darstellungen psychologischer Vorgänge in der akademischen Psychologie und der belletristischen Literatur

Inhaltsverzeichnis

- Identität, Selbstkonzept und Autonomie,
- Entscheidungen,
- Konflikte,
- Angst und Depression,
- Partnerschaft und Liebe,
- Wohlbefinden und Glück.

Um die Verbindungen von akademischer Psychologie und belletristischer Literatur zur Vertiefung möglichst übersichtlich, leicht nachvollziehbar und einprägsam darstellen zu können, sind sechs Themenbereiche ausgewählt worden, die häufige seelische Vorgänge betreffen: Identität, Selbstkonzept und Autonomie, Entscheidungen, Konflikte, Angst und Depression, Partnerschaft und Liebe, Wohlbefinden und Glück.

© Springer-Verlag GmbH Deutschland, ein Teil von Springer Nature 2018
K.-E. Rogge, *Verstehen Sie Ihre Seele?*,
https://doi.org/10.1007/978-3-662-56623-7_6

Die Zielsetzung besteht darin, das Verständnis der eigenen Seele zu fördern. Dafür sollen keine langen fachlichen Ausführungen vorgelegt werden, sondern lediglich Skizzen der wichtigsten theoretischen Vorlagen, der bisher ausgearbeiteten Modelle und der wesentlichen Konzeptionen der akademischen Psychologie zu den einzelnen Themenbereichen. Die belletristischen Beiträge und deren Kommentierungen beziehen sich auf Beispiele, die, ganz im Sinn der Themenstellung, psychologische Inhalte oder Begründungszusammenhänge aufweisen. Daraus entstehen dann sowohl Verbindungen zu den wissenschaftlichen Darlegungen als auch ergänzende Informationen, neue – vor allem auch emotional getönte – Eindrücke oder veränderte Perspektiven auf psychisches Geschehen. Für das Verständnis der eigenen Seele sind beide Quellen und ihre Verbindungen Orientierungshilfen, so wie es Wegweiser, Auskunftspersonen, Bildmaterial oder Spiegel sind. Was sich dann abzeichnet, sind zunächst Konturen, die immer mehr zu einer greifbaren Gestalt werden, je genauer die aufgenommenen Inhalte sich zusammenfügen, je beziehungsreicher sie sich zur eigenen Psyche erweisen und je stärkere emotionale Verbindungen dabei entstehen – und darin steckt Sinn.

6.1   Identität, Selbstkonzept und Autonomie

Die Themen Identität, Selbstkonzept und Autonomie weisen nicht nur untereinander sehr enge Verbindungen auf, sondern berühren auch verschiedene psychologische Fachbereiche (vor allem die Allgemeine Psychologie, Entwicklungspsychologie, Differenzielle Psychologie und Sozialpsychologie). Neben ihren Gemeinsamkeiten sind aber differenzierende Eigenständigkeiten nicht zu übersehen. Identität meint völlige Gleichheit, die bezüglich des Ich in der Psychologie weder begrifflich noch in der Entwicklung der Person als selbstverständlich gegeben anzusehen ist. Der Begriff „Selbst" ist aufgrund seiner starken Bezüge zu verschiedenen psychologischen Ebenen (z. B. Wissensrepräsentation, Organisation und Regulation, Erlebnispräsenz, Körperbezogenheit, Imagination, soziale Abgrenzung, Eigenbewertung) nicht nur außerordentlich vielfältig konzipiert sondern kann nahezu durchgängig als komplexes Konzept verstanden werden. Autonomie lässt sich auf drei Säulen aufbauen: Eigenständigkeit, Selbstverantwortung gekoppelt mit Sozialverantwortlichkeit und Selbstbestimmung. Wird psychisches Geschehen als ein System miteinander eng und vielfach verbundener psychologischer Prozesse wie Denken, Empfinden und Verhalten betrachtet, so ist das hervorstechende und kennzeichnende Merkmal der Trias „Identität, Selbstkonzept und Autonomie" die Selbstreferenz (der Bezug zu sich selbst). Der Mensch kann über sich nachsinnen, sich selbst spüren und sein Verhalten selbst organisieren, kontrollieren und korrigieren.

Identität meint sprachlich zwar völlige Gleichartigkeit, die ist aber bei genauerer Betrachtung der Seele unter biopsychosozialer Perspektive eher infrage zu stellen. Ich erkenne mich zwar auf Fotos meiner Jugendzeit wieder, kann allerdings auch feststellen, dass einige Körpermerkmale heute deutliche Veränderungen aufweisen. Was ich als junger Erwachsener gedacht habe, hat im Laufe der Jahre einige Modifikationen und erhebliche Revisionen erfahren. War mir die Zugehörigkeit zu einer für mich attraktiven Gruppe (Peergroup) früher sehr wichtig, so sind die Verbindungen zu einer Gruppe heute insgesamt wesentlich lockerer und weniger bedeutsam. Abgesehen von einigen unveränderlichen Merkmalen (z. B. Geschlecht, Alter, genetische Ausstattung, nicht zu korrigierende Anomalien) unterliegt das Ich im Laufe des Lebens mitunter erheblichen Wandlungen – und kann trotzdem von sich selbst oder anderen Personen (wieder-)erkannt werden. Solche Gleichsetzungen beruhen darauf, dass die Merkmalsmodifikationen von Vergleich zu Vergleich noch keine Grenzüberschreitungen darstellen, die eine phänotypische Veränderung bedeuten würden. Noch immer fühle ich mich den Ruderern verbunden, obwohl ich diesen Sport aus gesundheitlichen Gründen nicht mehr ausüben kann. Noch immer trage ich eine Brille, die ich schon als Dreijähriger brauchte.

Identität ist im psychologischen Bereich ein sehr schwer zu definierender Begriff, der aber trotz einiger Verschiedenartigkeit im Sprachlichen eine Reihe von allgemein akzeptierten Punkten aufzuweisen hat. Dazu gehört in erster Linie die Vorstellung eines invarianten Teils einer Person, der auch von ihr selbst so wahrgenommen wird. Das betrifft nicht nur den sichtbaren und spürbaren Körper, sondern schließt beispielsweise psychische Gegebenheiten mit ein (z. B. „Ich bin Lehrer", „Ich kann kein Blut sehen", „Ich bin am liebsten allein"), die als unveränderlich betrachtet werden. „Darin erkenne ich mich wieder" deutet auf signifikante Zeichen der Identitätsbestimmung hin (z. B. Wissen um eigene Unverwechselbarkeit, eigene Fähigkeiten und Fehler, eigene Werthaltungen), die in weiten Teilen verständlich werden lassen, warum ich mich so und nicht anders verhalte. Jedoch ist die Selbsterkenntnis kein zuverlässiger Part, weist sie doch Lücken und Verzerrungen auf (z. B. Selbsttäuschung durch zu große Selbstsicht). Dazu kommen verschiedenartige Versuche der Orientierung und der Selbstrepräsentation, wie sie von „Fankulturen" oder Nachahmungen bekannt sind. Vorbilder sind Orientierungsmarker, wobei aber nicht übersehen werden darf, dass es bei der Einschätzung ihrer Eignung zu enormen Schwierigkeiten und Unwägbarkeiten kommen kann, wie Siegfried Lenz (1986) in seinem Roman *Das Vorbild* überzeugend nachweisen konnte.

Beim Bemühen um die Identitätsfindung berühren die Selbstreflexionen Aspekte, die externe Einflüsse betreffen. Neben die eigenen Erwartungen treten die der anderen Personen, stellen sich Vergleiche ein, die zu einem weiten Spektrum von psychologischen Einschätzungen und Empfindungen führen, die beispielsweise Gefühle von Überlegenheit, Neid, Scham, Minderwertigkeit, Durchsetzungsfähigkeit oder Beliebtheit hervorrufen. Derartige Eigenbeurteilungen vernetzen sich dann mit Vorstellungen darüber, wie man sich gegenwärtig sieht (reales Selbstbild) und wie man („eigentlich") sein möchte (ideales Selbstbild). Rogers (1951) hat die aus solchen quantitativen Einschätzungen (Q-Sort-Technik) resultierenden Diskrepanzen als therapeutisch nutzbare Hinweise analysiert und ihre Reduzierung in zielführende Veränderungen eingearbeitet. Unsicherheiten über die eigene Person, die bei der Konfrontation mit eigenen Erwartungen oder durch Fremdbeurteilungen auftreten, sind häufig Anlass und Motivation, sich anders zu geben als bisher, und sei es auch nur in der Veränderung der Selbstdarstellung (Mummendey 1995). Sich herausputzen, angeben, sich vordrängen, Konkurrenten herabsetzen, sich einschleimen oder dominieren gehören ebenso zum Repertoire von Abwandlungen im Verhalten, wie sich zurücknehmen, sich bescheiden, unterstützen oder moderieren.

Versuche, die Identität zu verändern, können auch spielerische Formen annehmen. Bekannte Beispiele dafür sind die Spielweise der Commedia dell'arte (Maskentheater mit Figurenfestlegung; s. dazu Böckmann 2010) oder die Verkleidungen und Maskierungen im Fasching bzw. Karneval. Eine andere Person darzustellen oder in eine andere Rolle zu schlüpfen, hat eine besondere Attraktivität des Ausprobierens. Sich im ernsten wie im närrischen Spiel anders verhalten zu können als üblich, beinhaltet zwar eine Distanzierung von sich selbst, doch werden häufig noch viele der gewohnten Eigenheiten übernommen, wie sich am selbstausgeübten Theaterspiel besonders bei Amateurgruppen zeigen lässt. Teile der Identität scheinen durch oder bleiben erhalten. Das ist selbstverständlich ganz anders zu bewerten, wenn es sich im Zuge von mentalen Erkrankungen des Demenzformenkreises (z. B. Alzheimer) um zerstörte Bestandteile der Persönlichkeit handelt, weil dann die Identität auch in der Selbstreflexion allmählich zerfällt (s. dazu z. B. Bruhns et al. 2013).

Der Selbstbezug, mit der Möglichkeit der Eigenbeurteilung, ist für die Gestaltung einer zusammengehörigen (kohärenten) Persönlichkeit unerlässlich. Gibt es eine solche Möglichkeit nicht – wie in Jean-Paul Sartres Schauspiel *Geschlossene Gesellschaft* (Ausgabe: 1986) –, so kann daraus eine persönliche Krise werden. Schlimm ergeht es demjenigen, dessen Existenz von der Umwelt übersehen oder zur unbedeutenden Namenlosigkeit wird, wie im Theaterstück *Nachtasyl* von Maxim Gorki (Ausgabe: 1976), wenn der Schauspieler resignierend feststellt: „Selbst Hunde haben einen Namen." Die Identität ist zu einem nicht unerheblichen Teil an die Wahrnehmung, die Sichtweisen, die Beurteilungen und die Beachtung durch die anderen Personen der Gesellschaft gebunden. Das ergibt sich auch aus dem Roman von Milan Kundera (2000) *Die Identität*, in dem eine Frau ihr Selbstwertgefühl durch eine vergehende Liebe als stark reduziert erlebt, weil es so stark an das Begehren und die Zuneigung des Partners gebunden ist.

In der akademischen Psychologie werden bei der Forschung sowie der Theorie- und Modellbildung zur Identität zwei Faktoren besonders hervorgehoben: Entwicklung und Differenzierung. Beide können auch wechselseitige Beziehungen miteinander eingehen und sind über die gesamte Lebensdauer hinweg zu betrachten (*life-span development*; ausführlich in: Schneider und Lindenberger 2012). Im Bereich der Identität*sentwicklung* dominieren die beiden Ansätze von Erikson (1968) und Marcia (1980). Letzterer ist als „Ego Identity Status Model" der weitergehende und soll deshalb hier kurz beschrieben werden. Marcia ermittelt den aktuellen Identitätsstatus eines Individuums durch Interviews (Identity Status Interviews; ISI) zu Themenbereichen wie berufliche Perspektive, Wertvorstellungen und Moral, sexuelle Bindung oder Religion auf Dimensionen der verpflichtenden Wertekonfigurationen, Explorationsmöglichkeiten und kritischen Unsicherheit, sodass die graduellen Unterschiede darauf auf vier Identitätszustände schließen lassen:

1. Diffuse Identität, bei der (noch) keine Fixierung auf bestimmte Werte oder berufliche Präferenzen vorliegen,
2. übernommene Identität als eine Stufe, in der Werthaltungen oder berufliche Planungen vornehmlich von den Eltern oder anderen Bezugspersonen übernommen, aber noch nicht selbst kritisch hinterfragt oder exploriert wurden,
3. kritische Identität (Moratorium) beinhaltet eigene Reflexionen und Auseinandersetzungen mit Wertfragen und Berufsperspektiven ohne verpflichtende Festlegungen bei hoher Explorationstendenz und
4. erarbeitete Identität, die sich beispielsweise durch feste Wertvorstellungen, sicheres Auftreten, klare Standpunktvertretung, stabil entwickelten Selbstwert als progressive Verläufe der kritischen Identitätsphase beschreiben lässt.

Identität beruht auf Findung, Bestätigung und Unterscheidung. Das sind Komponenten, die vor allem in der Pubertät, dem zentralen Zeitintervall der Persönlichkeitsbildung, von ausschlaggebender Bedeutung sind, weil dann die Einbindung in den sozialen Kontext besonders hervortritt, mit der über Zugehörigkeit, Ablehnung oder Isolation vor allem bezüglich Gruppen und Partnerschaften entschieden wird. Erlebt wird dann, wie von mir als attraktiv bewertete Personen mich sehen und beurteilen. Meine Identitätssuche erfährt entscheidende Impulse von außen. Selbsterfahrung und Selbstgestaltung stehen im Spannungsfeld der – oft sehr unterschiedlichen – Einschätzungen anderer Personen.

Die bei der Identitätsfindung nicht zu umgehende Einflussnahme durch die Meinungen, Ansichten, Werthaltungen, Beurteilungen anderer Menschen macht eine Distanzierung erforderlich, die mich von denen trennt und nachweisbar unterscheidet. Die Differenzierung lässt sich zunächst auf drei Fragekomplexe ausrichten: Wer bin ich? Wer möchte ich sein? Welche Bedürfnisse habe ich in welchem Ausmaß? Die erste Frage wird hauptsächlich zu Überlegungen führen, welche Eigenschaften mich kennzeichnen, welche Fähigkeiten und Fertigkeiten ich besitze und welche Rollen ich im gewohnten Alltagsleben einnehme. Vor allem durch die soziale Einbindung wechselt die Identitätsbestimmung in eine etwas andere psychologische Kategorie: die Ausbildung des Selbstkonzeptes. Darunter lassen sich Vorstellungen über die eigene Persönlichkeit (hauptsächlich Eigenschaften), die Einschätzung über sich selbst bezüglich mentaler, emotionaler, sozialer Ausrichtung und über beabsichtigtes Verhalten fassen. Bei den Eigenschaften wird die Konzeptstabilität besonders davon abhängen, wie stark Wechselwirkungen von der jeweiligen Situation, Zeit und Person auf vermutete zeit*in*variante Ausprägungen Einfluss nehmen können. Ich bin nämlich nicht bei jeder Angelegenheit zurückhaltend, nicht zu jeder Zeit bereit, andere zu unterstützen, und wenn doch, dann hängt es davon ab, wer es ist. Ich kann also ungefähr einschätzen, unter welchen Bedingungen ich wann mich wie gegenüber wem verhalten werde.

Zum Selbstkonzept gehören auch meine kognitiven Fähigkeiten, meine seelische Integrität (z. B. Motive, Wünsche, Absichten, Ziele) und meine Fertigkeiten, die sich vor allem in motorischen Vollzügen zeigen. Über die Eigenbeurteilungen und Vergleiche mit anderen Personen entwickelt sich mein Selbstwert, der sich mit meiner Selbstachtung verbindet. Stelle ich Defizite oder die Notwendigkeit zu Veränderungen fest, so werden – besonders in den Zeiten des Jahreswechsels – Vorsätze entworfen, die in den folgenden Tagen gleich begonnen und fortgeführt werden sollen, jedoch oft schon kurzfristig scheitern. Das liegt vor allem an zwei Faktoren. Zum einen werden in den meisten Fällen die Sollwerte (Ziele) viel zu hoch angesetzt, zum anderen greifen die Veränderungen in so komplexe Vorgänge ein, die so eng miteinander vernetzt sind, dass sie nur unter günstigsten Voraussetzungen und stützenden Zufallseffekten eine Zielerreichung wenigstens wahrscheinlich werden lassen. Man kann die eigene Seele insofern verstehen, dass sie an Gewohnheiten hängen bleibt, deren Verlauf und Konsequenzen sie mitentwickelt hat und folglich gut kennt. Außerdem darf ihr eine Portion Bequemlichkeit zugestanden werden. Vielleicht akzeptiert sie als Ausweg den Versuch, die Komplexität herabzusetzen, indem Teilzielsetzungen entworfen und verfolgt werden oder interagierende, nicht zielführende Prozesse ausgeschaltet oder verschoben werden.

An eine Patchworkkonfiguration lässt sich denken, wenn im Zuge der Klärung, wer ich bin, die Verschiedenartigkeit und die verbindenden Relationen von solchen Rollen betrachtet werden, die ich übernehme und ausfülle. So gibt Gustafson (2016) in seinem Roman *Doktor Wassers Rezept* ein Beispiel dafür, was so alles möglich ist und realisiert werden kann. Ich bin Autofahrer, Zuschauer, Dozent, Gast, Patient, Elternteil, Urlauber etc. Kennzeichnend für die Rollen sind Verhaltensweisen, die durch Norm- und Regelsetzungen ganz bestimmte Handlungsabläufe von den agierenden Personen erwarten lassen. Wir lernen, wissen und richten uns nach den rollenspezifischen Erwartungen. Als Urlauber benehme ich mich anders als in meiner Patientenrolle, wieder anders als Zuschauer bei einem Fußballspiel, und ich zeige ein anderes Verhalten als Gast bei Freunden. Der rollenbezogene Verhaltensbereich ist zwar genau abgestimmt, insgesamt aber durchaus variantenreich gestaltet. Rollenkonflikte sind wahrscheinlich und treten beispielsweise dann auf, wenn verschiedene Rollen der gleichen Person widersprüchlich erscheinen (freundlicher Gast vs. pöbelnder Autofahrer) oder wenn die gestellten Erwartungen dem Selbstbild des Empfängers nicht oder nur in Teilen entsprechen.

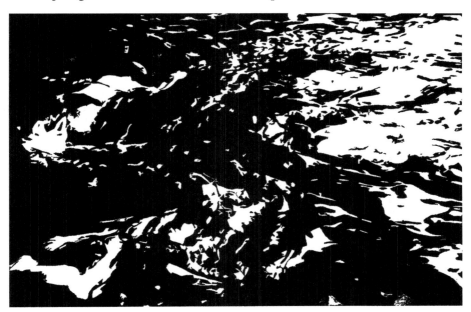

Schwarz-Weiß-Version einer Arbeit von Franz J. Geider (Acrylmalerei) von 2017

Die normative Festlegung des Rollenverhaltens führt zur Ausbildung von Verhaltensmustern und -stilen, die die Regelkonformität der ausgeführten Handlungen belegen können. Derartige Anpassungen verleihen Selbstsicherheit und schützen oft vor Kritik oder Missachtung. Allerdings haben Rollen sowohl bezüglich der Besetzung als auch ihrer Gestaltung einige Freiheitsgrade. Rollen können aufgegeben werden (z. B. als Liebhaber), zu den existierenden hinzugefügt werden (z. B. als neues Vereinsmitglied) oder in akzeptablen Grenzen abgewandelt werden (z. B. als neuer Gruppenführer). Ob Rollen von ihrem Träger selbst abgeändert, neu aufgenommen oder fallen gelassen werden, hängt in erster Linie von gegebenen Konditionen (z. B. Ressourcenverfügbarkeit), selbst gesetzten Zielen, Erwartungen und vermuteten Konsequenzen ab. Ob er die ihm angetragene Rolle des Teamleiters tatsächlich übernehmen soll, wird sich der Mitarbeiter sehr genau überlegen müssen, denn daran hängt eine längere und anstrengende Periode der Weiterbildung mit unsicherem Ausgang. Die Seele übermittelt ihm zunächst wiederholte Begeisterungsschübe, verklärende Zukunftsaussichten und wahrscheinlichen Prestigegewinn. Doch die Zweifel, ob seine Selbstwirksamkeit (im Sinne von eigenem Zutrauen) effektiv genug sein wird, die an ihn zukünftig gestellten Aufgaben und Probleme erfolgreich zu erledigen, lassen die Seele ein mulmiges Gefühl erzeugen, in dem sich kleine, aber immer häufigere Einwände zusammenballen. Daraus entwickelt sich eine starke psychische Bremskraft, die in drängende Überlegungen über die Komplexität möglicher Konsequenzen mündet. Muss ich denn unbedingt ein Teamleiter werden? Kann ich das überhaupt schaffen? Ist meine jetzige Position nicht genug? Wer ich sein möchte, aber eben noch nicht bin, lässt meine Seele schwanken, weil Unsicherheit und Unbestimmtheit sich zwischen positive Aussichten drängen, die aber auch nur Möglichkeiten repräsentieren.

Ist Genügsamkeit anzustreben? Und weiter nachgedacht: Welche wichtigen Bedürfnisse müssen in welchem Ausmaß für mich erfüllt sein, d. h. befriedigt werden? Das wäre im Kontext der auf die eigene Person ausgerichteten Beurteilung ein multidimensionaler Anspruchsteil des Selbstkonzeptes, für den als Referenzpunkte zunächst einmal die bei Grawe (2004) aufgeführten Grundbedürfnisse (S. 189) herangezogen werden können:

- Bedürfnis nach Orientierung und Kontrolle
- Lustgewinn/Unlustvermeidung
- Bedürfnis nach Selbstwerterhöhung/-schutz
- Bindungsbedürfnis,

die er folgendermaßen definiert (S. 185):

> Unter psychischen Grundbedürfnissen verstehe ich Bedürfnisse, die bei allen Menschen vorhanden sind und deren Verletzung oder dauerhafte Nichtbefriedigung zu Schädigungen der psychischen Gesundheit und des Wohlbefindens führen.

Entscheidend ist dabei die „Konsistenzregulation als Grundprinzip des psychologischen Funktionierens", wobei der Begriff Konsistenz als „Übereinstimmung bzw. Vereinbarkeit der gleichzeitig ablaufenden neuronalen/psychischen Prozesse" (Grawe 2004, S. 186) zu verstehen ist. Um es etwas laxer auszudrücken: Die gleichzeitige Regulation neuronaler/psychologischer Prozesse sollte so ablaufen, dass sich die Prozesse nicht ins Gehege kommen – andernfalls entstehen Konflikte, Dissonanzen oder psychische Störungen.

In der Ausdifferenzierung des Selbstkonzeptes erfahren die Grundbedürfnisse insofern eine Präferenzordnung, als sie die Anstrengungen, Befriedigung zu erreichen, danach ausrichten und erhöhen, ob Mängel schon gegeben sind oder in Aussicht stehen oder ob die Erfüllung bestimmter Bedürfnisse besonders attraktiv erscheint. Dabei handelt es sich meistens um Ableitungen oder Spezifikationen der Grundbedürfnisse wie beispielsweise beim leistungsbezogenen Ehrgeiz, bei dem oft unerledigte oder besonders unbeliebte Aufgaben übernommen werden, um Anerkennung zu erhalten, oder bei dauernder Überwachung und Kontrolle der Kinder, um eigene Angstzustände zu vermeiden.

Eckart meint, dass Psychologen gerne auf den Zeigarnik-Effekt verweisen, wenn das Bedürfnis nicht nachlässt, unerledigte oder unterbrochene Aufgaben nun doch endlich mal abzuschließen. Der Zeigarnik-Effekt beinhalte eine bessere Erinnerung an solche als an die zu Ende gebrachten Handlungen. Man wird also quasi nicht in Ruhe gelassen, weil man sich daran erinnert, dass noch etwas zu erledigen sei.

Welchen Bedürfnissen besonders nachgegangen wird, ist nicht nur eine Frage interindividueller Verschiedenartigkeit, sondern hat durchaus auch *intra*individuelle Bevorzugungsphasen, die zudem noch unterschiedlich lange andauern können. Einmal dominiert zum Beispiel das Streben nach partnerschaftlicher Gemeinsamkeit, dann steht wieder das Bedürfnis nach Eigenständigkeit im Vordergrund. Das betrifft dann eine Suche nach der Balance von Ansprüchen des „Wir" im Verhältnis zum „Ich" und führt dabei zum schwierigen Konzept der Autonomie, einem kardinalen Punkt im Bindungsstreben und bei der Aufrechterhaltung von Partnerschaften (ausführlich bei Rogge 2016).

Begriff und Konzept der Autonomie werden sehr unterschiedlich diskutiert (s. dazu: Franzen et al. 2014). Es kann nicht bei bloßen Hinweisen bleiben, die Autonomie in Worte wie Selbstbehauptung oder Selbstbestimmung kleiden, ohne den erklärenden theoretischen Hintergrund oder belegbare Konzeptionen zu liefern. Ein sehr bedeutsamer kritischer Punkt liegt darin, dass im Zusammenhang mit dem Verweis auf Eigenständigkeit oft nicht geklärt wird, ob einige Grundsätze, Überzeugungen, Vorhaben, Standpunkte tatsächlich originär der sich als autonom bezeichnenden Person zuzuschreiben sind oder ob nicht doch erhebliche fremdentwickelte Anteile dabei sind.

Die Herausbildung eines eigenen Standpunktes einer Person beschreibt Betzler (2013, S. 23) so:

> Dies geschieht dadurch, dass sie ihr praktisches Denken und Handeln über die Zeit hinweg organisiert, indem Festlegungen logische, kausale und semantische Verbindungen zwischen mentalen Einstellungen zustande bringen und aufrecht erhalten, die die Identität der Person ausmachen [...] Autonomie als Zustand kommt nicht mehr nur einer momentanen Konstellation mentaler Einstellungen zu, sondern aktualisiert sich über einen längeren Zeitraum – solange nämlich wie die Person sich an ihren Grundsätzen und ihrer Festlegung darauf, bestimmten Erwägungen normativen Gehalt zuzubilligen, orientiert.

Diese Festlegung kann wohl als Teilantwort auf kritische Einwände zur Autonomie akzeptiert werden, die selbstverantwortliches Handeln *stets* als Indikator egoistischen Verhaltens brandmarken wollen. Autonomie verlangt nach Verantwortungsübernahme. Das gilt auch im Sinne einer sozialen Verantwortlichkeit, die sich in der Sicht der Philosophie des Existenzialismus folgendermaßen darstellt (Sartre 1993, S. 325):

> Wenn wir sagen, dass der Mensch für sich selber verantwortlich ist, so wollen wir nicht sagen, dass der Mensch gerade eben nur für seine Individualität verantwortlich ist, sondern dass er verantwortlich ist für alle Menschen.

Im engeren Rahmen einer Partnerschaft, so betont Rogge (2016), spielt das ausgewogene Wechselspiel der Autonomien beider Partner eine ausschlaggebende Rolle, weil die Bildung von Entscheidungen, die Verantwortungsübernahme und die Einbindung von Emotionen und Bedürfnissen zu einer Kompetenz in der Paarbeziehung führt, die Zufriedenheit und Fortbestand der Gemeinsamkeit wenn nicht garantiert, dann doch wahrscheinlich macht.

Zum Thema Identität sind in der belletristischen Literatur zwei Werke von Max Frisch (Ausgabe: 2008a, b) besonders hervorzuheben *Stiller* und Mein *Name sei Gantenbein*. In beiden Werken geht es nicht um eine in sich abgeschlossene Geschichte, nicht um logisch ineinander greifende Storys oder zusammenhängende Ereignisabläufe, die nacherzählt werden könnten, sondern eher um Protokolle verschiedener Lebensabschnitte, fantasievoll erfundener Geschichten und unterschiedlicher Begegnungen mit anderen Personen. In den als Rahmenhandlungen zu wertenden Situationen wird im Roman *Stiller* die Verhaftung des Protagonisten in der Schweiz beschrieben, der nach Auffassung der Polizei der seit Jahren untergetauchte Künstler Anatol

Ludwig Stiller sei und in eine Spionageaffäre verwickelt wäre. Der Verhaftete aber gibt sich als der amerikanische Bürger James White aus und weigert sich zuzugeben, dass er Stiller sei. Im Roman *Mein Name sei Gantenbein* wird die Rahmenhandlung dadurch zu einer Besonderheit, dass der Protagonist so tut, als sei er erblindet – also die ihn umgebenden Menschen beobachten kann, die sich selbst als unbeobachtet fühlen. Ist der Identitätswechsel in *Stiller* noch auf eine Person (White) beschränkt, so wirken die mehrfachen Identitätswandlungen verschiedener Personen in *Mein Name sei Gantenbein* wie eine Ausfächerung der Möglichkeiten, neue Identitäten anzunehmen oder auszuprobieren.

Im Roman *Stiller* berichtet der Ich-Erzähler im ersten Teil in tagebuchartigen Heftdokumenten von den Zuständen im Gefängnis, von krimiartigen Erlebnissen in Mexiko und bezieht (als Person White) Stellung zu verschiedenen Protagonisten und mit ihnen verbundenen Ereignissen des Romans, vornehmlich also Stiller, seine Ehefrau Julika, sein Anwalt Dr. Bohnenblust, der Staatsanwalt Rolf und seine Frau Sybille. Er verwertet, was diese Personen ihm erzählen, wechselt also vorübergehend die Perspektive. Da die Identität von Stiller von mehreren Personen, die ihn näher kennengelernt haben, im Laufe der Zeit mehrfach bestätigt wird, muss Stiller sein Leugnen aufgeben und sich wieder als Stiller bekennen. Der zweite Teil besteht aus einem Nachwort des Staatsanwaltes (Rolf), der von Stillers Leben nach dem Prozess und nach Julikas Tod in Glion berichtet.

Das psychologische Verständnis für den Identitätswechsel hat mehrere Facetten. Stiller scheitert als Künstler ebenso wie als Beteiligter im Spanischen Bürgerkrieg, versagt auch als Ehemann, geht eine Affäre mit der Frau des Staatsanwaltes ein und flieht von seiner tuberkulosekranken Frau, von der er sich ständig missverstanden fühlt, in ein anderes Leben im Ausland.

Ein ganzes Netzwerk psychologischer Vorgänge lässt die Vermutung zu, der Identitätstausch von Stiller zu White wäre folgerichtig, sozusagen eine unausweichliche Konsequenz. Die persönliche Krise hat ihren Kern in der konflikthaften Auseinandersetzung mit seiner Frau Julika. Sie ist für ihn „… eine wunderbare Frau, ich freue mich jedesmal auf das Wiedersehen, und jedesmal, wenn sie da ist, komme ich mir vor wie ein öliger, verschwitzter, stinkiger Fischer mit einer kristallenen Wasserfee!" (S. 436). Diese Empfindung kontrastiert die in seinem Selbstkonzept durchaus vorhandene innere Eitelkeit, in der er sich auch verletzt fühlt, weil Julika ihm nicht „… die Miene des Überwältigtseins, die er haben muß, um an die Liebe einer Frau und vor allem an seine Männlichkeit glauben zu können" (S. 438), darbietet. Er hat immer weniger Verständnis für seine Frau, denn in seiner Sichtweise vermisst er ein die Liebe bekräftigendes „resonare" von ihr. Sie ist für ihn zwar eine attraktive Erscheinung, kann sie aber in ihrer Zurückhaltung weder verstehen noch akzeptieren. So befindet er sich im Zusammenleben mit Julika in einem stetigen Hin und Her von Attraktion und Distraktion – psychologisch gesehen in einem Appetenz-Aversions-Konflikt (s. dazu Abschn. 6.3).

Hinter seiner sehr ausgeprägten Ich-Bezogenheit verbirgt sich Unsicherheit, Selbstverleugnung und Argwohn: „… er war mißtrauisch, unsicher, nicht bereit zu glauben, daß eine Frau, die ihre Hand auf seine legte, frei wäre von Ekel"(S. 446). Er liebt, weiß aber nicht, glücklich zu machen. Stiller erlebt, durch seine subjektive Unfähigkeit, eine zufriedenstellende Beziehung aufzubauen und zu erhalten, permanent Gefühle der Frustration und Nichtbefriedigung, deren Gründe er aber eher in Julikas Verhalten sieht. Seine nagende Unzufriedenheit kann als ein selbstorganisierter Versuch der Seele gesehen werden, durch dauernde Missempfindungen auf Abhilfe zu drängen. Seine Flucht aus dem Konflikt mit Julika in eine Affäre mit Sybille erbringt nicht die erhoffte Wendung, sondern gefährdet deren Ehe mit dem Staatsanwalt, hat also eine zusätzliche, indirekte Wirkung.

Da andere befreundete Personen (z. B. der Veterinär, der Mann von Julikas Freundin) Stiller darauf aufmerksam machen, dass er seine Frau nicht liebevoll behandelt und ihr unrecht tut, entzieht er sich einer rechtfertigenden Antwort einfach durch Abwenden und nachfolgender Kontaktvermeidung. Das Ausweichen bei kritischen Stellungnahmen wird für Stiller zur Methode, denn er versucht damit, einer Bedrohung seines Selbstbildes zu entgehen. Die Strategie ist jedoch insofern unpassend, als sie sich negativ auf die Beziehungen der mit den Eheleuten Stiller befreundeten Personen auswirkt. Vereinsamung ist die Folge – wieder eine Bescheinigung für Stillers Nichtkönnen, seiner Unfähigkeit, sich den an ihn herangetragenen Erwartungen seiner Kontaktpersonen zu stellen. Ganz ähnlich ist auch sein Verhalten im Spanischen Bürgerkrieg einzuordnen, als er die auf einer Fähre herannahenden Feinde nicht erschießt, sondern sich entwaffnen und fesseln lässt, Durst leidet und von seinen Kameraden schließlich aufgefunden wird. Als Entschuldigung gegenüber dem Kommissär wählt er die Lüge, sein Gewehr hätte versagt. Stiller hat wieder einmal den Anforderungen nicht genügen können.

Stiller wird zu einem Fliehenden, der sich überfordert und immer mehr von sich selbst entfernt (Selbstentfremdung, Ich-Spaltung). Er hält sich für einen Menschen, der versagt und der unfähig ist, eine Persönlichkeit zu entfalten und zu realisieren, die seinen (idealisierten) Vorstellungen entsprechen könnte. Seine Selbstbelastungen treiben ihn in einen andauernden und nicht beizulegenden Zustand, in dem er mit sich selbst nicht klarkommt und sich von den Anforderungen der anderen umstellt fühlt.

Eigenes Versagen, Frustration, Zwist mit sich selbst, gestörte interpersonelle Wahrnehmung und Erwartungsenttäuschungen sind eine Mixtur, die an Lebensüberdruss (tatsächlich unternimmt Stiller einen Selbstmordversuch) oder einen kompletten Identitätswechsel denken lassen. Andere Menschen distanzieren sich dadurch, dass sie alles Übel dem Schicksal zuschreiben, mit dem sie dann gründlich hadern. Stiller versucht hingegen die Lösung im Austausch der Person zu finden – andere Identität, anderes Selbstkonzept, anderer Ortsbezug. Doch er muss nach dem Prozess und seiner Freilassung bei seinem zweiten Versuch, mit Julika eine erfüllte Liebe erleben zu können, einsehen, dass die Seele mit ihren festen Einstellungs- und Verhaltensmustern sich nicht einfach durch Vorsätze oder Identitätswechsel beeinflussen lässt. Auch aus Varianten schälen sich bleibende Merkmale und Verhaltensweisen heraus. Durch Julikas Tod – so könnte man sagen – fehlt die Fläche, an der sich das Streichholz entzünden, gemeinsame Vitalität entfacht werden könnte. Stiller ahnt: „Einfach von vorne beginnen: Und wenn's einfach nicht geht, nicht geht, nicht geht: weil es zu spät ist?" (S. 701). Er bleibt, auf sich selbst zurückgeworfen, in Glion allein.

In *Mein Name sei Gantenbein* ist die Konstellation gegenüber *Stiller* verändert, denn hier wechselt die Identität des Ich-Erzählers in immer wieder andere Figuren, wobei die des Gantenbeins eine gewisse Konsistenz erhält. Im Roman ergeben sich daraus Ereignisse, Geschichten, fantastische Fabeln, in denen unterschiedliche Identitäten angenommen werden, die so anmuten, als würden Experimente veranstaltet, um Lebensmöglichkeiten auszuprobieren: „Ich probiere Geschichten an wie Kleider!" (Frisch 2008b, S. 906). Es entsteht die spielerische Gestaltung von verwirrenden, vielfältig variierten, erfundenen Lebensgeschichten und Rollen mit durchgängig ernster Aufdeckung der Brüchigkeit menschlicher Identität. Wohl jeder hat sich schon einmal in seinem Leben die Frage gestellt, wie er denken, empfinden und sich verhalten würde, wäre er eine andere Person. Darin steckt wahrscheinlich die Suche nach anderem, möglicherweise auch mehrfachem Lebenssinn. Der Ich-Erzähler gibt wiederholt Hinweise darauf („Ich stelle mir vor", „Eine Geschichte für Camilla"), dass die hier hauptsächlich miteinander interagierenden Personen (Gantenbein, Lila alias Camilla, Dr. Enderlein, Svoboda) und ihre verschiedenen Rollen (z. B. auch *intra*individuelle bei Camilla/Lila als Prostituierte, Ärztin, Schauspielerin, Mutter) nur erdacht sind. Damit wird die Absicht, durch Identitätsaustausch aufdeckende Perspektivwechsel einlösen zu können, besonders betont.

Hervorstechend die Idee, Gantenbein als jemanden darzustellen, der *vorgibt*, blind zu sein. Auf diese Weise kann er die unverstellten Lebensformen der Menschen seiner Umgebung, die sich unbeobachtet glauben, studieren. Überdeutlich wird die Botschaft vermittelt, dass der Mensch nicht die realen

Ereignisfolgen für sein Leben hält, sondern die von ihm selbst erfundene und mit vielen verschiedenen Ausschmückungen versehene (Lebens-)Geschichte. Frisch betont, die Wahrheit ließe sich nicht erzählen, bestenfalls wäre zu offenbaren (Frisch, Ausgabe: 2008b, S. 19 f.):

> Wir leben auf einem laufenden Band, und es gibt keine Hoffnung, daß wir uns selber nachholen und einen Augenblick unseres Lebens verbessern können. Wir sind das Damals, auch wenn wir es verwerfen, nicht minder als das Heute – Die Zeit verwandelt uns nicht. Sie entfaltet uns nur [...]. Wir können nur, indem wir den Zickzack unserer jeweiligen Gedanken bezeugen und sichtbar machen, unser Wesen kennenlernen, seine Wirrnis oder seine heimliche Einheit, sein Unentrinnbares, seine Wahrheit, die wir unmittelbar nicht aussagen können, nicht von einem einzelnen Augenblick aus –.

Und was konnten die verschiedenen Sichtweisen auf Lebensperspektiven von Gantenbein zutage fördern? Sein Resümee fällt folgendermaßen aus (S. 1157):

> Ich bin blind. Ich weiß es nicht immer, aber manchmal. Dann wieder zweifle ich, ob die Geschichten, die ich mir vorstellen kann, nicht doch mein Leben sind. Ich glaub's nicht. Ich kann nicht glauben, daß das, was ich sehe, schon der Lauf der Welt ist.

Am Beispiel „Begrenzung als gestaltendes Prinzip" soll verdeutlicht werden, mit wie vielen psychologischen Merkmalen und Vorgängen die Trias „Identität, Selbstkonzept und Autonomie" verknüpft ist. Von natürlicher Begrenzung einmal abgesehen (wir können nur ein Geschlecht, ein Alter, eine tatsächliche Biografie etc. haben), wird uns beispielsweise die Identitätsproblematik nachdrücklich vor Augen geführt, wenn es um den Umgang mit einer Person geht, die aufgrund eines Handicaps im Rollstuhl sitzt. Sowohl der Betrachter als auch der Betroffene haben Schwierigkeiten, die Begegnung zu meistern, weil der eine nicht weiß oder unsicher ist, was er der Person mit Behinderung zumuten kann oder ihr gegenüber besser nicht zeigen sollte (z. B. Mitleidsbekundungen), und der andere nicht dauernd seine körperliche Einschränkung in den Mittelpunkt gestellt sehen möchte.

Individuelle Krisen können an eine Selbstkonzeptschwäche gebunden sein, die in Form eines Minderwertigkeitskomplexes auftritt. Schüchternheit oder Selbstbeschränkung sind dann Folgen oder Verstärker einer derartig belastenden Selbsteinschätzung und Eigenbegrenzung. Gegenteilig erlebt der Extremsportler (Bette 2004) die Versuchungen, seine bisherigen Leistungen weiter zu steigern, um dem „ultimativen Kick" noch näher zu kommen. Ihn drängt das Bedürfnis, seine Grenzerfahrungen noch mehr auszuweiten, nicht nur um eigenen und an ihn herangetragenen Bedenken zu trotzen, sondern um grundsätzlich sein Selbstkonzept durch ein sehr hohes Selbstwertgefühl (s. dazu: Branden 2011) zu stabilisieren und sich so von anderen „Rivalen" absetzen zu können.

Schwierigkeiten bei der Selbstfindung, der Selbstdarstellung und der Übernahme von Selbstverantwortung ergeben sich auf mehreren Feldern der sozialen Einbindung. So sollte die Selbstdarstellung bei Bewerbungsgesprächen eher zurückhaltend ausfallen und die Fallstricke umgehen, sich schöngefärbt zu präsentieren oder vermeintlich sozial erwünschte Einstellungen als herausragende persönliche Auffassungen darzustellen. Und ein anderes Beispiel: Menschen mit homosexueller Ausrichtung oder Personen, die aufgrund ihrer körperlichen Erscheinung als Fremde zu erkennen sind, wurden und werden meistens noch immer mit Vorurteilen belegt. Der einfache Grund: Sie verhalten sich nicht immer erwartungsgemäß, weil sie einige Normen, Regeln oder einfach „das Gewohnte" nicht übernehmen. In solchen Auffassungen wurzelt Respektlosigkeit, die gesteigert wird, wenn im Sinne der Sich-Selbst-Erfüllenden-Prophezeiung solange provoziert und attackiert wird, bis der Betroffene nicht anders kann, als sich ganz im Sinne der Vorhersage zu wehren. Das wird dann als Beleg für die ja schon immer vermutete Andersartigkeit ausgegeben, die dann als Rechtfertigung für Ausgrenzung, Fremdenfeindlichkeit und Aggressionen dient.

Max Frisch (Ausgabe: 1979) hat in seinem modellartig konzipierten Theaterstück *Andorra* eindrucksvoll eine dramatische Zwangslage aufgrund der Annahme von Erwartungen und ihren Folgen für die soziale Identität einer Person präsentiert. Am Beispiel des jungen Andri wird demonstriert, wie sich bei der Identitätsfindung die Zuweisung (Verhalten eines Juden) und die gleichzeitige Ausgrenzung konfliktartig bemerkbar machen. Andri wird von den Andorranern irrtümlicherweise für einen Juden gehalten, der als Kind gerettet wurde. Sie behandeln ihn auch so und vermitteln ihm, dass er die vermeintlich typischen Merkmale eines Juden auch besäße. Als sich herausstellt, dass er gar kein Jude, sondern ein Andorraner ist, wird der Pater vorgeschickt, ihm diese Wendung seiner sozialen Identität glaubhaft zu machen (S. 82):

Mutter: „Hochwürden haben eine schwere Aufgabe in diesem Haus. Hochwürden haben unserem Andri erklärt, was das ist, ein Jud, und daß er's annehmen soll. Nun hat er's angenommen. Nun müssen Hochwürden ihm sagen, was ein Andorraner ist, und daß er's annehmen soll".

Es entwickelt sich ein Dialog zwischen dem Pater und Andri (S. 85):

Pater: „Auch ich, Andri, habe nichts davon gewußt, als wir das letzte Mal miteinander redeten. Er habe ein Judenkind gerettet, so hieß es Jahr und Tag, eine christliche Tat, wieso sollte ich nicht dran glauben! Aber nun, Andri, ist deine

Mutter gekommen -". *Andri:* „Wer ist gekommen?" *Pater:* „Die Senora. Andri – du bist kein Jud. Du glaubst nicht, was ich dir sage?" *Andri:* „Nein". *Pater:* „Also glaubst du, ich lüge?" *Andri:* „Hochwürden, das fühlt man". *Pater:* „Was fühlt man?" *Andri:* „Ob man ein Jud ist oder nicht. Rühren Sie mich nicht an. Eure Hände! Ich will das nicht mehr." *Pater:* „Hörst du nicht, was ich dir sage? Du bist sein Sohn. Andri, das ist die Wahrheit" *Andri:* „Wie viele Wahrheiten habt ihr?"

Und dann erläutert Andri dem Pater die durch äußere Einflüsse zustande gekommene Entwicklung und Stabilität seines Selbstkonzeptes als Übernahme der ihm durch die Andorraner vermittelten Kennzeichnung seines Charakters (S. 86):

Andri: „Seit ich höre, hat man mir gesagt, ich sei anders, und ich habe geachtet drauf, ob es so ist, wie sie sagen. Und es ist so, Hochwürden. Ich bin anders. Man hat mir gesagt, wie meinesgleichen sich bewege, nämlich so und so, und ich bin vor den Spiegel getreten fast jeden Abend. Sie haben recht: Ich bewege mich so und so. Ich kann nicht anders. Und ich habe geachtet auch darauf, ob's wahr ist, daß ich alleweil denke ans Geld, wenn die Andorraner mich beobachten und denken, jetzt denke ich ans Geld, und sie haben abermals recht: Ich denke alleweil ans Geld. Es ist so. Und ich habe kein Gemüt, ich hab's versucht, aber vergeblich. Ich habe kein Gemüt, sondern Angst. Und man hat mir gesagt, meinesgleichen sei feig. Auch darauf habe ich geachtet. Viele sind feig, aber ich weiß es, wenn ich feige bin, ich wollte es nicht wahrhaben, was sie mir sagten, aber es ist so. Sie haben mich mit Stiefeln getreten, und es ist so, wie sie sagen: Ich fühle nicht wie sie. Und ich habe keine Heimat. Hochwürden haben gesagt, man muß das annehmen, und ich hab's angenommen. Jetzt ist es an Euch, Hochwürden, Euren Jud anzunehmen."

Systemtheoretisch könnte man die bis dahin erfolgte Selbstfindung als Teilresultat der Einwirkung eines Kontrollparameters (Kennzeichnung des eigenen Wesens durch andere Personen) sehen, die zur Ausbildung konsistenter Selbstsicht über stabile eigene Verhaltensmuster geführt hat. Wird dieser Aspekt verallgemeinert, dann kommen die Sozialisationsfaktoren und die durch die Gesellschaft vermittelten Einflüsse ins Blickfeld. Das im Kontext des synergetischen Modells (s. Abschn. 5.1) erwähnte „Versklavungsprinzip" betrifft beispielsweise die Spracherlernung durch die Eltern, der sich das Kind ohne eigene Einflussmöglichkeit ausgesetzt sieht. Oft wirken Erziehungsmaßnahmen so, als müsste die Seele „straff gezogen" oder dauernd überwacht und kontrolliert werden (Stichwort: Helikopter-Eltern). Fernsehen und Internet überschütten uns mit so vielen, oft auch absichtlich falschen Informationen, dass ein Durchblick kaum noch gelingen kann, und eher zerstückelte Eindrücke, Restbestandteile der Erinnerung und zusammenhangslose Details übrig bleiben. Daraus erwächst die Gefahr der Beliebigkeit entstehender dynamischer Muster.

Die Erwartungshaltungen jedoch bleiben stabil. Leistungsnormen sind zu erfüllen, und die in einer Partnerschaft gestellten Anforderungen bleiben unverändert, sind aber häufig ambivalent, da sie zwischen unbedingtem Engagement bis hin zur Opferbereitschaft für das „Wir" und nachdrücklichem Dominanzanspruch des „Ich" schwanken. Das alles zusammengenommen lässt verstehen, warum die Seele gelegentlich ihren *eigenen* Weg nicht mehr findet, weil der Ariadne-Faden gerissen ist oder verloren ging. Sind wir dann blind geworden?

6.2   Entscheidungen

Über Entscheidungen lässt sich vor allem Folgendes sagen:

* Sie sind im Alltagsleben häufig, sind manchmal schwierig, erfolgen oft schnell, auch intuitiv, „aus dem Bauch heraus" und sind nicht selten an Zeitvorgaben gebunden,
* sie können gelegentlich rückgängig gemacht werden,
* sie sind dann besonders anstrengend, wenn sie komplex und kompliziert sind (z. B. mehrere Alternativen vorhanden, über einige Prozessebenen unterschiedlich vernetzt),
* sie können sehr bedeutsam, sozial verpflichtend oder auch vernachlässigbar sein,
* sie initiieren Regulierungen (z. B. von Gefühlen) und geben Rückmeldungen durch Unterlassung oder Durchführung bestimmter Verhaltensweisen nach der Wahl,
* sie münden in Konsequenzen, die bei eventuell gravierenden Auswirkungen besonders engagiert und präzise durchdacht werden müssen, um Gefahren und Schädigungen zu vermeiden,
* sie sind an Bedürfnisse, Motive, Ziele, Optimierungsbestrebungen, Erwartungen, Hoffnungen und Wünsche geknüpft, aber auch an Gefühle (wie z. B. Freude, Stolz, Sorgen, Ängste) und Widerstände,
* sie müssen nicht unbedingt eine Vermehrung des Nutzens (Gewinnsteigerung) erbringen, sondern sollten sinnfördernd sein,
* sie bergen meistens Unsicherheiten und Risiken in sich und
* sie sind mehrfache Aktivatoren der Seele.

Besonders komplexe, wichtige Entscheidungen – und von denen soll hauptsächlich die Rede sein – haben differente Verlaufsformen in der Anzahl und Dauer unterscheidbarer Phasen. Dazu gehört zunächst der Prozess der Ist-Analyse mit Abklärung der Ressourcenverfügbarkeit und der abzuwägenden Alternativen. Danach folgt ein möglicherweise erforderliches Bemühen um Informationserweiterung, mit anschließender Einschätzung der Entscheidungskonsequenzen, die Vorbereiter für die Sondierung von Realisationsmöglichkeiten sind. Schließlich sind Erwägungen anzustellen, ob eventuell weitere Entscheidungen und Operationen notwendig werden, ob Korrekturen erforderlich und realisierbar sind oder ob geprüft werden soll, ob eine Rücknahme der getroffenen Entscheidung aus bisher nicht beachteten oder neuen Gründen möglich sei.

Diese knappe Skizzierung mag verdeutlichen, warum die akademische Psychologie dazu angeregt wurde, Entscheidungsprozesse umfänglich zu erforschen, durch Theoriebildung zu erklären und ihren Verlauf teilweise vorherzusagen (umfänglich einführend: Pfister et al. 2017). Klar und genau fällt die Definition von „Entscheiden" aus, die von Betsch (2011, S. 68) gegeben wird:

> Entscheiden („*decision making*") ist der Prozess des Wählens zwischen mindestens zwei Optionen, mit dem Ziel, erwünschte Konsequenzen zu erreichen und unerwünschte Konsequenzen zu vermeiden. Der Prozess führt im günstigen Fall zu einer Entscheidung (Wahl). Durch die Entscheidung wird eine Option selektiert und der Entschluss gebildet, diese zu realisieren, z. B. eine Handlung auszuführen.

Die bisher in der akademischen Psychologie vorgelegten Theoriekonzepte lassen sich zwei fundamentalen Kategorien – normativen und deskriptiven Theorien – oder deren Modifikationen bzw. Weiterentwicklungen zuordnen (vgl. Betsch 2011). Normative Theorien geben Regeln an, wie rationale Entscheidungen optimal zu treffen sind. Deskriptive Theorien beschäftigen sich mit Gesetzmäßigkeiten, wie sich Menschen tatsächlich entscheiden – beinhalten und berücksichtigen also mehr die psychologischen Komponenten. Drei Bestimmungsstücke spielen bei der Theoriebildung die entscheidenden Rollen: Erwarteter Wert, Nutzen und Wahrscheinlichkeit. Der erwartete Wert einer Wahlalternative ergibt sich aus der Summe der Werte der Konsequenzen (z. B. Punktwerte, Geldbetrag) multipliziert mit deren jeweiliger Auftrittswahrscheinlichkeit. Der Nutzen ist derjenige Wert, den das Individuum einer Entscheidungskonsequenz zumisst, also eine subjektive Einschätzung. Die Wahrscheinlichkeit stellt das Maß für die Sicherheit oder Unsicherheit dar, mit der ein bestimmtes Ereignis eintritt.

Nach der normativen Wert-Erwartungstheorie fällt die Entscheidung auf diejenige Wahlmöglichkeit, die den höchsten erwarteten Wert besitzt. Grundsätzlich lassen sich im Zusammenhang mit der Wert-Erwartungstheorie Regeln aufstellen, die rationale Entscheidungen optimieren sollen (Betsch 2011, S. 74):

1. Bestimme die Menge aller verfügbaren Optionen.
2. Bestimme alle Konsequenzen aller Optionen.
3. Bestimme den Wert jeder Konsequenz so genau und so objektiv wie möglich.
4. Bestimme die Wahrscheinlichkeit des Eintretens jeder Konsequenz so genau und objektiv wie möglich.
5. Bilde für jede Konsequenz das Produkt aus Wert und Wahrscheinlichkeit.
6. Bilde den EV [expected value = erwarteter Wert; Einfügung vom Autor] für jede Option durch Summation der Wert-Wahrscheinlichkeitsprodukte.
7. Entscheide dich für die Option mit dem höchsten EV.

Deskriptive Theorien (z. B. die SEU-Theorien; *subjectively expected utility theories*: subjektiv erwartete Nutzentheorien; s. dazu: Edwards 1961; Scott 2000) stellen zwar reale menschliche Entscheidungsprozesse in den Vordergrund, um dadurch empirische Überprüfungen und damit verbundene Vorhersagen machen zu können, sie sind dabei aber an bestimmte Voraussetzungen und Prinzipien gebunden, die festlegen, wann rationales Entscheiden vorliegt und wann dagegen verstoßen wird (z. B. das Axiom Unabhängigkeit: Ausschlaggebend für die Wahlpräferenz ist die Unterscheidbarkeit der gebotenen Alternativen bezüglich ihrer Konsequenzen, denn gemeinsame Konsequenzen werden als bedeutungslos betrachtet).

Die von Kahneman und Tversky (1979) entwickelte Prospect Theory (PT; Modifikation zur Cumulative Prospect Theory, CPT, Tversky und Kahneman 1992) besteht nun darin, Verletzungen von rationalen Entscheidungsprinzipien zu beschreiben und zu erläutern, wie die Entscheidung wirklich erfolgt. Für das Verständnis der seelischen Funktionen im Ablauf von Entscheidungsprozessen ist es wichtig zu wissen, welche Orientierungsmarker und Bewertungskriterien für bestimmte Ereignisse oder Ergebnisse verwendet werden. Vorab wäre zu klären, unter welchen Bedingungen die Entscheidungen zu treffen sind. Sofern gesichert ist, dass die erwarteten Konsequenzen auch tatsächlich eintreffen, ist die Kondition: Entscheidungen unter Sicherheit gegeben. Ist die Wahrscheinlichkeit des Eintreffens hingegen nicht bestimmbar, so handelt es sich um Entscheidungen unter Unsicherheit. Sind die Wahrscheinlichkeiten aber berechenbar, so sind die Entscheidungen als risikobehaftet zu kennzeichnen (vgl. auch: Gigerenzer 2014 zum Unterschied von Risiko und Unsicherheit). Es gibt aber auch Fälle, bei denen man über die Konsequenzen fast nichts weiß.

Für die subjektiv sich ausbildenden Bevorzugungen ist es wichtig, einen Anhaltspunkt (Orientierungsmarker) zu haben, der besagt, ab wann von einem positiven Ereignis oder Ergebnis gesprochen werden kann und ab wann andernfalls von einem negativen. Individuen, die eine Einschätzung nach Gewinn und Verlust vorzunehmen haben, bilden einen individuellen Referenzpunkt aus, der die neutrale Position zwischen Gewinn und Verlust definiert. Je nach Situation, Zeit oder Person kann der Referenzpunkt aufgrund einer unterschiedlichen Bedeutungszuweisung, was als Gewinn und was als Verlust im aktuellen Fall zu werten ist, variieren. Beispielsweise dürfte sich ein gerade erst eingestellter, ungelernter Arbeiter im ersten Monat über 500,– € Wochenlohn freuen, da er von zu erhaltenden 400,– € (Referenzpunkt) ausgegangen war. Nach einer Einarbeitungszeit von einem Jahr wären 500,– € für ihn wahrscheinlich eine Entlohnung, die er nun als Verlust einstufen würde, da seine Erwartung (geänderter Bezugsparameter) jetzt bei 600,– € liegt. Die Nutzenfunktion der PT (insgesamt s-förmiger Verlauf) steigt für Verluste steiler an als für Gewinne, die Seele signalisiert also bei Verlusten intensivere Erlebnisse als bei korrespondierenden Gewinnen. Wir fürchten den Verlust stärker als uns Gewinn oder Belohnung erfreuen. In diesem Zusammenhang gehört auch der in der PT eingebundene Certainty-Effekt, der darin besteht, dass die Wahl eher auf eine Alternative fällt, die sicheren Gewinn verheißt, als auf eine, die unsicher oder riskant ist, selbst wenn sie höheren Gewinn in Aussicht stellt. Auf Sicherheit gehen ist die seelische Maxime, die sich im Certainty-Effekt ausdrückt.

In Entscheidungen gehen verschiedene Bewertungskriterien ein, je nachdem, ob sie sich beispielsweise auf die durch die anstehende Entscheidung einstellenden Anforderungen (z. B. erfüllbar, kritisch wegen Fähigkeits- oder Ressourcenmangel) ausrichten oder ob sie auf die der Wahl nachfolgenden Konsequenzen (z. B. erwünscht, zu vermeiden, stark mit anderen Lebensvorgängen vernetzt) fokussiert sind. Außerdem erfolgen nicht alle Entscheidungen auf differenziert rationaler Grundlage, denn sehr viele werden spontan, routinemäßig oder aus der Gewohnheit heraus getroffen. Natürlich sind dabei vorangegangene Erfahrungen mit vergleichbaren Situationen wichtige Richtgrößen, zumal dann, wenn intensive Gefühle (z. B. Schmerz) damit verbunden sind. In diesem Kontext weisen Pfister et al. (2017, S. 326) auf den Impact Bias (die verzerrende Wirkung) hin:

> Menschen überschätzen in der Regel die Intensität und Dauer emotionaler Reaktion auf Ereignisse. Vor allem negative Ereignisse werden in der Antizipation emotional „schlimmer" eingeschätzt, als die tatsächliche Erfahrung zeigt, wenn diese Ereignisse stattfinden.

Aus der Vielzahl möglicher Bedingungskonstellationen und Einflussgrößen, die bei Bewertungen in Entscheidungsprozessen eine Rolle spielen (Übersicht bei: Kahneman und Tversky 2000; Pfister et al. 2017), werden zwei – multiattributive Bewertung und soziale Beeinflussung – ausgewählt, weil sie häufig vorkommen und direkte Einwirkungen auf die Wahl haben. Die in einem Entscheidungsprozess vorzunehmenden Bewertungen beziehen sich entweder auf viele einzelne Eigenschaften (multiattributiv) oder orientieren sich an einem Gesamteindruck (holistisch). Die erkennbare Menge von Attributen bestimmt dann meistens die Strukturierungsvornahme. Entweder werden über Bündelungen Teilaspekte zur getrennten Bewertung herangezogen, oder jede einzelne Eigenschaft wird geprüft und gewichtet. Es kann vorkommen, dass der Entscheider mit der Vielzahl an entscheidungsrelevanten Merkmalen überfordert ist. Dann wird er wahrscheinlich auf differenzierende Kriterien verzichten und auf eine holistische Bewertung zurückgreifen – und sie mit voller Überzeugung vertreten, im Falle der Urlaubsplanung z. B. „Sag ich doch: Reisen ins Ausland sind immer schön!". Die Partnerin beispielweise muss dieser Ansicht überhaupt nicht beipflichten, sondern kann darauf hinweisen, dass Fahrten in die nähere Umgebung auch ihren Reiz haben, weil sie schneller und kostengünstiger durchzuführen sind, weil sie keine besonderen Sprachkenntnisse erfordern und weil vertraute klimatische Bedingungen vorzufinden sind. Wiederholungen und Erläuterungen dieser Argumente können sich durchaus auf die Entscheidung auswirken, besonders dann, wenn sie von einer liebenswürdigen Person vorgetragen werden (soziale Beeinflussung). Partnerschaftliche Konflikte sind dennoch nicht auszuschließen, denn der mit bedauernden Kommentaren versehene Rückzug der selbst präferierten Option kann die Partnerin dazu veranlassen, durch Zugeständnisse die emotionale Balance der Wünsche wieder herzustellen. Die Folgen für den Entscheidungsprozess sind bekannt: Korrekturen der Korrekturen, die korrigiert und nochmals überdacht werden müssen.

Die Frage an die Psychologie liegt auf der Hand: Warum tun wir uns mit einer ganzen Reihe von Entscheidungen so sehr schwer? Teilweise reicht schon ein einziger Grund, um Entscheidungen schwierig aussehen zu lassen, teilweise sind es aber auch erst mehrere Gründe in Kombination, die Probleme bei der Entscheidungsfindung verursachen. Schon die Betrachtung auch nur einiger Faktoren, die Entscheidungsschwierigkeiten wahrscheinlich werden lassen, mögen genügen, um die Bandbreite der möglichen erschwerenden Gründe aufzuzeigen.

- Uns beunruhigen bei anstehenden Entscheidungen Konsequenzen, die wir in ihrem Gefährdungs- oder Schädigungspotenzial nicht sicher einschätzen können und von denen wir auch nicht wissen, wie sie zu verhindern wären oder wann sie eintreten. Schwierig werden Entscheidungen auch dann, wenn keine Vergleichsmöglichkeiten bestehen (z. B. bei

Berufswahlalternativen, wenn die mit ihnen jeweils verbundenen Anforderungen unbekannt sind).

- Wir kommen mit der Menge möglicher oder angebotener Alternativen sowie konkurrierender Zielsetzungen nicht zurecht und schieben die Entscheidung vor uns her. Das ist eine Ausweichstrategie, die nur kurzfristige Erleichterung bringt, und die dann sehr negative Wirkungen nach sich zieht, wenn es beispielweise um präventive Maßnahmen zur Gesunderhaltung geht oder termingebundene Prüfungen abzulegen sind. Sich nicht entscheiden, ist auch eine Entscheidung!

- Manche Entscheidungen sind allein schon deshalb sehr schwierig, weil sie langfristige Konsequenzen haben (z. B. Berufswahl, Familiengründung). Die Unbestimmtheit, was auf uns zukommt, erzeugt gravierende Befürchtungen und lässt uns an Probleme mit minimaler bis maximaler Wahrscheinlichkeit denken. In unserer Seele fördert Unsicherheit die Angst, dauerhaft in Verantwortung für selbst herbeigeführte Lebensverhältnisse zu stehen, die vor der Entscheidung noch nicht oder nicht hinreichend einzuschätzen waren.

- Die Bedürfnisse nach Sicherheit und nach Optimierung erschweren Entscheidungen oder machen sie sogar unmöglich. Auseinandersetzungen mit Neuartigkeit, Fremdheit oder Unvorhersehbarkeit rufen bei manchen Menschen Bedrohungsgefühle, Befürchtungen und zum Teil auch erschreckende Visionen hervor. Diese stehen dann dem Bedürfnis nach Sicherheit entgegen. Eine ausufernde Suche nach immer besseren, höheren und prestigeträchtigeren Erfolgen hält Optimierungsprozesse in Gang, sodass einige Menschen jede Entscheidung nur als Vorstufe zur nächsten, verbessernden einordnen. Damit laufen sie Gefahr, ihre Entscheidungen als schwierig zu erleben, weil sie merken, möglicherweise in einen unendlichen Regress hineinzugeraten, bei der jede getroffene Entscheidung bereits durch die Vorstellung einer weiteren Optimierungschance konterkariert wird. Solchen Einschätzungen liegt die Absicht zugrunde, mit möglichst geringem Aufwand (z. B. Kosten) einen maximalen Ertrag zu erzielen.

- Selbstzweifel im Hinblick auf Fähigkeiten, Fertigkeiten, emotionale Kontrolle, Durchhaltevermögen, stabile Leistungsbereitschaft, andauernde körperliche und seelische Gesundheit, Glaubensstärke etc. beeinträchtigen die Ausführung und Zielrichtung der zu treffenden Entscheidung mitunter nachhaltig. Menschen mit Selbstzweifeln übersehen die Attraktivität durchaus vorhandener Alternativen, lassen sie mit Bedauern außer Acht oder sehen sich gelegentlich dazu gezwungen, bereits getroffene Entscheidungen zu revidieren. Oft sind zu hohe Bedeutungszuschreibungen der Grund für ein sehr zögerliches Entscheidungsverhalten.

- Entscheidungen werden auch dann schwierig, wenn Wünsche vorliegen, für deren Realisierung die entsprechenden Ressourcen nicht vorhanden sind. Dann wird die Entscheidung, sich den Wunschtraum dennoch irgendwie zu erfüllen, in den meisten Fällen nicht getroffen. Die Wahl lautet: Handeln oder sehnsüchtig bleiben.
- Schwierigkeiten, Entscheidungen tatsächlich zu treffen, hängen auch oft mit den Ergebnissen bisher getroffener, vergleichbarer Entscheidungen zusammen. Was einmal erwartungswidrig gelaufen ist, wird wohl wieder schiefgehen; besser erst abwarten und vielleicht erübrigt sich die Entscheidung mit der Zeit.
- Komplexität erschwert Entscheidungen. Je mehr Informationen (z. B. über: Ausgangsbedingungen, mögliche Wege der Zielerreichung, Anzahl gleichbedeutender Alternativen) zu beachten sind und je stärker sie miteinander vernetzt sind, desto schwerer fällt die Wahl.

Für das Verständnis der psychischen Abläufe bei Entscheidungen ist es von Bedeutung, *wie* eine Entscheidung zustande kommt. Der damit angesprochene Themenbereich betrifft Entscheidungsregeln und Entscheidungsstrategien. Pfister et al. (2017, S. 96) definieren:

> Eine Entscheidungsregel legt ein Verfahren fest, nach dem unter Ausnutzung vorliegender Information eine Präferenz und Entscheidung gefällt wird.

Zwei einfache Beispiele (weitere finden sich bei Betsch 2011; und bei Pfister et al. 2017) sollen den Sachverhalt veranschaulichen. Sind zwei Alternativen, die zur Wahl stehen, so geartet, dass sie bis auf ein Merkmal als gleich bewertet werden, dann wird die Entscheidung für diejenige Alternative fallen, die beim differenten Merkmal die bessere ist (Dominanz). Unter Elimination (Ausschluss) ist eine Entscheidungsregel einzuordnen, die Kriterien heranzieht, die dafür sprechen, dass eine bestimmte Alternative nicht in den Wahlakt aufgenommen wird. Das kann beispielsweise eine zu große Distanz zur Zielsetzung sein oder ein Mangel an verfügbarem Geld.

Die akademische Psychologie unterscheidet bei den Entscheidungsstrategien analytische von nicht analytischen und kompensatorische von nicht kompensatorischen. Analytisches Vorgehen richtet sich an den Konsequenzen aus, die mit den zur Wahl stehenden Alternativen jeweils verbunden sind (z. B. „Wenn das eintritt, wäre es mein Untergang!"). Hingegen wäre eine nicht analytische Entscheidungsstrategie zum Beispiel in der Übernahme einer ungeprüften Behauptung zu sehen. Lassen sich negative Erwartungen durch positive ausgleichen, so wird von einer Kompensationsmöglichkeit gesprochen. Fehlt ein bestimmtes Merkmal, das für die Realisierung einer Option aber zwingend vorhanden sein müsste (z. B. Besitz eines Führerscheins für die Einstellung eines Fahrers bei einer Spedition), so kann anderen positiv bewerteten Merkmalen dieser Wahlalternative keine ausgleichende Funktion zugeschrieben werden. Theorien und weitere Beispiele (auch computergestützte) zu Entscheidungsstrategien beschreibt und diskutiert Betsch (2011). Zu erwähnen sind noch Verfahrensweisen, die besonders bei solchen Entscheidungen eingesetzt werden, die sehr schnell getroffen werden müssen, die komplex oder kompliziert oder beides sind und den Entscheider überfordern, aber auch bei solchen, die sich in der Vergangenheit unter ähnlichen Konditionen bewährt haben. Es handelt sich dabei um Faustregeln oder Heuristiken, mit denen ohne gründliches Nachdenken spontan, intuitiv und meistens mit hoher Überzeugungskraft die Wahl vollzogen wird (z. B. „Was mir als Erstes in den Sinn kommt, wird genommen"; „Entscheide so, wie es dein Herz dir sagt!"). Die erwarteten Erfolge stellen sich bei diesen Methoden nicht sicher ein, sodass mit Verzerrungen, Zielverfehlungen, Mängeln und Enttäuschungen gerechnet werden muss. Die negativ ausfallenden Ergebnisse sind dann Rückmeldungen, aus denen sich für zukünftige Entscheidungen wichtige Lehren ziehen lassen.

Die belletristische Literatur bietet zum Thema Entscheidung außerordentlich viele Werke aus sehr unterschiedlichen Lebensbereichen an, beispielsweise: Gerichtsentscheidungen und Gewissen: Ian McEwans Roman *Kindeswohl* (2015); Liebe und Lebenstraum: Dani Atkins Roman *Die Achse meiner Welt* (2014); Politik: Dirk Kurbjuweit *Kriegsbraut* (2012); Autobiografie: Gerhard Schröder: *Entscheidungen: Mein Leben in der Politik* (2007); Kriminalroman über falsche Entscheidung und die Folgen: Charlotte Link *Die Entscheidung* (2016a); existenzialistische Philosophie und Glauben: Sören Kierkegaard *Entweder – Oder* (Ausgabe: 2015). In sehr vielen Romanen und Erzählungen geht es eher um die Folgen als um die Bedingungen und Prozesse der Entscheidung. Das trifft auch auf einige Balladen zu, in denen davon berichtet wird, dass allzu große Kühnheit oder Besitzstreben ein tragisches Ende herbeiführen. Als Musterbeispiel kann *Der Taucher* von Friedrich Schiller (Ausgabe: 2000a) gelten, denn darin wird beschrieben, wie der junge Edelknecht sich dazu entschließt, seine wagemutige Tat, die beim ersten Mal gut ging, zu wiederholen, um als Belohnung in den Ritterstand erhoben zu werden und die Tochter des Königs als Gemahlin zu erhalten. Die Wiederholung führt bekanntlich nicht zum Happy End.

Für das Verständnis der eigenen Psyche sind besonders solche belletristischen Werke geeignet, die die Ausgangsbedingungen, die Abläufe und Wendungen im Entscheidungsprozess sowie das Resultat der Entscheidung reflektieren. Siegfried Lenz kommt mit seinem Theaterstück *Zeit der Schuldlosen* (1988) derartigen Kriterien schon recht nahe. Zum einen werden Entscheidungen beleuchtet, die unter Zwang entstehen, zum anderen sind mehrere Entscheider darin verwickelt und in eine Schuldproblematik gestellt.

Im ersten Teil des Schauspiels werden neun Männer in einen Kerker eingesperrt und bewacht. Ein Major informiert sie, dass sie, als völlig unschuldige Personen, gebeten werden, einen Attentäter, der zu ihnen gebracht wird, dazu zu bewegen, anzugeben, wo sich seine Komplizen aufhalten und wie sie heißen.

> *Major*: „Der Gouverneur gibt Ihnen freie Hand, mit diesem Mann zu tun, was Sie für nötig halten, damit er Ihnen die Hintermänner dieses Attentats nennt oder sich bereiterklärt, seine Überzeugungen aufzugeben und für uns zu arbeiten. Wir haben es versucht, doch es ist uns nicht gelungen. Der Gouverneur glaubt, daß es Ihnen eher gelingt. Sobald Sie es erreicht haben, wird sich diese Tür öffnen und Sie können gehen, wohin Sie wollen […]. Der Gouverneur hat so viel Vertrauen zu Ihnen, daß er Ihnen die Entscheidung überläßt" (S. 12 f.).

Zu den Männern wird der junge Attentäter Sason gebracht, der Spuren von Foltereinwirkungen auf seinem Körper hat. Nach anfänglichem Unverständnis für die Situation versuchen die Männer, Sason dazu zu bringen, die geforderten Informationen zu liefern, damit sie unverzüglich freigelassen werden und ihren dringenden Geschäften nachgehen können. Der Druck auf Sason wird größer.

> *Ingenieur*: „In diesem Raum sind neun Männer, alle unschuldig – die ihre Freiheit erst zurückbekommen, wenn Sie gesprochen haben. Sie haben es in der Hand, darüber zu entscheiden, was mit uns geschieht" (S. 19).
> „Hier sind neun unschuldige Männer, die auf Ihre Entscheidung warten, die ein Recht haben auf Ihre Entscheidung" (S. 26).

Sowohl die Männer als auch Sason suchen nach stichhaltigen und vertretbaren Begründungen und argumentieren dann im Sinne ihrer jeweiligen Entscheidungsperspektive. Sason erklärt sich nicht dazu bereit, seine Kameraden zu verraten, auch wenn Unschuldige dafür eingesperrt werden und andere Unbeteiligte darunter leiden müssen. Es kommt zu einer Abstimmung, wer für und wer gegen Sason ist. Die Positionen gegen Sason verhärten sich und der Gedanke, ihn umzubringen, wird verdeckt geäußert. Schließlich wird Sason bei Dunkelheit von jemandem erwürgt.

Im zweiten Teil kommen die Personen, die den Auftrag des Gouverneurs damals erfüllen sollten, nach vier Jahren in einer Villa wieder zusammen (mit

Ausnahme des Druckers, der inzwischen Selbstmord beging). Die politischen Verhältnisse haben sich jetzt umgekehrt, denn nun sind Sasons Leute an der Macht. Die Zusammenführung der Männer in der Villa hat den Zweck, herauszufinden, wer Sason ermordet hat. Als der Richter eingetroffen ist, beginnt ein Rechtfertigungsszenario, in dem jeder Gründe dafür vorgibt, warum er nicht als Mörder infrage kommen kann. Der Richter spezifiziert die Erwartungen, die an die Entscheidung jedes Einzelnen und der daraus resultierenden Handlungskonsequenz gestellt sind: „Wenn Sie glauben, den Täter erkannt zu haben, dann schießen Sie! Es wird Ihnen nichts geschehen […]. Ihr Schuß wird den anderen augenblicklich helfen" (S. 68). Die Verdächtigungen nehmen zu. Es kommt zu einer Abstimmung, die durch einen Schuss beendet wird.

Im ersten Teil des Schauspiels ist die Entscheidungskonstellation ungewöhnlich, nämlich stark vernetzt und extrem vorbestimmt. Für die Gruppe der Schuldlosen besteht ebenso eine Zwangssituation wie für den ihnen ausgelieferten Attentäter. Die zu treffenden Entscheidungen werden unter der Maßgabe einer unveränderbaren Ausgangssituation (Gefangenschaft) ausgeführt. Die Konsequenzen der Entscheidung sind sehr unsicher, weil die Abhängigkeitsverhältnisse miteinander verwoben sind, und zwar die zwischen den einzelnen Gruppenmitgliedern ebenso wie die zwischen ihnen und Sason, dessen Entscheidung zwischen dem Verrat der Kameraden und dem eigenen Tod auf die Gruppe direkt zurückwirkt. Die Wahlmöglichkeiten sind eingeschränkt: Gefangenschaft oder Freiheit einerseits, Verrat oder Tod andererseits. In solchen extremen Stresssituationen verstärken sich die Anstrengungen, nach Lösungen und Handlungsalternativen zu suchen. Jedes Gruppenmitglied beginnt zunächst damit, seine Position als äußerst wichtig zu kennzeichnen, und verlangt nach sofortiger Veränderung der Einschränkungen, nämlich nach Freilassung. Erst als klar wird, dass auf diese egozentrische Weise kein Ausweg gefunden werden kann, richten sich die Forderungen an Sason, Einsicht zu zeigen, Verantwortung zu übernehmen und für Gerechtigkeit einzustehen, also Auskunft über die Komplizen zu geben.

Bei ähnlich strukturierten, aber nicht so dramatischen Entscheidungsanforderungen im Alltagsleben verweisen wir gerne auf Sachzwänge, die entweder nur behauptet werden oder gelegentlich auch tatsächlich existieren. Damit soll betont werden, wie wenig Freiheit wir bei unserer Wahl haben und wie wenige Alternativen zur Verfügung stehen, sodass man eigentlich nicht wirklich von einer freien Entscheidung sprechen kann. Mit der Zwangslage werden dann Verzögerungen, Fehlentscheidungen oder schädigende Folgen begründet. Die Seele braucht zur Selbststärkung Ausflüchte, Rückgriffe auf

Unabänderliches oder die Suche nach Schuldigen, also nach Personen, die für die Misere verantwortlich zu machen sind. Die Situation bekommt eine steigende Dramatik, wenn auch andere Personen (z. B. Familienmitglieder) von der Entscheidung abhängig sind. Im Entscheider reifen dann nicht selten radikale Gedanken darüber, wie die Zwangssituation aufzulösen sei.

Im Kerker entwickelt sich eine besondere Gruppendynamik. Gegenüber der Überzeugungsstarrheit und Unbeugsamkeit von Sason weichen die anfänglichen gegenseitigen Herabsetzungen in der Gruppe immer mehr einer zunehmenden Hilflosigkeit, die sich in Verzweiflung, Ironie und Sarkasmus, sogar in Gewalt ausdrückt. Der Entscheidungsdruck wächst, und in den Köpfen bilden sich Strategieentwürfe, wie der Attentäter doch noch davon zu überzeugen sei, die erforderlichen Informationen preiszugeben. Vergebens. Eine Abstimmung, wer „für ihn" oder „gegen ihn" ist, hat eher aktionistischen Charakter, weil es sich um eine Wahl handelt, die lediglich einen irgendwie gearteten Allgemeinplatz im Entscheidungsergebnis erbringt, aber nicht im Geringsten zu einer Problemlösung führt. So münden die Vorstellungen, erst nur zögerlich geäußert und in den Deckmantel einer Sason schützenden Bewachung gehüllt, in der einzigen radikalen Lösungsmöglichkeit, Sason zu töten. Regungen des Gewissens werden niedergehalten: Wenn alles nicht fruchtet, dann müssen auch Wertvorstellungen geopfert werden.

> *Student*: „Der Gouverneur hat uns alles überlassen."
> *Konsul*: „Ein Mord als Liebesdienst …"
> *Bankmann*: „Reden Sie doch nicht. Diesem Verbrecher wäre es gleichgültig, wenn wir zugrunde gingen. Vielleicht hofft er sogar darauf."
> *Hotelier*: „Das glaube ich auch. Er würde nichts tun, um unseren Tod zu verhindern."
> *Ingenieur*: „Hört doch auf zu reden und tut etwas."
> *Konsul*: „Keine Angst, wir haben schon etwas getan. Einstweilen allerdings nur in Gedanken […]."
> *Ingenieur*: „Macht doch endlich Schluß!"
> *Bankmann*: „Macht Schluß, ja" (S. 42 f.).

Die Schuldlosen wären bereit, Schuld auf sich zu nehmen – nur wer führt die Tat aus?

Im zweiten Teil wird versucht, eine Antwort auf diese Frage zu finden. Jetzt ist es an der Zeit, die Schuld einzugestehen. Doch jeder der Anwesenden hat oder erfindet eine plausible Erklärung dafür, dass er den Mord an Sason nicht habe ausführen können. Der Entscheidungsdruck nimmt unerträglich zu, denn einer von ihnen muss die Tat begangen haben und die Aufforderung, den vermuteten Täter zu erschießen, steigert noch die Belastung. Die Psyche gerät in außerordentliche Not, zumal es ohne Täterfeststellung kein Entrinnen gibt. Die Suche nach einem plausiblen Schuldigen muss intensiviert werden. Jeder verdächtigt jeden – und als einer gefunden wird, der zum Sündenbock taugt und zur Abstimmung gestellt wird, fällt ein Schuss.

Wenn wir, aus welchen Gründen oder Umständen auch immer, mit dem Rücken zur Wand stehend eine Entscheidung treffen sollen, dann fühlen wir die Schwere, die Unausweichlichkeit, die Hilflosigkeit und die Not so stark, dass der Wahlvorgang extrem beeinträchtigt wird. Die starken Gefühle in einer belastenden Situation, der man nicht ausweichen kann, überlagern dann oft rationale Erwägungen und erhöhen das Bewusstsein dafür, ausgeliefert zu sein. Das lässt sich am Beispiel der kurativen und präventiven Medizin veranschaulichen, wenn Untersuchungen anstehen, die als äußerst unangenehm gelten und deren Ergebnisse die befürchteten negativen Resultate tatsächlich bestätigen könnten. Die Bedrängung, die Untersuchungen durchführen zu lassen, wird mit der Zeit immer stärker und ein Aufschub der Entscheidung würde die Lage nur noch mehr verschlimmern. Plötzliche, intuitiv getroffene Entscheidungen („aus der Not geboren") werden in solchen Lebenssituationen sehr wahrscheinlich. Es gilt, konflikthafte Spannungen, die sehr intensiv und hartnäckig ausfallen, irgendwie, aber rasch aufzulösen und zu beenden.

Möglichkeiten, wie Konflikte bewältigt werden können, werden im folgenden Abschnitt vorgestellt.

6.3 Konflikte

Im Drama *Hamlet* von William Shakespeare (Ausgabe: 2002a) beginnt der berühmte Monolog des dänischen Prinzen (S. 506):

> Sein oder Nichtsein, das ist hier die Frage: Ob's edler im Gemüt, die Pfeil' und Schleudern des wütenden Geschicks erdulden, oder, sich waffnend gegen eine See von Plagen, durch Widerstand sie enden. Sterben – schlafen – nichts weiter!

Zwei widerstreitende Perspektiven auf eigene Verhaltenstendenzen ergeben Hamlets intrapsychischen Konflikt. Die Seele offenbart ein Schwanken zwischen zwei Möglichkeiten, sich zu verhalten. Die konkurrierenden Alternativen rufen meistens sehr starke Gefühle hervor, die in Dauer und Richtung erheblich variieren können. Es ist nicht so, dass die Unsicherheit immer an gegensätzliche Attribute wie Attraktion gegenüber Distraktion gebunden wäre, denn schon aus dem Alltag ist bekannt, dass auch die Wahl zwischen zwei oder mehreren anziehenden Personen, Zielen, Orten etc. große

Spannungen mit sich bringen kann. Ein Grund liegt in der gedanklichen oder konkret ausgeführten Bewegung hin zu einer Option, aus der dann fast regelmäßig die gerade nicht bevorzugte Alternative an Attraktivität gewinnt. Bin ich gerade auf dem Weg zu Anna, dann will mir Laura nicht aus dem Sinn gehen („Was hat Laura, das Anna nicht hat?" – und umgekehrt), und so bin ich hin und her gerissen. Lewin (1963) hat solche psychischen Bewegungen zum Gegenstand seiner Feldtheorie gemacht und die Grundlagen für ein Konfliktmodell (s. a. Abschn. 4.1) geschaffen, in dem drei inzwischen klassische Muster enthalten sind:

1. Annäherung – Annäherung bedeutet: Es liegen zwei (oder mehr) gleichbedeutend attraktive Ziele vor (Appetenz-Appetenz-Konflikt).
2. Vermeidung – Vermeidung bedeutet: Es existieren zwei (oder mehr) gleich stark bedrohliche Umstände, Ereignisse oder Übel, die zu vermeiden sind (Aversions- Aversions-Konflikt).
3. Annäherung – Vermeidung bedeutet: Das angestrebte Ziel besitzt sowohl positive als auch negative Kennzeichen in gleichem Ausmaß (Appetenz-Aversions-Konflikt). Eine bevorstehende Prüfung kann vom selben Individuum sowohl als Erfolg verheißend als auch als Angst auslösend eingeschätzt werden.

Hofstätter (1959) kann darauf aufbauend recht einfach befinden (S. 182):

Im Prinzip lassen sich alle Konfliktsituationen aus dem gleichzeitigen Bestehen oder Anlaufen von mindestens zwei Verhaltenstendenzen erklären.

Diese Feststellung lässt aber nicht erahnen, welche enormen Unterschiede in der Strukturierung als auch der Dynamik von Konflikten existieren und schon gar nicht, welche Anforderungen nach Art, Vielfalt und Intensität auf die Psyche zukommen. Konflikte differieren erheblich in ihrer Ausgangslage (Entstehung bis zum gegenwärtigen Zeitpunkt), in der Anzahl der an ihnen beteiligten Personen, in den Relationen zu anderen Lebensvorgängen (Vernetzungsgrade), in ihrer Dauer und Stärke, in den zu antizipierenden, aber auch den nicht genau einschätzbaren Folgen, in den von ihnen betroffenen Lebensbereichen (z. B. Beruf, Partnerschaft, Familie, Kaufverhalten, Freizeitgestaltung, Wertebefolgung, Glauben) und in ihren vermuteten Optionen, erhofften Zielsetzungen oder befürchteten Resultaten.

Nun könnte vermutet werden, dass nicht ein Konflikt dem anderen gleichen würde. Das ist gewiss nicht so, denn es lassen sich im Alltagsleben durchaus gleiche oder sehr ähnliche Konfliktstrukturen und -prozesse finden. Beispielsweise stellen manche Eltern fest, dass sich die Auseinandersetzungen, die sie erlebt haben, bei ihren Kindern wiederholen. Die akademische Psychologie sucht nach Regel- und Gesetzmäßigkeiten sowie den dazu konträr gelagerten Befunden. Bezüglich der Erkenntnisse zur Konfliktthematik äußert sich Simon (2015, S. 10):

> Doch wenn man eine konstruktivistisch-systemtheoretische Perspektive anlegt, dann wird deutlich, dass alle Konflikte – so unterschiedlich sie sich im Einzelfall auch darstellen mögen – einem sie charakterisierenden und verbindenden Muster folgen. Es ist eine Prozesslogik, die *unabhängig* von den konkreten Akteuren mit einer gewissen Wahrscheinlichkeit, ja, fast zwangsläufig, die Dynamik von Konflikten bestimmt – seien sie psychisch oder sozial.

Besonders bei der Betrachtung *intra*individueller Konflikte wird deutlich, wie groß das Spektrum solcher Dynamiken sein kann und welche Anforderungen dabei an die Seele gestellt werden.

Die Auflistung nur einiger Beispiele mag die Vielfalt der den Konflikt ausmachenden psychischen Prozesse bereits belegen. Zunächst muss der Konflikt als solcher überhaupt wahrgenommen, in seiner Entwicklung und in seiner Bedeutung beurteilt werden. Das impliziert gelegentlich eine selbstkritische Reflexion darüber, aus welchen Gründen und aus welchem Anlass man sich dem Konflikt ausgesetzt oder ihn initiiert hat. Damit lässt sich dann beispielsweise auch klären, welche Folgen bei einer bestimmten Konfliktlösung zu erwarten sind und welche Konsequenzen wahrscheinlich eintreten würden, wenn der Konflikt gleichgültig ignoriert, verschoben oder gar nicht angegangen wird. Solche Einschätzungen hängen mit den verfügbaren Ressourcen und den Möglichkeiten einer erwünschten oder akzeptablen Lösung des Konfliktes zusammen oder mit einer Suche nach Ausweichgelegenheiten. Die Überlegungen werden mit der Zeit dringlicher und müssen oft verstärkt werden (z. B. durch Ratsuche bei Freunden), um die aufkommenden Spannungen der erlebten Ambivalenz und die anderen begleitenden, stark emotionalen Regungen in den Griff zu bekommen – was oft kaum, unzureichend oder einfach gar nicht gelingt, weil die Gefühle mächtiger werden und ihr Einfluss auf die Konfliktbewältigung deutlich zunimmt. Die zu schwachen oder aussetzenden Kontrollfunktionen steigern die Bedrängnis und mindern mitunter die Handlungsbereitschaft, sodass anfängliche Motivationen verändert oder ausgesetzt, Ziele fallen gelassen oder ersetzt werden (denkbare Ersatzbefriedigung) und so etwas wie eine mentale Erstarrung einsetzt. Die seelischen Schwierigkeiten nehmen dann zu, die Ausweglosigkeit kann normativ werden und negative Einflüsse auf andere Lebensvorgänge werden offensichtlich.

Natürlich folgen nicht alle Konflikte detailgenau dieser exemplarischen Darstellung. Außerdem sind sie an die Selbstbeobachtung gebunden. Nach Simon 2015, S. 26), entstammen die für den Konflikt ausschlaggebenden Gedanken und Erlebnisse einem

> Netzwerk von Denk- und Fühlprozessen. Diese Prozesse sind nur durch das jeweilige psychische System selbst beobachtbar, indem es seine Gedanken denkt und seine Gefühle fühlt, d. h. sein eigenes Funktionieren erlebt. Die autopoietische Selbsterzeugung des psychischen Systems ist dadurch gewährleistet, dass das Netzwerk der Gedanken und Gefühle andere Gedanken und Gefühle hervorbringt, die an sie anschließen. Diese Prozesse sind gegenüber dem Rest der Welt abgegrenzt, da sie von außen nicht durchschaubar und nicht objektiv analysierbar [!] sind.

Vermutungen darüber sind aber möglich, sollten jedoch gründlich überprüft, gegebenenfalls modifiziert, ersetzt oder fallen gelassen werden.

Ebenfalls systemtheoretisch zu betrachten und zu erläutern sind übergeordnete Konflikte, die sich in hierarchisch positionierte, mehrere Ebenen umfassende, konflikthafte Subsysteme aufspalten. Zu dieser Form von Konflikten zählt für Angehörige die außerordentlich problematische Konstellation, für ein an Demenz erkranktes Familienmitglied sorgen zu wollen (bzw. zu müssen) und parallel dazu den beruflichen Anforderungen zu genügen. Der vorrangige, übergeordnete Konflikt besteht im Zwiespalt der Möglichkeiten: die Fürsorge für das erkrankte Familienmitglied zu übernehmen oder nicht. Darin eingelagert ist oft der Widerstreit zwischen dem Verpflichtungsanspruch und den nicht zu bewältigenden Belastungen, die zukünftig größer werden und auch auf andere Lebensbereiche einwirken würden. Die Ebene des moralischen Appells „Das sollte ich eigentlich machen!" lässt sich nur schwer mit der der beruflichen Erfordernisse in Einklang bringen. Die Überlegung, eine fremde Betreuungsperson zu engagieren, schafft neue Konflikte, meistens auf der Finanz- und der Vertrauensebene, die andere Schwierigkeiten nach sich ziehen, beispielsweise Organisationsprobleme und eventuell Kontroversen mit dem Partner, der zu der gesamten Situation gänzlich andere Verfahrensweisen für geeignet hält. Dazu kommt ein sich immer wieder aufdrängender Konflikt, der darin besteht, das vertraute Bild von dem Angehörigen durch Distanzierung bewahren zu können oder sich dem Bild der kranken, zerfallenden Persönlichkeit zu stellen. Die Bücher von Inge Jens (2016) *Langsames Entschwinden: Vom Leben mit einem Demenzkranken* und Bettina Tietjen (2016) *Unter Tränen gelacht: Mein Vater, die Demenz und ich* vermitteln Eindrücke von diesem Schicksal.

Konflikte können sich selbst erhalten und konfigurieren, differieren aber –
wie bereits erwähnt – in einigen objektiv feststellbaren Größen, zu denen ja
auch die Dauer und das Ergebnis gehören. Manche kontroverse Spannung
schwelt so lange, ohne nach außen getragen zu werden, bis sie dann in
einen heftigen Streit mündet, möglicherweise auch deshalb, weil sich andere
Probleme inzwischen angekoppelt haben. Der Versuch, durch Verschweigen,
Unterdrückung oder Aussetzung die Strategie des Aus-dem-Felde-Gehens zu
verfolgen, führt nicht unbedingt zu einem zufriedenstellenden Ergebnis. Auch
die bei der Partnerwahl gelegentlich anzutreffende Präferenztaktik, wenn eine
Entscheidung in einem Appetenz-Appetenz-Konflikt zwischen Laura und
Anna nicht getroffen werden kann, sich dann erwartungsfroh Frauke zuzu-
wenden, schließt große und nachhaltige Enttäuschungen nicht aus.

Konflikte unterliegen einer Menge möglicher interner (z. B. kognitiver) und
unbedingt auch zu beachtender externer Einflussfaktoren. Dadurch kann es
vorkommen, dass schon bei einzelnen Änderungen in den Konditionen ganz
spezielle Verläufe stattfinden, die Hinweise für das Verständnis des zugrunde
liegenden psychischen Geschehens liefern können. So ist beispielsweise die
Anzahl der am Konflikt Beteiligten sehr wesentlich. Wie sich ein Konflikt aus-
gestaltet, hängt davon ab, ob es sich um einen *intra*personalen Zwiespalt oder
eine *inter*personale Auseinandersetzung handelt, ob sie also nur eine Person
oder mehrere (z. B. Paar, Gruppe, Personenansammlung) betrifft. Beim interpersonellen Konflikt (z. B. Interessensgegensätze, Zieldiskrepanzen, nicht
vereinbare Handlungsabsichten, Meinungsverschiedenheiten) spielt es dann
zusätzlich eine Rolle, ob die Personen direkt oder indirekt beteiligt sind,
denn dadurch wird der Konfliktverlauf entscheidend mitbestimmt, weil nicht
nur die Eingriffs-, Änderungs- und Lösungsmöglichkeiten davon abhängen, sondern auch die Bedeutungszuschreibungen, die Motivationen, die
Widerstände, die Kompromisse und die Ausführung geplanter Aktionen.

Konflikte in Paarbeziehungen können teilweise als Paradigmen für soziale
Auseinandersetzung betrachtet werden, besonders dann, wenn die Lösungs-
bestrebungen auf eine Balance ausgerichtet sind und die dazu notwendige
soziale Kompetenz auch zum Tragen kommt. Divergierende Ansprüche der
im Widerstreit befindlichen Parteien sind auf ausgleichende Möglichkeiten
zu prüfen, und Unterschiede in den Bedürfnissen auf der sozialen Ebene –
Zusammenhalt, Sicherheit, Unterstützung, Anerkennung und Zugehörigkeit
versus Autonomiebestrebung – wären bis zu einem beidseitig als zufrieden-
stellend beurteilten Konsens zu klären. Bei den Versuchen, die Kontroversen
in einer Beziehung zu glätten oder auszuräumen, wird es vordringlich darauf
ankommen, die Perspektiven des jeweils anderen zu erfahren, aufzunehmen
und zu respektieren. Dabei gilt auch (Rogge 2016, S. 116):

[Der] Umgang mit den eigenen Gefühlen und denen des Partners verlangt hohe Flexibilität in der abwägenden Bedeutungszuschreibung und in den gekoppelten Denkvorgängen sowie den nachfolgenden Verhaltensweisen vor allem dann, wenn es in Partnerschaften gilt, negative Emotionen abzuwehren und bewältigen zu können (Coping).

Angesichts der möglichen Konfliktvielfalt ist es nicht verwunderlich, dass die akademische Psychologie sich auf vielen Fachgebieten mit dem weitläufigen Thema „Konflikt" auseinandergesetzt hat. Beispielhaft hervorgehoben seien hier nur:

- die Allgemeine Psychologie mit ihren Beiträgen zur Konfliktwahrnehmung, Motivation, Denkvorgängen, emotionalen Prozessen und Entscheidungsfindungen,
- die Sozialpsychologie sowie die Arbeits- und Organisationspsychologie mit Aussagen zu konkurrierenden Grundbedürfnissen, Wettbewerben, Zielverfolgung, durch Konflikte hervorgerufene Störungen (z. B. Mobbing, schädigende Rivalitäten, Dominanzbestrebungen, Machtausübung, nicht zielführende Auseinandersetzungen) in Partnerschaften und in Betrieben oder Institutionen,
- die Differenzielle Psychologie sowie die Klinische Psychologie mit dem Fokus auf Persönlichkeitsstörungen, Konfliktmanagement und therapeutischen Hilfen.
- Hinzu kommen noch wissenschaftliche Arbeiten aus den Nachbargebieten Soziologie, Politikwissenschaften und Pädagogik. Insgesamt stehen zurzeit Bereiche wie Konfliktmanagement (Kilb 2012; Schienle und Steinborn 2016), Selbsthilfe (Glasl 1999; Glasl 2007), Friedens- und Konfliktforschung (Imbusch und Zoll 2006), Konflikte im Beruf (Thomann und Schulz von Thun 2004; Niebuhr 2011) und sozialwissenschaftliche Konflikttheorien (Bonacker 2008; Collins 2012) im Vordergrund der wissenschaftlichen Abhandlungen zum Konflikt.

Die akademische Psychologie bemüht sich, den alltäglichen Umgang mit Konflikten zu systematisieren und ein wissenschaftlich fundiertes Management aufzubauen, das Lösungsstrategien fördert und Konfliktentstehungen weniger wahrscheinlich macht. Unser üblicher Umgang mit anderen Personen oder Institutionen bei Auseinandersetzungen, Streitigkeiten, Kontroversen, Meinungsverschiedenheiten, Verfolgung divergenter Zielvorstellungen und unvereinbarer Wertekonfigurationen wird mit vielen verschiedenen Verhaltensweisen praktiziert. Auf dem eigenen Standpunkt beharren, die Absicht verschleiern, Interessen verteidigen, verhandeln, dominieren, lügen, verweigern, bedrohen gehört ebenso dazu wie Einsichten über sich und andere zu gewinnen, Nutzen zu maximieren, Problemlösungsversuche zu starten und weiterzuverfolgen, Positionen zu erringen und zu festigen, Gerechtigkeit herzustellen und ausgleichend zu wirken. Manchmal ändern wir unsere Ziele, denken uns Gemeinheiten aus, die dem anderen Schaden zufügen, suchen nach Verstärkungen und Koalitionen, hoffen auf einen günstigen Zufall oder steigen aus dem Geschehen aus.

Bei der Selbsthilfe, um aus dem Konflikt herauszukommen, sind Verfehlungen der angestrebten Ziele recht häufig, weil auf dem Weg dorthin – wie die Systemtheorie prognostiziert – schon geringe Abänderungen oder Verzweigungen erhebliche Abweichungen bewirken können. Deshalb sind kybernetische Denkansätze (s. Abschn. 1.3), die vom Ziel aus rückwärts zum Start die jeweiligen Schrittvoraussetzungen prüfen und gegebenenfalls verändern, wichtige Hinweise auf letztlich zielführende Lösungsetappen. Ferner ist dem synergetischen Grundmodell (Abschn. 5.1) zu entnehmen, dass beispielsweise die konflikthaften intrapsychischen Prozesse auf der mikroskopischen Ebene durch selbstorganisierte Bündelung auf der Makroebene zu dynamischen Mustern gefügt werden, die dann die Tendenz haben, beibehalten zu werden, d. h., dass sich zwar ein Konfliktbewältigungsstil ausbildet, dieser aber nicht immer das geeignete Werkzeug zur Lösung darstellt. Bei interpersonellen Konflikten ist eine Dynamik kennzeichnend, bei der jeder Kontrahent auf den Einwand des anderen ebenfalls mit einem Widerspruch antwortet, sodass sich die Reihe strittiger Spezifika der eingenommenen Positionen fortsetzt und oft erweitert (autopoietisches System). Einen Streit aus Überdruss einfach abzubrechen, ist selten wirklich angezeigt, weil Konflikte zwar häufig als Krisen einzuordnen sind, diese aber neue Entwicklungschancen und akzeptable Wege zum Verständnis aufzeigen können.

Das Konfliktmanagement (Schwarz 2014; Schienle und Steinborn 2016; Glasl 2017) der akademischen Psychologie sieht mehrere Maßnahmen (z. B. Beratung, Prüfung von Kooperationsstrategien, Mediation oder therapeutische Angebote) vor, die je nach Konfliktmodalität und möglichen Zielsetzungen modifiziert oder kombiniert werden können. Besonders bei interpersonellen Streitigkeiten ist es angezeigt, die bei den Kombattanten gegebene Ausgangslage genau in Betracht zu ziehen, bevor die Konfliktentstehung und die aktuelle Problemstruktur analysiert werden und danach gesucht wird, welche gangbaren Optionen vorhanden sind und welche Wege zielführend seien könnten. Schon Sherif (1966) konnte zeigen, dass zwei Gruppen Jugendlicher in feindschaftliche Positionen zueinander gebracht werden können, die sich dann in ein kooperatives Miteinander umwandeln ließen, als es galt, eine Aufgabe (einen Versorgungslaster mit Lebensmitteln wieder flottzubekommen) zu meistern, die nur gemeinsam gelöst werden konnte. Die erlebte Kooperation führte nachfolgend dazu, dass die früheren Feindseligkeiten und die zuvor bestehenden Animositäten verschwanden.

Sehr pragmatisch abgefasst ist das schmale Buch *Psychologisches Konfliktmanagement* von Schienle und Steinborn (2016), das als „professionelles Handwerkszeug für Fach- und Führungskräfte" gedacht ist. Es geht in den globalen Zielsetzungen darum, akute Konflikte aufzunehmen und zu bewältigen sowie zu erkennen, welche Streitpunkte überflüssig sind und wie ihnen präventiv begegnet werden kann. Die dafür erforderlichen Kompetenzen bestehen für die beiden Autoren darin, sich mit wichtigen Denk- und Wahrnehmungsprozessen auszukennen, die eigene Einstellung zu überdenken und sich nützliche Strategien und Werkzeuge (Tools) anzueignen, zum Beispiel in der Kommunikation: sachlich beschreiben statt bewerten, mit Interesse nachfragen, Rückmeldung geben und annehmen, Kontrollverlust vermeiden, bestehende Erwartungen klären – mit denen ein erträglicher, zielführender und respektvoller Umgang bei Kontroversen und Streitigkeiten möglich wird. Wichtig sind auch wechselseitige Überprüfungen, vom Gegenüber richtig verstanden worden zu sein, weil sonst die Gefahr besteht, gründlich aneinander vorbeizureden.

Ein besonderer Stellenwert kann der wissenschaftlichen Ausarbeitung der Mediation als Verfahren zur Streitbeilegung, Konfliktbearbeitung und dem Aufbau von Lösungsmustern zugeschrieben werden (Montada und Kals 2001, 2013; Schäfer 2017) – auch wenn intrapsychische Konflikte dabei in aller Regel ausgespart bleiben und eher in die Bereiche von Beratungen oder Therapien transferiert werden. Umfänglich und verständlich informiert Dulabaum (1998, S. 8 f.) darüber, was unter Mediation zu verstehen ist:

- Mediation ist eine Kunst, Konflikte in einer konstruktiven Art und Weise zu deeskalieren und zu bearbeiten.
- Mediation ist eine eher informelle und außergerichtliche Art der Konfliktbearbeitung und strebt gegenseitiges Verstehen, gewaltfreie und konstruktive Kommunikation an.
- Mediation bietet eine Alternative zur direkten Konfliktaustragung (zwei Leute streiten sich) bzw. zur administrativen Konfliktregelung – wenn beispielsweise eine dritte Person die Regelung übernimmt und entscheidet, was getan werden muss.
- Mediation fördert eine zivilisierte Streitkultur und zielt auf eine einvernehmliche Konfliktlösung, wenn sich die direkte Konfliktaustragung in einer Sackgasse befindet – wenn zwei Streitende nicht weiterkommen.
- Mediation kann der Gewalt vorbeugen: Am besten setzt sie ein, bevor ein Konflikt durch zunehmendes Misstrauen, sich steigernde

Vergeltungswünsche zur gegenseitigen Verhärtung führt und in fuchsteufelswilden Hass ausufert.

- Mediation bedeutet „Vermittlung im Konflikt", und da Konflikte ein zentrales Thema im Zusammenleben weltweit sind, ist sie ein wichtiges und erlernbares Werkzeug für den Beruf und für das Privatleben.

Die Anwendungen der Mediation reichen inzwischen in viele Lebensbereiche hinein und differenzieren sich immer mehr aus. Beispielshaft zu nennen sind Mediationsverfahren im Sozial- und Gesundheitswesen (Kaiser 2000), der Schule (Plan 2006), der Familie (insbesondere Trennungs- und Scheidungsmediation; Haynes et al. 2002, 2014) und dem juristischen Bereich (außergerichtliche Vergleiche; Hopt und Steffek 2008). Meistens hat der Mediator dabei die Funktion eines Lotsen, der den seelischen Havaristen in der Wirrnis widerstreitender Gedanken und bedrängender Gefühle beisteht, wieder klare Sicht zu bekommen, zu verstehen,

- wie es zum Konflikt kam,
- was jetzt in der Situation gegeben ist und was sie bedeutet,
- welche denkbaren und durchführbaren Wege es gibt, aus dem Dilemma herauszukommen (Deeskalation) und
- wie zukünftige Konflikte, Irrungen, Kontroversen und Streitigkeiten zu vermeiden sind und
- wie sie *selbst* einen Weg aus der kritischen Situation wählen, umsetzen und akzeptieren könnten.

Die belletristische Literatur beschäftigt sich ebenfalls hinsichtlich sehr vieler Lebensbereiche mit konflikthaften Prozessen, mit Ungerechtigkeiten und Ungleichheiten, mit Versuchen, Streitigkeiten beizulegen oder im Gegenteil anzufachen, mit Gewaltausbrüchen und mit dramatischen Wendungen im Konfliktgeschehen. Exemplarisch werden zwei Werke – Arthur Millers *Tod eines Handlungsreisenden* (Ausgabe: 2013) und Henri-Pierre Rochés *Jules und Jim* (1995) – herangezogen, die sich in der Konstellation, der Konfliktführung und der einbezogenen seelischen Prozesse zwar voneinander unterscheiden, jedoch beide die typischen Merkmale kontroverser Auseinandersetzungen abbilden.

In dem Schauspiel *Tod eines Handlungsreisenden* von Arthur Miller werden im Spannungsfeld von Wunschdenken, Streben nach Anerkennung und Beachtung, Geldmangel, Realitätsignoranz, Glorifizierung des amerikanischen Traums und gegenseitigen Vortäuschungen in der Familie dramatische Auseinandersetzungen ausgetragen. Die Familie von Willy Loman, seiner

Frau Linda und seinen beiden Söhnen Biff und Happy befindet sich in einer Notlage. Der Vater kann seinem Beruf als Handlungsreisender nicht mehr in der gewohnten Form nachgehen, weil ihm keine Verkaufsabschlüsse mehr gelingen, wodurch finanzielle Sorgen entstehen. Deshalb wünscht er sich eine andere Stellung in der gleichen Firma, täuscht seiner Familie jedoch anfänglich noch vor, der gewohnten Arbeit nachzugehen. Seine beiden Söhne versuchen, sich mit Gelegenheitsarbeiten bzw. kleineren Diebstählen durchzuschlagen, und seine Frau Linda muss Tröstungen, Beschönigungen und Hoffnungen erfinden, um wenigstens den Anschein wahren zu können, nicht in einer Katastrophe zu versinken und einen möglichen Selbstmord ihres Mannes zu verhindern. In das aktuelle Geschehen werden immer wieder Einblendungen zurückliegender Ereignisse und Gespräche (z. B. mit Ben, dem Bruder von Willy, mit dem Nachbar Charley, mit Bernard, dem Schulfreund von Biff) eingeschoben, die Rückschlüsse auf die Entstehung des Status quo und gegenwärtige Verhaltensweisen der Familienmitglieder zulassen.

Die Strukturen und Prozessrelationen der zahlreichen Kontroversen betreffen sowohl intrapsychische wie interpersonelle Konflikte. Die geschilderten situativen Verhältnisse bereiten den Boden für die Entwicklung immer dramatischer werdenden Auseinandersetzungen, die bei Willy zu geradezu bizarren, zum Teil schon zu pathologischen Äußerungsformen führen. Sein seelischer Konflikt nährt sich aus verschiedenen Quellen, wobei der amerikanische Traum – einfach: wer sich anstrengt, wer sein Ziel unbedingt erreichen will, wer Hindernisse zu überwinden versteht, der kann alles erreichen – die größte Bedeutung besitzt und im krassen Gegensatz zur erlebten Realität des Versagens steht. Willys Glauben an diese weit verbreitete Illusion stärkt sich aus den Erfolgen seines Bruders Ben, der es als Diamantenhändler durch eine Mischung aus Glück und Zufall zu Reichtum gebracht hat. Die Überzeugung von der Richtigkeit und Erfüllbarkeit des amerikanischen Traums ist beim Vater so groß, dass er ihn zur unbedingten Leitorientierung, zum Ideal, zum primär erstrebenswerten Lebensziel auch für seine Söhne erhebt („*Willy:* ‚Zeigt's ihnen! Ihr zwei zusammen könnt die gesamte westliche Welt aufs Kreuz legen!'", S. 53) – und dazu widersprüchliche Ereignisse und Entwicklungen nicht zur Kenntnis nimmt, umdeutet oder infrage stellt. Er kann einfach nicht (mehr) begreifen, warum ihm oder seinen Söhnen nicht das gelingt, was andere Personen (z. B. Bernhard, dem Schulfreund von Biff) so anscheinend mühelos und ganz im Einklang mit dem erstrebenswerten Wunschtraum gelingt. Ein Teil seiner Seele kann nicht akzeptieren, dass er nicht einmal der eigenen Hoffnung genügen kann.

In illusionärer Verkennung seiner Lebenswirklichkeit – die die Grundlage für den tiefgreifenden Konflikt mit seinem Sohn Biff bildet – klammert sich

Willy an die Erfolg verheißenden Faktoren Beliebtheit und Beziehungen, die alle Türen öffnen können und Sicherheit in der Arbeit garantieren. So preist er die Zukunft seines Sohnes Biff gegenüber seinem Bruder Ben (S. 71):

> *Willy*: „Ohne Namen, ohne einen Pfennig Vermögen, wird er von drei großen Universitäten umworben und von da gibt's keine Grenze nach oben, weil's kommt nicht darauf an, was du machst, Ben. Sondern wen du kennst, und wie beliebt du bist! Beziehungen, Ben, Beziehungen!"

An anderer Stelle stellt er für seine Söhne seine Vorbildfunktion heraus (S. 27):

> *Willy*: … und vorwärts kommt nur der, der persönlichen Eindruck macht. Wer beliebt ist, dem wird's nie an etwas fehlen. Nehmt mich zum Beispiel. Ich muss nie Schlange stehen, um die Einkäufer zu sehen. „Willy Loman ist da!" – heißt es, und schon werde ich vorgelassen!

Tatsächlich kümmert sich aber niemand von seinen Kunden mehr um ihn, und er kann sich diese Kränkung nicht eingestehen. Willy müsste sich folglich dem Widerstreit seiner eigenen Seele zwischen Beharren auf das ihn überzeugende Prinzip und erfahrener Abweisung stellen. Doch dazu ist er nicht in der Lage, selbst dann nicht, als er noch in der Andeutung seines geplanten Suizids seinem Bruder versichert, wie bekannt und beliebt er ist und wie viele zu seinem gewaltigen Begräbnis kommen würden. Seine Seele muss die Kontroverse zwischen Starrheit der Illusion und kontrastierender Einsicht in die gegebenen Tatsachen durchleben.

Der zentrale Vater-Sohn-Konflikt besteht darin, dass der Vater eine Maxime (Nichts ist unmöglich, alles ist erreichbar) vorgibt, die der Sohn Biff weder erfüllen kann noch will. Aus Sicht des Vaters ergeben sich die Streitigkeiten daraus, dass seine Ansichten und Erwartungen vom Sohn aus purem Trotz nicht akzeptiert und auch nicht befolgt werden. Hingegen lässt sich die Perspektive von Biff auf die andauernde Kontroverse mit seinem Vater durch einen Mangel an erwarteter Unterstützung vom Vater und dessen damit im Widerstreit stehenden Sprüchen und Realitätsverkennungen kennzeichnen. Für den Sohn wird der fehlende aktive Einsatz des Vaters in der Schule um die Rücknahme einer schlechten Mathematiknote, die den Examensabschluss verhindern würde, zum kritischen Lebensereignis. Biffs Enttäuschung über einen Vater, der sich in Phrasen ergeht und nur angeberische Absichten äußert, ist außerordentlich groß. Zudem ringt Biff noch mit einem intrapsychischen Konflikt, der sich erst am Ende des Dramas in einer heftigen Anklage und nachdrücklichen Forderung nach Akzeptanz der bestehenden Tatsachen manifestiert. Bis zu diesem Zeitpunkt war er nämlich nicht in der Lage, die von ihm bemerkten Lügen, Vertuschungen, Schönfärbereien der

Familie anzuprangern, weil er dafür den Mut nicht aufbringen konnte und die Misere nicht noch vergrößern wollte (S. 108 f.):

> Biff *zu Happy:* „Der Mann weiß nicht, wer wir sind! Das soll er erfahren!"
> *Zu Willy:* „In diesem Haus haben wir nie auch nur zehn Minuten die Wahrheit gesagt! [...] Und ich hab's nie zu was gebracht weil du mir einen solchen Größenwahn eingeredet hast, daß ich von niemandem mehr Anweisungen entgegennehmen wollte! Das ist, wer schuld ist!"

Die Schuldfrage hat die Wirkung eines Seiles, das sich beim Konflikt um die streitenden Personen und ihre Äußerungen legt, sich festzurrt und eine Auflösung oder Befriedung der Spannungen und des Zanks verhindert. Die Seelen sind Gefangene der eigenen Starrheit, des Selbstbetrugs, der nicht zugestandenen Einsicht und der Tatsachenverkennung. Schuldzuweisungen sind bei Auseinandersetzungen gefährliche Waffen, zumal deren Wahrheitsgehalt oft ungeklärt ist, aber gar nicht in Zweifel gezogen wird, sodass unberechtigte Kritiken oder absichtliche Verletzungen Krisen heraufbeschwören. Ist Willys Frau Linda eine Teilschuld am Selbstmord ihres Mannes zuzuschreiben, weil sie zwar seine Notlagen, Verfehlungen und sogar seine Suizidabsicht kennt, jedoch eher zu Beschönigungen, unangemessenen Hoffnungen und Verzerrungen bis hin zu Verfälschungen der Wirklichkeit neigt? Sie weiß um die Trostlosigkeit und die Krisen der Familie, kann sie Willy gegenüber aber weder äußern noch abwenden, weil sie den Zusammenbruch befürchtet. Oder ist Howard Wagner, Willys Vorgesetzter, an der Verzweiflungstat seines Handlungsreisenden schuld? Howards Demütigungen durch Missachtung, fadenscheinige Vertröstungen und barsche Kündigung haben – wie Bieri (2013) in bemerkenswerten Analysen zur menschlichen Würde feststellt – erhebliche psychische Verletzungen bei Willy zur Folge, der selbst nicht in der Lage ist, sich zur Wehr zu setzen. Kann man Willys Weigerung, einen Job bei seinem Nachbarn Charley anzunehmen, weil dann das von ihm vorgetäuschte Auskommen offensichtlich werden würde, als Schuldbeitrag bewerten? Die Unfähigkeit, herrschende Konflikte zu äußern, aufzunehmen oder zu schlichten, kennzeichnet eine Notlage der Seele. Sie manifestiert sich in Ängsten, Hilflosigkeit, Eingeständnis des Versagens, Furcht vor Aufdeckung der Einbildungen, illusionären Verklärungen, Traumgespinsten und Depressionen, denen mehr Bedeutung zukommt als einer Schuldfrage, die aufgrund ihrer Komplexität kaum geklärt werden kann.

Der Filmabend war – anders als erwartet. Kira überraschte mit einem neuen Kurzhaarschnitt, betonte ihr neues Outfit durch einen feingliedrigen Ohrschmuck und überzeugte mit einer flauschigen Jacke in dezentem Rot. „Komm rein und setz dich gleich an den Tisch; es gibt noch was zu essen!" – köstliche Kleinigkeiten, die vorzüglich schmeckten. Zuerst hörten wir leise Musik (die mir gefiel und deshalb habe ich nachgeschaut: Didier Squiban „Molène"), dann kam der Film „Jules und Jim". Während der Film lief, hat keiner von uns gesprochen. Nur bei wenigen Szenen schaute Kira mich von der Seite an und als Catherine im Film die vielen französischen Weine aufzählte, schenkte sie nach. Als zum Schluss der Satz fiel, dass das Verstreuen der Asche aus der Urne in alle Winde verboten sei, lag eine schwere Stille im Raum.

Erst später, als wir uns nah gegenüberstanden, unterbrach Kira das Schweigen. Sie machte eine flüchtige Handbewegung, wie man sie ausführt, wenn man nicht weiß, wie es weitergehen soll. Und dann formte sie einen längeren Ton, der so klang wie ein rasant schwirrender Flügelschlag eines verirrten kleinen Vogels, jedenfalls für mich. Und meine Seele irritierte mich, weil sie mir den Titel „Ich liebe dich, kann ich nicht sagen!" eines von Angela Winkler (2011) vom Berliner Ensemble berührend eindrucksvoll gestalteten Liederabends zuflüsterte.

Plötzlich begeisterte sich Kira für die Idee, die Geschichte vom sich wandelnden Konflikt zur Tragödie der Liebesbeziehungen des Films auch in unserem Abschnitt über Konflikte zu thematisieren. Nach intensiver Diskussion haben wir beide beschlossen, das gemeinsam zu machen. Eckart war damit auch zufrieden.

„Du hast mir gesagt: Ich liebe dich. Ich habe dir gesagt: warte! Fast hätte ich gesagt: nimm mich! Du hast mir gesagt: geh!" mit dieser mehrdeutigen Dialogsequenz beginnt François Truffauts Verfilmung des Romans *Jules und Jim* von Henri-Pierre Roché (1995). Die Geschichte handelt von der Freundschaft des deutschsprachigen Jules und dem Franzosen Jim in einem konfliktträchtigen Liebesbeziehungsgeflecht mit Kathe (im Film: Catherine). Wie ein Magnet, der die beiden Freunde an sich bindet, bildet Kathe den energetischen Punkt des Beziehungsdreiecks. Alle drei sind in unterschiedliche Konflikte eingebunden und nur die Freundschaft von Jules und Jim erweist sich als stabil und übersteht sogar den ersten Weltkrieg, in dem die Heimatländer der beiden gegeneinander kämpften.

Kathes strahlende Kraft ihrer Persönlichkeit ist ein geheimnisvolles, archaisches Lächeln, das einem Gesicht einer antiken, steinernen Statue entsprechen soll. Der Maler und Bildhauer Albert hat Jules und Jim dieses Gesicht auf Fotos gezeigt, und sie fahren zum Expositionsort und beide sind ganz fasziniert von diesem so sehr anziehenden Gesichtsausdruck. Bei einem Abendessen, zu dem Jules drei junge Damen eingeladen hat, erscheint dieses lächelnde Gesicht leibhaftig in Gestalt von Kathe. Zu dritt stürzen sie sich in das Leben von Paris, wobei Jules und Kathe ein Paar bilden. Da Jules von den vielen Beziehungen weiß, die Jim bereits durchlebt hat, bittet er ihn, sich nicht mit Kathe einzulassen: „Kommen Sie mit [...] zur Feier des 14. Juli, wir laden Sie dazu ein ... aber ... (er sah Jim sehr direkt an und artikulierte langsam und bedeutungsvoll) ... *die da nicht* ... verstehen Sie, Jim?" (S. 84).

Nach einiger Zeit gesteht Jules Jim, dass er Kathe heiraten wolle und „sie habe eines schönen Tages schon fast ja gesagt" (S. 85). Jim rät Jules ab, weil „er von Anfang an gespürt hatte, daß Jules Kathe nicht würde halten können" (S. 98).

Kathe wird in dem Roman sehr genau beschrieben. Sie sei vital, unternehmungslustig, ungezwungen, tendiere zu fröhlichen Streitereien, ihr archaisches Lächeln sei ambivalent, manchmal unschuldig, manchmal könne es Pfeile abschießen. Sie neige zu abrupten Stimmungswechseln, nach Phasen des Wohlbefindens und der Zufriedenheit wechsele sie in aggressive Tonarten, und sie zeige ihre Absichten nie völlig, sondern mache lediglich Andeutungen. Sie könne schrecklich werden, wenn sie nicht genug beachtet würde und sich vernachlässigt fühle, außerdem – so meint Jim – sei sie keine Frau für einen Mann, sondern ein Wesen, das allen gehöre. Als sie sich über spitze Bemerkungen der beiden Freunde ärgert, verteidigt Kathe das Freiheitsstreben der Frau und springt in voller Bekleidung in die Seine – ein beeindruckendes Verhalten, das Jim bewundert und in ihm Liebesgefühle für Kathe weckt.

Ihre Ehe mit Jules geht nach der Geburt der beiden Töchter (Lisbeth und Martine; im Film nur eine Tochter Sabine) und den Kriegswirren recht schnell zu Ende, denn „sie hatte auch in ihm nicht den Mann, den sie brauchte, und war nicht die Frau, der das nichts ausmachte" (S. 95), und Jules verbirgt sich in seinen Krisen. In einem Gespräch mit Jim gesteht Kathe, sich schon mit drei Liebhabern eingelassen zu haben, mit einem aus Protest gegen die Ehe, um mit Jules quitt zu sein, weil er sie nicht gegen seine sie beleidigende Mutter verteidigt hatte. Für sie ist Jules kein Ehemann mehr, nur noch Freund, und sie will ihre Freiheit wieder. Sie beginnt eine tiefgehende Liaison mit Jim, die Jules bemerkt, und gegen die er sich nicht stellt. Kathe kommentiert ihr Verhalten:

> Man muß [...] immer wieder von vorn anfangen und die Spielregeln des Lebens neu entdecken, alle Risiken auf sich nehmen und für alles bezahlen.

Darauf hat sie schon zuvor hingewiesen (S. 94):

> Gelegentlich verkündete sie, die Welt sei reich und man müsse hier und da ein wenig schummeln, um zu seinem Recht zu kommen; sie bat dann den lieben Gott im voraus um Vergebung und war sicher, daß sie ihr gewährt würde.

Die Beziehung zu Jim verliert allerdings bald ihren Glanz und ist geprägt von Streitigkeiten (Stefan Zweig in „Triumph und Tragik des Erasmus von Rotterdam": „Es ist der Sinn aller Leidenschaften, dass sie einmal ermüden"). Kathe durchlebt mehrere Konflikte, die sich auf verschiedenen Ebenen abspielen. Ihr gelegentlich egozentrisches Verhalten, dessen Spielregeln sie ausschließlich selbst bestimmt, verträgt sich nicht mit ihrem Bedürfnis nach Ausgeglichenheit, Fürsorge und Sicherheit. Damit verbunden ist die bekannte Konfliktstruktur (Appetenz-Appetenz), wonach die Annäherung an eine attraktive Person eine Distanzerfahrung zu einer anderen, ebenso anziehenden, mit sich bringt, sodass häufigere Abwechslung aus dem Dilemma heraushelfen soll. Bekommt sie den einen Freund, fehlt ihr der andere. Kathe setzt eine Variante ein, bei der eine aktuelle Meinungsverschiedenheit mit einem der Freunde, dazu herhalten muss, sich einem neuen Liebhaber (Harold oder Albert oder Paul) zuzuwenden. Das Glück des anderen will sie auch für sich haben, und es auskosten. Jedoch kann auch sie die Harmonie, die Befriedigung und das Liebesgefühl nicht erzwingen. Die Beziehung zu Jim bekommt Risse, wird kritisch (S. 139):

> Auf ihrem Gesicht malten sich Zweifel, ihr Ausdruck wurde furchterregend. Das archaische Lächeln verzog sich zu schneidender Schärfe. In solchen Augenblicken schien es Jules, als werde Kathe von einer Krankheit heimgesucht, einer heiligen Krankheit, einem „Erdbeben der Seele", gefährlich für sich selbst und andere.

Ihre Versuche, ihre eignen Ansprüche auszuleben, schlagen letztendlich fehl, da sie die Wünsche und Belange des Partners dabei nicht ausreichend berücksichtigt. Auch ihre Bemühungen, ausgleichende Vergeltung zu üben, wenn sie sich betrogen oder nicht gewürdigt fühlt, bringen ihr nur eine verstärkte innere Auseinandersetzung, denn sie muss sich selbst die Vergeblichkeit einer daraus zu gewinnenden Befriedigung eingestehen.

Der Wunsch, mit Jim ein Kind zu haben, bleibt unerfüllt und treibt die Krise auf den Höhepunkt (S. 157):

> Zu guter Letzt erklärte Kathe, sie fühle sich verhöhnt und habe nur noch das eine Bedürfnis, möglichst schnell zu dem zärtlichen und großzügigen Jules heimzukehren.

Jim ist es recht, dass sie zu Jules zurückkehrt, der sich aus dem Spannungsfeld als Akteur zurückgezogen hat und nun nur noch Beobachter ist. Haben Kathe und Jim ihre hochmütige, beide nicht zufriedenstellende Phase des Zusammenlebens teuer bezahlen müssen und ihre Vergeltungsmaßnahmen jetzt beendet, ist der Wirbelsturm („Le Tourbillon", das Themenlied des Films) nun vorüber? Ganz und gar nicht, denn hinter den glücklichen Tagen lauert bei Kathe die nicht zu entkräftende Ahnung, Jim könne sich wieder Gilberte zuwenden, seiner langjährigen Freundin und Geliebten, die er immer wieder aufsucht, weil sie für ihn den ruhenden Gegenpol zu Kathe bildet. Und Jim spürt immer mehr Gleichgültigkeit gegenüber den Provokationen von Kathe.

Als Jim dann Kathe seine Absicht offenbart, dass er Gilberte heiraten und Kinder mit ihr haben möchte, wird aus der konfliktbeschwerten Beziehung eine Gegnerschaft, die in einer Tragödie endet.

Die Beziehung von Kathe und Jim dient beiden eher zur Selbststärkung als zur Bildung einer befriedigenden Verbindung. Besonders Kathe geht es nicht um die Bemühung einer Balance von Autonomie und der Stärkung der Gemeinsamkeit, sondern um die immer wieder neu zu erfahrende Bestätigung, begehrt zu werden. Dabei gerät sie immer tiefer in eine Konfliktdynamik hinein, deren Kraft sie nicht bändigen kann. Wird ihr Hunger nach Anerkennung, Bestätigung, Würdigung und Liebe gestillt, dann trägt die Sättigung schon den Keim des nächsten Hungers in sich. Hat der Partner ihre Wünsche erfüllt, dann scheitert der Versuch, das Erreichte zu konservieren, an der Begierde nach mehr und neuen Belegen ihrer Einzigartigkeit. Darin eingeschlossen ist ihre perfide Ansicht, dass die Erfüllung ihrer Wünsche und Bedürfnisse durch ihren Partner lediglich ein Zeugnis seiner Schwäche ist, die sie verachtet. Verhält er sich durch Kontakte zu anderen Frauen genauso wie sie, dann muss eine ausgleichende Vergeltung her. Doch das Spiel, miteinander quitt zu sein, kann nicht gewonnen werden, und das zeitweilige Bestreben nach beständigem Glück kann kein Ziel finden, weil die Ausbeutung des anderen sich letztlich selbst erschöpft. Zum Schluß geht Kathe ins Extrem. Sie ist derart anmaßend, dass sie über das Leben und den Tod von Jim bestimmt. Möglicherweise drückt sich darin eine selbstbezogenen Angst aus, sonst ganz allein aus dem Leben scheiden zu müssen. Die Einsicht in die Aussichtslosigkeit wirkliche Befriedigung erlangen zu können und die Entdeckung des Selbstbetrugs, führen in die Tragödie.

> Jules würde nie mehr die Angst spüren, die ihn verfolgt hatte, seit er Kathe zum erstenmal begegnet war: zuerst die Angst, sie könne ihn betrügen, dann die Angst, sie würde sterben – denn nun war all das geschehen (S. 243).

Die literarischen Beispiele dokumentieren nicht nur Teile der von der akademischen Psychologie aufgestellten Konfliktmodelle, sondern sie veranschaulichen darüber hinaus – für das Verständnis der eigenen Seele sehr bedeutungsvoll – die Wirkung aufkommender oder bestehender Konflikte auf viele vernetzte Lebensvorgänge der Protagonisten. In einigen Fällen werden die handelnden Personen in Konflikte gezwungen (z. B. Arbeitsplatzverlust und seine Folgen), in andere begeben sie sich selbst hinein (z. B. Erzeugung von Diskrepanzen zwischen Wunscherfüllung und Wirklichkeit). Die literarischen Werke vermitteln die Einsicht, dass viele Konflikte, gemäß autopoietischer Annahmen, sich selbst nähren (z. B. Vortäuschung falscher Tatsachen über das Arbeitsverhältnis) und dass auch externe Faktoren gehörigen Einfluss nehmen können (z. B. fehlendes Verständnis für die Situation des Mitarbeiters). Hervorzuheben ist auch die Einflechtung zahlreicher konfliktbegleitender Prozesse wie beispielsweise: Kränkungen, Rückzug und innere Emigration (Willy Loman, Jules), Ruin des Lebensplans (Kathe), Kontrollverlust (Kathe), Enttäuschungen (Sohn Biff, Jules), Selbstbetrug (Willy Loman, Kathe), Krisen mit Suizidgefahr bzw. -vollzug (Willy Loman, Kathe), diffuse Andeutungen, was demnächst passieren wird (Sohn Biff), Rückfall in alte Verhaltensmuster (Jules, Jim), emotionale Ausbrüche (Willy Loman, Kathe), „Erdbeben der Seele" (Kathe) und Entwicklung einer Gegnerschaft (Kathe versus Jim). Das sind markante Beispiele, die uns vor Augen führen, wie Konflikte entstehen, wie und warum sie sich verschärfen, welche widrigen Begleiterscheinungen sie haben und welche zum Teil weitreichenden Folgen sie nach sich ziehen. Für das Verständnis von psychischen Abläufen der eigenen Seele in ähnlich konfliktbesetzten Lebenssituationen sind derartige belletristische Paradigmen sehr wertvoll, weil sie die einzelnen Entwicklungsschritte, die Ausweitungen, die Vernetzungen, die Problemankopplungen, die Wirkungsmechanismen und nicht zuletzt auch die Folgeerscheinungen von Konflikten minutiös, leicht nachvollziehbar und eindrucksvoll beschreiben, sodass eine Übertragung auf die eigene Person ohne weiteres gelingen kann. Die akademische Psychologie bemüht sich zunehmend in einigen Lehrbüchern durch Darstellung von Fallbeispielen ebenfalls um mehr Anschaulichkeit, ohne jedoch die durch die belletristische Lektüre sprachlich-kreativ vermittelte Vorstellung erreichen zu können.

6.4   Angst und Depression

Die Angst, die so bedrängende Äußerung der Seele, ist nicht einfach zu verstehen. Schon die Entstehung ist auf vielfältige Art möglich, beispielsweise plötzlich und ohne erkennbaren Bezug zu einem konkreten Auslöser. Die physiologischen Abläufe sind insofern nicht spezifisch als sie auch bei anderen Lebensprozessen (z. B. körperlichen Anstrengungen) recht ähnlich auftreten. An reale Ängste, die andauern (z. B. während eines Krieges), kann man sich unter Umständen allmählich gewöhnen, an krankhafte nicht. Die möglichen und realisierbaren Bewältigungsformen bilden ein breites Spektrum und tangieren oft mehrere bio-psycho-soziale Prozessebenen. Zudem kommen noch Vermischungen oder Erweiterungen in Form von anderen Störungen oder Erkrankungen wie beispielsweise Depressionen hinzu. Letztlich ist die Angst zwar ein sehr unangenehmes Gefühl, jedoch sind die Folgen nicht nur negativ

(z. B. Unfähigkeit, gewohnte Verhaltensweisen auszuführen) sondern können als Antrieb zu Höchstleistungen führen (z. B. Angst vor Versagen motiviert zu extremen Anstrengungen). Angst ist in bestimmten Situationen (z. B. Kräftemobilisation bei drohendem Ertrinken) die lebensrettende treibende Kraft und hat eine unverzichtbare Schutzfunktion bei Gefährdungen (z. B. Hilfeersuchen zur Beaufsichtigung der Kinder bei eigener Abwesenheit). Außerdem mündet die Überwindung von Angst in positiven Gefühlen und Bewertungen.

Eine fundamentale philosophisch-theologische Auseinandersetzung mit dem Begriff Angst, hat Sören Kierkegaard 1844 mit seinem Werk *Der Begriff Angst* (deutsche Ausgabe: 1992, Reprint 2016) vorgelegt, durch das ein breites Verständnis für eine schwierige Thematik zu erlangen ist. Er stellt darin Zusammenhänge zwischen Erbsünde, Schuld, Freiheit der Möglichkeiten, Reue, Glauben und der Angst her, sodass sich eine außerordentlich erkenntnisreiche Abhandlung über den Begriff Angst ergibt. Hier kann nur durch einige Zitate angedeutet werden, mit welchen Argumentationen und Gedanken Kierkegaard (1992) die Angstthematik ausführt (S. 72):

Man kann die Angst mit einem Schwindel vergleichen. Wer in eine gähnende Tiefe hinunterschauen muß, dem wird schwindlig. Doch was ist die Ursache dafür? Es ist in gleicher Weise sein Auge wie der Abgrund – denn was wäre, wenn er nicht hinuntergestarrt hätte? Demgemäß ist die Angst jener Schwindel der Freiheit, der aufkommt, wenn der Geist die Synthese setzen will und die Freiheit nun hinunter in ihre eigenen Möglichkeiten schaut und dann die Endlichkeit ergreift, um sich daran zu halten. In diesen Schwindel sinkt die Freiheit nieder. Weiter kann die Psychologie nicht kommen, und sie will es auch nicht.

Von der schrecklichen Kraft der Angst kann nur der Glaube Erlösung bringen (S. 182):

Die Angst ist die Möglichkeit der Freiheit, und nur diese Angst ist durch den Glauben absolut bildend, indem sie alle Endlichkeit verzehrt und deren sämtliche Täuschungen aufdeckt. Und kein Großinquisitor hat so entsetzliche Folterinstrumente in Bereitschaft wie die Angst, und kein Spion weiß den Verdächtigen gerade in dem Moment, da er am schwächsten ist, so listig anzugreifen oder die Schlinge, in der er sich fangen soll, so bestrickend auszulegen, wie es die Angst vermag, und kein scharfsinniger Richter versteht auf solche Art zu examinieren, ja den Angeklagten zu examinieren, wie die Angst, die ihn niemals freigibt, nicht in der Zerstreuung, nicht im Spektakel, nicht bei der Arbeit, nicht bei Tage, nicht in der Nacht.

Die Wirkung des Glaubens beschreibt Kierkegaard wie folgt (S. 183):

> Unter Glauben verstehe ich hier [...] die innere Gewißheit, welche die
> Unendlichkeit vorwegnimmt. Werden die Entdeckungen der Möglichkeit
> redlich verwaltet, dann wird die Möglichkeit alle Endlichkeiten entdecken,
> jedoch in Gestalt der Unendlichkeit idealisieren, sie wird das Individuum in der
> Angst überwältigen, bis das Individuum sie wiederum in der Antizipation des
> Glaubens besiegt.

Kierkegaard erkennt, dass Lernprozesse notwendig sind (und bezieht sich auf
das „Märchen von einem, der auszog, das Fürchten zu lernen" der Brüder
Grimm) und dass jeder Mensch von der Angst betroffen ist. Behauptet
jemand von sich das Gegenteil, dem entgegnet er: Gibt jemand vor, „daß er
sich niemals geängstigt hat, dann will ich ihn mit Freuden in meine Erklärung
einweihen: Dies beruht darauf, daß er sehr geistlos ist" (S. 184).

Die akademische Psychologie hat entsprechend dem Verbreitungsgrad, den
unterschiedlichen Erscheinungsformen der Angst und ihren Konsequenzen
eine enorme Forschungstätigkeit, Konzept- und Modellbildung, diagnostische Differenzierung und Entwicklung tragfähiger Therapieangebote vor-
zuweisen (Übersichten bei: Dengler und Selbmann 2000; Bandelow 2006;
Krohne 2010; Flöttmann 2015). Jedoch sind einige Felder noch unvollständig bearbeitet (z. B. Genetik) und weitergehende Integrationen und mehr
interdisziplinäre Zusammenfassungen und Übersichten zum Forschungsstand
(Metaanalysen) wären verständnisfördernd. Die begrifflichen und diagnostischen Differenzierungen (z. B. state anxiety = akuter Angstzustand vs. trait
anxiety = überdauernde Angst) sind soweit fortgeschritten und werden bei
Bedarf sachkompetent angepasst, dass damit verlässliche Arbeitsgrundlagen
geschaffen sind; vgl. jeweils aktuelle Ausgaben: Diagnostic and Statistical
Manuel of Mental Disorders (DSM) oder Internationale Klassifikation psychischer Störungen (International Classification of Diseases, ICD).

Angst kann als Überbegriff der differenzierteren Beschreibungen und diagnostischen Abgrenzungen verschiedener zugehöriger Störungsbilder und
psychiatrischer Erkrankungen angesehen werden und lässt sich mit Bergius
und Caspar (2013) definieren als „ein mit Beengung, Erregung, Verzweiflung
verknüpftes Lebensgefühl, dessen besonderes Kennzeichen die Aufhebung
der willensmäßigen und verstandesmäßigen ‚Steuerung' der Persönlichkeit
ist" (S. 148). Angst lässt sich unterscheiden von der konkreten gegen-
stands- oder ereignisbezogenen Furcht (z. B. Furcht vor großen Hunden,
vor zu erwartendem Tadel), wobei Letztere fast immer zur Abschätzung der
erforderlichen und erreichbaren Ressourcen zur Abwendung der erwarteten Bedrohung führt. Psychologen haben im Laufe der Zeit erkannt, dass

eine klare, verständliche, angemessene Beschreibung, Klassifikation und Differenzierung psychischer Phänomene auch zur Vermeidung stigmatisierender Bewertungen oder missverständlicher Zuordnungen der ihnen anvertrauten Personen (Hilfesuchende, Klienten, Patienten) notwendig ist (zur Diskussion: Fiedler und Herpertz 2016). Insofern erachten sie den Terminus „psychische Krankheit" (mit unklaren Grenzsetzungen) oft nicht unbedingt als zutreffend, weil er eine bestimmte Intensität des psychischen Prozesses einschließt oder suggeriert und daher zur Kennzeichnung weniger geeignet ist als der Begriff „Störung", wie er beispielsweise von Wittchen et al. (1998), Wittchen und Hoyer (2011), Fiedler und Herpertz (2016) sowie Wagner et al. (2016) bevorzugt und in den erwähnten Klassifikationssystemen (DSM, ICD) verwendet wird. Für die Einschätzung, dass eine Störung im Erleben und Verhalten vorliegt, sind zwei Kriterien entscheidend: Leidensdruck und anhaltende Beeinträchtigung bestimmter persönlicher Lebensvorgänge und sozialer Beziehungen (Krisenentwicklung).

Im Bereich der Ängste erweist es sich in der Regel bei individuellen Diagnosen als schwierig, sehr trennscharfe Kriterien zu erreichen. Dafür gibt es mehrere Gründe. Bei Ängsten treten starke körperliche Veränderungen wie Herzrasen, Schweißausbrüche, Atemnot, Muskelverspannungen auf. Die Veränderungen werden von den Betroffenen registriert und als organische Symptome eingeschätzt, die von Medizinern abgeklärt werden müssten. Ergeben die Untersuchungen keine medizinische Befundlage als Erklärung für die Beschwerden, dann wird häufig entweder auf allgemeine Zustandsbilder (z. B. Reizbarkeit, vegetative Dystonie) oder auf die Möglichkeit psychischer Störungen hingewiesen. Viele Menschen reagieren schon bei Andeutungen seelischer Gründe erstaunt, irritiert, widerstrebend, weil sie der Meinung sind, psychologische Faktoren könnten in ihrem Fall gar nicht gegeben sein. Die seien inakzeptabel und müssten gar nicht erst weiter in Betracht gezogen werden, denn sie selbst seien noch klar im Kopf, nicht verrückt, weder irre noch stressanfällig und hätten auch noch nie psychologische Hilfen in Anspruch nehmen müssen. Die Bedenken, Vorurteile und ablehnende Haltungen der Patienten sind ohne fachkompetente, erklärende und vorbereitende Bemühungen kaum soweit wirksam zu entkräften, dass zielführende psychologische Untersuchungen stattfinden könnten.

Die für gezielte therapeutische Maßnahmen wichtige – auf Merkmale oder Symptome bezogene – Unterscheidungen der Angststörungen sind auch deshalb schwer zu ermitteln, weil die körperlichen Prozesse bei Ängsten sehr ähnlich sind, sich miteinander vermischen können und trotz ihrer Vielfalt meistens keine differenzierenden Profile liefern, am ehesten noch durch Intensitätsunterschiede oder – in jüngster Zeit verstärkt erforscht

– neurobiologische Prozesse. Herzklopfen, Atemnot, Verspannungen, Blutdrucksteigerung, Schwindel, Übelkeit, Zittern, Schmerzen im Brustkorb sowie Wechsel von heißem und kalten Schweiß sind sehr häufige körperliche Begleitanzeichen der Angst, die jedoch allein kaum genügen, um tragfähige differenzielle Zuordnungen der Angststörungen zu ermöglichen. Bei Mitwirkung psychischer Angstsymptome wie Unruhe, Nervosität, Reizbarkeit, Überbelastung, Gedankenkreisen, schreckende Einbildungen, Bedrohungen und aufkommenden Gefahren ausgesetzt zu sein, Sorgen, Ungeduld, Überempfindlichkeit, Konzentrationsstörungen, Verzweiflung, Mutlosigkeit, Empfinden, nicht mehr die eigene Person, sich selbst also fremd zu sein (Depersonalisation) oder Kontrollverlust gelingt das schon eher, wenn auch noch nicht mit hinreichender Trennschärfe. Unter Einbezug anderer Faktoren wie genetische Disposition, Kindheitserlebnisse, Lebenskrisen, sozioökonomischer Status, gegenwärtige berufliche und familiäre Anforderungen, verschiedene Auslöser (Trigger) etc. lassen sich aber in der diagnostischen und therapeutischen Praxis akzeptable Klassifikationen der bedeutendsten Angststörungen vornehmen und ihre Verläufe weitgehend prognostizieren.

Wichtige Unterscheidungsmerkmale sind den angstauslösenden Faktoren zu entnehmen, ob bedrohliche oder gefährliche Situationen, die bei fast allen Menschen Ängste hervorrufen würden, vorliegen oder nicht. Die im letzteren Fall also ohne ersichtlichen Grund häufig und mit hoher Intensität eintreten. Andere Perspektiven richten sich auf den Umstand, ob Ängste durch bevorstehende soziale Kontakte ausgelöst werden, insbesondere dann, wenn damit persönliche Beurteilungen durch andere Personen und die daraus folgenden Konsequenzen (z. B. Examensergebnisse, Erhalt von Beziehungen) verbunden sind. Angststörungen können auch mit Erinnerungen an eigene, sehr belastende, traumatische Erlebnisse (z. B. Unfälle, Brände, sexueller Missbrauch), die sich immer wieder aufdrängen (Posttraumatische Belastungsstörung), verbunden sein. Die auf der Symptomebene erfolgenden Diagnosen haben zu berücksichtigen, ob die erkennbaren Angstanzeichen noch mit anderen psychischen Störungen zusammenhängen, so wie es bei Zwangsstörungen, Depressionen, sexuellen Störungen und Vorstellungen über das vermeintliche Entstehen schwerer Krankheiten (Hypochondrie) häufig zu beobachten ist. Auch Einflüsse von Drogen (z. B. Alkoholabusus) sind in Rechnung zu stellen. Letztlich sind Frequenz und Intensität, wie sie bei Panikattacken (plötzlich, intensiv, unkontrolliert auftretend) eine Rolle spielen, differenzierende Marker.

Drei sehr häufig vorkommende Angstformen mit den zugehörigen Störungsbildern sollen kurz skizziert werden:

1. Die *generalisierte Angststörung (GAS)* ist gekennzeichnet durch die Verflechtung u. a. folgender Merkmale: Ängste treten ungebunden auf, d. h. ohne spezifische Reizauslösung, man hat Angst, weiß aber nicht warum und wovor. Es bestehen ständig Sorgen und Stress, Unsicherheit und Ruhelosigkeit, man ist andauernd „under fire", ermüdet jedoch schnell. Konzentrations- und Schlafstörungen sind ebenso typisch wie das Empfinden, keine oder nicht hinreichende Kontrolle mehr zu haben. Die generalisierte Angststörung wird nach DSM und ICD dann diagnostiziert, wenn während eines halben Jahres die Tage überwiegend angstbesetzt sind. Obwohl die Forschungslage noch dürftig und teilweise widersprüchlich ist, werden genetische, neurologische und endokrinologische Faktoren für die Entstehung der Ängste in Betracht gezogen. Möglicherweise liegt auch ein Aufschaukelprozess vor, bei dem Wechselwirkungen von körperlichen Veränderungen (z. B. Herzklopfen, Schwindel, Schwitzen, Zittern, Atemnot) mit psychischen Prozessen (z. B. immer wieder auftretende Sorgen um sich selbst und andere, Umbewertung unbedenklicher Situationen als gefährlich, häufige Phasen von Erwartungsangst als Angst vor der Angst) wie bei einem Teufelskreis zu immer weiterer Angststeigerung führen. Der sorgenvolle Gedanke an eine bevorstehende längere Autofahrt führt zum Schwitzen und zu etwas beschleunigter Atmung. Diese körperlichen Veränderungen werden fehlgedeutet und als sichere Anzeichen für einen sich wieder einstellenden Angstanfall interpretiert, sodass die Angst vor der Angst die körperlichen Reaktionen verstärkt, die dann die Angst noch weiter steigen lassen.
2. Die Bezeichnung *Phobie* ist ein Sammelbegriff für eine eigentlich unbegründete, übersteigerte Furcht vor Objekten, Ereignissen oder sozialen Situationen, die „harmlos" sind und gewöhnlich keine heftige psychische und körperliche Reaktion auslösen. Die Betroffenen zeigen aber bei der Konfrontation fast panische Verhaltensweisen sowie deutliche körperliche Angstsymptome und versuchen alles, um die Begegnung strikt zu vermeiden. Sie können die irrationale Überzeugung, einer auf sie zukommenden Bedrohung und Gefahr ausgesetzt zu sein, nicht überwinden, sie fühlen sich der eigenen Seele ausgeliefert. Da die Phobien dauerhaft sind, entwickeln sich Beeinträchtigungen sowie erhebliche Probleme im privaten und beruflichen Bereichen sowie Verzicht auf Unternehmungen, bei

denen sich die befürchteten Konfrontationen ergeben könnten. Aufgrund der hohen Anzahl möglicher Auslöser ist die Zahl der bisher benannten Phobien recht groß (ca. 60 im *Dorsch-Lexikon der Psychologie*, Wirtz 2013), wobei Prüfungsangst (soziale Phobie des Bewertungsbereiches), Platzangst (Agoraphobie), Angst vor beengenden oder geschlossenen Räumen (Klaustrophobie) und Angst vor Spinnen (Arachnophobie) zu den bekanntesten zählen. Für die Diagnostik und die nachfolgende Therapie ist es von Bedeutung herauszufinden, ob eine Zuordnung der Angststörung zur Kategorie der sozialen Phobie angemessen ist, weil sie hauptsächlich in der übertriebenen Angst vor negativer Bewertung durch andere Personen besteht. Damit lässt sich auch die enorme Einwirkung der sozialen Phobie auf viele Lebensvorgänge begründen, denn den Einschätzungen und Beurteilungen durch andere auf vielen Ebenen (z. B. Aussehen, Leistung, Kompetenzbereiche, Ansichten) kann sich niemand entziehen. Schüchternheit, Angst davor, allein bleiben zu müssen, bei der Bindung an einen Partner zu versagen, zurückgewiesen zu werden oder Herabsetzungen erdulden zu müssen, Prüfungen trotz intensiver Vorbereitung nicht zu bestehen, bei Kontakten mit anderen Menschen ansteckende Krankheiten übertragen zu bekommen – das sind bekannte Formen der sozialen Phobie, die oft mit anderen psychischen Störungen (z. B. Depression) gekoppelt sind. Um sich solchen als sehr unangenehm bis bedrohlich empfundenen Situationen nicht stellen zu müssen, wenden die Betroffenen sehr variantenreiche Vermeidungsstrategien an, wodurch sie sich oft selbst von Chancen, Freundschaften, Erfolgen, Reisen etc. aussperren.

3. Von einer *Panikstörung* wird die *Panikattacke* als phasisch anfallendes, sehr intensives Angsterlebnis unterschieden, bei dem mehrere Symptome wie Schwitzen, Herzklopfen, Zittern, Beklemmungsgefühle, Atemnot oder Hyperventilation, Schwindel, Angst vor Kontrollverlust oder dem Sterben auftreten. Eine Panikstörung liegt vor, wenn die Panikattacken plötzlich, unvermittelt und wiederholt auftreten, von erheblichen Sorgen um die zukünftige Gesundheit (körperlich und geistig) begleitet werden und anfallsbezogene Verhaltensänderungen (z. B. wirr, unverhältnismäßig und gedankenlos reagieren) nach sich ziehen. Panikstörungen treten auch im Verbund mit anderen psychischen Störungen auf (Komorbidität), besonders bei Agoraphobie, Depression und generalisierter Angststörung. Insgesamt verhindern die Erwartung vor dem Panikanfall und die Panikattacken selbst ein ungestörtes Leben und eine Zukunft, die nicht angstbesetzt ist. Insofern haben diese psychischen Störungen erhebliche Wirkungen auf das Alltagsleben und können zu selbst gewählter Isolierung und Lebensverdruss führen.

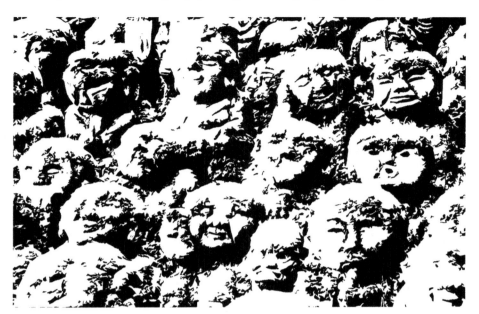

Schwarz-Weiß-Version einer Arbeit von Franz J. Geider (Silikontintendruck) von 2017

Für das Verständnis der eigenen Seele sind im Zusammenhang mit psychischen Störungen vor allem zwei Fragen vordringlich zu beantworten: Wie entstehen die als so unangenehm und bedrängend erlebten Ängste, die man selbst kaum oder gar nicht kontrollieren kann? Welche Behandlungsmethoden können wirklich Abhilfe schaffen? Es gibt nicht nur einen Grund, sondern mehrere Faktoren wirken zusammen und führen dazu, dass sich Angststörungen entwickeln. Dazu gehören sehr starke Belastungen (Distress), neuartige Herausforderungen, Überforderung, erlittenes Versagen, bereits erlebte angst- oder furchtauslösende Ereignisse, Fehldeutungen von Gegebenheiten als bedrohlich oder ängstigend, genetische Gründe, neurologische Prozesse ebenso wie erlernte Hilflosigkeit. Entscheidend sind – woran die systemtheoretische Denkweise appelliert – Anzahl und Art der Interaktionen multipler Faktorenkonstellationen auf verschiedenen Betrachtungsebenen und an Hand mehrerer vergleichbarer Zeitintervalle.

Mit Recht kritisiert Bandelow (2006) monokausale Modell- oder Theoriekonzeptionen, beispielsweise die lange Zeit als unumstößlich geltende Ansicht, der Erziehung (insbesondere in der Zeit der frühen Kindheit) müsste der größte Einfluss bei der Entstehung von Angststörungen eingeräumt werden. Mit eigenen Untersuchungen und seinem Forschungsteam kommt Bandelow (2006) zu dem Ergebnis (S. 132 f.):

Nichtsdestotrotz muss man festhalten, dass die unglaublich weit verbreitete Ansicht, dass belastende Ereignisse in den ersten fünf bis sechs Lebensjahren wichtiger sind als spätere Schädigungen, in den Bereich der Gerüchteküche gehört, zumindest, was Angstpatienten angeht.

Und an anderer Stelle (S. 140 f.):

Nur mit Hilfe komplizierter Computerberechnungen ist man heute in der Lage, solche vereinfachenden Zusammenhänge als fehlerhaft zu identifizieren. Diese Fehler haben aber Generationen von Psychologen und Psychiatern jahrzehntelang gemacht: Durch die isolierte Betrachtungsweise des Faktors „Erziehung" haben sie vor der Welt, aber auch vor sich selbst die Illusion aufgebaut, dass eine fehlgeleitete Erziehung an der Entstehung der Angsterkrankung ursächlich beteiligt sei. Durch diesen Irrtum wurden Generationen von Müttern mit massiver Schuld belegt.

Allerdings wäre zu beachten, dass statistische Analysen zwar hilfreich sein können, jedoch keinen Krönungsweg darstellen, denn auch sie unterliegen bestimmten Einschränkungen und Widrigkeiten (vgl. Abschn. 3.2.1; Untersuchungsplan, Geltungsbereich), methodologischen Erfordernissen (z. B. Auswahl und Umfang der Datenstichproben) und vor allem dem zu erbringendem Nachweis der Vereinbarkeit von untersuchtem Phänomen und verwendeter Methode.

Eckart war über die kritischen Einlassungen von Bandelow erfreut und meinte darauf verweisen zu müssen, dass ein grundlegendes und hinreichendes Verständnis der eigenen Seele nur möglich sei, wenn auch der Mut zum Durchdenken und Hinterfragen kontroverser Ansichten und Erklärungsansätzen gegeben wäre. Andernfalls sei die unkritische Übernahme genau derjenigen Auffassungen sehr wahrscheinlich, die sich durch Plausibilität, Vereinfachung und weit gefächerten Deutungsbereichen hervortun wollen. Methodik und Statistik gehörten sicher nicht dazu, würden aber oft missverstanden, fehlinterpretiert und in ihrer Aussagegültigkeit kaum hinterfragt. Kira nickte beifällig und verwies noch einmal darauf, dass zahlenmäßige Daten und Berechnungen nicht die Wahrheit gepachtet hätten, sondern nur als Wahrscheinlichkeiten mit zugehörigen Gegenwahrscheinlichkeiten gesehen werden sollten, und dass sie überhaupt für den Untersuchungsinhalt- und das Forschungsziel angemessen sein müssten. Grundkenntnisse, wie sie Gigerenzer immer wieder fordert, seien dafür notwendig – denn die Seele würde sich ihre Geheimnisse nicht so leicht entlocken lassen. Eigentlich schade, dachte ich.

Um die möglichen Behandlungsformen von Ängsten wirklich angemessen einschätzen, durchdenken und kritisch einordnen zu können, bedarf es Kenntnissen aus der einschlägigen Fachliteratur (Bandelow 2006; Hautzinger 2011; Wittchen und Hoyer 2011; Linden und Hautzinger 2015; Wagner et al. 2016) oder spezifischen Ratgebern (z. B. Hoyer 2010). Hier können nur erste Anregungen und allgemeine Hinweise gegeben werden. Die psychotherapeutischen Verfahren zur Behandlung von Angststörungen sind aus zwei – weitgehend konträr zueinander stehenden – Theoriekonzeptionen herzuleiten: Psychoanalyse und Lerntheorien.

Die psychoanalytisch orientierte Therapie postuliert den Einfluss (oft ursächlich verstanden), den konflikthafte Prozesse in der frühen Kindheit auf die Lebensvorgänge im Erwachsenenalter haben, sodass damit verbundene Ängste durch analytische Psychotherapiemethoden zu behandeln wären. Wie das Bandelow-Team durch eigene Forschung, Praxis und Zusammenstellungen aus der Fachliteratur von Bewährungs- und Erfolgsberichten psychoanalytisch ausgerichteter Therapien herausfand, sind die Erfolgsaussichten bei diesen Psychotherapieformen nicht gerade ermutigend und aufgrund fehlender Vergleichsstudien mit akzeptabler Forschungsmethodik auch nicht hinreichend zu bewerten. Bandelow (2006, S. 264) kommt zu dem Schluss:

> Solange es keine Nachweise für eine spezifische Wirkung der Psychoanalyse gibt, können wir nicht wissen, ob die Bearbeitung kindlicher Traumata die Erkrankung bessert, gleichlässt oder sogar verschlechtert. Selbst wenn man eine Mitverursachung der Angsterkrankung durch ein traumatisches Kindheitserlebnis als sehr wahrscheinlich annimmt, so muss das nicht heißen, dass man diese Erkenntnis überhaupt dazu verwenden kann, um die Erkrankung zu heilen. Die *Analyse* einer seelischen Störung ist eben nicht das Gleiche wie die *Heilung*.

Die Verhaltenstherapien interpretieren psychische Erkrankungen als gelernte Verhaltensweisen, die sich negativ auswirken, Leiden hervorbringen und die deshalb nach lerntheoretischen Prinzipien auszulöschen bzw. zu korrigieren sind (Hagena und Gebauer 2014). Die klassischen Konditionierungsmethoden (vgl. Abschn. 2.4) werden durch kognitive Ansätze erweitert, sodass nicht nur komplexere Verhaltensänderungen – unter Einschluss mentaler Prozesse – therapeutisch angegangen werden können (Einsle 2015), sondern auch Verbesserungen bezüglich der theoretischen Grundlagen zu verzeichnen sind (Beck et al. 1985). Dokumentationen zur Wirksamkeit der Verhaltenstherapie bei verschiedenen psychischen Störungen weisen sie als erfolgreich und in mehreren Vergleichsstudien gegenüber anderen Behandlungsmethoden überlegen aus (Grawe 1992; Hautzinger 2011).

Die Grundidee ist einfach. Erworbene Defizite oder schädigende Verhaltensweisen, die erlernt wurden, können durch kontrollierte Lernvorgänge ausgeglichen, verlernt oder positiv umgepolt werden. Bei Angststörungen soll die Therapie dazu führen, dass die inakzeptablen, leidigen Verhaltensweisen nicht mehr auftreten. Durch die kognitive Perspektive der Intervention (Hautzinger und Pössel 2017) werden Verbindungen von mentalen Prozessen wie Denken,

Beurteilen, Zuschreiben, Problemlösen zu korrespondierenden emotionalen Vorgängen hergestellt, um Fehleinschätzungen, Bedeutungsirrtümer, verzerrende Denkstile (z. B. unzulässige Verallgemeinerungen), Ich-Bezogenheit, unhaltbare Bewertungen, starres Anklammern an fehlgeleitete Überzeugungen aufzuzeigen und therapeutisch angehen zu können. Dabei werden die Patienten dazu angehalten, durch Selbstkontrolle, Selbstinstruktion, Selbstregulation und Bewältigungstrainings Veränderungen der bisherigen kognitiven und auch emotionalen Prozesse herbeizuführen und beizubehalten.

Wer sich mit einem Fachmann für Angststörungen unterhält, wird mit großer Wahrscheinlichkeit zu hören bekommen, er solle keine Maßnahmen ergreifen, um die Angst zu vermeiden oder zu versuchen, ihr durch Umwege zu entgehen, weil sich dann die Angst davor, dass die Angst doch auftritt (Erwartungsangst), steigert, sodass sich die Angstprozesse verfestigen und man zum Gefangenen der eigenen Angst wird. Bandelow gibt deshalb folgenden Rat (2006; S. 318):

> Lassen Sie nicht die Angst über Ihr Leben bestimmen, sondern lassen Sie Ihr Leben über die Angst bestimmen.

Das ist zwar vernünftig, aber einmal wieder leichter gesagt als getan. Dies wird bei der Lektüre des so außerordentlich mutigen wie eindrücklichen und ehrlichen Artikels „Wie ich lernte, die Angst zu lieben" (taz.am Wochenende, 13./14. August, 2016; 38. Jg.) der taz-Journalistin Franziska Seyboldt deutlich. Ob man die Angst jedoch gleich so einfach lieben kann oder soll, ist zu bezweifeln. Der Liebe, so wäre anzumerken, sollte mehr Respekt und Differenzierungsvermögen eingeräumt werden, auch wenn die Artikelüberschrift auf die Selbstliebe zielt. Es geht aber nicht hauptsächlich um eine fragwürdige Verwendung eines Wortes (mit dem jedoch Leseraufmerksamkeit zu gewinnen ist) und den damit ausgelösten Bedeutungsspektren, sondern um die präzise (!) Beantwortung von Fragen. Beispielsweise: Welche wissenschaftlichen Erkenntnisse belegen den Sinn und die nachhaltige positive Wirkung solcher Vorhaben, wie die Angst zu lieben? Gilt der Ratschlag für alle Formen der Angst und für alle davon Betroffenen? Welche Kriterien würden einem Patienten zur Verfügung stehen, um über sich selbst sagen zu können, er würde die Angst lieben? Was passiert, wenn es dem Menschen nicht gelingt, seine Angst zu lieben? Charlotte Link (2016b, S. 72) berichtet von ihrer an Krebs erkrankten Schwester, die auf den Rat eines Psychologen, die Krankheit „wie einen Freund zu umarmen", erwidert: „Auf keinen Fall [...] Ich werde den Krebs ganz sicher nicht akzeptieren. Geschweige denn umarmen. Er ist mein Todfeind." Und auf die Rüge, sie solle diesen Begriff doch möglichst nicht aussprechen, entgegnet sie: „Nein?

Wie würden Sie denn jemanden nennen, der Sie mit allen Mitteln umzubringen versucht?"

Der in einem nachfolgenden Interview (S. 20) mit Franziska Seyboldt von Annette Brauch verwendete Hinweis: „… die Verhaltenstherapie sollte den Patienten so gut zum Chef seiner Erkrankung machen, dass er das, was er gelernt hat, selbstständig wieder anwenden kann" hat mehr und bessere Aussagekraft, auch für die Phasen, in denen die Angst sich gelegentlich wieder zurückmeldet und ihr dann nicht ausgewichen sondern der gelernte Umgang entgegengesetzt wird. Der Seyboldt-Artikel dokumentiert in eindringlicher Art und Weise und ohne die eigene Persönlichkeit zu schonen, wie mächtig die generalisierte Angst in die alltäglichen Vorgänge eindringt, was es so schwer macht, sie zu bewältigen (s.a. Seyboldt 2018). Die Betroffenen sind einem Gefühl ausgesetzt, das bedrohlich ist, hilflos macht und sich nicht einfach kontrollieren oder „besänftigen" lässt. Dafür ist professionelle Hilfe erforderlich.

Welche Methoden setzt die Verhaltenstherapie ein? Zunächst einmal muss, wie bei jedem Lernvorgang, eine angemessene körperliche Verfassung gegeben sein. Die im Zuge von Angstepisoden auftretenden körperlichen Begleiterscheinungen sind als Vorbereitung auf Kampf oder Flucht gegenüber Bedrohungen anzusehen. Da sie sehr hohe Erregungsstufen erreichen, sollten sie nach Auffassung einiger Therapeuten auf ein mittleres, vom Patienten weitgehend selbst kontrolliertes Niveau gesenkt werden können. Dafür kämen Verfahren wie Biofeedback (Rief und Birbaumer 2011; s. Abschn. 3.2.3) oder Entspannungstraining (Hainbuch 2015) in Betracht, die vor der eigentlichen psychotherapeutischen Behandlungen eingesetzt werden. Noch immer strittig ist, ob eine langsame, schrittweise, vorstellungsmäßige Annäherung an die angstauslösende Situation erfolgversprechender sei als eine direkte Konfrontation damit. Dabei bleiben beide Strategien in der Anwendung auf solche Patienten beschränkt, die wissen, wovor sie Angst haben.

Mit der „sanften" Methode der systematischen Desensibilisierung (s. Abschn. 3.2.3) wird in drei Phasen versucht, die vorgestellten Angstempfindungen derart zu desensibilisieren, dass der Effekt auch auf reale Situationen und Ereignisse übertragen werden kann. Am Anfang steht ein intensives und wiederholtes Entspannungstraining, dann stellt der Patient eine Rangfolge der erlebten Intensität von Angstauslösern auf, wodurch herausgefunden werden soll, mit welchem der im Verlauf der Therapie immer stärker werdenden, lediglich vorgestellten Angstauslöser begonnen werden kann. Entwickelt sich bei der Vorstellung des bisherigen Auslösers Angst, wird unterbrochen und eine Entspannungsphase eingeschoben. Diese kombinierte

Prozedur von Angstempfinden und Entspannung kann bis zur höchsten Rangstufe fortgesetzt werden.

Etwas anders wird bei der Reizkonfrontation verfahren (Teismann und Margraf 2017). Hier wird der Patient gerade mit der Situation oder dem Ereignis, das ihm die Angst bereitet, *direkt* konfrontiert und er soll – anfangs in Begleitung des Therapeuten – solange in der Situation bleiben, bis sich die Angst deutlich vermindert hat oder abgeklungen ist. Die exponierten Auslöser können in einigen Fällen auch wieder gemäß einer vom Patienten selbst erstellten Rangfolge verwendet werden. Durch das Ausbleiben der befürchteten Folgen bei der Begegnung mit dem Angstauslöser lernt der Patient, dass nichts Unangenehmes, Gefährliches oder Bedrohliches passiert und sich auch die ausgemalten Katastrophen nicht einstellen. Damit ist Vermeidungsverhalten nicht mehr notwendig und der Erwartungsangst ist die Brisanz genommen. Zunächst werden die durch die Exposition ausgelösten heftigen Emotionen wie eine Überflutung (Flooding) erlebt, diese ebbt jedoch allmählich ab. Es ist verständlich, dass die Konfrontationstherapie nur dann ausgeführt werden sollte, wenn ein tragfähiges Vertrauensverhältnis zwischen Therapeut und Patient besteht. Der Therapeut wird dann versuchen, den Patienten zu einem verlässlichen und überdauernden Selbstmanagement anzuleiten, sodass die in der Therapie gewonnenen Einsichten im Alltag Anwendung finden können.

Welche Bedeutung Ängste einnehmen und wie sie das Leben verändern können, davon berichten in ganz unterschiedlichen Facetten sehr viele Werke der belletristischen Literatur. Ein zentrales Thema ist die andauernde Angst, dass ein begangenes Vergehen aufgedeckt werden könnte. Dabei kann es sich z. B. um Unterschlagung, Betrug, Diebstahl, Lüge, Vertuschung oder Verrat handeln.

Stefan Zweig (Ausgabe: 2016) hat in seiner Novelle *Angst* den Ehebruch in Verbindung mit Erpressung als Leitmotiv gewählt. Das Werk lässt sich in einem interpretatorischen Rahmen sozioökonomischer und kultureller Verhältnisse der Zeit um 1900 verstehen. Thematisiert werden die geltenden gesellschaftlichen und ökonomischen Lebensbedingungen der Frau, was für die Fokussierung auf die psychologische Betrachtungsebene aber eher eine untergeordnete Rolle spielt. Die Darstellung der Stufen einer bis nahe an den Suizid gehenden Angstentwicklung lässt durchaus Parallelen zu Freuds Ausführungen zur Angst im Kontext der psychoanalytischen Theoriekonzeption erkennen. Die Abkehr von der Unlust und Hinwendung zur Lust birgt Gefahren, die starke Ängste hervorrufen. Bei Zweig kommt zudem eine Erpresserin hinzu, die durch ihre immer höher geschraubten Forderungen die Ehefrau eines Juristen, Irene Wagner, dazu bringt, sich durch extreme Angstattacken in leidvolle und quälende Episoden zu manövrieren.

Dadurch dass Irene eine Affäre mit einem Pianisten eingegangen ist, hat sie sich erpressbar gemacht.

In einer präzisen, ausdrucksstarken Sprache beschreibt Zweig Irenes Angst vor der Entdeckung des Ehebruchs, wenn sie der Erpresserin nicht gibt, was diese verlangt. Die Angst steigert sich und wächst wie eine ungeheuer schreckliche Gestalt zur Vision. Schon zu Beginn der Affäre hat Irene nach der Begegnung mit dem Geliebten leichte Schuldgefühle, obwohl sie das Abenteuer zuvor ungeduldig ersehnte. Dabei ist es kein leidenschaftliches Verlangen, das Irene zu diesem Mann hinzieht (S. 12):

> Nichts in ihrem Blute hatte eigentlich nach dem seinen verlangt, nichts Sinnliches und kaum ein Geistiges sie seinem Körper verbunden: sie hatte sich ihm hingegeben ohne seiner zu bedürfen oder ihn nur stark zu begehren, aus einer gewissen Trägheit des Widerstandes gegen seinen Willen und einer Art unruhigen Neugier.

Sie sehnt sich nach achtjähriger Ehe nach Abwechslung und wenigstens kurzfristig spürbarer Erregung (S. 13 f.):

> Sattheit reizt nicht minder wie Hunger, und das Gefahrlose, Gesicherte ihres Lebens gab ihr Neugier nach dem Abenteuer [...]. Aber nun sie einmal in die Untreue geraten war, kam sie wieder und wieder zu ihm, ohne beglückt, ohne enttäuscht zu sein, aus einem gewissen Gefühl der Verpflichtung und einer Trägheit der Gewöhnung.

Erst als die Erpresserin sie beim Verlassen der Wohnung des Geliebten abfängt und Geld kassiert, wird für Irene die Bedrohung spürbar, dass ihr Mann von ihrem Verhältnis erfahren könnte. Damit beginnt die Tortur der sie überall verfolgenden Emotionen. Sie spürt die beobachtenden Augen ihres Mannes, wittert ihre Peinigerin in allen Straßen, sucht verzweifelt nach Auswegen und darf sich doch nichts anmerken lassen. Die Angst sitzt überall und greift nach ihr, die Seele ist in Aufruhr. Schuld und Scham sind bei ihr weniger ausgeprägt als die Angst vor der Aufdeckung ihrer Affäre und ganz besonders vor den damit verbundenen Konsequenzen der Eheauflösung, der Entehrung der Familie, des finanziellen Ruins, des Statusverlustes und der gesellschaftlichen Ächtung. Irene muss ihre Nöte vor den Kindern und ihrem Mann verbergen, um sich nicht selbst zu verraten. Ihre Versuche, sich aus den Fängen der Angst zu befreien, scheitern, auch deshalb, weil die Erpresserin ihr weiter mit erhöhten Forderungen zusetzt und das ungewöhnliche Verhalten ihres Mannes sie von einem Geständnis abhält. Sie treibt hilflos in den wuchtigen Wellen der Angst und ist nicht fähig, sich gegenüber ihrem Mann zu verantworten. Die Macht der Angst ist gewaltig. Da die Situation aus Irenes Sicht ausweglos ist, spielt sie mit dem Gedanken, sich das Leben zu nehmen. Als ihr Mann das zu verhindern weiß und Vergebung möglich erscheint, entlädt sich ihre Qual in körperlicher Eruption (S. 61):

> Aber nur Schluchzen antwortete ihm, wilde Stöße, Wogen von Schmerz, die den ganzen Körper durchrollten. Er führte, er trug den zuckenden Körper zum Sofa und bettete ihn hin. Aber das Schluchzen wurde nicht still. Wie mit elektrischen Schlägen schüttelte der Weinkrampf die Glieder, Wellen von Schauer und Kälte schienen den gefolterten Leib zu überrinnen. Seit Wochen auf das unerträglichste gespannt, waren die Nerven nun zerrissen, und fessellos tobte die Qual durch den fühllosen Leib.

Die panische Angst zerschellt, der Körper reagiert mit Erregung – doch die Seele kann sich befreien und Ruhe finden.

„Die Sonne bringt es an den Tag" – das ist der zentrale Satz im Vorwort von *Die liebe Angst* (Ausgabe: 2015), mit dem die Verfasserin Liane Dirks die ambivalente Empfindung zum Ausdruck bringt, in die sich das vierjährigen Mädchen Anne, das einen sexuellen Missbrauch durch ihren Vater erleidet, eingeschlossen fühlt (S. 7):

> [Der Satz war es,] den ich über die Maßen liebte und zugleich mehr als alles andere fürchtete. Er war mir Verheißung und Fluch, er bot den Ausweg und prophezeite zugleich etwas ungeahnt Schreckliches. Sonnenhell stand er über mir, und doch, wenn das, was er besagte, tatsächlich der Wahrheit entsprach, dann kam er auch einem Todesurteil gleich, zumindest dem Ende von allem mir Bekannten. Ja, so weit ging meine Furcht und doch entschied sich etwas in mir für das Sonnenhelle.

Das ist die Mischung aus der Hoffnung, dass die Peinigungen aufhören würden, und der Angst, dass das Aufdecken des Missbrauchs sie um alles bringen würde, was ihr Leben bisher ausmachte. Die Sicherheit, die Eltern und die Schwester Lou, die zauberhaften Geschichten, die der Vater ihr zu erzählen weiß, das alles würde ausgelöscht, wenn sie sagen würde, was ihr wirklich geschieht; wenn sie das eindringliche Verbot, etwas nach außen dringen zu lassen, missachtet, weil sie spürt, dass etwas nicht richtig ist. Die Sonne bringt *es* an den Tag, das Schreckliche, das Ungewollte, das, was nicht richtig ist. Doch die Sonne lässt sich zu viel Zeit und deshalb muss Anne nachhelfen, denn die Schmerzen und die Angst, „die sich in den kindlichen Körper einfraß, sie nahmen überhand" (S. 8).

Das Vorwort und das Nachwort in der jüngsten Ausgabe des Romans (Die liebe Angst. Dirks 2015) sind argumentativ so eindringlich, so pointiert und so überzeugend, dass sie wie ein fester Rahmen den Haupttext stärken und beschützen. Zusammen ergeben sie ein Werk, das Ursula Enders auf dem Cover völlig zu Recht mit folgenden Worten würdigt:

Dieses Buch ist mit Abstand die sensibelste und dichteste Beschreibung sexuellen Missbrauchs in der heutigen Literatur. Es zeigt besser als jedes Lehrbuch, wie Kinder Opfer sexueller Gewalt werden und mit welcher Überlebenskraft sie in der Lage sind, gegen dieses Trauma anzukämpfen.

In der Tat, ein akademischer Text könnte nicht derart empfindsam wie die Beschreibungen von Liane Dirks die verständige Nähe zur Kindesseele herstellen, nicht die wechselvolle Atmosphäre von erlittener Demütigung und Sehnsucht nach dem Papa spürbar machen, weder die Präzision in der Wiedergabe der kindlichen Gedankenwelt erreichen, noch die unausgesprochene, aber umso stärker hervortretende Brutalität verdeutlichen. Was angedeutet wird, was erfahrbar zwischen den Zeilen steht, was den Leser zu eigenen Gedanken und Empfindungen über erlittene Angst und dagegengesetzten Lebensmut auffordert und führt, das ist wohl nur durch diese außerordentlich beeindruckende belletristische Form zu erlangen. „Es fing an. Die liebe Angst, die liebe, wütige Angst fing an" (S. 29) – doch keine Hilfe für Anne, nirgendwo (S. 53):

> Ich schloss die Tür und wusste nicht, was das war, wusste aber schon, es gibt ein nächstes Mal, und dieses dicke zuckende Ding, das wird das nächste Mal sein. Und es wird auch noch ein nächstes Mal geben und ein Immer.

Die Seele meldet: Hier stimmt etwas nicht! Alarm! Du musst was tun! Ein Erwachsener kann entfliehen, Hilfe holen, sich dagegen wehren – aber ein Kind?! Es ist keine Möglichkeit in Sicht, keine Chance, etwas abwenden zu können, keine Gelegenheit, dem Unheil zu entgehen. Es gibt keinen Ausweg, nur die Ahnung des totalen Zusammenbruchs der bestehenden Lebensabläufe, falls das Schweigen nicht mehr möglich ist, das Leiden zu groß wird und die Hoffnung auf die Sonne erlischt. Eine Seele, die in der Erwartung der Grausamkeit steckt, eine verletzte Seele, umklammert von der Angst, die immer lauert, stumm und ausgebreitet, die den quälenden, scharfen Kontrast bildet zum Lachen, zum Spielen, zum Wünschen. Die Angst nährt die Angst und bricht herein. „Es hätte alles so schön sein können" (S. 59), aber „Was geschah, das geschah"(S. 72) und „Angst, die das Hirn zerfleddert und das Herz im Klosett verschluckt. Angst" (S. 87). Das ist so ähnlich wie das Wüten des Sturmes, den Anne auf Barbados mit fünf Jahren erlebt hat und der den Tod bringen kann. Ist der Mond, der durch das Fliegennetz scheint, nicht Papas Gesicht und erdrückt der Alb nur die Brust (S. 38)?

> … ich wusste aber schon, dass es auch auf dem Gesicht geht. Er kommt nah und nah und nimmt dir alle Formen, blass und weiß, sonst nichts. Legt sich auf dich drauf und drückt dich tot. Das hab ich aber nicht verraten.

Der Vater ist Alkoholiker. Er verschont auch die Schwester Lou nicht und missbraucht auch sie. Als Annes Freundin Annegret zu Hause erzählt, dass Annes Vater sie nackt fotografiert hat, wird er verhaftet und ins Gefängnis gebracht. „Deinem Papa, hat Annegret gesagt, gehört der Schwanz abgeschnitten, hat ihre Mutter gesagt, und dann der Kopf" (S. 92). Die Kinder haben unter der Inhaftierung des Vaters zu leiden, Anne muss lügen, er sei verreist und bekommt dafür von den Nachbarskindern Schläge. Zu Hause wird „Schande verstecken" gespielt (S. 108 f.):

> Meine Mutter wollte sterben, immerzu […]. Mama zeigte uns ihre Not. Und quetschte und boxte und schlug sie in uns rein. Wir waren schuld.

In Annes Träumen sollte der Vater wiederkommen. Manchmal, mitten im Spiel „hielt aber auch die Welt an […]. Ein heißkalter Stechschmerz im Herzen und im Hirn, als hielte einer eine Schallplatte an, unerwartet und ließ die Stille dröhnen. Mich überkam eine heftige Angst, dann spulte sich das Leben weiter ab" (S. 105 f.). Die Seele wird verständlich.

Und eine beschützende Mutter, gibt es die nicht (S. 110)?

> … die war überhaupt nie da, es hat gar keine Mutter gegeben, sondern nur eine elendig zuckende Wut, eine Vorwurfswut und eine Feigheitswut, eine Neidewut, alles, aber keine Mama. Manchmal war sie danach besonders lieb.

Als der Vater freikommt, versucht er die nun fast elfjährige Anne erneut sexuell zu bedrängen. Anne sagt nein, erzählt alles der Mutter, die ihren Mann sofort anzeigt. Anne muss noch zur Zeugenaussage und sieht ihren Vater nie mehr.

Es ist nicht wichtig, dass das Buch *Sechs Jahre. Der Abschied von meiner Schwester* von Charlotte Link (2016b) nicht als belletristisch eingestuft wird, weil es eher einem Bericht entspricht. Geschildert werden die Stadien der Krebserkrankung der jüngeren Schwester Franziska, die unterschiedlichen Verhaltensweisen der behandelnden Ärzte und die Auswirkungen der Erkrankung auf das Leben der Angehörigen. Es geht um eine Angst, die alles verschlingt, was das bisherige Leben ausgemacht hat. Die Angst schlägt in ihrem eignen Rhythmus zu, manchmal mit langem Anlauf, dann wieder plötzlich und völlig unerwartet, lähmend und erregend, den Körper bis an Grenzen treibend, die Seele im Zustand unerträglicher Dauerbelastung haltend. Oder sie verharrt in einer stummen Gegenwart, wie ein drohender dunkler Schatten, der nur beobachtet und den Zeitpunkt des Beginns seiner Aktionen verbirgt. Jedes Familienmitglied leidet unter dem unabwendbaren Schicksal der 41-jährigen Franziska, versucht ihr die Lebenszeit noch irgendwie erträglich zu machen, nimmt auch Andeutungen von Besserung als Hoffnungen auf – und wird doch immer wieder in die Zyklen der sich ausbreitenden Angst gezwungen. Die Wechsel von positiven Aussichten und niederschmetternden Prognosen zermürben die Familie, besonders Charlotte, die eine äußerst innige Beziehung zu ihrer Schwester hat. Das steigert die Angst, die sich in die Verzweiflung mischt und die Vorstellung beherrscht, die so geliebte Schwester zu verlieren. Die häufige Zerstörung auch kleinster Hoffnungsschimmer malträtiert allmählich Charlottes Seele und lässt das Empfinden von Ohnmacht umso deutlicher hervortreten. Sie schreibt (Link 2016b, S. 65 f.):

> Ich jedoch empfinde mich zunehmend als vollkommen ohnmächtig. Diese Ohnmacht zermürbt mich, und so hat die Angst vor dem drohenden Verlust ein leichtes Spiel mit mir: Sie verschlingt mich ganz und gar. Ich brauche Hilfe.

Charlotte Link (2016b) schreibt Sätze, die wie Stakkatos die Angst, die Verzweiflung, die Ohnmacht, die Hilflosigkeit, die auferlegte Last, die Bedrückung, die Unsicherheit und letztlich die Tragik herausstellen. Sie erwähnt, was Franziska zu ihr sagt: „Du hast es so gut, dass du leben darfst" (S. 76). Oder später: „Ich soll nicht leben. Es ist anders geplant" (S. 219). Und sie unterrichtet den Leser (S. 13):

> Die Krankheit galoppiert plötzlich. Auf einmal überschlagen sich die Ereignisse. Wir verlieren die Kontrolle. Wir jagen hinterher, versuchen einen Dammbruch zu verhindern und haben doch das Gefühl, ständig zu spät zu sein.

Dann wieder eine Wendung (S. 91):

> Der Gang der Ereignisse treibt uns nicht mehr vor sich her, mehr und mehr bestimmen wir, was geschieht, wann und wo es geschieht. Das nimmt dem Krebs etwas von seiner bedrückenden Allmacht [...]. Wir werden ihm alles entgegensetzen, was wir haben, finden und aufbringen können. Es kommt mir vor, als befänden wir uns im Krieg.

Sie stellt fest (S. 94 f.):

> [Nun] spüre ich, dass ich ganz schleichend in die Überforderung gleite. Überfordert nicht nur, weil jeder Tag plötzlich mehr Stunden haben müsste als er tatsächlich hat. Sondern auch, weil ich rund um die Uhr in Angst und Bedrückung lebe. Und einen größeren Energiefresser als die Angst gibt es nicht. [...] Ich beginne, mich von den Menschen um mich herum zu entfremden.

Sie berichtet von Franziska „Sie sagt mir später, sie hätte sich manchmal jemanden gewünscht, der mit ihr weint. Und nicht auf alle ihre Ängste mit einem zuversichtlichen ‚Das wird schon!' reagiert" (S. 105) und gewährt einen Einblick in die eigne Seele (S. 113):

Das Gefühl, das in jener Zeit in mir entsteht, wird die ganzen sechs Jahre andauern und wachsen. Ein völlig irrationales Gefühl, aber ich bin nicht in der Lage, es zu beherrschen. Gesund zu sein oder sogar das Leben zu genießen – das ist etwas, das ich mir kaum noch erlauben mag.

Und bemerkt dann: „Ich renne vor dem Grauen, dem Entsetzen, der Angst davon. Vor meinen sich überschlagenden Gedanken, die immer nur eines murmeln: Es ist aus, es ist aus, es ist aus" (S. 149) und fügt noch hinzu „... unterdessen zeigt auch mein Körper erste Anzeichen dafür, dass meine Seele mit alldem nicht mehr fertigwird" (S. 151). Als in der operativen Nachsorge auch einmal *kein* Befund angegeben wird, konstatiert sie (S. 176):

Wir holen das fehlende Lachen der letzten Wochen nach, und wir lachen auf Vorrat. Weil die Angst, das wissen wir, wieder in uns hineinkriechen und uns lähmen wird.

Offenbart wird, was die Angst vor dem Sterben einer so sehr geliebten Person bewirkt (S. 188):

Das ständige Bewusstsein einer drohenden Gefahr zermürbt uns alle. Und das Warten. Dieses Warten vor dem Telefon. Hoffend, dass es endlich klingeln möge. Gleichzeitig voller Furcht vor genau diesem Moment.

Und Charlotte Link bekennt (S. 217):

Ich werde immer dünnhäutiger. Über absolute Lappalien breche ich in Tränen aus, jeder schiefe Blick, jede dumme Bemerkung, jede kleinste Anzüglichkeit regen mich so auf, dass ich einen Krieg darüber entfesseln könnte.

Über eine Interviewerin denkt sie (S. 217):

Weiß sie, wie es ist, einem Menschen, den man zutiefst liebt, seit Jahren immer nur beim *Leiden* zuschauen zu müssen? Ahnt sie etwas von der Hilflosigkeit, die man empfindet, von der Aussichtslosigkeit, die alle Hoffnung zu erdrücken scheint?

Und sie gewährt noch einmal einen Einblick in die psychischen Prozesse, die in ihr ablaufen bzw. die sie zurückhält (S. 225):

Ich spreche auch deshalb nicht über die neusten Entwicklungen, weil ich das Erschrecken, die Hilflosigkeit, das Entsetzen der anderen Menschen fürchte. Meine eigene Qual über das, was ich erlebe, sitzt wie einbetoniert in einem Pfeiler, von mir zu jeder Sekunde kontrolliert, weil ich den Eindruck habe, dass ich den Verstand verliere, wenn ich meinen wahren Gefühlen erlaube, hervorzubrechen und mich in Besitz zu nehmen. Im Entsetzen anderer mein eigenes Entsetzen gespiegelt zu sehen würde wahrscheinlich den gefürchteten Dammbruch hervorrufen, daher gehe ich dem aus dem Weg.

Die literarischen Beispiele zum Thema Angst machen deutlich, welche Vielfalt von körperlichen und seelischen Prozessen darin eingeschlossen ist. Sehr unterschiedliche Angstauslöser (Affäre, sexueller Missbrauch, schwere Krankheit einer Angehörigen) bringen jeweils andere Entwicklungen und Folgeerscheinungen hervor. Die literarischen Beschreibungen können sehr viel differenziertere Aussagen über die psychischen Befindlichkeiten, Zusammenhänge und Wirkungsprofile treffen als wissenschaftliche Klassifikationen und Erklärungsmuster. Es sind genau diese Nuancierungen, wie sie beispielsweise in den wörtlich übernommenen Sätzen von Charlotte Link zum Ausdruck kommen, die realitätsnah veranschaulichen können, welche Einflussfaktoren, emotionalen Erregungsprozesse, Kontroll- und Bewältigungsversuche, Kombinationswirkungen und Steigerungen die körperlichen und psychischen Ebenen bei Ängsten aktivieren. Die Nähe zu eigenen Angsterlebnissen ermöglicht intensive und detaillierte Überlegungen und nachvollziehende Empfindungen, sodass ein tieferes Verständnis für die eigenen Befindlichkeiten, Entwicklungstendenzen und Beeinträchtigungen gewohnter Lebensvorgänge erreicht werden kann. Solche Einsichten und Spiegelungen intensiver Gefühle können nicht nur als Orientierungsebenen für Erklärungen eigener Ängste wertvoll sein, sondern auch zur Hoffnung beitragen, die psychischen Störungen besser aufnehmen und bewältigen zu können. Wer den Leidensweg von Franziska nachvollzieht, der wird sich auch in Angehörige versetzen können, die mit dem Schicksal hadern, wenn die geliebte Person durch eine langwierige Krankheit ihr Leben verliert und sie nichts anderes tun können, als sie dabei zu begleiten. Mit der Angst wird die Hilflosigkeit spürbar, erschöpft sich die Widerstandskraft, erhöht sich die Reizbarkeit, verändern sich die Bedeutungen der Ereignisse und verkürzen sich die Phasen der Ruhe. Angst bedeutet auch, dass die Seele in zyklische Aufruhr gerät und dabei immer mehr an Kraft verliert.

Gegenwärtig wird in den Medien eine Diskussion um die psychische Störung *Depression* sehr stark in den Vordergrund gerückt. Das liegt sowohl an den Steigerungsraten, die diese psychische Erkrankung – inzwischen eine der häufigsten auf der Welt – aufweist, als auch an der Tatsache, dass viele prominente Personen davon betroffen sind. Es soll hier nicht darum gehen, die terminologischen, klassifikatorischen und theoretischen Ausdifferenzierungen, die bisher weder im psychologischen noch im psychiatrischen Gebiet zufriedenstellende Ergebnisse erbracht haben, aufzugreifen und in eine ergänzende Debatte einzugliedern (fachlich fundierte Übersichten finden sich bei: Wittchen und Hoyer 2011; Tölle und Windgassen 2014). Vielmehr soll nur erwähnt werden, dass die Depression zu den affektiven Störungen zu zählen ist, die unipolar (einzelne Episoden, die in Abständen in etwa gleichartig wiederkehren) und bipolar [die zwischen manisch (heiter erregt enthemmt) und depressiv (antriebsarme schwere niedergedrückte Verstimmung) wechseln] auftreten können. Die Entstehungsbedingungen sind nach bisherigem Forschungsstand vielfältig und wurden noch in keiner einheitlichen theoretischen Konzeption zusammengeführt. Eine übergeordnete Sichtweise dürfte auf ein biopsychosoziales Modell verweisen, da genetische und biochemische Faktoren, außerordentliche Belastungssituationen und gravierende soziale Probleme (z. B. Isolation) sicher eine Rolle spielen.

Für Einsichten in eigene psychische Prozesse aus diesem Themenkreis sind Hinweise auf die Symptomatik bedeutsam und hilfreich, wie sie Wittchen und Hoyer (2006, S. 732) in einer Vier-Klassen-Unterscheidung geben:

- Emotionale Symptome
  Gefühle von Traurigkeit, Niedergeschlagenheit, Ängstlichkeit, Verzweiflung, Schuld, Schwermut, Reizbarkeit, Leere, Gefühllosigkeit.
- Kognitive Symptome
  Grübeln, Pessimismus, negative Gedanken, Einstellungen und Zweifel gegenüber sich selbst („Ich bin ein Versager"), den eigenen Fähigkeiten, seinem Äußeren, der Umgebung und der Zukunft, Suizidgedanken, Konzentrations- und Gedächtnisschwierigkeiten, schwerfälliges Denken, übermäßige Besorgnis um die körperliche Gesundheit.
- Physiologisch-vegetative Symptome
  Energielosigkeit, Müdigkeit, Antriebslosigkeit, Weinen, Schlafstörungen, Morgentief, Appetitlosigkeit, Gewichtsverlust, Libidoverlust, innere Unruhe, Spannung, Reizbarkeit, Wetterfühligkeit, allgemeine vegetative Beschwerden (u. a. Magenbeschwerden und Kopfdruck).
- Behaviorale/motorische Symptome
  Verlangsamte Sprache und Motorik, geringe Aktivitätsrate, Vermeidung von Blickkontakt, Suizidhandlungen, kraftlose, gebeugte, spannungslose Körperhaltung oder nervöse, zappelige Unruhe, starre, maskenhafte, traurige Mimik, weinerlich besorgter Gesichtsausdruck.

Behandlungsbedürftig ist eine depressive Störung dann, wenn die Symptome mehrere Wochen andauern. Oft sind in die Depression Angstphasen und Panikattacken eingelagert. Inzwischen entwickeln sich auch medizinische Diagnostiken speziell für weibliche Personen, die unter Depression leiden, und Behandlungsformen, die dann ohne Pharmaka auskommen (Brogan 2016). Erste Orientierung und Einstiegshilfen für Personen, die mehr über Depression und Angst wissen möchten, gibt Hansch (2013) mit seinem sehr praktisch ausgelegten Buch.

Depression und Burnout (Ausgebranntsein, totale Erschöpfung) stehen in engem, sich überschneidenden Zusammenhang. Von den vielen bisher beobachteten und beschriebenen Symptomen bei Burnout sind besonders emotionale Erschöpfung, Leistungsabfall und Lebensüberdruss charakteristisch. Burisch (2013) stellt ein empirisch gestütztes Modell sowie Therapiemaßnahmen bei Burnout vor.

Gelegentlich werden Depressionen in der Öffentlichkeit noch immer als bloße vorübergehende Verstimmungen eingeschätzt, und zwar selbst dann, wenn eine Verschränkung mit Angstzuständen und Burnout vorliegt. Doch dies sind Fehlbeurteilungen. Es liegt durchaus eine schwerwiegende psychische Störung, also eine Krankheit, vor, bei der häufig Suizidgefahr besteht. Ein tiefes Verständnis dafür, wie sich Depression ausdrückt und sie das Leben des Betroffenen verändert, und welche Anleitungen zum (Weiter-)Leben hilfreich sein können, ist durch die Lektüre des Buches: „Ziemlich gute Gründe, am Leben zu bleiben" von Matt Haig (2016) zu gewinnen.

Als Selbstbetroffener vermag der Autor sehr genau, sehr umfangreich, sehr sachkompetent und äußerst einfühlsam diese schwere Krankheit zu beschreiben. Er zeigt Wege auf, wie man lernen kann, mit der Depression umzugehen. Er gibt zehn Gründe an, warum es sich lohnt, am Leben zu bleiben, und gibt auch Hinweise für jemanden, der einem an Depression erkrankten Menschen hilfreich zur Seite stehen möchte. Haig nennt zudem Namen berühmter Personen, die mit dieser Krankheit leben mussten, und lässt Betroffene per E-Mail zu Wort kommen, die erklären, woher sie die Kraft nehmen, weiterzumachen. Ergänzt wird dies alles durch die Auflistung von Dingen, die schädigende Wirkungen erzeugen, und solchen, die weiterhelfen können. Am Ende stehen 40 Ratschläge als Anleitung zum Leben.

Einige Beispiele in Form von Zitaten aus dem Buch (Haig 2016) sollen zeigen, welche Informationen, Gedanken und Empfindungen ein Verständnis für seelische Vorgänge bei Depression ermöglichen können. Beschreibungen:

Wenn du depressiv bist, fühlst du dich allein, und du hast das Gefühl, niemand hat je erlebt, was du gerade erlebst (S. 6).
Depression ist ein innerer Krieg. Ein Teufel in dir. Ein Gefängnis. Ein Nebenprodukt der Sterblichkeit. Dunkel und hoffnungslos und einsam (S. 210 f.).
Absolute Unfähigkeit, an die Zukunft zu denken. Ein ständiges Gefühl von niederdrückender Beklemmung. Das Gefühl, nutzlos zu sein. Unendliche Traurigkeit.
Das Bedürfnis, ständig nach Warnsignalen Ausschau zu halten, dass ich a) sterben würde oder b) verrückt wurde (S. 59 ff.).
Die Depression, das bist nicht *du*. Sie ist etwas, das dir passiert (S. 85).

Tröstliches:

> Depression ist auch kleiner als du. Sie ist *immer* kleiner als du, auch wenn sie dir riesig vorkommt. Sie ist in dir, du bist nicht in ihr. Vielleicht, ist sie eine dunkle Wolke, die über den Himmel zieht, aber wenn das die Metapher ist, bist du der Himmel. Du warst vor ihr da. Die Wolke kann nicht ohne den Himmel existieren, aber der Himmel kann ohne die Wolke existieren (S. 212).

Rätselhaftigkeit:

> Sie ist unsichtbar. Sie hat nicht immer einen erkennbaren Grund. Sie ist selbst für die rätselhaft, die daran leiden (S. 19 f.).

Suizidgefahr:

> Depression ist eine so schwere Krankheit, dass sich ihretwegen mehr Menschen das Leben nehmen als wegen irgendeiner anderen Krankheit. Trotzdem scheinen viele Leute immer noch zu denken, Depressionen seien *eigentlich nicht so schlimm*. Sonst würden sie die Dinge nicht sagen, die sie sagen (S. 32 f.).

Bemerkung zur Medikamenteneinnahme:

> Da ich aber nichts dagegen nahm, war ich sehr bei mir. Dadurch lernte ich, was genau mir gut tat (Sport, Sonne, Schlaf, intensive Gespräche zum Beispiel). Und die Wachsamkeit – eine Wachsamkeit, die durch die Einnahme von Medikamenten getrübt werden kann, wie ich von mir und von anderen weiß – half mir später, mich von Grund auf wieder neu aufzubauen (S. 45).

Angst und Depression:

> Angst ist die Gefährtin der Depression. Angst und Depression sind [...] gegenläufige Erfahrungen, und doch landet man, wenn man sie mischt, nicht in einer ausgeglichenen Mitte [...]. Angst, die sich häufig zu Panik auswächst, ist ein Alptraum im Zeitraffer (S. 229).
> ANGST [...] kann eine Vollzeitbeschäftigung in Sturmstärke sein. Davon abgesehen ist Angst nach meiner persönlichen Erfahrung durchaus behandelbar, leichter noch als Depression (S. 231).

Anleitung zum Leben: „40 Ratschläge, die ich hilfreich finde, aber nicht immer befolge" (S. 287). Jeder davon spricht für sich selbst und hilft sicherlich dabei, eine Depression durchzustehen z. B.:

> Sei dir bewusst, dass Gedanken Gedanken sind. Wenn sie unvernünftig sind, stell sie in Frage, auch wenn du selbst keine Vernunft übrig hast. Du bist der Beobachter deines Geistes, nicht sein Opfer (S. 288).

Drei Uhr morgens ist auf keinen Fall der richtige Zeitpunkt für den Versuch, dein Leben umzukrempeln (S. 291).

Zerbrich dir nicht den Kopf über die Zeit, die du verlierst, wenn du verzweifelt bist. Die Zeit, die danach kommt, ist doppelt so viel wert (S. 291).

6.5 Partnerschaft und Liebe

Partnerschaft und Liebe gehören ganz sicher zu den wichtigsten Themen der Menschheit, ähnlich wie Leben, Sterben, Glaube, Glück. Sie besitzen große Anteile an der soziokulturellen Identität und vermitteln eines der intensivsten Gefühle, die der Mensch erleben kann. Beide sind so eng aufeinander bezogen und miteinander verbunden, dass oft eines das andere einschließt. Allerdings: Partnerschaft und Liebe führen nicht aus sich selbst heraus zu beständigem Glück oder positiver Formung der Persönlichkeit, sondern sie bedürfen der aktiv fördernden Entwicklung und Pflege. Ambivalenzen sind nicht ausgeschlossen, denn Partnerschaft bedeutet auch Einschränkung (z. B. Zeit, Abhängigkeit, Finanzen), Abgabe (z. B. Teilen von Gütern), Verzicht (z. B. auf Affären, um treu sein zu können) und Balance von Autonomie und Gemeinsamkeit (z. B. Gestaltung und Akzeptanz von Kompromissen). Und Liebe garantiert nicht den „siebten Himmel" oder die Glückseligkeit, denn erhebliches Leid kann beispielsweise durch Eifersucht, Betrug, Trennung, Demütigung, Gewalt und Rachsucht hereinbrechen. Der Wechsel von äußerst positiver Befindlichkeit zu dramatischen Ereignissen verdeutlicht die enormen Kräfte, denen die beteiligten Seelen ausgesetzt sind bzw. die sie selbst initiieren.

Von daher ist es nicht weiter erstaunlich, dass sich die akademische Psychologie im Rahmen der Motivations-, Sozial- und Emotionspsychologie sehr ausführlich mit Partnerschaft und Liebe beschäftigt. Im Zentrum stehen dabei physische und interpersonelle Attraktivität (Bierhoff 2011a, b), Partnerwahl (Amelang et al. 1995; Banse 2005), Bindungsfähigkeit (Gloger-Tippelt 2016; Nast 2016; von Sydow 2016), Aufbau und Erhalt von Paarbeziehungen (Rogge 2016), Fürsorge und Verantwortung (Brisch 2012), Sexualität (von Sydow und Seiferth 2015; Schnarch 2016) sowie Formen der sexuellen Orientierung und Abweichung (Fiedler 2004). Zur Gesamtbetrachtung der Psychologie der engen Beziehung oder der Liebe (Grau und Bierhoff 2003; Willi 2005;) kommen noch paartherapeutische Darstellungen hinzu (Kreische 2012; Retzer 2015; Clement 2016b). Ein ähnlich breites Spektrum finden sich beim Thema Partnerschaft und Liebe in der belletristischen Literatur, die eine kaum zu überschauende Palette von Darstellungen auf sehr unterschiedlichem Niveau anbietet. Deshalb ist es im Kontext des Verständnisses der eigenen Psyche angeraten, sich auf solche Kerngebiete zu beziehen, die enge Verbindungen zur dieser Thematik haben.

Erhebliche seelische Turbulenzen und dramatische Entwicklungen können sich einstellen, wenn Vergleiche der eigenen Liebe mit der vom Partner erwarteten Liebe (Mees 1997) angestrengt werden, wenn viele Hoffnungen und Wünsche in der Partnerschaft unerfüllt bleiben (Buijssen 2013), wenn Paare sich streiten (Wölfer 2004), wenn Partner fremdgehen (Schmidbauer 2013; Clement 2016a), wenn es sich um eine Schattenliebe (Dreierverhältnis; Senger 2007) handelt oder wenn Eifersucht zum alles bestimmenden Thema wird (Buss 2001, 2003). Können in solchen kritischen Phasen der Liebesbeziehungen die Beteiligten nicht selbst aus dem Dilemma herausfinden, dann ist professionelle Hilfe gefragt (z. B. Beratung, Mediation; vgl. Abschn. 3.2.3 und Anhang). Nachfolgend werden die Themenbereiche Fremdgehen und Eifersucht exemplarisch ausgewählt und skizziert, weil sie sehr heftige seelische Erlebnisse und oft leidvolle Erfahrungen beinhalten. Auf systemische Paartherapien, die helfen können, aus den Miseren der Paarbeziehungen zu positiveren Lebensformen zu gelangen, wird bei Welter-Enderlin (2007) und Retzer (2015) eingegangen.

Was Fremdgehen ist, ist klar – was es ausdrücken will (soll oder kann) nicht. Neben einer bestehenden Paarbeziehung noch eine weitere intime Partnerschaft einzugehen, hat verschiedene Gründe, die im Einzelfall auch als Kombination vorliegen können. Bei allem, was die akademische Psychologie zu diesem Themenkreis bisher herausgefunden und berichtet hat, ist erst einmal anzumerken, dass in Befragungen oder Gesprächen häufig der „gute" anstelle des richtigen Grundes angegeben wird (Rationalisierung), was unbedingt zu beachten ist. „Gute" Gründe für Fremdgehen im Sinne einer verzeihlichen Reaktion sind beispielsweise Eheprobleme, Suchen einer harmlosen, aber „notwendigen" Abwechslung, einmaliger Zufall, Kontrollverlust durch Alkoholexzess, weil sie argumentativ mit einer sehr geringen Eigenverschuldung ausgestattet werden. Anstelle der meistens vorgeschobenen „guten" Gründe sind die richtigen Gründe eher wahrscheinlich, vielfältiger und wesentlich ungünstiger in der Einschätzung der Handlungsweise des Fremdgehenden. Neugier, Selbstbestätigungssuche, Optimierungsstreben, Verbesserung von oder Ausprobieren anderer Sexualpraktiken, Abkehr von entwickelter partnerschaftlicher Monotonie, Rache im Zusammenhang mit Eifersucht oder eine Reaktion auf kritische Phasen in der bestehenden Beziehung entsprechen den tatsächlichen Beweggründe meistens eher.

Für denjenigen, der unter dem Fremdgehen des Partners leidet, ist es schwierig, herauszufinden, welche Bedeutung der entdeckten Affäre zukommt. Frauen suchen in solchen Fällen sehr viel eher als Männer die Schuld bei sich selbst. Dabei entsteht das Gefühl, hilflos zu sein, die Vermutung, für den Partner nicht mehr attraktiv zu sein oder es kommt zum Eingeständnis, zu wenig Zeit für die Beziehung zu haben. Solche selbstbezogenen Recherchen gehen dann in ein Nachsinnen über, warum der Partner sich auf eine derartige Affäre eingelassen hat und was er damit ausdrücken und zeigen will. Oftmals wird dann sehr viel Energie für die Klärung dieser Aspekte eingesetzt – meistens aber ohne Erfolg. Das liegt zum einen an der Ungewissheit, die sich über den Motiven für das Fremdgehen ausbreitet, zum anderen an dem Misstrauen, das den Äußerungen des untreuen Partners aufgrund zurückliegender Erfahrungen entgegengebracht wird. Denn bei Streitigkeiten waren seine Absichten und Ziele oft verdeckt, vorgetäuscht oder gelogen und erst sehr viel später zu erkennen gewesen. Das Misstrauen fußt auf verlorenem Vertrauen und die Spirale der Verdächtigungen, Ahnungen und ungeprüften Behauptungen dreht sich immer schneller.

Ein zentraler Grund für eine Affäre können völlig überhöhte Erwartungen sein (Prinzip AMEFI: „Alles mit einem für immer"; infrage gestellt von Mary 2008), die an die bisherige Beziehung gestellt, aber nicht erfüllt werden. Folge: Dann müssen eben die Mängel dieser Beziehung durch eine andere beseitigt, ausgeglichen oder überdeckt werden. Doch viele derartige Unternehmungen münden in der Einsicht, dass die anfängliche Abenteueratmosphäre nicht ausreicht, um die Unzulänglichkeiten, die auch die neue Beziehung aufweist, zu überblenden. Alle beteiligten Seelen erleben heftige Enttäuschungen, ein turbulentes Gefühlschaos zwischen Hoffnung, Resignation, Wut, Vergeltungsdrang, Verzweiflung und wieder aufkeimender Zuversicht. Sie entwickeln wirre Gedanken, die um drastische Änderungsmaßnahmen (z. B. Bestrafung, Rache), Vergebung, Neuanfang, Trennung oder Versöhnung kreisen. In solchen Fällen mag die Seele nicht wahrhaben, was sich ereignet hat oder demnächst eintreten wird. Es herrscht Kontrollverlust und das Gefühl, dem Geschehen nicht ganz gewachsen zu sein.

Im Zentrum der kritischen Erörterungen über das Fremdgehen steht fast immer das Sexualverhalten. Offenbar ist der Geschlechtsverkehr das entscheidende Kriterium für die Existenz einer Affäre. Wenn bei der Krisenbewältigung die Begriffe „Betrug" oder „Untreue" fallen, dann wird stets die Frage zumindest mitgedacht, wann überhaupt von Betrug oder Untreue die Rede sein kann, welches Verhalten des Partners als „Fremdgehen" einzustufen ist und welche Gegebenheiten die Bezeichnung „Betrug" rechtfertigen bzw. definieren. Damit gekoppelt ist die Grenzsetzung, was noch zumutbar ist. Ist die Sehnsucht nach einer erotischen Begegnung mit einer anderen Person schon der Beginn einer „betrügerischen" Absicht? Ist ein Flirt schon die Verabschiedung aus der bestehenden Beziehung? Ist der schwärmerische Brief an einen Freund bereits als Abkehr von der (noch) bestehenden Partnerschaft zu werten?

Die Seele gibt keine Ruhe, stellt Fragen, drängt zu entlarvenden Untersuchungen, will tragfähige Beweise, entweder für Treue oder Verrat, durchstreift

Ahnungen – und möchte nur eines: Gewissheit. Denn die Psyche lässt sich nicht beruhigen, verirrt sich in Fantasiegebilden. Angst steigt auf, erst vage und diffus, dann mit drohender Einsamkeit, Demütigung, Ausgrenzung und Minderwertigkeit immer stärker. Und wie ein immer konturenschärferer Schatten bildet sich der Gedanke heraus, dem Partner sexuell nicht mehr zu genügen – denn warum sonst hätte er/sie sich auf eine intime Beziehung mit einer anderen Person eingelassen! Dieser fatal einseitige und täuschend plausible Gedanke hat seine Quelle sehr wahrscheinlich in der Vorstellung vom Verlust der überwältigenden Einmaligkeit der bisherigen Liebesbeziehung. Wenn die Liebe aufgekündigt und eine andere Person zum begehrten Partner wird, dann ist das Lebensglück verloren und damit „alles". Warum nur, warum?

Das Gefühl der Ohnmacht verstärkt sich, weil überdeutlich spürbar wird, dass man zu einer Entscheidung gezwungen wird. Was ist zu tun? – Verzeihen und versöhnen oder anklagen und verlassen, die Beziehung fortsetzen oder sich trennen, mit dem Partner die Krise bewältigen und durchstehen oder Vergeltung und Rache üben? Solche Überlegungen werden nicht weiterhelfen, denn die gegebenen Situationen, die alltäglich ablaufenden Prozesse, die Bewertungen der eingetretenen Umstände, die Gefühlsverbindungen aller Beteiligten untereinander sind so komplex und bergen so viel Ungewissheit, dass grobe Vereinfachungen und konstruierte Gegensätze keine hilfreichen Lösungsansätze darstellen. Die Verwicklungen werden von den Betroffenen nicht einfach zu entwirren sein und auch nicht in ihrer Bedeutung und ihren Konsequenzen angemessen beurteilt werden. Die wechselseitigen Abhängigkeiten sind zu groß, greifen zu sehr ineinander, sodass sich durch die vielschichtigen Interaktionen, Bewertungen und Empfindungen komplexe Prozesse entwickeln, die im Detail von den Beteiligten weder vorhergesagt noch gelöst werden können. So sollten professionelle Hilfestellungen oder Therapieangebote nicht ausgeschlagen werden.

Es war Kira, die darauf hinwies, dass im Umfeld von Affären sehr häufig auch Eifersuchtsszenarien entstehen. Eckart stimmte zu und gab noch einen Hinweis auf den Faktor Vertrauensbruch, sozusagen, bei ganzheitlicher Betrachtung, Quelle und Konsequenz der Schädigung der Beziehung in einem.

Eifersucht hat einen spannungsgeladenen Kontakt von drei Personen zur Voraussetzung. Dabei muss es sich nicht um direkte Begegnungen handeln, es genügt, wenn eine dritte Person in irgendeiner beliebigen Form in das Wir-System (Rogge 2016) eines Paares eindringt. Dann wird die Dynamik der bestehenden Partnerschaft gehörig durcheinandergewirbelt, denn nun spielen Ahnungen, Verdächtigungen, Nachforschungen, Unruhe, Misstrauen,

Wutattacken, Hoffnungen, Wünsche, Illusionen, Neugier, Zukunftsängste, Vergeltungsdrang, Unsicherheit, Panik, Schuldgefühle etc. die dominierende Rolle. Die Handlungen des Partners, seine Äußerungen und Erklärungen, seine abweisende Haltung, seine merklich abnehmende Aufmerksamkeit – das alles wird wiederholt nur unter der Perspektive von Betrug, Untreue, Vertrauensbruch, Liebesaus betrachtet. Weder die bedrängenden Gedanken noch die peinigenden Gefühle lassen sich unterdrücken oder umdeuten, immer wieder gibt es Einflüsterungen: Da ist doch etwas, da spielt sich etwas ab, das ich nicht weiß. Die nicht zu bändigende Verlustangst verhindert genaues Nachdenken und gewohnte Gefühlskontrolle.

Die Eifersucht kann sehr unterschiedliche Phasen durchlaufen. Auslöser für genauere Beobachtungen des Partners sind bereits kleine Veränderungen gewohnter Verhaltensweisen – meistens verminderte Aufmerksamkeit oder Zuneigung. Auf der nächsten Stufe handelt es sich nicht mehr nur um Beobachtungen, sondern um ständiges Nachfragen, Kontrollen, Klagen und Androhungen. Auf einer weiteren Stufe werden die Nachstellungen verstärkt, mehrere Personen aus der Verwandtschaft und dem Bekanntenkreis befragt, Bekenntnisse gefordert und Zeichen der Zuneigung und Liebesakte verweigert. Vollends aus der Bahn geworfen sind eifersüchtige Personen, die den Leidbringern körperlichen Schaden bis hin zur Tötung zufügen. Eifersucht kann aktiv eingesetzt werden, um den Partner zu provozieren und seine Aufmerksamkeit wieder auf die „richtige" Spur zu bringen. Erfolge sind nicht garantiert, die Maßnahmen können auch genau die entgegengesetzten Effekte auslösen. Die Mehrzahl der Eifersuchtsfälle ist aber dem passiven Bereich zuzuordnen, d. h. die eifersüchtige Person leidet einfach nur unter den aus ihrer Sicht so niederträchtigen Verfehlungen des Partners.

Was aber regt die eifersüchtige Seele so auf? Sie bildet Minderwertigkeitsgefühle aus (die bohrende Frage lautet: Was hat der/die, was ich nicht habe?). Sie sieht ihre Sicherheit, Geborgenheit, liebende Zuversicht und ihr Lebensglück bedroht, was die Eifersucht und ständige Ängste nährt („Alles zerbricht, alles löst sich auf, nichts ist mehr sicher!"). Die Perspektiven verschieben sich. Der Partner wird nur noch unter der Prämisse der Untreue und der vorsätzlichen Schädigung der Beziehung gesehen. Um ihn als Schuldigen dingfest machen zu können, werden ungeprüfte Vorverurteilungen und unbedachte Vorwürfe gemacht, die nicht einmal im Ansatz seine Motive und Gründe (z. B. neues Selbstmanagement, veränderte Persönlichkeitsentwicklung, Werthaltungsdifferenzierung, Neugier, andere Bestätigungsform) in Betracht ziehen. Blindwütig sind dann oft auch die Herabsetzungen und Schmähungen derjenigen Person, die Rivalität heraufbeschwört und die als Quelle der Bedrohung auszumachen ist. Der in Verdacht geratene oder überführte Partner wird ambivalent erlebt. Er bringt die Unruhe und die Vertrauenszweifel, bleibt aber noch die Person der Nähe, der Zugehörigkeit, der Vertrautheit, der erhofften Zukunft. Verzeihen wäre eine naheliegende, aber nicht einfach zu gewährende Alternative. Es wäre der Versuch, „Teamwork für die Liebe" zu leisten und „Ordnung im Chaos der Gefühle" zu stiften (Cöllen 2009) und den Rachegelüsten zu entsagen.

Man müsste allerdings wissen, ob die Liebe für die Zukunft noch tragfähig genug ist. Bei den meisten der zu diesem Thema möglicherweise heranzuziehenden Beiträge der akademischen Psychologie handelt es sich eher um sehr vereinfachende Darstellungen und Ratgeber (Fisher 2001; Tomoff 2017). Ein breites Themenspektrum (z. B. Theorien und Modelle der Paarbeziehung, Unterschiede von Singles und Paaren, Persönlichkeit und Partnerschaft, Prävention von Beziehungsstörungen, Dimensionen enger Beziehungen, Fairness in Beziehungen, Konflikt und Trennung), auf wissenschaftlicher Basis abgehandelt, erwartet den Leser in dem von Grau und Bierhoff (2003) herausgegebenen Buch *Sozialpsychologie der Partnerschaften*. Es bietet einen informativen Einstieg in das Thema der partnerschaftliche Liebe, nimmt grundsätzliche wissenschaftliche Aspekte auf und zeigt darüber hinaus aber auch Wege zur Vertiefung allgemein interessierender Einzelthemen auf (z. B. Schuldzuschreibungen in Partnerschaften, Bedeutung von Stress für die Partnerschaft).

Wenn man etwas über Partnerschaft, Paarbeziehungen und Liebe wissen will, dann wird man von der akademischen Psychologie erfahren, wie sich beispielsweise mögen von lieben, Zuneigung von Zusammengehörigkeit oder Flirt von Date unterscheiden. Neben Begriffsklärungen werden Konzepte und Modelle zur Partnerwahl vorgestellt. Es wird aufgeführt, welche Kompetenzen zur Anbahnung und Aufrechterhaltung von Paarbeziehungen erforderlich sind, welche Stärkungen, aber auch welche Belastungen auftreten, wie Krisen zu bewältigen und Trennungen zu überstehen sind. Darüber hinaus ist zu erfahren, welche Wirkungen biologische Faktoren, insbesondere Hormone, beim Liebesleben entfalten, und warum auch Glücksmomente damit in Zusammenhang stehen.

Allerdings wird etwas vermisst werden – das *resonare* will sich nicht einstellen, also das Berührende, die Heiterkeit, das Mitempfinden, der Trennungsschmerz, die Sehnsucht, die Träumerei, die Innigkeit, der Zusammenhalt, die doch für das Verständnis und die Empfindungen der eigenen Seele so außerordentlich wichtig sind.

Man sollte sich den *Leiden des jungen Werther* (Goethe, Ausgabe: 2013) nicht verschließen, sich von *Ein Sommernachtstraum* (Shakespeare, Ausgabe: 2002b) verzaubern lassen, der schicksalhaften Sehnsucht in *Weiße Nächte* (Dostojewski,

Ausgabe: 2016) nachspüren, in der Familiensaga *Die Muschelsucher* (Pilcher 1992) die dramatische Lebensgeschichte der Penelope verfolgen, mit Erstaunen die eindrücklich geschilderten Variationen von Liebesbeziehungen und die darin befindlichen psychologischen Grenzerfahrungen in den Romanen *Liebesleben, Mann und Frau, Späte Familie* (als Trilogie von Shalev 2010) sowie *Für den Rest des Lebens* und *Schmerz* (Shalev 2013, 2015) auf sich wirken lassen und miterleben, wie eine Liebe brüchig wird und allmählich vergeht, obwohl sie doch mit der heiteren, vieldeutigen Briefsignatur *Amt für Mutmaßungen* (Offill 2014) so hoffnungsfroh begann. Und mit jedem Buch wird man sich dem Verständnis der eigenen Seele immer mehr annähern, weil die belletristische Literatur es vermag, mit beschriebenen Gedanken, Gefühlen und Erlebnissen zu berühren und das Begreifen zu fördern. Oder ist es wirklich einfach das, was es ist, wie Erich Fried (1983) meint?

Was es ist

Es ist Unsinn
sagt die Vernunft
Es ist was es ist
sagt die Liebe
Es ist Unglück
sagt die Berechnung
Es ist nichts als Schmerz
sagt die Angst
Es ist aussichtslos
sagt die Einsicht
Es ist was es ist
sagt die Liebe
Es ist lächerlich
sagt der Stolz
Es ist leichtsinnig
sagt die Vorsicht
Es ist unmöglich
sagt die Erfahrung
Es ist was es ist
sagt die Liebe.

In dem Roman *Das Herzenhören* von Jan-Philipp Sendker (2002) macht sich eine junge Rechtsanwältin aus New York auf, um in Burma im Dorf Kalaw nach ihrem plötzlich verschwundenen Vater zu suchen, und erfährt durch die Erzählung des alten U Ba vom Mysterium der Liebe. In einfühlsamer, poetischer, fast sanfter Sprachführung wird die Entstehung und ungewöhnliche Beständigkeit der Liebe von Tin Win und Mi Mi geschildert. Die Besonderheit dieser Liebesbeziehung liegt nicht nur in den körperlichen Handicaps der beiden Partner, sondern auch darin, dass sie zwar nach vier Jahren jäh in Gefahr gerät, aber sogar eine 50-jährige Trennung übersteht. Die perfekte Liebe? Nein, denn wäre die Liebe perfekt, wäre sie ohne Leben. Aber eine sehr ungewöhnliche Liebe ist es auf jeden Fall.

Tin Win muss ohne Vater und Mutter bei Su Kyi, einer fürsorglichen Frau, aufwachsen. Als er zehn Jahre alt ist, erblindet er und wird in eine Klostergemeinde aufgenommen. Seine Sinnesempfindungen wandeln sich, Töne werden für ihn zu Bildern und sein Gehör wird außergewöhnlich sensitiv. „Er hatte die Gabe des Hörens entdeckt" (Sendker 2002, S. 115). Unterrichtet wird er von einem alten Klosterbruder, U May, der ebenfalls erblindet ist und ihm Weisheiten über die Sinne und die Liebe erzählt (S. 120 ff.):

> Das Wesentliche ist für die Augen unsichtbar … Unsere Sinnesorgane lieben es, uns in die Irre zu führen, und die Augen sind dabei am trügerischsten. Sie verleiten uns, ihnen zu sehr zu vertrauen. Wir glauben, unsere Umwelt zu sehen, und es ist doch nur die Oberfläche, die wir wahrnehmen. Wir müssen lernen, das Wesen der Dinge, ihre Substanz, zu erfassen, und dabei sind die Augen eher hinderlich. Sie lenken uns ab, wir lassen uns gern blenden. Wer sich zu sehr auf seine Augen verlässt, vernachlässigt seine anderen Sinne […].
> Geld und Macht besiegen die Angst nicht. Es gibt nur eine Kraft, die stärker ist als die Angst. Die Liebe.

Mit dem Begriff „Liebe" kann Tin Win zunächst gar nichts anfangen, denn seine Empfindungen zu anderen Personen sind taub, leer und ohne innere Beteiligung. Erst als er der jungen Mi Mi begegnet, wird das ganz anders (S. 165):

> Die Taubheit in seinem Inneren war wie aufgelöst. Ihre Nähe hatte ihm Sicherheit verliehen. Ihre Augen hatten für ihn gesehen. Nicht einmal hatte er ihren Anweisungen und Beschreibungen misstraut. Mit ihrer Hilfe hatte er sich nicht wie ein Fremder im eigenen Leben gefühlt. Mit ihr gehörte er dazu. Zum Treiben auf dem Markt. Zum Dorf. Zu sich selbst.

Und Mi Mi, die sich seit ihrer Geburt nur auf allen Vieren fortbewegen kann, weil ihre Füße deformiert sind, begreift, „dass sie nicht mehr allein war und sie es nie wieder sein würde. Sie war keine Last. Sie wurde gebraucht" (S. 172). Sie weist Tin Win den einzuschlagenden Weg, und er trägt sie auf seinem Rücken. In ihrer wachsenden Liebe erfüllt sich tatsächlich das Gebot der Liebenden, wonach einer die Last des anderen tragen sollte.

Das Gehör von Tin Win entwickelt sich so gut, dass er Töne und Geräusche hören kann, die andere weder differenzieren noch vernehmen können – das gilt auch für die feinen Unterschiede der Herzschläge (S. 137, 187):

> Dann hörte er ihr Herz pochen, und mit jedem Schlag wurde er ruhiger. Einen schöneren Laut konnte er sich nicht vorstellen. Es klang anders als die anderen Herzen, weicher, melodisch. Es schlug nicht. Es sang. […]
> … er verspürte vor jedem Pochen eine Ehrfurcht und einen Respekt, das ihn schauderte. Da schlug es, nur Zentimeter von seinem Ohr entfernt. Ihm war, als könne er durch einen Spalt in den Schoß der Welt spähen. Ihr Herzschlag. Unheimlich. Betörend schön.

Als Mi Mi plötzlich wegen eines Todesfalls in der Familie fort muss und Tin Win darüber nicht informieren kann, wird er ernsthaft krank vor Angst, sie zu verlieren. Mi Mi singt mit ihrer wunderschönen Stimme seine Schmerzen, seine Trauer und seine Ängste fort. „Du musst keine Angst haben. Du kannst mich gar nicht mehr verlieren. Ich bin ein Teil von dir so wie du von mir" (S. 182), sagt sie ihm und erinnert sich (S. 189):

> Damals hatte er sie zum ersten Mal wirklich berührt, und mit dieser Berührung war eine Lust in ihr erwacht, die manchmal stärker war als alle anderen Gefühle zusammen […]. In Augenblicken wie diesen fühlte sie sich so lebendig, dass sie nicht wusste, wohin mit ihrem Glück. Der Wind schien sie zu tragen, und sie war leicht und schwerelos, wie sonst nur im Wasser. Sie spürte eine Kraft, von der sie nicht geahnt hatte, dass sie in ihr steckt. Und die nur Tin Win wecken konnte.

So verbringen sie fortan jeden Tag miteinander. Als fest steht, dass Tin Win den Anordnungen eines Onkels folgen und für eine Ausbildung und eine Augenoperation auf unbestimmte Zeit weit wegfahren muss, verbinden sich Abschiedsschmerz und die Kraft der Liebe. Mi Mi spürt sich selbst und die Macht der liebenden Körper (S. 202):

> Mehr und tiefer und schöner denn je. Als würden alle Versprechen dieser Welt auf einmal eingelöst. Mit jeder Bewegung schenkte er ihr ihren Körper aufs Neue. Keine Kraft auf dieser Welt konnte sie halten, und sie sah sich fliegen, über Kalaw, über die Wälder und Berge und Täler, von einem Gipfel zum anderen […]. Sie hatten jede Kontrolle über ihre Körper verloren. Es war, als würden alle ihre Gefühle auf einmal explodieren, die Wut und die Angst und die Verzweiflung, das Verlangen, die Zärtlichkeit und ihre Begierde. Für einen kurzen Augenblick, für die Dauer eines Herzschlags oder zwei, machte alles in ihrem Leben Sinn.

Tin Win kehrt zunächst nicht wieder zurück. Er und Mi Mi schreiben sich Briefe, die der Onkels aber abfängt, sodass sie die Adressaten nie erreichen. Tin Win wird durch die Augenoperation wieder sehend, arbeitet als Jurist in New York und gründet dort eine Familie, die er eines Tages ohne jeden Hinweis auf seinen Verbleib verlässt.

Was ist das für eine Liebe, die zwei Menschen mit unterschiedlicher Behinderung erleben und die so außergewöhnlich verläuft? Für Su Kyi steht fest (S. 203):

> Eine solche Symbiose zweier Menschen hatte sie noch nie erlebt, und es gab Augenblicke, da dachte sie beim Anblick der beiden, ob am Ende der Mensch vielleicht doch nicht allein ist, ob die kleinste menschliche Einheit vielleicht doch Zwei ist und nicht Eins.

Aus U Bas eher allgemeinen Gedanken über die Liebe, die er der nach ihrem Vater suchenden Rechtsanwältin aus Amerika vorträgt, lassen sich Einsichten für das Verständnis der eigenen Seele ableiten (S. 219):

> Die Liebe kennt so viele unterschiedliche Formen, [...] sie hat so viele eigenartige Gesichter, dass unsere Phantasie nicht ausreicht, sich alle vorzustellen. Die Kunst besteht darin, sie zu erkennen, wenn sie vor uns steht. [...] Weil wir nur sehen, was uns bekannt ist. Wir trauen dem anderen immer nur zu, wozu wir selbst in der Lage sind, im Guten wie im Bösen. Deshalb erkennen wir als Liebe vor allem, was unserem Bild von ihr entspricht. Wir wollen geliebt werden, so wie wir selbst lieben. Jede andere Art ist uns unheimlich. Wir begegnen ihr mit Zweifel und Misstrauen, wir missdeuten ihre Zeichen, wir verstehen ihre Sprache nicht. Wir klagen an. Wir behaupten, der andere liebt uns nicht. Dabei liebt er uns vielleicht nur in einer Weise, die uns nicht vertraut ist.

Tin Win und Mi Mi müssen sich nicht wechselseitig beeindrucken. Sie haben den Satz, dass einer des anderen Last (und auch Freude!) tragen müsse, nicht nur verstanden, sondern in ihrem Leben auch praktisch umgesetzt. Sie steigern ihr Einfühlungsvermögen durch hohe Achtsamkeit für den Partner und durch einen äußerst sensitiven Umgang mit den Anforderungen, denen die geliebte Person durch das jeweilige Handicap ausgesetzt ist. Ihre über Jahre fortgesetzte Briefkorrespondenz, die den Adressaten nie erreicht, berührt ebenso wie die Feststellung, dass jeder auch Teil des anderen sei, wodurch die Angst, verlassen zu werden, nichtig wird. (Die Übernahme und Integration – das ist eine Perspektive, die an Heinrich Heines Aussage: „Die Liebe ist die Rückkehr von einem anderen zu sich selbst" erinnert). Ihre Liebe ist auf Innigkeit, Hingabe, Vertrauen und Lebenskraft aufgebaut. Sie bleibt trotz widriger Lebensumstände

von räumlicher Distanz und unterschiedlicher Lebensform wie ein nicht ver-
stellbarer Horizont stets im Hintergrund. Kann es das geben, eine bedingungs-
lose Liebe, ohne räumliche Nähe, ohne gemeinsame Jahre? Zusammen haben
sie sich eine neue Dimension der Liebe geschaffen, einen Lufthauch, der die
Seele ausmacht, ohne Ort, zeitlos und ohne Perspektive.

Ihre Zusammengehörigkeit ist ein besonderes Wir-System, das von vielen
wie ein ersehntes Versprechen angestrebt wird, das jedoch nur sehr wenige
Liebende erreichen können; ein System, in dem Gedanken, Empfindungen
und Verhaltensweisen ineinanderfließen, sich stärken und unauflöslich aufeinander bezogen sind, trotz aller Unterschiede in Lebensgestaltung und
Erfahrungen, eine Sehnsuchtsliebe, die nicht vergeht. Diese Liebe verfügt über
eine beständige Attraktion, über eine unbändige Kraft, die jedes Hindernis,
alles, was sich ihr in den Weg stellt, zu guter Letzt überwindet. Das ist bedin-
gungslos – und zärtlich, empfindsam, umfassend, verständig, schützend, verzeihend, berührend, sanftmütig und von zugewandter Beständigkeit liebender Seelen.

*Vielleicht war die Geschichte von Tin Win und Mi Mi so etwas wie ein Auslöser für
unsere Einsicht, dass gerade das Glück und das Wohlbefinden zu jenen psychischen
Prozessen gehören, die man verstehen möchte – zum Beispiel, was sie auslöst und an
welche Bedingungen sie geknüpft sind (was glücklich macht und Wohlbefinden sichert),
was Glück bedeutet und bewirkt, ob es erhalten werden kann und sich steigern lässt, ob es
uns in den Schoß fällt oder gesucht werden muss. Auf jeden Fall waren wir uns einig, dass
wir in einem weiteren Abschnitt davon berichten wollen. Kira, mal wieder mit vieldeuti-
gem Lächeln, zitierte Goethe: „Und doch, welch' Glück, geliebt zu werden! Und Lieben,
Götter, welch ein Glück!" Und fügte dann mit gewohnter Überzeugung hinzu: „Aber
ich glaube nicht daran, dass jeder seines Glückes Schmied sein kann!" Eckart teilte ihre
Auffassung – und ich war mal wieder unschlüssig.*

6.6   Glück und Wohlbefinden

Zwei Autos rasten im Stadtgebiet nebeneinander auf eine Kreuzung zu. Die
Ampel sprang auf gelb. Ein Fahrer versuchte noch zu bremsen, kam jedoch
stark ins Schleudern und vermied eine Kollision mit einem Fahrradfahrer nur
äußerst knapp. Glück gehabt!

Aus den offenen Fenstern des Nachbarhauses tönte ein Schrei. Danach
juchzte eine Stimme und verkündete einen erheblichen Gewinn in einer
Lotterie. Glück gehabt!

Eine junge Frau hielt einen Brief in der Hand, drehte ihn mehrmals um, legte ihn auf den Tisch zurück, nahm ihn wieder an sich, ließ den Arm sinken, schaute noch einmal auf das Kuvert. Schließlich öffnete sie den Brief und las. Und langsam liefen ihr Tränen über die Wangen. Sie atmete tief durch. Allmählich zeigte sich ein Lächeln auf ihrem Gesicht, ihr Körper streckte sich, und ein Kuss auf den Briefbogen zeugte von ihrem Glück.

Drei Episoden, die andeuten, wie vielfältig die Ereignisse sind, die Glück hervorrufen können. Es sind aber nicht nur die Bedingungen, die sehr unterschiedlich ausfallen, sondern auch die Art des Glückserlebens und die damit verbundenen und daraus folgenden biologischen, psychologischen und sozialen Prozesse. Die akademische Psychologie hat sich erst in jüngster Zeit mit empirischen Arbeiten dem Themenbereich Glück und Wohlbefinden genähert, wohl auch in der Hoffnung, damit beispielsweise belegen zu können, dass Glück positive Konsequenzen auf die Lebenszufriedenheit nach sich zieht und dass jeder Mensch einen gehörigen Anteil zu seinem eigenen Glück beitragen kann – oder auch nicht.

In sehr übersichtlicher und leicht verständlicher Form hat Bucher (2009) die Erkenntnisse der Psychologie über das Thema Glück in vier Teilen (Das Wesen des Glücks, Glücksfaktoren, Effekte des Glücks und Steigerungsmöglichkeiten des Glücks) dargestellt. Die erwähnten Studien zum biochemischen Bereich legen nahe, dass im Gehirn mehrere Areale sehr eng miteinander verbunden sind und in Funktionsabhängigkeit stehen, sodass man sie als Belohnungssystem bezeichnen kann. Recht bekannt sind auch die mit dem Glückserleben in Verbindung zu bringenden Botenstoffe Dopamin, Serotonin und Oxytocin. Dopamin gilt im alltäglichen Sprachgebrauch als luststeigerndes „Glückshormon", ebenso wie Serotonin. Eine bedeutsame Senkung des Serotoninspiegels soll hingegen eine Depression auslösen. Oxytocin wird eine wichtige Rolle bei Geburten (Weheneinleitung, Milchfluss) und bei neuen Bindungen (zum Kind, zum Partner) zugeschrieben. Wie sich die vermehrte Zuführung solcher biochemischer Substanzen auswirkt, ist bisher noch nicht hinreichend abgesichert. Ebenso unklar bleibt noch die Vermutung, wirkliches Glückserleben sei nur bei bestehender Gesundheit zu erreichen. Dazu wäre auch der Bezug zum Lebensalter herzustellen, da im Alter zwar manche verdrießliche Beschwerden auftreten, jedoch die Konzentration auf wirklich wichtige Aktivitäten und Vorhaben (z. B. Betreuung der Enkel, Hobby, Reisen) und das Gefühl, noch gebraucht zu werden, sich positiv auf Glücksempfindungen und Wohlbefinden auswirken können. Auf veränderte Körperfunktionen (z. B. Wachstum, Menstruation) und verändertes Aussehen (z. B. Akne, Körperproportionen) mag im Jugendalter ein gelegentlicher Mangel an Frohsinn, Vitalität und Zufriedenheitsempfinden zurückzuführen sein, der mit nicht gerade herausragendem Glückserleben und Wohlbefinden in dieser Zeit in Verbindung zu bringen ist – es sei denn, die erste Verliebtheit stellt sich ein.

Auf dem psychologischen Gebiet der Glücksforschung haben sich Hinweise ergeben, die nahelegen, dass Personen mit ausgeprägten Extraversionstendenzen (mehr auf die äußere Umgebung gerichtete Lebensform beispielsweise durch: Beteiligung an Unternehmungen, Kontaktsuche, Vitalität, Beziehungen) dem Glück eher nahestehen als solche mit Neurotizismustendenzen (z. B. Unzufriedenheit, Stressanfälligkeit, Unsicherheit, Angstneigung). Ein weiterer Faktor wird in der emotionalen Intelligenz gesehen. Diese von Nichtfachleuten vielleicht mit Erstaunen aufgenommene Wortkombination meint die achtsame Aufnahme von Gefühlen (unter Einschluss von Mitfühlen) und die Fähigkeit, sie auszudrücken, gedanklich sinnbestimmt zuzuordnen und zu verwenden (z. B. für kognitive Lösungen, soziale Kontakte und Kommunikation). Diese Fähigkeit kann – besonders im Zusammenspiel mit anderen Persönlichkeitsmerkmalen – einen erheblichen positiven Einfluss auf das Glücksempfinden ausüben. Berufliche Arbeit kann glücklich machen – muss es aber nicht. Das hängt von Faktoren ab wie Arbeitsklima, Möglichkeiten zur selbstgesetzten Zielerreichung, bisherige Anerkennung und Wertschätzung, Übereinstimmung von Anforderung und eigener Bewältigungskompetenz. Oftmals werden bei kreativer Arbeit Glücksgefühle hervorgerufen, wenn sich so etwas wie ein Flow einstellt, d. h. wenn man sich außergewöhnlich intensiv in die Arbeit versenkt. Persönliches Glück lässt sich wohl autonom beeinflussen durch Verhaltensweisen wie karitativ handeln, Verzeihung gewähren sowie Unterstützung anbieten und geben. Hingegen ist der Besitz von Geld nicht unbedingt ein Glücksgarant, denn damit verbindet sich sehr oft die Erhöhung der eigenen Ansprüche, die sich möglicherweise zur Gier hin entwickeln. Das bedeutet unablässige Bemühungen um noch höhere Steigerungsraten und andauernde Vergleiche mit Konkurrenten, die noch besser gestellt sein könnten. Auch Lotteriegewinne führen nicht sicher zu Lebensglück.

Bei frisch verliebten Paaren darf erwartet werden, dass sie beteuern, sich gerade in so noch nie erlebter Form großartig zu fühlen, Gefühle, die einzig und allein ihr Lebensglück ausmachen würden. Dies ist aber wohl nicht dauerhaft der Fall, sei auf empirischer Grundlage skeptisch angemerkt. Langjährige Bindungen (feste Partnerschaften, Ehen) spenden dem Paar zwar häufig mehr Sicherheit, wechselseitige Unterstützung und größere Lebenszufriedenheit, garantieren aber keine weitere Beständigkeit. Die Unsicherheitsfaktoren betreffen in erster Linie die noch unbekannte persönliche Entwicklung und die Änderungsmöglichkeiten der Werte- und Präferenzordnungen des Partners. Trennungen vom Partner können als außerordentlich leidvoll und völlig entgegengesetzt zum anfänglichen Glückszustand erlebt werden. Auch Kinder sind kein Glückssiegel, denn deren Entwicklungsprozesse müssen nicht notwendigerweise dazu führen, das Elternglück zu erhöhen oder zu sichern. Die Ablösung der Kinder von den Eltern und die damit verbundene Entwicklung eigener Vorstellungen, und die Realisierung selbstbestimmter Lebenswege werden bei den Eltern oft von schmerzlichen Gefühlen der Verlassenheit und der Angst vor aufkommender Distanzierung begleitet. Verlässlichkeit und Fortsetzung von glücklichen und zufriedenstellenden Erfahrungen werden festen Freundschaften zugetraut, vor allem dann, wenn ein reger Austausch in unterschiedlichen Lebenssituationen stattfindet.

Aus den eingangs angeführten Beispielen geht hervor, wie unterschiedlich in Art und Intensität Glück erlebt werden kann. Wir können erlebtes Glück im Stillen genießen, es sofort mit anderen teilen wollen, oder wir schreien das Gefühl heraus und vergießen dabei Freudentränen. Glück kann helfen, unsere Lebenszufriedenheit zu entwickeln, zu stärken oder zu erhalten. Die daran beteiligten seelischen Prozesse sind jedoch in ein unterschiedliches Zeitgefüge eingebunden. Glückliche Ereignisse sind eher als kurz zu beschreiben, hingegen zeichnen sich Perioden des Wohlbefindens durch längere Zeitintervalle aus. Es ist aber nicht ausgeschlossen, dass das eine aus dem anderen hervorgehen kann bzw. als Auslöser fungiert. Allerdings wäre für das Verständnis der psychischen Regungen zu klären, welche Komponenten für Glücksemotionen und welche für ein Wohlbefinden bestimmend sind. Die wissenschaftliche Forschung bemüht sich um eine Klärung, hat aber nicht nur die enorme Variation möglicher Erscheinungsformen in den Griff zu kriegen, sondern auch erhebliche methodische Probleme zu bewältigen, die jedoch nicht nur bei der Differenzierung von Glück versus Wohlbefinden zu lösen sind, sondern bei nahezu allen thematisch eingeschlossenen Forschungsprojekten. Insofern sind Ergebnisse von Studien über Glück und Wohlbefinden stets darauf zu prüfen, ob die verbindlichen Kriterien für akzeptable wissenschaftliche Forschung (vgl. Abschn. 3.2.1) erfüllt worden sind, ob der Geltungsbereich der Resultate und der theoretischen Belege hinreichend abgesteckt wurde und welche bisher vorliegenden Untersuchungen mit den aktuellen Befunden übereinstimmen oder ihnen widersprechen.

Die wichtigsten kritischen Punkte der Methodik sollen hier wenigstens erwähnt werden, schon um zu verhindern, dass auf sensationelle Berichterstattung ausgelegte Medienprodukte sich eine Bewertungs- und Interpretationskompetenz anmaßen, die ihnen aufgrund von unzulässigen Vereinfachungen, Fehleinschätzungen und mangelndem Fachwissen oft nicht zukommt. Die als wissenschaftlich ausgewiesenen Studien zum Themenkomplex Glück und Wohlbefinden sind hauptsächlich daraufhin zu prüfen,

- welche inhaltlichen Phänomenklärungen und -analysen durchgeführt wurden,
- auf welche theoretische Basis die Ergebnisse zu beziehen sind,
- wie die Wahl der Erfassungsmodalität – z. B. Interview, systematische Befragung, Verwendung von metrischen Skalen, Bildvorlagen oder Filme, Glückstagebuch, computergestützte Erlebnisstichprobenmethode (ESM) – vorgenommen wurde; z. B. bei der Einstufung von Glück als messbar: Welche Gütekriterien besitzen und erfüllen dann die verwendeten Messinstrumente?
- welchen Ansprüchen die verwendete Personenstichprobe genügt (z. B. jeder, der teilnehmen will, wird genommen; Personenauswahl nach Zufall; Stichprobe gemäß definiertem Repräsentationsanspruch; nach Merkmalen quotierte Stichproben), wobei der Stichprobenumfang (Anzahl der Untersuchungsteilnehmer) von zentraler Bedeutung ist,
- ob und gegebenenfalls welche Argumente für die Stimmigkeit von untersuchtem Phänomen und eingesetzter Methodik angegeben wurden,
- ob lediglich nur *ein* Merkmal untersucht wurde oder mehrere; Fehlschlüsse bei nur einem Merkmal sind eher die Regel denn die Ausnahme, weil die meisten seelischen Prozesse in Form gebündelter, interagierender, rückbezogener Kombinationen auftreten, sodass sie entsprechend vielen Faktoren Einflussmöglichkeiten bieten,
- welche Konsequenzen für die Gültigkeit, Verlässlichkeit und Relevanz aus dem Umstand zu ziehen sind, dass die meisten ermittelten Daten subjektive Ansichten und Einschätzungen der Studienteilnehmer sind; denn damit ist die Wahrscheinlichkeit von Beurteilungen im Sinne sozial erwünschter Antworten, verfälschter positiver Selbstdarstellung, Existenz von bedeutsamen Erinnerungsfehlern und -lücken sowie mangelhafter Differenzierungen – um nur die wichtigsten Verzerrungs- und Fehlerquellen zu nennen – deutlich erhöht.

Glück ist ein sehr wendiges, variantenreiches und kaum allgemein zu fassendes Ereignis. Umso penibler muss jede Glücksstudie auf Fehler, Versäumnisse oder Irrungen hin untersucht werden. Daher ist eine kritische Durchsicht auf methodische Mängel, unangemessene Interpretationen von Statistiken und inadäquate oder falsche Schlussfolgerungen auch bei den von Bucher (2009) zusammengestellten Forschungsprojekten zu den Wirkungsweisen von Glück angezeigt. Um gesichertes Wissen aus den bisherigen wissenschaftlichen Studien gewinnen zu können, sind mehr und wiederholte Untersuchungen zu verschiedenen Perspektiven auf die Bereiche Glück oder Wohlbefinden erforderlich. Insofern sind die erwähnten themenrelevanten Forschungsresultate der Kategorie „vorläufig" zuzuordnen.

Bucher (2009) referiert zu den in Forschungsberichten mitgeteilten Effekten von Glückserleben, dass glückliche Menschen länger leben, ein gestärktes Immunsystem haben, weniger Schmerzen erleiden müssen, dass sie bei Glücksepisoden eine geringere Cortisolausschüttung (Stresshormon) aufweisen, sie weniger zum Grübeln und Nachdenken über Sorgen neigen, und dass ihre kognitiven Fähigkeiten (Lernen, gedankliche Flexibilität, Kreativität, Entscheidungsfreudigkeit) gesteigert sind. Glück fördert beglückende Denk- und Verhaltensweisen sowie moralische und altruistische (uneigennützige, opferbereite) Handlungen. Auf niedrigen Risikostufen sind glückliche Menschen eher bereit, einen Einsatz zu wagen, möglicherweise weil sie den Verlust bei höheren Risiken scheuen und lieber ohne fragwürdigen Gewinn glücklich bleiben wollen. Glücksempfindungen können dazu führen, sich leicht täuschen oder überzeugen zu lassen und sie können Menschen dazu bringen, weniger auf Details zu achten und Denkprozesse eher über bewährte Routinen laufen zu lassen. – Ob solche Detailanalysen zu tragfähigen und verwendbaren Einsichten auch für alltägliche Lebensvorgänge taugen, muss erst einmal infrage gestellt werden, und zwar umso mehr nach der sehr aufschlussreichen Lektüre von Ekeland (1996), der für komplexe Prozessabläufe (und psychische Abläufe sind unbedingt dazu zu zählen!) in mathematischen Expeditionen die Regentschaft des Zufalls in den Zusammenhang von Glück und Chaos stellt.

Bereits im Jahr 1910 forderte Alain (Künstlername von Emile-Auguste Chartier 1982, S. 221):

> Auf allen Schulen müßte es Unterricht geben in der Kunst, glücklich zu sein. Nicht in der Kunst, glücklich zu sein, wenn einen das Unglück am Wickel hat: das überlasse ich den Stoikern; vielmehr in der Kunst, glücklich zu sein, wenn die Umstände erträglich sind und die Bitternis des Lebens sich auf Kleinigkeiten beschränkt.

Ein Jahrhundert später setzt Schubert (2011) das Ansinnen in die Tat um und beweist mit der Einrichtung des Schulfaches „Glück", dass es sich vom Kindesalter an erlernen lässt (Schubert et al. 2015). Glück wird also lehrbar und ermöglicht somit Wege zu finden, dem eigenen Glück ein wenig „auf die Sprünge" zu helfen. Ob damit auch eine Steigerungschance von einer bestehenden oder angenommenen individuellen Stufe des Glücks in Aussicht gestellt ist, hängt entscheidend und zunächst erst einmal davon ab, in welcher Spannweite (z. B. von kurzer Freude bis Euphorie) sich eine derartige selbstgeformte Erhöhung des Glücks abspielen könnte. Sollte grundsätzlich davon ausgegangen werden, dass die Seele auf diesem Gebiet trainierbar sei, dann wäre folgerichtig zu fragen: wie und wohin? Ist eine selbst aktivierte Stimmungsverbesserung schon als Glückserhöhung anzusehen oder bedarf es noch größerer Zuwächse, um von einer selbsterzeugten Steigerungsrate sprechen zu können? Letztlich gilt – wie bei einigen anderen psychischen Phänomenen (z. B. beim Stress) –, was Glück ist, bestimmt das Individuum selbst.

Deshalb verlangt eine Annäherung an das Glücksverständnis zunächst die Differenzierung von glücklichen Ereignissen, die eher dem Zufall oder günstigen externen Bedingungen zuzuschreiben sind, gegenüber solchen, die vom Individuum selbst hergestellt oder angestoßen wurden. Die erste Kategorie wird kaum Möglichkeiten zur autonomen Einflussnahme bieten, die zweite aber mit einiger Wahrscheinlichkeit bei unterschiedlichen Strategien, Motivationslagen und Zielsetzungen. Versuche, das Glück und auch das Wohlbefinden selbst in die Hand zu nehmen, werden oft und mitunter auch hartnäckig unternommen. Dazu gehört ein Anruf bei dem Freund, das wohlige Einkuscheln, der erfolgreiche Prüfungsabschluss ebenso wie die Durchführung einer lang geplanten Reise oder die ersehnte Rollenübernahme in der Theatergruppe. Ziemlich sicher führt die Pflege von Beziehungen und Freundschaften oder Entspannung nach anstrengender Arbeit zu Wohlbefinden. Drogenkonsum – welcher Art auch immer – hat Nachwirkungen, die das Glück konterkarieren. Die mittlerweile stärker beachtete Positive Psychologie (Blickhan 2015; Funke und Westermann 2015) ist bestrebt, angenehme Emotionen zu fördern und niedrige Stufen von Glückszuständen durch einfache Verhaltensweisen, wie Dankbarkeit zeigen, Selbstaktivierung steigern, Vergebung statt Rache ausüben, zu erhöhen. Zweifellos ist die Sinnfindung (Schnell 2016) ein zugehöriger und zentraler Bestandteil der eigenständigen oder angeleiteten Glückssteigerung. Darüber hinaus trägt die Psychotherapie durch die Aktivierung von Ressourcen zur Stärkung des Wohlbefindens bei (Frank 2017).

In der belletristischen Literatur zu diesem Themenbereich geht es hauptsächlich um die Sehnsucht nach Glück, um das Erreichen von Glücksempfindungen und um Versuche, das Glück zu sichern. Aus vielen Werken geht eher der Zweifel daran hervor, dass jeder seines Glückes Schmied sei, denn viele äußere Einflüsse und Zufallsanteile vermengen sich mit der selbstbestimmten Motivation, das subjektive Glücksempfinden zu mehren.

Einige Autoren betrachten das Glücklichsein nicht als selbstbestimmt, sondern eher als Fügung oder lassen zufällig sich einstellende Glücksmomente gänzlich außer Acht und fokussieren sich auf das zeitlose Ganze, wie Hermann Hesse (2005, S. 14 f.):

Unter Glück verstehe ich heute etwas ganz Objektives, nämlich die Ganzheit selbst, das zeitlose Sein, die ewige Musik der Welt, das, was andre etwa Harmonie der Sphären oder das Lächeln Gottes genannt haben [...]. Atmen in vollkommener Gegenwart, Mitsingen im Chor der Sphären, Mittanzen im Reigen der Welt, Mitlachen im ewigen Lachen Gottes, das ist unsre Teilhabe am Glück [...], der es erlebt hat, ist nicht nur für einen Augenblick glücklich gewesen, er hat auch etwas vom Glanz und Klang, etwas vom Licht der zeitlosen Freude mitgebracht, und alles, was durch Liebende an Liebe, durch Künstler an Trost und Heiterkeit in unsre Welt getragen worden ist und oft nach Jahrhunderten so hell strahlt wie am ersten Tage, das kommt von dort.

Hesse resümiert an anderer Stelle: „Glück ist Liebe, nichts anderes. Wer lieben kann, ist glücklich" (2005, S. 251). Und über die Verbindung von Glück und Seele gibt er zu bedenken (2005, S. 133 f.):

Deine Seele sucht andere Wege, und wo sie zu kurz kommt, wo du auf ihre Kosten Erfolge hast, blüht dir kein Glück. Denn „Glück" empfinden kann nur die Seele, nicht der Verstand, nicht Bauch, Kopf oder Geldbeutel ... Es ist vor langer Zeit gesprochen und gehört zu den wenigen Menschenworten, die zeitlos und ewig neu sind: „Was hülfe es dir, wenn du die ganze Welt gewännest, und nähmest doch Schaden an deiner Seele."

Das ist insofern höchst bedeutungsvoll, da Schädigungen der Seele uns von allen Gewinnen abkoppeln, denn wir sind uns nicht mehr selbst gewiss und unsere Befindlichkeit, unser Denken und unser Tun werden durch eine geschädigte Seele in Regionen gelenkt, die unserer Kontrolle entzogen sind.

Über den Erzählband *Zu viel Glück* von Alice Munro (2014) wird auf dem Klappentext sehr zutreffend bemerkt: „Ihre Themen – das entgangene Leben und die Mühsal der Liebe – sind universal. Ihre Einfühlung in die Seele ihrer Figuren weitet ihre Welt in die unsere." Genau das beschreibt die Intention des hier vorliegenden Buches zum Verständnis der eigenen Seele.

In der Titelerzählung „Zu viel Glück" geht es um die bekannte Thematik, dass sehr viele günstige Lebensereignisse sich eingestellt haben, sodass Schuldgefühle entstehen und die Befürchtung wächst, dass – sozusagen ausgleichend – eine Strafe erteilt wird. Das erinnert an Schillers Ballade *Der Ring des Polykrates* (Ausgabe: 2000b, S. 103 ff.), in der der Herrscher von Samos seinem Gast triumphierend verkündet: „Dies alles ist mir untertänig' begann er zu Ägyptens König, gestehe, dass ich glücklich bin.'" Doch der Gast gibt zu bedenken: „Fürwahr, ich muss dich glücklich schätzen, doch", spricht er, zittr' ich für dein Heil, mir grauet vor der Götter Neide, des Lebens ungemischte Freude ward keinem Irdischen zuteil.'" Die Warnung wird verstanden und der Gastgeber opfert seinen Ring:

Von allem, was die Insel heget, ist dieser Ring mein höchstes Gut. Ihn will ich den Erinnen weihen, ob sie mein Glück mir dann verzeihen.

Zu viel des Guten löst bei vielen Menschen ein Unbehagen aus, weil sie fürchten, so hohe Gunst des Schicksals oder der göttlichen Fügung nicht verdient zu haben. Und da sie um die Wankelmütigkeit des Glücks wissen, steigern sie sich in die Vorstellung hinein, die Glückssträhne könnte reißen und Verderben nach sich ziehen. Bei einer anhaltenden Glücksserie stellt sich zudem bald der Zweifel an der Fortdauer ein, da die Kontinuität des Glücks auf der Basis vorangegangener Erfahrungen nicht erwartet werden kann.

Alice Munro (2014) stellt die Vermutung der Protagonistin, sie könnte zu viel Glück in ihrem bisherigen Lebenslauf gehabt haben, an das Ende der Erzählung. Geschildert werden ihre bisherigen Durchsetzungskämpfe für eigene Lebensvorstellungen, das wachsende und oft erneuerte Interesse an Mathematik und Poesie, die Entwicklung einer Scheinhochzeit („Weiße Hochzeit") zu einer tatsächlichen Ehe (mit Wladimir), die erwachende Liebe zu einem anderen Mann (Maxim) und das Engagement für die Belange und Rechte der Frauen. Von zentraler Bedeutung ist ihre Initiative, sich trotz erheblicher Widerstände, Verbote und höhnischer Kommentare männlicher Familienangehöriger (Vater, Neffe) mit höherer Mathematik auseinanderzusetzen zu können, gestützt durch die als glücklich erfahrene Förderung durch andere Personen. Es handelt sich um die Lebensgeschichte von Sofia Kowalewskaja (1850–1891), der weltweit ersten Professorin für Mathematik und Mitherausgeberin einer wissenschaftlichen Zeitung. Ein ungeheures Novum in der damaligen Zeit, das August Strindberg sehr sarkastisch öffentlich als schädlich und überflüssig, durch die Männern im Kenntnisstand unterlegenen Frauen ausgeführt zu werden, brandmarkte [von Per Olov Enquist (1975) wurde übrigens in seinem Theaterstück „Die Nacht der Tribaden" die frauenfeindliche Einstellung von August Strindberg in den Dialogen mit seiner Frau Siri von Essen und deren Freundin Marie Caroline David sehr spöttisch und bissig kritisiert].

Sofias Auffassung, ihre Förderungen und Erfolge seien letztlich als Kette glücklicher Ereignisse zu werten, stehen andere Gründe entgegen. Dazu gehören ihr unbedingter Wille, sich auch als Frau der höheren Mathematik widmen zu können, ihre Bereitschaft, dafür auch ungewöhnliche Schritte zu wagen (Scheinhochzeit), ihre Durchsetzungsstärke, sich auch gegen Verbote, Kränkungen und deplatzierte Prüfungen zu behaupten und das Wagnis einzugehen, als Frau Mathematik im Ausland (u. a. in Heidelberg und Berlin) zu studieren. Munro (2014) macht deutlich: Die Scheinehe ist notwendig, da russische Frauen damals nur dann ins Ausland reisen durften, wenn sie die Einwilligung der Eltern hatten oder verheiratet waren. Die Verbote und Anfeindungen kann Sofia aushalten (z. B. von Sofias Neffen: „Ich hätte keine Achtung vor mir […] als Mathematikprofessor […] Preise bekommen und viel Geld einstecken für Dinge, die keiner versteht oder wichtig nimmt und die keinem etwas nutzen", S. 318) – auch weil es eine andere Person (Prof. Weierstraß) gibt, von der sie zwar zunächst kaum beachtet und gründlich unterschätzt wird, die sie später jedoch betreut und fördert (S. 324):

> Seine Überraschung war groß – auch das erzählte er ihr zu einem späteren Zeitpunkt –, als er sah, dass alle Aufgaben gelöst worden waren, und einige sogar auf völlig originelle Weise. Aber er blieb ihr gegenüber misstrauisch und hatte den Verdacht, dass sie die Arbeit eines anderen vorzeige [...]. Sie erschütterte ihn in vieler Hinsicht. Sie war so schmächtig und jung und eifrig. Er hatte das Gefühl, sie beruhigen, sie behutsam halten zu müssen, damit sie lernte, mit dem Feuerwerk in ihrem Kopf umzugehen.

Die gegenseitige Zuneigung zwischen Sofia und Weierstraß vergrößert sich (S. 336 f.):

> „Es ist wahr, manchmal vergesse ich, dass Sie eine Frau sind. Für mich sind Sie so etwas wie ..." „Wie was?" „Wie ein Geschenk, und zwar eines für mich ganz allein." Sofia beugte sich vor und küsste seine weiße Stirn. Sie hielt ihre Tränen zurück, bis sie sich von seinen Schwestern verabschiedet und das Haus verlassen hatte. Ich werde ihn nie wiedersehen, dachte sie.

Sofia bekommt die Professur in Stockholm und ist voller Vorfreude auf ihr kommendes Leben („Sie betrat das Schlafzimmer mit einem Lächeln auf dem Gesicht, vor Freude über ihr Glück, ihre kommende Freiheit, ihren künftigen Ehemann", S. 334). Allerdings mischen sich da auch Zweifel in die Zuversicht (S. 305):

> So durfte sie nicht denken – sie durfte nicht denken, dass er ihr durch die Blume sagen wollte, er wünsche, sie würden nicht im Frühjahr heiraten. Sie hat Julia schon geschrieben, dass es doch auf Glück hinausläuft. Doch auf Glück. Glück.

Auf der Reise nach Stockholm wird sie krank, erhält von einem mitfahrenden Arzt eine Tablette, die sie später einnimmt und die sich als Droge herausstellt, die ihr kurzfristig Wohlbefinden beschert, eine „Verzauberung ihres Körpers und ihres Geistes, die sie so noch nie erlebt hatte, aber auf die sie gewiss von nun an zählen konnte" (S. 359). Die Krankheit wird schlimmer, und sie fabuliert „in großer Erregung von ihren Plänen zu einer neuen mathematischen Arbeit, kühner, wichtiger und schöner als alles, was ihr bis dahin eingefallen war [...]. Sie fließe über vor Ideen, sagt sie, von einer ganz neuen Weite und Bedeutung und doch so natürlich und selbstverständlich, dass sie lachen müsse" und später flüstert sie nur noch: „Zu viel Glück" (S. 359 ff.). Ihre Seele wertet die eigenen Fähigkeiten, Anstrengungen und Erfolge als Glück, das sie in dieser Form und Ausprägung wohl nicht verdient, sodass Krankheit und Tod eine ausgleichende Gerechtigkeit darstellen würden.

Die Eigensicht der Seele ist vor Verzerrungen nicht gefeit und neigt gelegentlich zu Glückskorrekturen, so als gehe es darum, vermeintlich ungerechtfertigte Begünstigungen im Leben unbedingt kompensieren zu müssen. Glück im Übermaß für sich zu akzeptieren, kann sicher zu einem sehr schwierigen Unterfangen werden. Es gilt aber, verschiedene Perspektiven einzunehmen, um die eigenen Fähigkeiten nicht zu unterschätzen und um der Seele auf die Schliche zu kommen, wenn sie sich allgemeine Interpretationen borgt oder Bedeutungen deklariert, die sie nicht so recht belegen kann, und sie sich manchmal hinter dem Hinweis versteckt, auf das Bauchgefühl zu vertrauen.

Aus den Werken von François Lelord (2006) *Hectors Reise*, Anna Gavalda (2012) *Alles Glück kommt nie*, Hannah Simon 2015) *Felix oder zehn Dinge, die ich an dir liebe*, Robert Kisch (2016) *Glück* oder Sybille Berg (2017) *Ein paar Leute suchen das Glück und lachen sich tot* ließe sich möglicherweise der Anfang eines literarischen Glücksreigens gestalten, der schon einige thematische Facetten abdeckt. Er könnte die Leselust auf weitere Romane, Erzählungen, Gedichte etc. fördern und damit die eigene Seele berühren, aktivieren und weitere Aspekte zu ihrem Verständnis beitragen. In jedem Fall wäre der Roman *Ach Glück* von Monika Maron (2011) in diesem Reigen eine ungewöhnliche Lektüre. Bleibt der literarische Gehalt einmal außer Acht, dann wird hier ein Glück in den Mittelpunkt gestellt, das sich nicht entwickeln will, das unbestimmt bleibt, das nur als ferne, dauerhafte Hoffnung existiert. Unklar bleibt zunächst auch die Intonation von *Ach Glück*. Soll es ein abweisendes Stöhnen sein, ein herablassender Ausdruck einer vergeblich gewordenen Erwartung, eine akustische Tarnung oder ein Verlust? Da muss sich einiges erst aus dem Roman erschließen.

Johanna (54 Jahre, Autorin von Biografien und Rezensionen) ist verheiratet mit Achim (Literaturexperte in Sachen Kleist). Beide sind bekannte Maron-Figuren aus deren Roman *Endmoränen* (2004). Die Ehe des Paares versandet, denn der sich immer wiederholende Alltag erzeugt Überdruss, die stark reduzierte Kommunikation ist ein Anzeichen beginnender Gleichgültigkeit und die bereits durchlebten Affären (mit Igor, mit Maren) belegen die fortschreitende Ehetristesse. Die mangelnde Sensibilität des Mannes, der sich nicht vorstellen kann, dass sich seine Frau von ihm abwenden oder von einem Rivalen betören lassen könnte, ist sicher ein ebenso wesentlicher Faktor für das Auseinanderdriften wie Johannas unerfüllte Sehnsucht nach lebendiger Liebe, nach irgendeinem Glück, nach Beachtung und der Möglichkeit, die Kettenglieder der Gewohnheit sprengen zu können. Auch Streitigkeiten wären keine wirkliche Gelegenheit einer Revitalisierung. Es ist ein Absperren des Inneren, das dem jeweils anderen kaum noch Zutritt zur Seele des Partners gestattet – bei ihm, indem er ihr andauernd seinen Rücken zuwendet, bei ihr ein Blockieren ohne Rebellion, ein Ausblenden und Stillschweigen, das auf eine Lernphase in der Kindheit zurückweist. Die Mutter hat Johanna damals versichert, sie könne deren Gedanken durch tiefe Blicke in die Augen lesen. Johanna hat das geglaubt und (S. 79 f.)

> trainierte darum verbissen, an gar nichts zu denken, was ihr natürlich nicht gelang, weil, sobald sich die kleinste Lücke bot, irgendein Gedanke hindurchschlüpfte und sich in ihrem Kopf breitmachte. Nur wenn sie unausgesetzt den Satz: ich will an gar nichts denken, ich will an gar nichts denken, vor sich hindachte, konnte sie alle anderen Gedanken, die sie sich als kleine, glitschige, teils fötale oder verkrüppelte, in einem blasigen Gewässer schwimmende Gestalten vorstellte, daran hindern, in die sätzebildende Region ihres Kopfes aufzutauchen und für ihre Mutter lesbar zu werden [...]. Mit der Zeit verfeinerte sie die Methoden, mit denen sie das Innere ihres Kopfes vor dem Zugriff der Mutter bewahrte.

Ist das die selbsterworbene Sperre, die sich nun als Vorhang vor ihrer Seele gegenüber ihrem Ehemann darstellt?

Sie kann wenig zulassen und kaum etwas geben und von Achim kommt nichts auf sie zu: keine wirkliche Beachtung, keine Zuneigung, keine Liebe. Das ergibt: Abwesenheit von Glück. Für Johanna ist klar, der Überdruss muss abgestellt werden. Nur – wodurch und wie? Sie befolgt die Plattitüde, sie solle sich ein Herz fassen – ohne sich über Zukunftsperspektiven, Motive, Ziele, Inhalte, konkrete Umsetzungen oder wahrscheinliche Hindernisse und Verfehlungen im Klaren zu sein – und nimmt den Rat der neunzigjährigen russischen Aristokratin Natalia Timofejewna an, sich zu ihr nach Mexiko aufzumachen. Mit völlig vagen Vorstellungen, kaum reflektierten Erwartungen und eher spontan überlässt sich Johanna dem Aufbruch. Angestoßen durch die Beobachtung eines ihr zugelaufenen Hundes, dessen direkte und zielgenaue Befriedigung seiner Bedürfnisse sie beeindrucken, transformiert sie diese Erfahrung und Einsicht allzu kühn auf ihre zukünftige eigene Lebensgestaltung – vielleicht das Auffinden von Spuren der Sehnsucht oder die direkte Einlösung von Wünschen ohne den Lauf über Entscheidungshürden, auf jeden Fall die Abkehr vom Gewohnten. Sie will ihr Leben über den Haufen werfen.

Nun sitzt sie im Flugzeug, ist auf dem Weg ins Ungewisse und kann sich weder erklären, wie sie letztlich zu dieser Entscheidung gefunden hat, noch gelingen ihr Vorstellungen über die nähere Zukunft. Nicht einmal die Dauer ihres Aufenthaltes in Mexiko kann sie angeben. Sie weiß nur, dass sie sich mit der alten Dame Natalia Timofejewna treffen wird, die sich mit ihr auf die Suche nach der Freundin Leonora Carrington aufmachen will.

Sie hängt Gedanken nach, die vielleicht helfen könnten, ihre Situation und die daraus folgenden Konsequenzen besser abschätzen zu können: „Alles war passiert, es war längst zu spät für Entscheidungen, sie musste die Dinge nur noch geschehen lassen" (S. 187). Wieder kommt ihr der Hund in den Sinn: „Ohne den Hund wäre vielleicht alles so weitergegangen und ich hätte mich damit abgefunden" (S. 158). Sie beschäftigt sich mit Bedeutung und Fügung des Schicksals: „Ich beneide Leute mit einem richtigen Schicksal. Dabei habe ich lange Zeit gedacht, ich hätte eins" (S. 156). Vielleicht hätte ihr die Ansicht von Sophokles, dass sich kein Sterblicher aus vorbestimmten Lebenswegen zu befreien vermag, dabei geholfen, sich von Schuld zu befreien, und die eigene Absolution als glücklich erlebt. Sie weiß aber nicht genau, welches Glück sie sucht und muss daher Anleihen bei anderen nehmen. So erinnert sie sich an eine Passage in einem Brief von Natalia, die feststellt, ihre Freundin Leonora hätt ein gelungenes Leben geführt (S. 154):

Ein gelungenes Leben, gibt es das überhaupt? ... follow your bliss. Verstehen Sie, was das heißt? Bliss ist so etwas wie ein inneres Wissen über sich selbst, die eigene Vorstellung von Glück.

Den Weg dazu hat Johanna (noch) nicht gefunden. Es sind nur Ahnungen und Fantasiegebilde ohne Struktur (S. 112 f.):

Sie war genauso wahllos ordentlich, wie Leonora außerordentlich war, und wahrscheinlich hat es nicht einmal eine Kreuzung gegeben, an der sie den falschen Weg gewählt hat. Auch wenn sie sich gewünscht hatte, bedenkenloser und wilder zu sein, war der Wunsch immer abstrakt geblieben, und ihre Phantasie hatte ratlos Ausschau gehalten nach einem passenden Feld, auf dem sie sich so ungewohnt hätte bewähren können. Aber jetzt, dachte Johanna, jetzt fliege ich nach Mexiko. Ich fliege nach Mexiko, weil Leonora Natalia dahin gezogen hat; und Natalia mich.

Gedanken über „bliss" könnten durch die im Grundmodell der Synergetik (Abschn. 5.1) abgebildeten Funktionszusammenhänge von den wechselseitigen Beziehungen der Mikro- und Makroebene und den Umwelteinflüssen (Kontrollparameter), also der Dynamik der eigenen seelischen Vorgänge („das Innere"), den Zugang zu konkreteren Vorstellungen eröffnen. Einzelne Verhaltens- und Empfindungsweisen bündeln sich zu Mustern, die ihrerseits auf die einzelnen Vorgänge zurückwirken, wobei diese Interaktionen noch durch Umwelteinflüsse in eine komplexe Dynamik eingebunden sind. Johanna hadert mit den nicht aufzuhaltenden Veränderungen im Alter. Bestenfalls ist so etwas wie ein melancholisches Glück in Aussicht gestellt. Ihre Seele ist unruhig, unzufrieden, enttäuscht, mit wiederkehrenden Schüben von Trübsal und Unlust, drängt auf Veränderungen und führt zu einer Entscheidung der Ungewissheit und Unsicherheit, ohne Prüfung, ob die Folgen ihr Befriedigung bringen können oder überhaupt zu ihr passen.

Ihr Ehemann Achim versteht die plötzliche Reise seiner Frau nach Mexiko nicht. Ihm fehlt nicht nur die Einsicht in das „Warum?", sondern auch das Empfinden für die Krise, die aus Gewohnheit und Enttäuschung hervorbricht. Er macht sich auf, bei verschiedenen Personen, von denen er meint, Antworten erhalten zu können, Klärungen für das ihm Unverständliche geliefert zu bekommen. Er ist unfähig, sich der offensichtlichen Krisensituation und ihrer Entstehung zu stellen und sich damit auseinanderzusetzen. Sie hatte doch oft zu ihm gesagt, „sie bewundere seine Fähigkeit, sich den Verhältnissen zu entziehen, statt sich, wie sie, an ihnen zu verschleißen" (S. 95). Er hat eine etwas larmoyante Sichtweise seiner jetzigen Situation, wie sie oft bei denjenigen anzutreffen ist, die sich selbst bemitleiden und die sich nicht so sehr um das Glück der Partnerin bemühen (S. 99):

> Das hat sie gewollt, dachte er, sie hat gewollt, dass er jetzt allein und ziellos die staubigen Straßen ablief [...]. Sie hat das gewollt, dass er sich verlassen fühlte.

Außerdem will er herausfinden, ob der Russe Igor, den er als ihren Liebhaber vermutet, sie nach Mexiko begleitet hat. Was sie „eigentlich" in Mexiko sucht, bleibt für ihn unerklärt. Er gibt sich nur den Erinnerungen an die Zeit mit Maren hin (S. 150),

> dass er damals glücklich war und zu wissen glaubte, was eine Seele ist, dass plötzlich alles möglich schien, alles; dass er in einem wilden Rausch gelebt haben muss.

Achim fasst resignativ zusammen (S. 199):

> Aber Johanna hatte es vorgezogen, ihr Glück in Mexiko zu suchen. Das hatte er gestern zu ihr gesagt, vielleicht fände sie ja in Mexiko ihr Glück, hatte er gesagt, nur so dahin, nicht weil er daran glaubte, noch weniger, weil er es ihr wünschte, sondern vor allem, weil er ihr zu verstehen geben wollte, wie lächerlich es war, wenn eine Frau von Mitte fünfzig auszog, um am anderen Ende der Welt ihr Glück zu suchen. Ach Glück, hatte sie nur gesagt, eigentlich nicht gesagt, eher geseufzt, versetzt mit einem kleinen harten Lachen, ach Glück, als sei ihr dieses Wort schon vor langer Zeit entfallen und als erinnere sie sich gerade in diesem Augenblick an seinen Klang, ach Glück, und als sei er schuld, dass ihr ein so kostbares Wort bedeutungslos geworden war.

Nicht nur das Wort, vielleicht auch dessen Sinn.

Kira, Eckart und ich standen auf dem Bahnsteig. Der zugige Wind und die Aussicht, uns nun für eine Zeit nicht mehr treffen zu können, führten zu einer etwas bedrückenden, wenig tröstlichen Abschiedsstimmung. Eckart übergab mir einen Textentwurf, den ich in die Außentasche meines Koffers steckte. Er studierte noch einmal den Fahrplan in einem Aushang, und Kira blieb bei mir. Als der Zug einfuhr, misslang ihr eine Umarmung, und ich verstand wegen des Lärms die Worte nicht, die sie mir ins Ohr sagte. Als ich im Zug saß, konnte ich die Bilder von unseren Zusammenkünften und die damit verbundenen Gedanken nicht bändigen, die durcheinanderwirbelten als hätten sie jede Ordnung verloren — was für Diskussionen, wie große Arbeitsfreude, welche spürbare Nähe zueinander, nie versagende Feierlaune, wie viel entdeckte Gemeinsamkeit!

Ich kramte in meiner Jackentasche nach irgendetwas. Dabei fand ich ein kleines, ziemlich zerknülltes Papier, auf dem ich in der linken oberen Ecke den Namen KIRA entziffern konnte. Ich glättete den Zettel, um lesen zu können, was darauf geschrieben stand:

Flieg davon, Zugvogel September,
birg unseren Atem in deinen Flügeln,
trag unsere Zeit in die Mitte des Winters
und dann:
Komm, komm zurück!
Setz dich zu uns,
nimm unsere Sprache an,
sag uns, wie wir trauern sollen
um den Verlust der Gegenwart.
Bleib, Zugvogel September,
schau uns zu
wie wir das Licht teilen,
bis wir die Nacht verstehen
und dann:
Flieg, flieg davon!

Ach, ja! Ich las das Gedicht noch einmal. Dann faltete ich das Papier sorgfältig zusammen. Mir war klar: Ich hatte noch Fragen an meine Seele.

Fachliteratur und Sachbücher

Alain (Emile-Auguste Chartier). (1982). *Die Pflicht, glücklich zu sein*. Frankfurt a.M.: Suhrkamp.

Amelang, M., Ahrens, H. J., & Bierhoff, H.-W. (Hrsg.). (1995). *Partnerwahl und Partnerschaft* (2. Aufl.). Göttingen: Hogrefe.

Bandelow, B. (2006). *Das Angstbuch. Woher Ängste kommen und wie man sie bekämpfen kann* (4. Aufl.). Reinbek bei Hamburg: Rowohlt Taschenbuch.

Banse, R. (2005). Partnerwahl und Partnerschaft. In H. Weber & T. Rammsayer (Hrsg.), *Handbuch der Persönlichkeitspsychologie und Differentiellen Psychologie*. Göttingen: Hogrefe.

Beck, A. T., Emery, G., & Greenberg, R. L. (1985). *Anxiety disorders and phobias – A cognitive perspective*. New York: Basic Books.

Bergius, R., & Caspar, F. (2013). Angst. In M. A. Wirtz (Hrsg.), *Dorsch – Lexikon der Psychologie* (16. Aufl.). Bern: Huber (Hogrefe).

Betsch, T. (2011). Entscheiden. In T. Betsch, J. Funke, & H. Plessner (Hrsg.), *Denken – Urteilen, Entscheiden, Problemlösen*. Berlin: Springer.

Bette, K. H. (2004). *X-Treme: Zur Soziologie des Abenteuer- und Risikosports*. Bielefeld: transcript Verlag.

Betzler, M. (Hrsg.). (2013). *Autonomie der Person*. Münster: mentis-Verlag.

Bierhoff, H. W. (2011a). Physische Attraktivität. In H. W. Bierhoff & D. Frey (Hrsg.), *Sozialpsychologie: Individuum und soziale Welt*. Göttingen: Hogrefe.

Bierhoff, H. W. (2011b). interpersonale Attraktion. In H. W. Bierhoff & D. Frey (Hrsg.), *Sozialpsychologie: Individuum und soziale Welt*. Göttingen: Hogrefe.

Blickhan, D. (2015). *Positive Psychologie. Ein Handbuch für die Praxis*. Paderborn: Junfermann.

Böckmann, R. (2010). *Die Commedia dell'arte und das deutsche Drama des 17. Jahrhunderts. Zu Ursprung und Einflußnahme der italienischen Maskenkomödie auf das literarisierte deutsche Theater*. Nordhausen: Bautz Verlag.

Bonacker, T. (Hrsg.). (2008). *Sozialwissenschaftliche Konflikttheorien: Eine Einführung (Friedens- und Konfliktforschung)* (4. Aufl.). Wiesbaden: VS Verlag für Sozialwissenschaften.

Branden, N. (2011). *Die 6 Säulen des Selbstwertgefühls. Erfolgreich und zufrieden durch ein starkes Selbst* (2. Aufl.). München: Piper.

Brisch, K. H. (2012). *Bindungen – Paare, Sexualität und Kinder*. Stuttgart: Cotta'sche Buchhandlung.

Brogan, K. (2016). Die Wahrheit über weibliche Depression. In *Warum sie nicht im Kopf entsteht und ohne Medikamente heilbar ist*. Weinheim: Beltz Verlag.

Bruhns, A., Lakotta, B., & Pieper, D. (Hrsg.). (2013). *Demenz. Was wir darüber wissen, wie wir damit leben*. München: Goldmann.

Bucher, A. A. (2009). *Psychologie des Glücks. Ein Handbuch*. Weinheim: PVU.

Buijssen, H. (2013). *Jetzt verstehe ich Dich – Verborgene Wünsche in Paarbeziehungen.* Weinheim: Beltz.

Burisch, M. (2013). *Das Burnout-Syndrom. Theorie der inneren Erschöpfung. Zahlreiche Fallbeispiele. Hilfen zur Selbsthilfe* (5. Aufl.). Berlin: Springer.

Buss, D. M. (2001). *Wo warst du? Vom richtigen und vom falschen Umgang mit der Eifersucht.* Kreuzlingen: Diederichs.

Buss, D. M. (2003). *Wo warst du? Der Sinn der Eifersucht.* Reinbek b. Hamburg: Rowohlt Taschenbuchverlag.

Clement, U. (2016a). *Wenn Liebe fremdgeht. Vom richtigen Umgang mit Affären* (7. Aufl.). Berlin: Ullstein Buchverlage.

Clement, U. (2016b). *Dynamik des Begehrens. Systemische Sexualtherapie in der Praxis.* Heidelberg: C. Auer.

Cöllen, M. (2009). *Das Verzeihen in der Liebe. Wie Paare neue Nähe finden.* Freiburg: Kreuz Verlag.

Collins, R. (2012). *Konflikttheorie: Ausgewählte Schriften.* Berlin: Springer VS.

Dengler, W., & Selbmann, H.-K. (2000). *Leitlinien zur Diagnostik und Therapie von Angsterkrankungen.* Darmstadt: Steinkopf.

Dulabaum, N. L. (1998). *Mediation: Das ABC. Die Kunst, in Konflikten erfolgreich zu vermitteln.* Weinheim: Beltz.

Edwards, W. (1961). Behavioral decision theory. *Annual Review of Psychology, 12,* 473–498.

Einsle, F. (2015). *Kognitive Umstrukturierung: Techniken der Verhaltenstherapie.* Weinheim: Beltz.

Ekeland, I. (1996). *Zufall, Glück und Chaos. Mathematische Expeditionen.* München: Deutscher Taschenbuch Verlag.

Erikson, E. H. (1968). *Identity: Youth and crisis.* New York: Norton.

Fiedler, P. (2004). *Sexuelle Orientierung und sexuelle Abweichung.* Weinheim: PVU.

Fiedler, P., & Herpertz, S. (2016). *Persönlichkeitsstörungen* (7. Aufl.). Weinheim: Beltz.

Fisher, H. (2001). Lust, Anziehung und Verbundenheit. Biologie und Evolution der menschlichen Liebe. In H. Meyer & G. Neumann (Hrsg.), *Über die Liebe.* München: Piper.

Flöttmann, H. B. (2015). *Angst: Ursprung und Überwindung.* (7. Aufl.). Stuttgart: Kohlhammer.

Frank, R. (Hrsg.). (2017). *Therapieziel Wohlbefinden. Ressourcen aktivieren in der Psychotherapie.* (3. Aufl.). Berlin: Springer.

Franzen, M., Jung, A., Kaldewey, D., & Korte, J. (Hrsg.). (2014). *Autonomie revisited: Beiträge zu einem umstrittenen Grundbegriff in Wissenschaft, Kunst und Politik.* Weinheim: Beltz Juventa.

Funke, H. J., & Westermann, J. (2015). *Das Gute im Blick: Mit der Positiven Psychologie zu einem glücklicheren Leben.* Weinheim: Beltz.

Gigerenzer, G. (2014). *Risiko: Wie man die richtigen Entscheidungen trifft.* München: btb Verlag.

Glasl, F. (1999). *Konfliktmanagement.* Stuttgart: Freies Geistesleben Verlag.

Glasl, F. (2007). *Selbsthilfe in Konflikten: Konzepte, Übungen, Praktische Methoden.* (7. Aufl.). Stuttgart: Freies Geistesleben Verlag.

Glasl, F. (2017). *Konfliktmanagement: Ein Handbuch für Führungskräfte, Beraterinnen und Berater.* Stuttgart: Freies Geistesleben Verlag.

Gloger-Tippelt, G. (Hrsg.). (2016). *Bindung im Erwachsenenalter: Ein Handbuch für Forschung und Praxis.* Bern: Hogrefe.

Grau, I., & Bierhoff, H. W. (Hrsg.). (2003). *Sozialpsychologie der Partnerschaft.* Berlin: Springer.

Grawe, K. (1992). Psychotherapieforschung zu Beginn der neunziger Jahre. *Psychologische Rundschau, 43,* 132–163.

Grawe, K. (2004). *Neuropsychotherapie.* Göttingen: Hogrefe.

Hagena, S., & Gebauer, M. (2014). *Therapie-Tools: Angststörungen.* Weinheim: Beltz.

Haig, M. (2016). *Ziemlich gute Gründe, am Leben zu bleiben* (2. Aufl.). München: dtv.

Hainbuch, F. (2015). *Progressive Muskelentspannung* (4. Aufl.). München: Gräfe & Unzer.

Hansch, D. (2013). *Erfolgreich gegen Depression und Angst. Wirksame Hilfe – Anleitungen Schritt für Schritt – Fallbeispiele und konkrete Tipps.* Berlin: Springer.

Hautzinger, M. (2011). *Kognitive Verhaltenstherapie: Behandlung psychischer Störungen im Erwachsenenalter.* Weinheim: Beltz.

Hautzinger, M., & Pössel, P. (2017). *Kognitve Intervention.* Göttingen: Hogrefe.

Haynes, J. M., Bastine, R., Link, G., & Mecke, A. (2002). *Scheidung ohne Verlierer. Ein neues Verfahren, sich einvernehmlich zu trennen. Mediation in der Praxis.* München: Kösel.

Haynes, J. M., Mecke, A., Bastine, R., & Fong, L. S. (2014). *Mediation – vom Konflikt zur Lösung* (4. Aufl.). Stuttgart: Klett-Cotta.

Hofstätter, P. R. (1959). *Das Fischer Lexikon: Psychologie.* Frankfurt a.M.: Fischer Bücherei.

Hopt, K. J., & Steffek, F. (Hrsg.). (2008). *Mediation: Rechtstatsachen, Rechtsvergleich, Regelungen.* Tübingen: Mohr Siebeck.

Hoyer, J. (2010). *Ratgeber Generalisierte Angststörung: Informationen für Betroffene und Angehörige.* Göttingen: Hogrefe.

Imbusch, P., & Zoll, R. (Hrsg.). (2006). *Friedens- und Konfliktforschung: Eine Einführung* (4. Aufl.). Wiesbaden: VS Verlag für Sozialwissenschaften.

Jens, I. (2016). *Langsames Entschwinden: Vom Leben mit einem Demenzkranken* (2. Aufl.). Reinbek bei Hamburg: Rowohlt.

Kahneman, D., & Tversky, A. (1979). Prospect theory: An analysis of decision under risk. *Econimetrica, 47*(2), 263–291.

Kahneman, D., & Tversky, A. (Hrsg.). (2000). *Choices, values, and frames.* Cambridge: Cambridge University Press.

Kaiser, D. (2000). Hintergründe, Vorbeugung und Entschärfung von Konflikten in Organisationen des Sozial- und Gesundheitswesens. In A. Dieter, L. Montada, &

A. Schulze (Hrsg.), *Gerechtigkeit im Konfliktmanagement und in der Mediation.* Frankfurt a.M: Campus.

Kilb, R. (2012). *Konfliktmanagement und Gewaltprävention: Grundlagen, Handlungsfelder und Konzeptionen.* Berlin: Springer VS.

Kierkegaard, S. (1992 Reprint: 2016). *Der Begriff Angst.* Stuttgart: Reclam jun.

Kreische, R. (2012). *Paarbeziehungen und Paartherapie.* Stuttgart: Kohlhammer.

Krohne, H. W. (2010). *Psychologie der Angst. Ein Lehrbuch.* Stuttgart: Kohlhammer.

Lewin, K. (1963). *Feldtheorie in den Sozialwissenschaften.* Bern: Huber.

Linden, M., & Hautzinger, M. (Hrsg.). (2015). *Verhaltenstherapiemanual.* (8. Aufl.). Berlin: Springer.

Marcia, J. E. (1980). Identity in adolescence. In J. Adelson (Hrsg.), *Handbook of adolescent psychology.* New York: Wiley.

Mary, M. (2008). *Lebt die Liebe, die ihr habt.* (5. Aufl.). Reinbek b. Hamburg: Rowohlt Taschenbuch Verlag.

Mees, U. (1997). Ein Vergleich der eigenen Liebe mit der vom Partner erwarteten Liebe. In E. H. Witte (Hrsg.), *Sozialpsychologie der Paarbeziehungen.* Lengerich: Pabst.

Montada, L., & Kals, E. (2001). *Mediation. Lehrbuch für Psychologen und Juristen.* Weinheim: PVU.

Montada, L., & Kals, E. (2013*). Mediation. Psychologische Grundlagen und Perspektiven.* (3. Aufl.). Weinheim: Beltz.

Mummendey, H. D. (1995). *Psychologie der Selbstdarstellung.* (2. Aufl.). Göttingen: Hogrefe.

Nast, M. (2016). *Generation Beziehungsunfähig.* Hamburg: Edel Germany.

Niebuhr, M. (2011). *Konflikte im Betrieb: Eine erziehungswissenschaftliche Studie zur Perspektive der Beteiligten.* Wiesbaden: VS Verlag für Sozialwissenschaften.

Pfister, H. R., Jungermann, H., & Fischer, K. (2017). *Die Psychologie der Entscheidung. Eine Einführung* (4. Aufl.). Berlin: Springer.

Plan, B. (2006). *Schulmediation. Mediation, ein spezielles Konfliktlösungsverfahren mit Hilfe unparteiischer Dritter.* München: Grin Verlag.

Retzer, A. (2015). *Systemische Paartherapie: Konzepte, Methoden, Praxis* (5. Aufl.). Stuttgart: Cotta'sche Buchhandlung.

Rief, W., & Birbaumer, N. (Hrsg.). (2011). *Biofeedback: Grundlagen, Indikationen, Kommunikation, Vorgehen.* Stuttgart: Schattauer.

Rogers, C. R. (1951). *Client-centered therapy.* Boston: Mifflin.

Rogge, K.-E. (2016). Systemkompetenz und Dynamiken in Partnerschaften. In *Fähigkeiten zum Aufbau und Erhalt von Paarbeziehungen.* Berlin: Springer.

Sartre, J.-P. (1993). *Das Sein und das Nichts. Reinbek bei Hamburg:* Rowohlt Taschenbuch-Verlag.

Schäfer, C. D. (2017). *Einführung in die Mediation. Ein Leitfaden für gelingende Konfliktbearbeitung.* Wiesbaden: Springer Fachmedien.

Schienle, W., & Steinborn, A. (2016). *Psychologisches Konfliktmanagement Handwerkzeug für Fach- und Führungskräfte.* Berlin: Springer.

Schmidbauer, W. (2013). *Die heimliche Liebe. Ausrutscher, Seitensprung, Doppelleben* (6. Aufl.). Reinbek b. Hamburg: Rowohlt Verlag.

Schnarch, D. (2016). *Die Psychologie sexueller Leidenschaft.* Stuttgart: Cotta'sche Buchhandlung.

Schneider, W., & Lindenberger, U. (Hrsg.). (2012). *Entwicklungspsychologie.* Weinheim: Beltz.

Schnell, T. (2016). *Psychologie des Lebenssinns.* Berlin: Springer.

Schubert, E. F. (2011). *Glück kann man lernen. Was Kinder stark fürs Leben macht.* Berlin: Ullstein.

Schubert, E. F., Saalfrank, W. T., & Leyhausen, M. (Hrsg.). (2015). *Praxisbuch Schulfach Glück. Grundlagen und Methoden.* Weinheim: Beltz.

Schwarz, G. (2014). *Konfliktmanagement. Konflikte erkennen, analysieren, lösen* (9. Aufl.). Wiesbaden: Springer Fachmedien.

Scott, J. (2000). Rational choice theory. In G. Browning, A. Halcli, & F. Webster (Hrsg.), *Theories of the present.* London: Sage.

Senger, G. (2007). *Schattenliebe. Nie mehr Zweite(r) sein* (2. Aufl.). Wien: Amalthea Signum Verlag.

Sherif, M. (1966). *Group conflict and co-operation. Their social psychology.* London: Routlege & Kegan Paul.

Simon, F. B. (2015). *Einführung in die Systemtheorie des Konflikts.* Heidelberg: C. Auer.

von Sydow, K. (2016). Forschungsmethoden zur Erhebung von Partnerschaftsbindung. In G. Gloger-Tippelt (Hrsg.), *Bindung im Erwachsenenalter: Ein Handbuch für Forschung und Praxis* (3. Aufl.). Bern: Hogrefe.

von Sydow, K., & Seiferth, A. (2015). *Sexualität in Paarbeziehungen.* Göttingen: Hogrefe.

Teismann, T., & Margraf, J. (2017). *Exposition und Konfrontation.* Göttingen: Hogrefe.

Thomann, C., & Schulz Von Thun, F. (2004). *Klärungshilfe 2: Konflikte im Beruf: Methoden und Modelle klärender Gespräche.* Reinbek b. Hamburg: Rowohlt Verlag.

Tietjen, B. (2016). *Unter Tränen gelacht: Mein Vater, die Demenz und ich.* München: Piper.

Tölle, R., & Windgassen, K. (2014). *Psychiatrie* (17. Aufl.). Berlin: Springer.

Tomoff, M. (2017). *Positive Psychologie in Liebe und Partnerschaft. Für Neugierige und Betroffene. Wiesbaden*: Springer Fachmedizin.

Tversky, A., & Kahneman, D. (1992). Advances in prospect theory: Cumulative representation of uncertainity. *Journal of Risk and Uncertainity, 5*(4), 297–323.

Wagner, E., Henz, K., & Kilian, H. (2016). *Persönlichkeitsstörungen (Störungen systemisch behandeln).* Heidelberg: C. Auer.

Welter-Enderlin, R. (2007). *Einführung in die systemische Paartherapie.* Heidelberg: C. Auer.

Willi, J. (Hrsg.). (2005). *Psychologie der Liebe: Persönliche Entwicklung durch Partnerbeziehungen* (5. Aufl.). Stuttgart: Klett-Cotta.

Wirtz, M. A. (Hrsg). (2013). *Dorsch – Lexikon der Psychologie* (16. Aufl.). Bern: Huber (Hogrefe).

Wittchen, H.-U. (Hrsg.). (1998). *Handbuch psychische Störungen. Eine Einführung.* Deutsche Bearbeitung der amerikanischen Ausgabe von: Complete Home Guide to Mental Health (Ed.: F. I. Kass, J. M. Oldham, & H. Pardes, 2. Aufl.). New York: Henry Holt.

Wittchen, H.-U., & Hoyer, J. (Hrsg.). (2006, 2011). *Klinische Psychologie & Psychotherapie*, (2. Aufl.). Heidelberg: Springer Medizin Verlag.

Wölfer, C. (2004). *Wenn Paare sich streiten – Bindungsqualität und Verhalten im Konflikt.* Dissertation. Universität Heidelberg.

Belletristische Literatur und Berichte

Atkins, D. (2014). *Die Achse meiner Welt.* München: Knaurs.

Berg, S. (2017). *Ein paar Leute suchen das Glück und lachen sich tot.* Stuttgart: Reclam jun.

Bieri, P. (2013). *Eine Art zu leben. Über die Vielfalt menschlicher Würde.* München: Hanser.

Dirks, L. (2015). *Die liebe Angst.* Köln: Kiepenheuer & Witsch.

Dostojewski, F. M. (2016). *Weiße Nächte.* Berlin: Europäischer Literaturverlag.

Enquist, P. O. (1975) *Die Nacht der Tribaden* Frankfurt a.M.: Suhrkamp.

Fried, E. (1983). Was es ist. Aus: Erich Fried. *Es ist was es ist:* Berlin: K. Wagenbach Verlag.

Frisch, M. (1979). *Andorra.* (11. Aufl.). Frankfurt a.M: Suhrkamp.

Frisch, M. (2008a). Stiller. In M. Frisch (Hrsg.), *Romane, Erzählungen. Tagebücher.* Frankfurt a.M.: Suhrkamp.

Frisch, M. (2008b). Mein Name sei Gantenbein. In M. Frisch (Hrsg.), *Romane, Erzählungen, Tagebücher.* Frankfurt a.M: Suhrkamp.

Galvada, A. (2012). *Alles Glück kommt nie* (6. Aufl.). Frankfurt a.M.: Fischer Taschenbuch Verlag.

Goethe, W. (2013). *Die Leiden des jungen Werther.* Stuttgart: Reclam XL.

Gorki, M. (1976). *Nachtasyl. Szenen aus der Tiefe.* Stuttgart: Philipp Reclam Jun.

Gustafson, L. (2016). *Doktor Wassers Rezept.* München: Hanser.

Hesse, H. (2005). *Über das Glück.* Frankfurt a.M.: Suhrkamp.

Kierkegaard, S. (2015). *Entweder-Oder.* Altenmünster: Jazzybee-Verlag.

Kisch, R.. (2016). *Glück.* München: Droemer Knaur.

Kundera, M. (2000). *Die Identität* (8. Aufl.). Frankfurt a.M.: Fischer Taschenbuch Verlag.

Kurbjuweit, D. (2012). *Kriegsbraut.* Reinbek b. Hamburg: Rowohlt Verlag rororo.

Lelord, F. (2006). *Hectors Reise.* München: Piper.

Lenz, S. (1986). *Das Vorbild* (6. Aufl.). München: Deutscher Taschenbuchverlag.

Lenz, S. (1988). *Zeit der Schuldlosen und andere Stücke.* München: Deutscher Taschenbuchverlag.

Link, C. (2016a). *Die Entscheidung.* München: Blanvalet-Verlag.

Link, C. (2016b). *Sechs Jahre. Der Abschied meiner Schwester.* München: Blanvalet-Verlag.

Maron, M. (2004). *Endmoränen.* Frankfurt a.M.: Fischer Taschenbuch Verlag.

Maron, M. (2011). *Ach Glück.* Frankfurt a.M: Fischer Taschenbuch Verlag.

McEvan, I. (2015). *Kindeswohl.* Zürich: Diogenes.

Miller, A. (2013). *Tod eines Handlungsreisenden* (51. Aufl.). Frankfurt a.M.: Fischer Taschenbuch Verlag.

Munro, A. (2014). *Zu viel Glück,* (6. Aufl.). Frankfurt a.M: Fischer Taschenbuch.

Offill, J. (2014). *Amt für Mutmaßungen.* München: Deutsche Verlagsanstalt.

Pilcher, R. (1992). *Die Muschelsucher.* Reinbek b. Hamburg: Rowohlt Verlag.

Roché, H.-P. (1995). *Jules und Jim.* Berlin: Aufbau Taschenbuch Verlag.

Sartre, J.-P. (1986). *Geschlossene Gesellschaft.* Reinbek bei Hamburg: Rowohlt Taschenbuch Verlag.

Schiller, F. (2000a). Der Taucher. In O. Preußler & H. Pleticha (Hrsg.), *Das große Balladenbuch.* Stuttgart: Thienemanns Verlag.

Schiller, F. (2000b). Der Ring des Polykrates. In O. Preußler & H. Pleticha (Hrsg.), *Das große Balladenbuch.* Stuttgart: Thienemanns Verlag.

Schröder, G. (2007). *Entscheidungen: Mein Leben in der Politik.* Hamburg: Hofmann & Campe.

Sendker, J.-P. (2002). *Das Herzenhören* (14. Aufl.). München: Blessing Verlag.

Seyboldt, F (2018): *Rattatatam, mein Herz. Vom Leben mit der Angst.* Köln: Kiepenheuer & Witsch

Shakespeare, W. (2002a). Hamlet. In W. Shakespeare (Hrsg.), *Sämtliche Werke in einem Band.* Gallen: Otus Verlag.

Shakespeare, W. (2002b). Ein Sommernachtstraum. In W. Shakespeare (Hrsg.), *Sämtliche Werke in einem Band.* Gallen: Otus Verlag.

Shalev, Z. (2010). *Liebesleben/Mann und Frau/Späte Familie (Trilogie).* Berlin: Berlin Verlag.

Shalev, Z. (2013). *Für den Rest des Lebens.* Berlin: Berlin Verlag.

Shalev, Z. (2015). *Schmerz.* Berlin: Berlin Verlag.

Simon, H. (2015). *Felix oder zehn Dinge, die ich an dir liebe.* Frankfurt a.M: Frankfurter Verlagsanstalt.

Zweig, S. (2016). *Angst.* Stuttgart: Reclam XL.

Tonproduktion (CD)

Winkler, A. (2011). Ich liebe dich, kann ich nicht sagen. Audio-CD. Tocaderomusic.

Anhang: Professionelle Hilfen

Professionelle Hilfen können sein:

- Beratungen (z. B. bei Erziehungsproblemen, bei Selbstunsicherheit)
- Coaching (Sonderform der Beratung mit Individuen oder Gruppen; z. B. Begleitung und Unterstützung bei der Aufarbeitung von Defiziten)
- Trainings- und Schulungsprogramme (z. B. Stressbewältigung, Lernprogramme)
- Mediation (z. B. bei Trennung und Scheidung)
- Psychotherapie (z. B. kognitive Verhaltenstherapie bei psychischen Störungen)

Kontakte sind möglich über (s. Telefonbuch):

- Anmeldungen bei psychologischen Beratungsstellen
- Psychologische Psychotherapeuten
- Ärztliche Psychotherapeuten und Fachärzte (z. B. Psychiater)
- Mediatoren
- Kirchliche Einrichtungen

Hilfreiche praktische Informationen zu Psychotherapien im Internet.

© Springer-Verlag GmbH Deutschland, ein Teil von Springer Nature 2018
K.-E. Rogge, *Verstehen Sie Ihre Seele?*,
https://doi.org/10.1007/978-3-662-56623-7

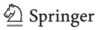 **Springer**

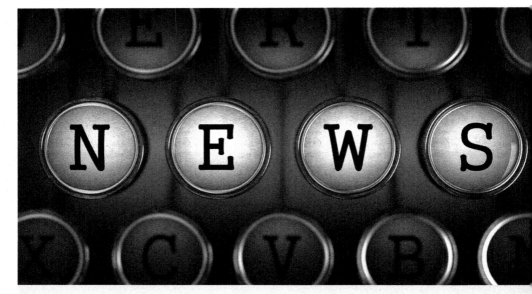

Willkommen zu den Springer Alerts

- Unser Neuerscheinungs-Service für Sie:
  aktuell *** kostenlos *** passgenau *** flexibel

Springer veröffentlicht mehr als 5.500 wissenschaftliche Bücher jährlich in gedruckter Form. Mehr als 2.200 englischsprachige Zeitschriften und mehr als 120.000 eBooks und Referenzwerke sind auf unserer Online Plattform SpringerLink verfügbar. Seit seiner Gründung 1842 arbeitet Springer weltweit mit den hervorragendsten und anerkanntesten Wissenschaftlern zusammen, eine Partnerschaft, die auf Offenheit und gegenseitigem Vertrauen beruht.

Die SpringerAlerts sind der beste Weg, um über Neuentwicklungen im eigenen Fachgebiet auf dem Laufenden zu sein. Sie sind der/die Erste, der/die über neu erschienene Bücher informiert ist oder das Inhaltsverzeichnis des neuesten Zeitschriftenheftes erhält. Unser Service ist kostenlos, schnell und vor allem flexibel. Passen Sie die SpringerAlerts genau an Ihre Interessen und Ihren Bedarf an, um nur diejenigen Information zu erhalten, die Sie wirklich benötigen.

Mehr Infos unter: springer.com/alert

Ihr Bonus als Käufer dieses Buches

Als Käufer dieses Buches können Sie kostenlos das eBook zum Buch nutzen.
Sie können es dauerhaft in Ihrem persönlichen, digitalen Bücherregal
auf **springer.com** speichern oder auf Ihren PC/Tablet/eReader downloaden.

Gehen Sie bitte wie folgt vor:
1. Gehen Sie zu **springer.com/shop** und suchen Sie das vorliegende Buch (am
   schnellsten über die Eingabe der eISBN).
2. Legen Sie es in den Warenkorb und klicken Sie dann auf: **zum Einkaufswagen/zur
   Kasse.**
3. Geben Sie den untenstehenden Coupon ein. In der Bestellübersicht wird damit das
   eBook mit 0 Euro ausgewiesen, ist also kostenlos für Sie.
4. Gehen Sie weiter **zur Kasse** und schließen den Vorgang ab.
5. Sie können das eBook nun downloaden und auf einem Gerät Ihrer Wahl lesen. Das
   eBook bleibt dauerhaft in Ihrem digitalen Bücherregal gespeichert.

EBOOK INSIDE

eISBN
Ihr persönlicher Coupon

Sollte der Coupon fehlen oder nicht funktionieren, senden Sie uns bitte
eine E-Mail mit dem Betreff: **eBook inside** an **customerservice@
springer.com.**

The Campus History Series

DRURY UNIVERSITY

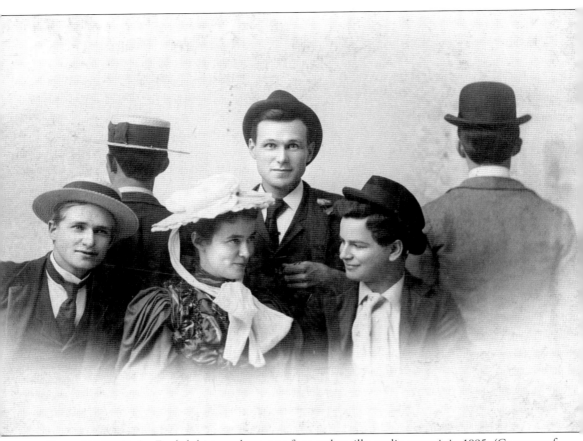

HAMMING IT UP. An English history class poses for a rather silly studio portrait in 1895. (Courtesy of Drury University and Drury University Archives.)

ON THE FRONT COVER: A group of faculty, students, and staff poses on the front steps of Fairbanks Hall about 1885. (Courtesy of Drury University and Drury University Archives.)

ON THE BACK COVER: A contemporary aerial view shows the Drury University campus. (Courtesy of Drury University and Drury University Archives.)